아동정신병리

안동현 저

Child Psychopathology

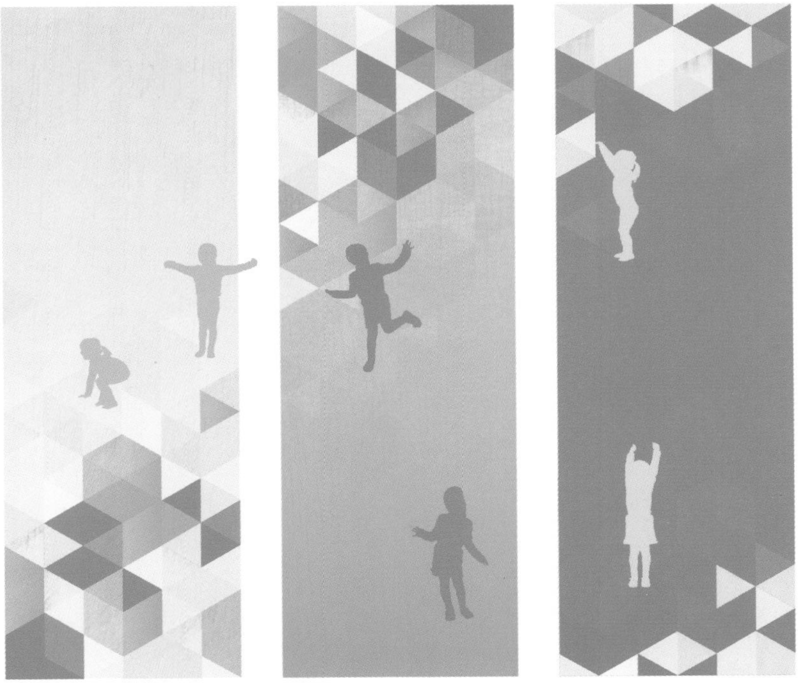

학지사

머리말

의사가 되기 위해 의과대학 혹은 의학전문대학원에 입학하여 제일 먼저 배우는 학문은 사람 몸에 대한 구조를 알기 위한 '해부학'입니다. 그와 함께 몸의 기능을 배우는 '생리학'과 '생화학'이 뒤를 잇습니다. 그런 다음 이런 기초하에 병적인 현상의 원리를 배우는 학문이 '병리학'입니다. 마찬가지로 아동을 이해하기 위해 제일 먼저 배우는 것이 아동의 정상 발달에 관한 학문이고, 이를 바탕으로 아동의 발달, 정서, 행동의 이상에 대한 학문이 '아동정신병리학'입니다.

이 책은 저자가 30년 전 소아정신의학 전임의 수련을 마치고 진료, 교육, 연구, 자문 등을 수행하면서, 특히 아동정신병리학을 강의해 오면서 꼭 필요하다고 생각했던 것을 정리한 것입니다. 책은 크게 세 부분으로 나뉘는데, 첫 1~4장은 아동정신병리의 이해(1장), 분류(2장), 발달학적 관점(3장) 및 발달단계별 특성(4장)에 대해 신경과학적인 근거들을 기반으로 기술하였습니다. 따라서 기존의 심리학적 측면에서 주로 접근했던 발달심리학적 관점에 최근의 신경과학적 연구 동향까지 가능한 한 많이 반영하려 하였습니다. 두 번째 부분은 각론으로서 신경발달장애(5장), 자폐성장애(6장), 주의력결핍 과잉행동장애(7장), 반항 및 품행 장애(8장), 불안 및 우울 장애(9장), 생리기능장애(10장), 기타 장애(11장)를 다루어 개별 질환에 대한 내용을 기술하였습니다. 이 가운데 특히 자폐성장애와 생리기능장애(식사, 수면, 배설장애)에 많은 내용이 할당되었습니다. 최근 부쩍 관심이 높아지고 있는 자폐스펙트럼장애에 대한 내용을 자세하게 기술하다 보니 많은 내용이 들어갔고, 생리기능장애는 사실 아동의 발달에서 매우 중요함에도 불구하고 흔히 임상 현장, 특히 일반 상담 장면에서 소홀히 다루어지는 경향이 많아 의도적으로 자세한 사항들을 담게 되었습니다. 교과서식으로 DSM-5에서 열거된 내용을 모두 담을 수는 없고, 실제 임상 장면에서 흔하고 중요한 질환들을 중심으로 선택과 집중을 할 수밖에 없었습니다. 그리고 가능하면 각 질환을 이해하는 데 필요한 이론이나 배경을 포함해서 실제적인 것을 다루려고 노력하였습니다. 마지막 부분에서는 아동정신병리의 진단 및 평가(12장), 치료(13장), 약물치료(14장), 아동과 사회(15장)의 4개 장이 포함됩니다. 아동의 정신병리를 진단하는 데 여러 논란이 있을 수 있지만, 철저하고 포괄적인 평가를 기반으로 진단하며 사례개념화를 통해 치료 계획을 설정하는 것이 중요해서 이 부분을 특히 강조하였습니다. 그리고 치료 부분에서 놀이치료의 효과 및 적용에 대해 기술하고 있는데, 놀이치료의 강점과 한계도 같이 논의하였습니다. 또한 약물치료를 별도의 장으로 분리한 것은 상담 현장에서 전문직으로 종사하면서 의료인들과의 협업에 익숙하지 않은 경우 약물치료를 충분히 이해하지 못하거나 궁금해하는 경우가 많았기 때문에, 개별 약물도 기술하였지만 의료 현장에서 어떻게 약물치료를 하는지를 이해하는 것에 중점을 두었습니다. 마지막으로 아동과 사회의 장에서는 생태학적 관점에서 아동 개인 및 부모-자녀관계를 포함한 가족체계에 대한 이해는 물론 보다 넓은 사회적 맥락에서 정신병리를 파악할 필요가 있어 관련 주제를 몇 가지 기술하였습니다.

저자의 배경이 의학에 기반을 하고 있어 생의학적 관점이 두드러진 것은 사실이지만, 가능하면 정신의학 이외의 분야에서도 적용 가능하도록 합당한 맥락을 통합하려고 노력하였습니다. 신경과학적 기반은 물론 정신분석학, 심리학(발달, 임상 등), 교육학, 사회복지학, 사회학, 심지어 공학, 인지과학, 법학 관련 전문가들과 교류하고 협력 혹은 융합연구를 수행하면서 얻은 지혜와 통찰을 바탕으로 하였습니다. 처음 의도보다 서술한 내용이 많아지기는 했지만, 아동 관련 분야의 대학원생, 수련과정의 의료인, 현장에 종사하는 전문가뿐 아니라 이들을 가르치고 지도하는 분들에게도 유용할 수 있도록 노력하였습니다. 모쪼록 여러 분야의 많은 분에게 널리 읽혀져 도움이 되기를 바랍니다. 저자에게는 이 책이 의과대학 졸업 후 약 40여 년을 마무리하는 의미도 있지만, 독자 여러분과 저자의 경험과 지식을 함께 나눌 수 있는 자리를 갖는다는 점에서 매우 기쁜 일입니다.

2018년

안동현

차례

제7장 주의력결핍 과잉행동장애 …… 181

제8장 외현화장애: 반항장애 및 품행장애 …… 229

제9장 내재화장애: 불안장애 및 우울장애 …… 269

제10장 생리기능장애 …… 307

제11장 정신병적 질환 및 기타 정신병리 …… 379

제12장 아동정신병리의 평가 …… 403

제13장 아동 및 청소년기 정신장애의 치료 …… 433

Child Psychopathology **제1장**

아동정신병리의 이해

1. 정상(normality)이란?

아동에서 나타나는 정서, 인지, 행동, 발달상의 이상이나 문제는 여러 가지로 부를 수 있다. 흔히 정서문제, 행동문제, 문제행동, 발달장애(혹은 발달지연), 인지장애(혹은 지적장애), 정서행동장애, 정신질환, 정신장애, 정신병리 등으로 부른다. 이들 간의 차이나 관점에 대해 자세한 논의는 생략한다.[1] 앞으로 특별히 구별하는 경우를 제외하고는 이를 통칭하여 **정신병리**(精神病理, psychopathology)로 부르도록 한다. 아동의 정신병리를 규정함에 있어서 논란이 되는 질문들이 있다(Mash & Dozois, 2003).

그들이 제시하는 것은 다음과 같다. 첫째, 아동기 정신병리를 아동 개체 내에서 발생하는 질병으로 볼 것인가, 관계형성의 장애로 볼 것인가, 환경에 대한 반응으로 볼 것인가 혹은 이 모든 것의 조합으로 간주할 것인가? 둘째, 아동기 정신병리는 정상과 질적으로 다른 것인가, 연속선상의 극단에 속하는 것인가, 아니면 이들의 조합인가? 셋째, 단일 질병이 발견될 수 있는가, 혹은 아동기 정신병리는 공존, 발생하는 질병들의 군집(증후군)으로 정의되거나 혹은 어떤 특성들로 규정되는 것인가? 넷째, 아동기 정신병리는 특정한 시점에 정적인 특성으로 규정되는가 혹은 시간이나 상황에 따라 다른 방법으로 표현되는 역동적이고 변화하는 과정으로 정의되는 발달학적 속성의 실체인가? 다섯째, 아동기 정신병리가 현재의 표현방식으로 규정되는가, 아니면 장래 문제에 대한 위험 요소를 구성할 수 있는 비병리적 상태에 합일되어야 하는가 등의 여러 가지 질문들이다. 물론 이런 질문들에 대한 대답을 현재로서는 명확하게 규명할 수 없겠지만 앞으로 해당 영역에서 논의할 것이다. 아동기 정신병리를 규정함에 있어서 **정상**(正常, normality)과 구별하는데 흔히 다음과 같은 세 가지 개념이 통용되고 있다(Weiner, 1982).

---

1) 흔히 disease는 질환(혹은 질병)으로, disorder는 장애로 번역되어 사용되고 있는데, 실질적으로 이 둘은 혼용하여 사용하고 있다. 국내에서 disorder가 장애로 번역되어 사용되다 보니, 영구 장애를 뜻하는 handicapped와 혼동되는 수가 있는데, 앞으로 특별한 경우를 제외하고 이 책에서 장애는 disorder를 뜻한다. 정신병리는 정신질환 혹은 정신장애는 물론, 이 질환(질병 혹은 장애)에 나타나는 증상(symptoms)과 증후(signs)와도 혼용하여 사용될 수 있다.

1) 통계적 모형

첫 번째는 정상을 **통계적 모형**에 따라 평균(平均, average)으로 보는 개념이다. 예를 들면, 지적장애의 기준이 되는 지능지수는 바로 통계적인 기준에 의해 지능지수(Intelligence Quotient: IQ) 70(2 표준편차 이하) 미만을 그 기준으로 한다. 하지만 모든 경우에 이러한 기준을 적용할 수가 없는데, 예를 들면 IQ 130을 넘는 사람을 똑같이 2 표준편차를 넘는다고 하여 비정상이라고 규정할 수 있는가? 이 같은 딜레마에 빠지기 때문에 이 개념이 일부에서 유용되지만 그 사용에 제한이 따른다.

2) 개념적 모형

두 번째는 개념적으로 정의된 **이상적인**(ideal) **상태**를 정상으로 하는 수도 있다. 예를 들면, 정신분석에서는 흔히 '성숙하다(mature)'는 개념에서 정신적 건강을 이상적으로 완전한 형태를 지향하는 수도 있다. 하지만 이것은 개념적으로 어느 정도 타당성을 지니지만 모든 사람이 부분적으로 비정상일 수밖에 없기 때문에 현실적이지 못하다. 또한 세계보건기구(World Health Organization: WHO)에서 '건강(health)'을 질병이나 장애가 없는 것은 물론 '신체적 · 정신적 · 사회적 · 영적 안정(wellbeing) 상태'로 규정하는데 이는 개념적인 것이라 할 수 있다.

3) 임상적 모형

마지막으로 정상을 일종의 **적응**(adaptation) **상태**로 보는 개념이다. 대개 임상에서 현실적으로 가장 유용한 개념이라고 할 수 있다. 따라서 아동기 정신병리는 일종의 적응 실패로 간주되고 여기에는 연령규준에서의 이탈, 정상 발달표현의 과장이나 감소, 정상 발달의 장애, 연령에 적합한 발달 과제 수행의 실패, 연령에 적합한 특정 기능이나 조절 기제의 습득 실패 등이 포함된다.[2] 이것을 평가하고 개념화하기 위한 주요 지표로서 강도, 빈

2) 미국 정신의학회 진단분류체계인 DSM-IV(APA, 1994)에서 많은 정신장애를 진단하는 데 있어 합당한 증상 혹은 증후의 존재와 함께 '임상적으로 중대한 고통 혹은 기능저하[clinically significant distress or impairment in social, academic(occupational), or other important areas of functioning]'가 있어야 한다는 진단기준을 설정하고 있다. 이는 5차 개정판(DSM-5; APA, 2013)에서도 큰 변화 없이 비슷하다.

도, 지속시간, 유형, 상황 적합성, 아동의 인지 · 감정 · 행동의 질적인 면 등이 있다.

2. 정상과 비정상의 구별

정신병리, 즉 비정상적인 행동을 정상과 구별하는 데 있어 연속선상에서 볼 것인지, 전혀 다른 차원에서 볼 것인지 하는 점이 논란이 되고 있다.

1) 연속적 대 비연속적 관점

정신병리, 즉 비정상을 정상의 **연속선**(continuous)상에서 극단적으로 벗어난 문제로 보는 관점이 있는데, 이것은 양적(量的, quantitative)개념으로 정신병리도 같은 문제에서 유래하며 단지 그 정도의 차이로 간주한다. 이것은 뒤에서 논의하겠지만 정신병리 분류에 있어 차원적(次元的, dimensional) 분류의 근거가 된다. 이에 반해, **비연속적**(discontinuous) 문제로 보는 관점에서 비정상을 정상과 질적(質的, qualitative)으로 다르기 때문에 정신병리란 정도의 차이가 아니라 종류, 질의 차이로 간주한다. 따라서 정신병리의 분류에 있어서도 범주적(範疇的, categorical) 분류의 근거로 제시된다.

또한 정상과 비정상의 문제뿐 아니라, 연속 대 비연속의 관점은 아동기 정신병리와 성인기 정신병리와의 관계에 있어서도 논란이 되고 있다. 앞으로 이 부분에 대해서 개별 정신병리를 자세히 논의하겠지만, 예를 들어 아동 및 청소년기 품행장애와 성인기 반사회성 인격장애가 연속적인 문제인지, 비연속적인 문제인지 하는 논란이다. 그 외에 DSM-III(APA, 1980), DSM-III-R(APA, 1987)에서 아동기 정신장애로 별도의 진단범주로 구분되던 과잉불안장애(overanxious disorder: OAD)가 성인기 정신장애인 범불안장애(generalized anxiety disorder: GAD)와 연속적인 장애로 간주되어 OAD가 DSM-IV(APA, 1994)에서는 별도의 범주로 분류되지 않고, 성인기 정신장애인 GAD와 동일하게 진단하게 되었다. 이런 논의 끝에 DSM-5(APA, 2013)에서는 DSM-III(APA, 1980) 이후 30여 년간 별도의 범주로 유지되어 오던 아동기 정신장애 범주를 없애고 개별 정신장애에 포함시키고 있다.

2) 문제행동의 이상 여부 결정

문제행동의 이상 여부를 결정하는 중요 요소로 몇 가지를 고려할 수 있는데, 첫째, 문제행동의 유형과 종류에 따른 장래에 미칠 수 있는 요인(future implications)의 중요성이다. 즉, 인지기능장애(예: 지적 장애, 난독증 등) 혹은 비행행동은 정서적인 문제에 비해 장기간 지속하는 것이 보통이므로 좀 더 심각하다고 할 수 있다. 하지만 손가락 빨기와 같은 문제는 비교적 흔하고 후유증을 남기지 않는 문제이기 때문에 특별히 다른 문제행동을 수반하지 않는다면 이상으로 간주하지 않는다. 즉, 문제행동이 가지는 장래에 미칠 수 있는 요인이 유형과 종류의 이상 여부를 결정하는 데 결정적이다.

둘째, 문제행동의 연령 적합성(age-appropriateness) 여부이다. 즉, 말이 늦다고 할 때 혹은 부모에게 심하게 떼를 부린다고 할 때 이 문제가 과연 이 아동의 연령이나 발달수준에 비해 어느 정도 적합한지 여부가 이상 여부를 결정하는 중요 요소가 된다.[3]

셋째, 이미 앞에서 논의한 바와 같이 문제행동으로 인한 아동의 고통(distress)이나 생활에서의 기능저하(functional impairment)를 어느 정도 받는지 여부가 중요하다. 만일 아동이 어머니로부터 떨어지지 못하여 학교 가는 것을 회피한다든지, 혹은 산만한 행동으로 학업수행에 지장을 받거나 부모와의 갈등이 심해진다면 이상으로 간주한다.

3. 아동기 정신병리의 중요성

아동기 정신병리는 아직도 많으나, 주목을 받고 있지 못하다. 또한 오해나 대수롭지 않은 것으로 간주된다. Marsh와 Dozois(2003)는 아동정신병리의 중요성을 여섯 가지로 구분하여 제시하였는데, 이를 참조하여 다음과 같이 논의한다.

3) DSM-5 진단기준을 보면, 분리불안장애(separation anxiety disorder: SAD)의 경우 '집이나 애착대상과의 분리에 대해 발달학적으로 부적절하고(developmentally inapproapriate) 지나친 불안'의 존재를 제시하고 있다. 그 외에 유뇨증(enuresis) 혹은 유분증(encopresis)의 진단에서 각각 생활연령 5세, 4세(혹은 타당한 발달 수준, equivalent developmental level)를 진단기준으로 제시하고 있다.

1) 높은 유병률

아동기 정신병리는 매우 높은 **유병률**을 갖는다. 세계의 통계를 보면, 아동기 정신병리를 추정했을 때 일반 아동인구에서 적게는 11%, 많게는 21%에 이른다. 그리고 고도(extreme)의 기능저하를 초래할 정도의 심한 문제로 보면 최소 약 5%를 차지한다(Surgeon General, 1999). 국내에도 이에 대한 자료는 많지 않지만, 크게 다르지 않은 양상을 보인다. 2005년에 서울시에서 2,600여 명의 소아청소년을 대상으로 실시한 정신질환의 유병률 조사(서울시 소아청소년 광역정신보건센터, 2005) 결과를 보면 주의력결핍 과잉행동장애(attention deficit hyperactivity disorder: ADHD) 비율이 13.3%, 불안장애(anxiety disorder: AXD)는 23%, 우울증(major depression disorder: MDD)은 7.4%였으며, 최소 한 가지 이상의 정신질환을 가지고 있는 소아청소년의 비율이 전체의 26%였다. 이 외에도 적대적 반항장애(oppositional defiant disorder: ODD) 11.3%, 다양한 종류의 불안장애 23.0%, 틱장애 3.9%의 유병률을 보였다([그림 1-1]).

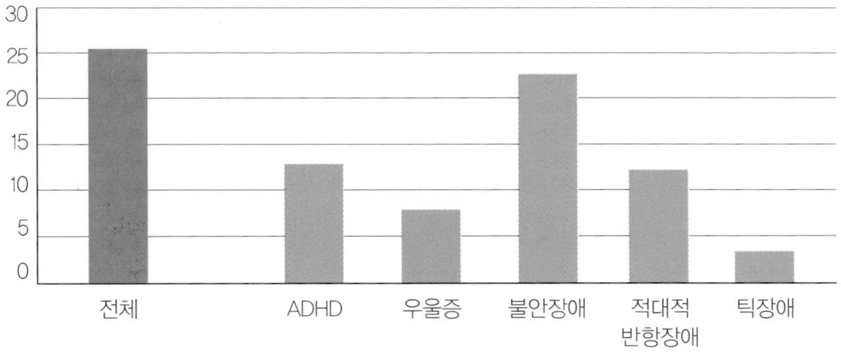

[그림 1-1] 서울시 소아청소년 정신장애 유병률(서울시 소아청소년 광역정신보건센터, 2005)

그 외에 2002~2006년 성동구 관내 초등학생 약 3,000명을 대상으로 한 연구(성동정신건강센터, 2007)에 의하면 정신질환 유병률은 12.7%로 조사되었다([그림 1-2]).

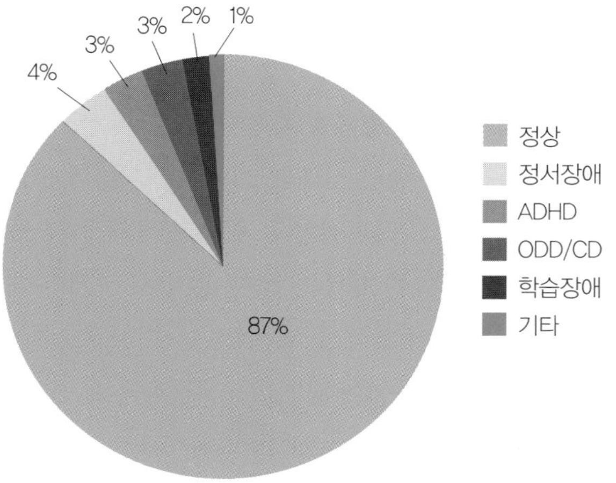

[그림 1-2] 초등학교 학생의 정신질환 유병률(성동정신건강센터 내부자료, 2007)

2) 정신병리의 조기 발병

많은 정신질환이 예전에 알려진 것보다 조기 발병하는 경향으로 나타나고 있다. 예로 미국지역 역학조사(Epidemiologic Catchment Area: ECA) 연구결과(Burke et al., 1990; Christie et al., 1988; Kim-Cohen et al., 2003)를 요약하여 소개하면 다음과 같다.

- 우울증, 불안장애, 약물중독 환자의 80%가 20세 이전에 발병한다.
- 품행장애의 경우 75%가 10세 이전에 증상을 보인다.
- 26세에 정신질환 진단을 받은 사람의 경우 50%가 15세에 이미 진단을 받을 정도의 증상을 보이고 있다.
- 우울증, 조증, 강박증, 공포증, 약물 · 알코올중독 발병의 고위험 시기는 아동 · 청소년 시기이다.

3) 생애주기 관점

많은 유형의 아동기 정신병리가 단지 아동기에 그치는 것이 아니라 일생을 지속한다는 사실이다. 상당히 많은 아동에게서 아동기의 문제가 그대로 지속하지는 않더라도 시간이 지나면서 형태나 강도를 달리하여 변화된 형태로 나타난다. 또한 나중에 진단을 내릴 정도의 정신병리는 없더라도, 아동기 발달상의 문제가 가정생활, 직업, 사회적응에 지속해서 여전히 부정적인 영향을 미칠 수가 있다. 예를 들어, 아동기 비행행동은 청소년기와 성인기에서 부정적인 예후의 높은 예측인자로 알려져 있다.

여러 연구결과를 종합해 보면, 정신질환 특히 ADHD, 우울증은 아동 · 청소년 시기뿐만 아니라 성인이 되어서도 다양한 증상을 보이며 사회생활, 직장생활 등에 영향을 주어 심각한 기능저하를 유발하는 것으로 알려져 있다(Barkley et al., 1990b; Mannuzza et al., 1993, 1997; Weiss, 1993; [그림 1-3]).

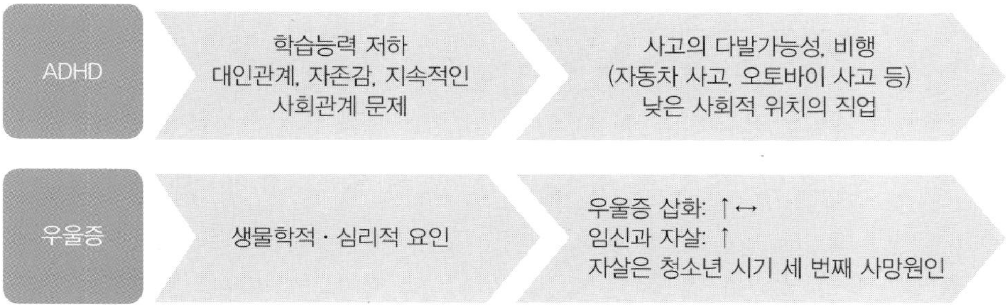

[그림 1-3] 정신질환의 만성적 · 지속적 영향

4) 사회변화와 정신병리의 증가

전 세계적으로 성인은 물론 아동기 정신질환 환자 수가 증가하고 있는데, 이것은 질병 유병률의 증가 또는 서비스 이용의 증가 등으로 인한 것으로 알려져 있다. 실제 미국의 연구결과(Schuster, 1993)에 의하면 건강 관련 비용이 1965년에는 GNP 7%에 해당하였는데, 1992년에는 13%로 증가하였다. 또한 정신질환 유병률도 12%에서 26%로 증가하였는데 이는 우울증, 자살, 행동장애 등이 증가하였기 때문이다. 이런 정신질환 유병률의 증가는 사회변화(이혼, 직업, 폭력, 여성의 사회활동 증가, 술 소비 증가 등)에 영향을 받는 것으로 나타났다.

아동기 정신병리의 경우 최근의 사회변동과 사회 상황이 아동들을 더욱 위험에 빠뜨릴 수 있고, 연령이 더 어릴수록 더 심각한 발달상의 문제를 일으킬 수 있다. 특히 아동기 정신병리는 도시화, 만성적인 빈곤, 불안정한 가족 형태, 한부모 양육, 미숙아 출산, 부모의 술/약물 남용 등과 밀접하게 관련된다.

또한 최근에는 많은 아동이 부당하게 취급당하고 있으며, 이러한 부당취급(maltreatment)과 아동기 정신병리는 아주 밀접한 관련이 있다. 아동들의 부당취급에는 신체학대,

정서학대, 성학대, 방임 등 다양한 형태가 있으며, 이 문제는 명확하게 드러나 있지 않지만 상당히 널리 퍼져 있다. 단지 노출되고 있지 않을 뿐이다.

5) 아동정신병리에 의한 고통과 비용

아동기 정신병리와 관련하여 일생동안 겪는 후유증은 경제적인 면으로 따질 수 없을 만큼 매우 심각하다. 경제적으로도 보건·교육·정신건강·사법 체계에서 지불되는 비용, 이로 인한 생산성 감소, 반복적이고 장기적인 치료비용, 고통 받는 아동·가족 및 지역사회가 겪는 고통 등을 추계한다면 매우 커다란 액수가 지불된다.

정신질환을 가지고 있는 아동의 경우, 병원 이용과 입원 등으로 인한 의료비용이 상당히 증가하는 것으로 알려져 있다. 특히 ADHD 아동의 경우 정상 아동에 비해 연간 미화 262.44달러가 더 지출되고, 이 수치는 단순히 직접의료비만을 의미한 것이고 입원 등으로 인한 부모 삶의 질 변화, 생산성 감소, 교육비, 사회적인 간접비용은 포함되지 않은 것이다(Leibson et al., 2001). 이를 국내 아동에게 적용해 보면 사회적으로 ADHD 아동으로 인해 지출되는 비용은 연간 약 1,400억 원에 이른다.

6) 부적절한 치료

마지막으로 이같이 도움이 필요한 아동이나 가족들 가운데 약 70% 이상이 적절한 서비스 제공이나 치료를 받지 못하고 있다. 아동기 정신병리 가운데 많은 부분이 적절한 치료나 서비스 제공으로 호전되거나, 정상 발달을 덜 제한받거나 혹은 적어도 고통을 경감할 수 있다. 정신질환의 경우 사회적인 편견이나 선입견 때문에 정신건강상 문제가 있어도 평가받거나 치료받지 않는 비율이 높다고 한다. 전체 인구의 대략 26%가 정신질환을 가지고 있으나, 그중 1/5만이 치료를 받는다는 연구보고가 있다(Costello et al., 1993; Fergusson et al., 1993; [그림 1-4]).

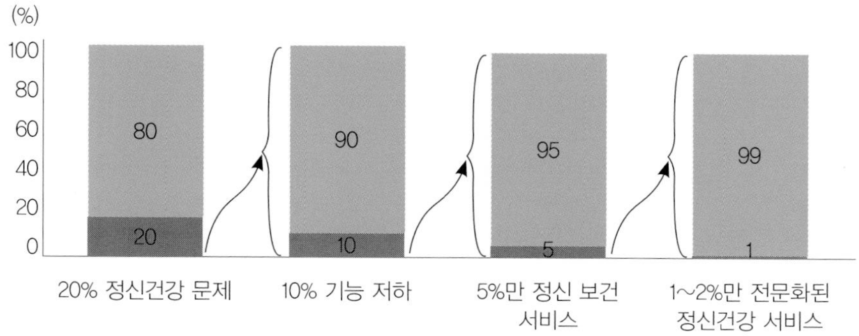

[그림 1-4] 정신질환 유병률과 치료 이용 비율

이같이 아동기 정신병리는 무관심, 서비스 부족, 사회적 편견 등으로 인해 치료에 소극적인 경향을 보인다. 하지만 조기에 치료를 하면 이런 의료비용을 상당히 감소시킬 수 있다. 외국 연구(Blumberg, 2002; Jacobson, 1998)에 의하면 행동 문제아동을 조기에 개입하면 정신과 입원율을 23% 감소시킬 수 있으며, 20,000달러의 비용을 절감할 수 있다고 한다. 또한 자폐증 아동을 조기에 개입하여 치료를 하면 이후 환자에게 들어가는 비용 중 656,000~1,082,000달러를 절약할 수 있다고 한다.

제2장

정신병리 분류

1. 정신병리 분류[1]의 장단점

1) 정신병리 분류의 기능 및 장점

정신병리 임상가는 물론 연구자, 환자 및 가족들을 위해서 체계적인 분류가 필요하다. 체계적인 분류는 흔히 '**진단**(診斷, diagnosis)'이 이루어지는데, 이러한 정신병리의 **분류**(分類, classification)에 의한 진단은 다음의 기능을 가지기 때문에 그 유용성이 있다(Lilienfeld & Landfield, 2008; Weiner, 1982).

(1) 의사소통

전문가들뿐만 아니라 일반인, 환자, 가족들에게도 정신병리에 대해서 적절하게 **의사소통**(communication)할 수 있도록 한다. 예를 들면, 이 아동이 "주의력결핍 과잉행동장애(ADHD)입니다."라고 하게 되면 부모들도 여러 사전 정보를 통해 아동의 문제가 무엇인지를 명확하게 이해할 수 있게 된다. 또한 이런 분류에 의해 진단된 경우, 부정적인 측면이 있을 수도 있지만, 학생이 'ADHD로 진단된' 경우 학교에서 이 아동을 위해 어떤 도움이 필요한지 명확하게 할 수 있다.

(2) 많은 정보 제공

정신병리를 분류함으로써 이루어지는 '진단'은 우리에게 보다 많은 부가적 정보를 제공한다. 정신병리의 진단은 임상양상, 자연경과, 가족연구, 실험적 연구결과, 효과적인 치료 혹은 중재 방법과 효과 등에 대해 많은 선행연구와 경험을 통해 축적된 정보를 제공해 준다.

이를 토대로 아동과 관련한 자료 수집, 가설 설정 및 검증과 같은 연구 디자인에 대한 정보도 제공한다. 따라서 진단을 통한 정신병리의 체계적 분류는 치료 및 연구에 있어 매우 중요하다.

---

1) 이 장은 '안동현, 김태호(2014), 아동기 정신장애의 진단분류. 홍강의 편저, DSM-5에 준하여 새롭게 쓴 소아정신의학, pp. 103-114, 서울: 학지사'의 내용을 기반으로 수정하였다.

2) 정신병리 분류에 대한 오해 및 단점

이러한 정신병리의 기능과 그 유용성에도 불구하고 많은 사람이 정신병리의 분류와 진단에 대해 비판과 우려를 표시하고 있다. 그것을 몇 가지로 나누어 살펴본다(Lilienfeld & Landfield, 2008; Weiner, 1982).

(1) 낙인(interpersonal stigmas)

정신병리를 갖는 아동에 대해 진단을 내림으로써, 그를 '나쁜' '약한' '위험한' '이상한' 사람으로 취급하여 대인관계에서 혹은 사회적으로 낙인을 찍을 수 있다는 우려가 있다. 정신병리를 갖는 아동들에 대한 오해, 편견, 거부는 오래된 현상이다. 예를 들어, 지능이 저하된 아동들에 대한 진단으로 'idiot(바보, 백치)'를 mental deficiency(정신박약), mental retardation(정신지체)를 거쳐 최근에 intellectual disability(지적 장애)로 부르는 경향이 있다.

이런 낙인에 대해 특히 학교 현장에서 교사를 비롯한 동료 학생들의 부정적 태도가 문제가 되고 있어 정신병리를 갖는 아동들에 대한 진단은 매우 조심스러운 것이 사실이다. 현실적으로도 '사이코' '또라이' '미친 ×' '애자' 등 다양한 비속어가 정신병리를 갖는 아동들에게 붙여지기도 한다. 하지만 이것이 진단이 내려졌기 때문이 아니라, 아동의 정신병리에 의해 나타나는 부적응적인 행동에 의한 경우가 많아서 진단 자체에 의한 것은 아닐 수 있다.

(2) 비인간화(psychological dehumanization)

대표적 심리학자의 한 사람인 Carl Rogers는 '내담자 중심(client-centered)'을 강조하였으며, 이러한 접근은 현재도 많은 지지를 얻고 있다. 그는 정신병리에 대해 분류하고 진단하는 것은 '개인의 특이성(personhood)'을 상실하는 것으로 간주하여 반대했다. 물론 한 아동을 단순히 '분리불안장애'로 진단함으로써 중요한 개인 간의 차이를 덮어 버릴 수 있다. 하지만 많은 임상가가 정신병리를 분류하고 진단하는 것은 그들을 낙인찍기 위함이 아니라, 이 진단을 통해 보다 많은 정보와 치료의 방향 설정 등에서 유용할 뿐 아니라 축적된 선행 경험 및 지식을 활용하려고 하는 것이다.

(3) 정신질환 진단은 허구이거나 신뢰할 수 없다는 인식

1960년대 Thomas Szasz를 위시해 일부 정신과 의사 및 심리학자 등이 소위 '반정신의학 운동(anti-psychiatry movement)'을 주장했다. 그들은 정신질환이란 단지 '생활에서의 문제(problems in living)', 즉 사회가 요구하는 것에 적응하기 곤란함을 겪는 것일 뿐이라고 주장하면서 정신질환이라는 질병은 존재하지 않는 허구라고 주장했다. 이들의 주장에 동조하여 대중적으로 널리 알려진 것이 바로 〈뻐꾸기 둥지위로 날아간 새(One Flew Over the Cuckoo's Nest)〉(1962)의 제목으로 상영된 영화이다.

이들의 주장에 많은 사람이 동조하고 있는 근거로 정신질환의 진단이 신뢰할 수 없다는 것(unreliable)과 타당하지 않다(invalid)는 점을 들고 있다. 신뢰도(reliability)는 검사-재검사 신뢰도(test-retest reliability), 내적 일관성(internal consistency), 평가자간 신뢰도(inter-rater reliability) 등이 있는데 정신질환의 진단은 바로 이러한 신뢰도가 낮다는 주장들이다. 1980년대 이전 시기에 많은 정신질환의 진단적 신뢰도는 만족할 만한 수준이 아니었음은 일부 사실이다. 또한 이러한 주장이 널리 대중적으로 제기된 것은 미국 레이건 대통령을 저격했던 존 헝클리의 재판에서 전문가들의 증언이 일치하지 않는 것에 의해 더욱 증폭되었다(Lilienfeld & Landfield, 2008). 하지만 이러한 몇몇 사례에도 불구하고 대부분의 주요 정신질환의 진단 신뢰도는 만족할 만한 정도로 높은 수준이다. 정신질환의 타당도에 있어서도 진단(diagnosis)과 명명(命名, labels)을 구별해야 한다는 주장이 있다. 예를 들어, 일반인들이 흔히 쓰고 있는 '피터팬 증후군' '쇼핑중독' 등과 같은 명명들이 많아 정신질환의 진단과 많은 사람이 오해한다는 것이다. 하지만 조현병(예전의 정신분열병), 양극성장애, 공황장애, 자폐장애와 같은 주요 정신질환의 진단은 분명 타당한 것이다.

이와 같은 단점, 오해 혹은 편견에도 불구하고, 아동들의 문제행동 내지 정신병리를 체계적으로 분류하는 것은 앞에서 제시한 장점으로 인하여 매우 유용하다. 정신병리를 체계적으로 분류하고 진단하려는 시도들은 다음과 같은 몇 가지 분류 방식의 유형들이 있고, 구체적인 예로 가장 널리 사용되는 것이 미국정신의학회에서 1952년 제정한 이래 수차례 개정작업을 거쳐 2013년 5차 개정판을 낸 『정신질환 진단 및 통계편람(Diagnostic and Statistical Manual of Mental Disorders, 5th edition)』이다.

2. 분류 방식의 몇 가지 유형들

1) 기술적 분류(descriptive-behavioral classification)

이 분류는 관찰 가능한 행동에 근거하여 유형을 분류하는 방식이다. 어떤 아동이 개에 대해 지나치게 두려움을 보일 때 '공포증(phobia)', 불법적인 행동을 하면 '비행(delinquency)'으로 분류한다. 이것은 어떤 특정 유형을 명명하는 데 신뢰하며 분명하고 구체적인 치료 목표를 세울 수 있다는 점에서 매우 유용하다. 하지만 다양한 원인, 치료, 예후를 가짐에도 불구하고 비슷한 증상을 나타낼 수 있는 경우를 구별하기가 어렵다.

2) 추론적 분류(descriptive-inferential classification)

이 분류는 관찰 가능한 행동이나 증상뿐 아니라, 그것의 원인으로 추정되는 정신병리에 의한 증상도 포함시켜 분류하는 방식이다. 예를 들면, 어떤 사람이 비논리적이고 괴상한 생각, 현실에 대해 부정확한 지각, 부적절한 감정 반응, 극도의 위축된 대인 관계를 나타낼 때 이 사람의 문제행동을 조현병(schizophrenia)이라고 분류한다. 이 같은 부적응 행동은 인격 기능수행에서 조현병적인 장애를 가진 사람에게서 기인하는 것으로 간주되고, 즉 조현병의 존재가 이러한 행동들의 유무에서 추론된다. 전통적으로 임상에서 사용되는 대개의 진단 분류체계는 이 분류체계를 따르고 있다. 이것은 기술적 분류가 갖는 장점에 덧붙여 이러한 문제행동의 원인에 대해 추론할 수 있는 토대를 제공한다. 하지만 기술적 분류에 비해 신뢰도가 떨어진다는 단점도 있다.

3) 원인적 분류(dynamic-etiological classification)

여기서는 부적응 행동을 유발하는 원인이 되는 기질적 혹은 사회 심리적 요소에 의해 분류한다. 예를 들면, '분리불안장애'라고 하면 부모에게 지나치게 의존적인 아동에게서 나타나는 학교 가는 것에 대한 비현실적인 두려움을 말한다. 이 분류의 장점은 추론적인 분류보다 더 아동의 문제를 이해하는 데 도움을 줄 수 있다는 것이다. 문제행동의 원인, 악화 요인을 중시하기 때문에 '문제가 무엇인가?' 하는 것뿐 아니라 어디서 일어났으며,

언제 일어났고, 어떻게 해야 하고, 심지어 예방을 하려면 어떻게 할 것인지까지도 알 수 있다. 하지만 단점으로는 관찰 가능한 자료가 부족하기 때문에 신뢰도가 떨어진다는 것이다. 또한 원인과 문제행동 간의 관계가 반드시 일정한 것이 아니다. 즉, 어떤 특정한 원인이 반드시 정해진 행동으로 나타나는 것이 아니다. 마지막으로 대부분의 문제가 아직 원인이 충분히 밝혀지지 않았기 때문에 원인적 분류가 매우 제한적이다.

이와 같이 여러 유형의 문제행동 분류 방식이 있는데 이들 모두가 장단점 및 제한을 갖기 때문에 아직 어느 한 가지 방식으로 분류 체계를 확정하지 못하고 있는 형편이다. 현재 사용하고 있는 DSM-5(APA, 2013)는 기술적 분류를 기본적으로 채용하면서도 몇몇 진단에서는 추론적 방식 혹은 원인적 방식을 채택하여 병행하고 있다.

3. 분류 체계의 발달 및 실제

질병 분류는 원래 사망통계에서 시작했다. 현재 세계보건기구(WHO)에서 제안하여 한국은 물론 전 세계적으로 사용되고 있는 **국제질병분류**(International Classification of Diseases: ICD)는 원래 국가 간의 사망원인을 체계적으로 연구하기 위해서 사망원인을 분류하기 위한 방법으로 시작했다가 후에 질병 분류로 변화했다. 따라서 정신질환은 초기 분류에는 포함되어 있지 않았다. 그러던 것을 1947년 WHO에서 국제질병분류 제6차 개정판(ICD-6)에 정신질환 편(Mental Disorder Section)을 포함시키면서 정신질환의 공식적인 분류가 시작되었다고 할 수 있다.

이와는 별도로 미국뉴욕주의학회(New York Academy of Medicine)와 미국정신의학회 통계위원회(APA's Committee on Statistics)가 협력하여 질병 통계를 목적으로 표준질병명(Standard Classified Nomenclature of Disease, 1934)을 제정하기도 했지만 이것은 매우 불완전한 형태였다. 그러던 중 제2차 세계대전을 거치면서 정신의학 분야에서 비약적인 발전이 이루어졌고, 정신질환을 분류해야 할 필요성이 대두되면서 미국정신의학회(American Psychiatric Association: APA)에서 1948년 『**정신질환 진단 및 통계편람**(Diagnostic and Statistical Manual of Mental Disorders-I)』의 제정에 착수하여 4년 후인 1952년 DSM-I(APA, 1952)을 발간했다.

이런 초기 단계를 거쳐 정신질환의 분류는 국제질병분류인 ICD 체계와 미국정신의학회 분류 체계인 DSM 체계의 두 축으로 발전했다. 미국정신의학회는 1968년 개정판인 DSM-II(APA, 1968)를, 세계보건기구는 국제질병분류 제9차 개정판(ICD-9; WHO, 1969)을 발간했다. 1969년 영국의 소아정신과 의사인 Sir Michael Rutter 교수 등이 단일 진단명에 의한 평가의 제한점을 극복하기 위한 방법으로 아동의 정신질환을 분류하는 데 다축분류체계(multi-axial classification system)의 도입을 제안했다. 또한 임상가들에 의한 정신질환의 진단 일치율이 매우 낮은 것을 보완하기 위하여 연구목적으로 그 일치율을 높이기 위한 방법으로 미국의 정신의학자인 Spitzer 교수 등(1978)이 '정신분열병과 행동장애에 대한 연구를 위한 진단기준(Research Diagnostic Criteria for Schizophrenia & the Affective Disorder)'을 발표하여 진단의 일치율을 높이는 데 기여했다. 영국의 Rutter 교수의 다축체계 개념과 Spitz 등이 제안한 진단기준의 개념이 추후 DSM 3차 개정 작업에 도입되어 DSM-III(APA, 1980)에서 채택된 이래 DSM-5(APA, 2013)에서 폐지될 때까지 수십 년간 사용되었다. 진단기준의 개념은 국제 질병 분류체계에도 도입되어, 1992년 발표된 제10차 개정판에서 임상가용(ICD-10; WHO, 1992)과 별도로 제작된 연구자용(DCR-10; WHO, 1992)에 도입되었다(Berganza, 1993; Weiner & Shaffer, 1997).

1) DSM 분류 체계에서 아동정신병리의 변화

1968년 미국정신의학회에서 제정한 DSM-II(APA, 1968)를 보면, 약 200여 개의 진단 카테고리로 앞에서 논의한 세 가지 진단 분류 체계를 혼용하고 있다. 이것은 1952년 발간된 1판에 비해 상당히 발전된 체계를 갖추었지만, 발달정신병리(developmental psychopathology)에 대한 개념이 부족하여 소아정신질환에 대해 별다른 기여를 하지 못했다. 이후 미국에서 결성된 '정신의학 선도그룹(The Group for the Advancement of Psychiatry)'에서 GAP 보고서를 1966년 발간하고, 1974년 개정했는데, 여기에서 아동정신병리와 관련하여 기술적인(descriptive) 8개 카테고리를 제시하고 있다.

아동정신병리가 획기적으로 공식 분류 체계 속에서 발전한 것은 미국정신의학회가 1980년에 개정 발간한 DSM 제3차 개정판(DSM-III; APA, 1980)부터라고 할 수 있다. 이것은 2판에 비해 대폭적으로 변화했는데 몇 가지 특징적인 원칙들이 제시되었다. 첫째, 질병을 정상에서의 연속선상에 있는 것(continuum)으로 간주했다. 둘째, 주로 기술적인(descriptive) 접근을 원칙으로 진단기준(diagnostic criteria)을 도입했다. 셋째, 다축 체계(multi-axial system)를 채택했다. 넷째, 아동 및 청소년의 정신병리 분류에 관심을 강조하여 이 시기에 주로 발병하는 정신질환을 별도로 제시했다. 그리고 그 속에 45개의 진단명이 도입되었다. 이것은 소아정신질환에 대한 획기적인 발전을 예고하는 것이었다. 이후 7년 뒤 3차 재개정판(DSM-III-R; APA, 1987)이 발간되었지만 별다른 큰 변화는 보이지 않았다.

이후 DSM-IV(APA, 1994)와 ICD-10(WHO, 1992)의 두 체계는 그동안 거의 별개로 발전되어 왔지만, 이때는 상당한 정도의 공동 작업을 통하여 그 일치도를 높이려는 노력을 해왔다. 따라서 몇몇 원칙이나 개념, 진단명 등에서 다소 상이점을 보여 주는 것도 있지만, 그 이전의 체계에 비해 상당히 근접했다. 이는 DSM-III(APA, 1980)에서 채택한 기본 원칙들을 대부분 수용하고 있다. 하지만 이들의 문제점으로 지적되고 있는 것으로 첫째, 어떤 연령 혹은 남녀 차이 등에서 나타나는 지나친 세분화(overspecificity)의 제한점을 갖는다. 둘째, 진단기준을 채택하다 보니 그 기준을 만족시키는 절단점(threshold problems)의 문제로 드물지만 심각한 문제와 흔하지만 가벼운 문제에 적절한 가중치를 부여하는 문제가 있다. 셋째, 진단의 안정성(potential for instability)에 관한 것으로, 예를 들어 품행장애(conduct disorder), 자폐증(autism)에 비해 불안장애, 우울장애 등은 진단의 안정성이 상당히 떨어질 수 있다.

2) DSM-5

2013년 5월에 발표된 DSM-5(APA, 2013)는 1980년 도입된 진단기준(diagnostic criteria) 개념은 그대로 유지하고 있다. 하지만 그동안 사용해 왔던 다축체계, 즉 Axis I(제1축) 통상적인 질병(정신장애), Axis II(제2축) 지능, 성격의 문제, Axis III(제3축) 신체질병, Axis IV(제4축) 최근 혹은 지속적으로 겪고 있는 사회 심리적 요인(스트레스), Axis V(제5축) 지난 1년간 및 평가 당시 아동의 전반적인 적응수준(Global Assessment of Functioning: GAF)으로 구분하여 진단하도록 했던 것을 폐기했다. 그리고 앞에서 지적되었던 범주형 분류에 의한 역치하(閾値下, sub-threshold) 증상의 존재로 인한 문제에 대해 차원형 평가(dimensional assessment)가 수준 1, 수준 2로 진단 초기에 평가하도록 제한적으로 도입되었다. 그 외에 '영아기, 아동기 및 청소년기에 최초로 진단되는 질병들'의 카테고리를 없애고 대부분은 새로 신설한 '신경발달장애' 카테고리에 포함시키고, 나머지는 개별정신장애 속에 포함시켰다.

3) 기타 분류 체계들

DSM 분류 체계에서는 신생아 및 영아기 정신병리에 대한 내용이 매우 제한적이다. 이런 문제점에 대해 1994년 미국임상신생아프로그램센터(National Center for Clinical Infant Programs)의 연구팀들이 신생아기 및 영유아기 정신병리를 분류하고 진단하는 체계를 제안했고 최근 이를 재개정하였다(Zero to Three, 1994, 2005). 이들은 DSM의 다축체계와 진단기준의 개념은 그대로 유지하면서 각 축의 내용을 일부 달리 제안하고 있다.

이 외에 미국소아과학회(American Academy of Pediatrics)와 미국정신의학회(APA) 및 미국소아청소년정신의학회(American Academy of Child and Adolescent Psychiatry)가 협력하여 소아과 및 일반 의사들이 보다 간편하게 사용할 수 있는 『일차 진료를 위한 진단 및 통계편람, 아동 및 청소년용(Diagnostic and Statistical Manual for Primary Care, DSM-PC; Child and Adolescent Version, 1996)』이 발간되었다. 이 분류 체계는 보다 명확하고, 간략하고, 객관적이며 두 가지 가정을 전제하고 있다. 첫째, '환경이 아동들의 정신건강에 중대한 영향을 미친다.'는 것이고, 둘째, '아동들의 증상은 정상적 변이부터 질병까지 연속선상에 위치한다.'는 점이다. 이 체계에서는 두 차원에서 평가를 하는데 하나는 '상황(situation)'이고, 다른 하나는 '아동의 발현(child manifestation)'이다. 전자의 예로 애착관계의 붕괴, 가정폭력, 부모의 정신질환, 성학대, 자연재해 등이 열거될 수 있다. 후자는 아동의 행동장애를 10개의 범주로 나누는데 ① 발달학적 유능성, ② 충동/과잉행동/산만한 행동, ③ 부정적/반사회성 행동, ④ 물질관련행동, ⑤ 정서 및 기분, ⑥ 신체증상, ⑦ 섭식/식사, 배설, ⑧ 질병관련행동, ⑨ 성적 행동, ⑩ 비특이적 행동이다(Wenar & Kerig, 2005, pp. 93-96).

4) 차원형 분류 체계

지금까지 논의한 DSM, ICD 체계는 모두 **범주형 분류** 체계에 속한다. 이에 대해 Achenbach(2000), Quay(1986) 등은 **차원형 분류**(Dimensional Classification System)를 제안하고 있다. 이들은 주로 요인분석과 같은 통계기법을 적용하여 아동들의 문제행동을 다차원적으로 분류하고 있다.

이 분류의 장점은 범주형 분류체계에서 적용하는 임상 자료에 의존하지 않는다는 점, 사례(case) 적용에 절단점(cutoff score)을 적용할 수 있는 점 등이다. 하지만 반면에 단점으로 정신병리를 정상 수치에서의 통계적 이탈로 간주하고 있고, 연령 · 성별 등에 따라 요인이 다양하게 변화할 수 있으며, 희귀 질병의 진단이 불가능하다는 점으로 해서 그 사용에 제한을 갖는다. 따라서 차원형 분류는 주로 정상집단에서의 문제행동을 선별해 내고(절단점을 적용할 수 있기 때문에) 이를 이용한 다양한 연구에 유용한 반면, 실제 구체적인 질병의 진단이나 분류에는 많은 제약을 갖는다. 따라서 임상에서는 거의 사용하지 않는다. 최근 DSM-5 개정작업에서 범주형 분류의 제한점을 보완하기 위해 차원형 분류를 진단에서 도입하려고 시도했지만 결국 일부 제한적으로 도입하는 것에 그치고 말았다.

5) 아동기 정신질환의 분류

아동기 정신질환을 유형별로 분류하는 방법에는 일치된 의견이 없다. 하지만 저자는 오래전부터 다음과 같이 아동 및 청소년기 정신질환을 특성상 5개 범주로 구분하고, 그 각각의 범주에 해당하는 진단명을 제시해 왔다(〈표 2-1〉). 첫째, 발달장애의 범주에 지적장애, 자폐성장애, 특정발달장애(학습장애, 운동장애, 의사소통장애), ADHD를 포함한다. 이들은 대개 유전적인 소인과 함께 선천성으로 유아기 혹은 청소년기 초기에 발달지연이나 이상을 초래하는 공통점을 갖는다. 최근 DSM-5에서 이들을 '신경발달장애' 카테고리로 구체화했다. 둘째, 소위 외현화 행동장애의 범주로 반항장애, 품행장애를 포함한다. 주의력결핍 과잉행동장애(ADHD)를 여기에 포함시켰으나, DSM-5에서는 이를 신경발달장애 카테고리로 분류해 이것을 어디에 포함시킬 것인지에 대해서는 다소 이견이 있을 수 있다. 셋째, 내재화 정서장애로 분리불안장애(학교공포증)를 포함한 여러 불안장애, 우울장애, 신체형장애, 외상 후 스트레스 관련장애(PTSD, 적응장애) 등을 포함한다. 특히 청소년기에는 불안장애와 우울장애의 구분이 불완전하거나 모호한 경우가 많아서 많은 노력에도 불구하고 성인기에서와 같이 그 구분이 명확하지 않다. 넷째, 생리기능장애의 범주로 수면, 배설, 식사, 성기능 등의 장애를 포함한다. 성인에서도 비슷하지만 청소년들에서 이들 생리기능은 비록 그 원인이 심리적인 것이 아니더라도 심리적 요인이 매우 밀접한 연관이 있고, 상호 관련이 많기 때문에 이들을 한 범주로 묶어 분류하는 것이 유용하다. 마지막으로 기타 장애의 범주로 주요 정신병(조현병, 양극성장애), 기질성 정신장애, 알코올 및 물질 남용(및 의존), 인격장애 등 청소년기에 흔히 병발하는 장애도 있지만, 성인기 장애가 아동기 혹은 청소년기에 조기 발병하는 경우를 포함한다.

표 2-1 아동기 및 청소년기 정신질환의 분류

카테고리	구체적 장애명
1. 신경발달장애	지적장애, 자폐성장애, 의사소통장애, 학습장애, 운동장애, ADHD
2. (외현화) 행동장애	반항장애, 품행장애
3. (내재화) 정서장애	불안장애, 우울장애, 신체형장애, 스트레스 관련장애
4. 생리기능장애	수면장애, 배설장애, 식사(섭식)장애
5. 성인기 장애	주요 정신병, 기질성 정신장애, 약물남용, 인격장애 등

4. 문제행동의 발달학적 측면

발달심리학적 관점에서 보는 아동정신병리(정신질환)란, 한 개인이 어떤 특정한 발달단계에서 선천적 취약성(脆弱性, vulnerability)에 의해 혹은 이 같은 취약성에 기반해 신체적·정신적 손상을 받아 해당된 발달단계의 발달과제(developmental task) 성취에 곤란을 일으켜 발달이 고착되거나 왜곡 혹은 퇴행하여 그 개인에게 심한 고통이나 중대한 기능저하를 일으키는 경우를 말한다. 그러므로 이 관점에서는 정신질환을 진단함에 있어서 환자가 어떤 발달단계에 처해 있고 어떤 단계에서 문제가 있는가를 정확히 평가하는 것이 필수적이다. 치료에 있어서도 그 환자가 직면하고 있는 발달과제의 성취에서의 문제를 환자 개인적인 측면, 환경의 영향, 개인과 환경과의 상호관계에서 원활히 해결해 나가도록 도와주는 것이 중요하다(Lewis, 2000).

[그림 2-1]에서와 같이 아동은 임신 중의 태교과정을 통하여 모-자 상호작용을 한다. 출생 후 신생아기(생후 1년~1년 반)에는 어머니의 보살핌에 의해 모-자관계에서 애착형성이 필수적이다. 이때 영유아 자체의 선천적 혹은 기질적인 원인(예: 자폐성장애)이나 어머니의 우울증 및 학대 등으로 인하여 애착형성이 실패되는 경우가 있다. 아동이 생후 1년에

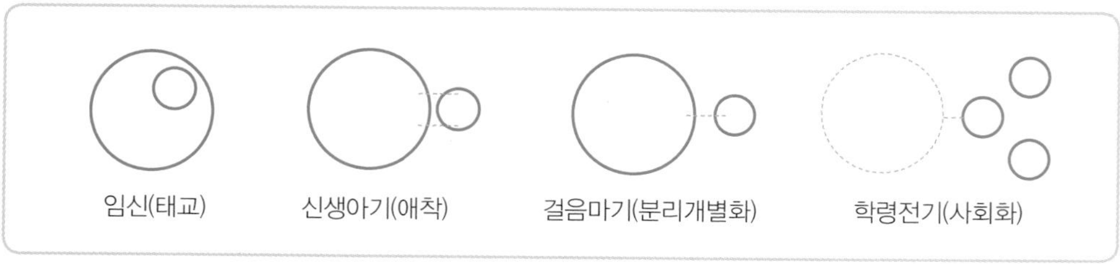

[그림 2-1] 발달시기와 발달과제

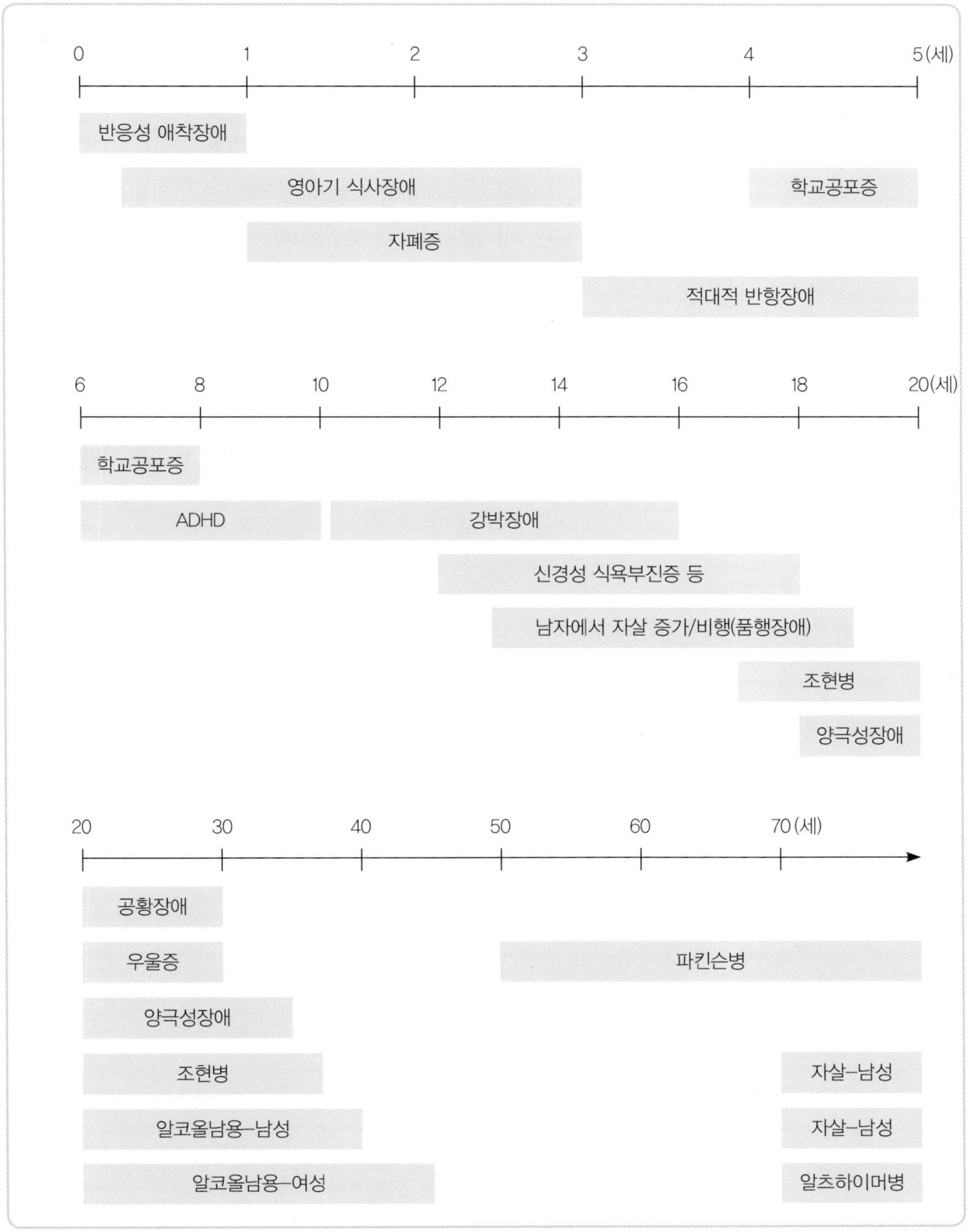

[그림 2-2] **연령에 다른 정신질환의 발병**

출처: Mrazek(1997).

서 1년 반이 지나면 자율성과 자기통제를 배움으로써 어머니로부터 스스로를 분리시켜 개체의 개별화(個別化, individuation)를 이루게 된다. 이것이 이 시기의 중요한 발달과제인데 적절하게 자율성을 획득하지 못하거나 혹은 자기통제를 적절히 배우지 못할 경우에 분리불안장애나 심한 떼부림, 심지어 반항장애를 초래할 수 있다.

이같이 어머니로부터 독립적이 되어 또래관계를 갖게 되는 학령전기가 되면 성 역할을 포함한 사회화 과정을 익히게 된다. 이 발달시기에 적절한 과제를 수행하지 못하거나 고착되면 이 시기에 해당하는 다양한 문제행동을 일으킨다. 이같이 각 발달시기와 그 시기에 합당한 발달과제를 적절하게 수행했는지 여부가 영유아와 아동들의 문제행동을 이해하는 발달학적 관점의 기초를 이룬다.

이와는 별도로 [그림 2-2]에서 제시하는 바와 같이(Mrazek, 1997) 연령 혹은 발달단계에 따라 발생하는 정신병리도 많은 차이를 보인다. 이것은 아동의 정신병리를 이해하는 데 많은 도움을 준다.

5. 문제행동의 발생빈도

Skotol 등(1997)은 아동 및 청소년기의 발달과 관련된 정신병리를 발달단계에 따라 몇 가지 형태로 구분해서, 각각 시기별로 그 빈도가 어느 정도 되는지 〈표 2-2〉, 〈표 2-3〉에 요약했다.

표 2-2 아동기 정신병리의 발생빈도와 성별 차이

문제 유형		구체적 질병	추정 빈도	성별
발달	지능	정신지체	희귀	M>F
	학습	읽기 장애	약간 정도	M>F
	운동기술	운동조절장애	흔함	M>F
	의사소통	표현형 언어장애	약간 정도	M>F
		혼재형 언어장애	약간 정도	M>F
		발음장애	약간 정도	M>F
		말더듬	희귀	M>F
	전반적	자폐장애	매우 희귀	M>F
		레트장애	매우 희귀	F(only)
		아동기붕괴성장애	매우 희귀	M>F
		아스퍼거장애	매우 희귀	M>F
행동		반항장애	흔함	M>F
		ADHD	약간 정도	M>F
		품행장애	흔함	M>F
정서	불안	분리불안장애	약간 정도	M<F
		특정공포증	약간 정도	M<F
		사회공포증	희귀	M<F
		범불안장애	약간 정도	M<F
		강박장애	희귀	M=F
		외상 후 스트레스장애(PTSD)	알려져 있지 않음	M<F
		선택적 함구증	매우 희귀	M<F
	기분	주요우울장애	희귀	M=F
신체	식사	반추장애	알려져 있지 않음	M>F
		섭식장애	알려져 있지 않음	M=F
		이식증	알려져 있지 않음	알려져 있지 않음
	수면	악몽증	알려져 있지 않음	M<F
		야경증	알려져 있지 않음	M>F
		몽유병	약간 정도	M=F
	배설	유분증	희귀	M>F
		유뇨증	흔함	M>F
	성	성정체성장애	약간 정도	M>F
	틱	뚜렛장애	매우 희귀	M>F

발생빈도는 다음과 같다: 매우 흔함(very common), >10%; 흔함(common), 5~10%; 약간 정도(less common), 2~5%; 희귀(rare), 1~2%; 매우 희귀(very rare), <1%; 알려져 있지 않음(not unknown)(출처: Skotol et al., 1997)

표 2-3 청소년기 정신병리의 발생빈도와 성별 차이

문제 유형		구체적 질병	추정 빈도	성별
정서	기분	주요우울증	흔함	M<F
		양극성장애(조울증)	알려져 있지 않음	M=F
	불안	공황장애	매우 희귀	M<F
		사회공포증	희귀	M<F
		강박증	희귀	M>F
행동	약물관련	알코올중독	매우 흔함	M>F
		물질남용	흔함	M>F
	품행관련	품행장애	매우 흔함	M>F
	충동조절	병적도박(도박중독)	매우 희귀	M>F
		발모광	희귀	M<F
신체	식사	거식증	매우 희귀	M<F
		대식증	약간 정도	M<F
	수면	기면증	매우 희귀	M=F
	신체화	신체추형장애	알려져 있지 않음	M=F

발생빈도는 다음과 같다: 매우 흔함(very common), >10%; 흔함(common), 5~10%; 약간 정도(less common), 2~5%; 희귀(rare), 1~2%; 매우 희귀(very rare), <1%; 알려져 있지 않음(not unknown)(출처: Skotol et al., 1997)

Child Psychopathology **제3장**

정신병리를 위한 발달학적 관점의 이해

1. 발달의 기본개념

1) 발달의 정의

발달(發達, development)이란 인간이 생존에 필요한 기능을 습득하고, 처해 있는 환경에 맞추어 나가려는 적응의 과정이라고 할 수 있다. 따라서 단순한 세포 수의 증가 혹은 어떤 기관의 비대의 성장, 성숙만을 의미하기보다는 출생 시 주어진 신체적 · 생물학적 소인(素因, predisposition)과 그 개체가 처해 있는 환경으로부터 경험의 두 가지 요소가 상호작용하여 이루어지는 심리적 · 행동상의 기능적 조직화라고 할 수 있다. 흔히 **성장**(成長, growth), **성숙**(成熟, maturation)과 혼동하여 사용되기도 하지만, 발달은 성장과 성숙을 바탕으로 환경과 상호작용하여 변화해 나간다는 의미에서 좀 더 포괄적이라고 할 수 있다. 발달의 기본적인 개념을 살펴보면 다음과 같다.

- 발달은 연속적이고, 명백한 행동특징을 갖는 시기(혹은 단계; phase, stage, period, era, epoch 등)로 결정되며, 이 시기들은 불변의 일정한 순서를 가진다.
- 발달은 점성설(漸成設)의 원리(epigenetic principle)에 따라 다음 단계로의 이행은 전 단계에서의 진전을 뜻하며, 다음 단계는 모든 전 단계를 포함하고, 변화는 양적인 것이 아니라 질적인 것이다. 이 원리에 의하면 어떤 시기에 발달과제가 이루어지지 못하면 그 이후의 모든 단계에서 신체적 · 인지적 · 사회적 · 정서적 부적응을 초래하게 된다.
- 각 발달단계에는 그 이전 또는 그 이후 시기와는 확연히 구분되는 뚜렷한 특징이 있으며, 애착 · 자아 정체성 · 언어와 같이 중요한 기능의 발현과 발달에 중요한 조건이 갖는 결정시기이거나 혹은 민감시기가 있다.

2) 발달의 두 가지 관점

(1) 종단적 관점

심리 발달의 **종단적 관점**(縱斷的, longitudinal perspectives)에는 여러 요소가 포함된다. 그중 대표적인 것들이 생물학적 성숙도, 언어, 인지, 정서, 정신-성, 사회-심리, 방어기제, 도덕심 등이다. 이같이 어느 한 특정 영역이나 기능을 중심으로 장기간에 걸쳐서 어떤 발달과정을 밟아나가는가를 보는 관점이다.

(2) 횡단적 관점

횡단적 관점(橫斷的, cross-sectional perspectives)에서는 출생부터 시작하여 발달의 각 단계마다 운동능력 · 인지발달 · 언어 · 정서 등 각 부분의 발달이 통합적으로 어떻게 이루어지는지를 논의한다. 대개 영유아기 · 아동기(초기 및 후기) · 학령기 · 청소년기 · 청년기 · 장년기 · 노년기의 생애주기별로 나누는 것이 보통이다. 즉, 임상장면에서 아동을 만날 때는 몇 살의 발달수준에 해당하는 아동을 만나게 되는데, 그 아동의 여러 기능을 횡단적 관점에서 이해해야 한다. 지도에서 한 지명을 찾기 위해 세로축(경도)과 가로축(위도)이 만나는 지점을 찾듯이, 아동을 제대로 파악하기 위해서는 이 두 가지 관점에서 아동을 이해해야 한다.

2. 발달의 주요 원리 및 관련 개념들

1) 아동발달의 이해: 생태학적, 상호교류적 및 발달학적 모형을 기반으로

아동발달을 이해하는 여러 이론이 제기되어 왔다. 가장 고전적인 것으로 Sigmund Freud의 정신성 발달을 중심으로 하는 정신분석적 관점이 있다. 이것을 바탕으로 Erik Erikson이 사회적 · 문화적 영향을 강조하여 발전시킨 정신사회적 관점이 있다. 여기에 아동발달에 학습의 중요성을 강조한 John B. Watson과 B. F. Skinner, Albert Bandura 등의 행동 및 학습주의적 관점이 있다. 인지 발달에 있어서는 Jean Piaget와 Lev Vygotsky, 이후의 정보처리적 관점론자들의 이론이 널리 알려져 있다. 그 외에 동물행태론 및 진화론에서 유래한 John Bowlby를 중심으로 한 애착이론 등이 있다.

미국의 심리학자인 Urie Bronfenbrenner(1979)는 여러 발달이론이 아동이 발달하는 데 환경 속에서 아동이 어떻게 발달해 나가는지를 구체적으로 설명하고 있지 못한 점을 간파하고, 이를 체계적으로 이론화하여 환경의 영향을 구체적으로 분석할 수 있는 틀을 제공했다. 그의 이론은 **생태학적 체계이론**(ecological system theory)이라고 부르는데, 도식화하면 [그림 3-1]과 같다.

개인을 둘러싼 환경에서 미시체계(혹은 소체계, microsystem)는 아동(개인)이 매일의 생활을 유도하는 일상의 직접적인 환경을 말하며, 가정, 양육자, 친구, 교사가 소체계의 일부로 아동에게 영향을 미친다. 아동은 이 영향을 수동적으로 받는 것이 아니고, 능동적으로 소체계의 구성에 참여한다. 둘째, 중간체계(mesosystem)는 소체계의 여러 측면 간에 발생하는 연결을 일컫는다. 마치 체인과 같이 중간체계는 아동과 부모, 학생과 교사, 친구와 친구를 묶는다. 우리가 다른 사람과 묶여 있는 직간접적인 영향의 예를 들면, 사무실에서 기분 나쁜 일이 있었던 부모에 대한 영향이 가정에서 자녀에게 끼치는 식이다. 셋째, 외체계(혹은 중체계, exosystem)는 보다 넓은 영역으로 지방정부, 지역사회, 학교, 직장 등을 일컫는다. 이들은 아동발달에 직접적이거나 혹은 상당한 영향을 미칠 수 있다. 예를 들어, 학교는 아동의 인지 및 사회성 발달에 중대한 영향을 끼칠 수 있다. 마지막 거시체

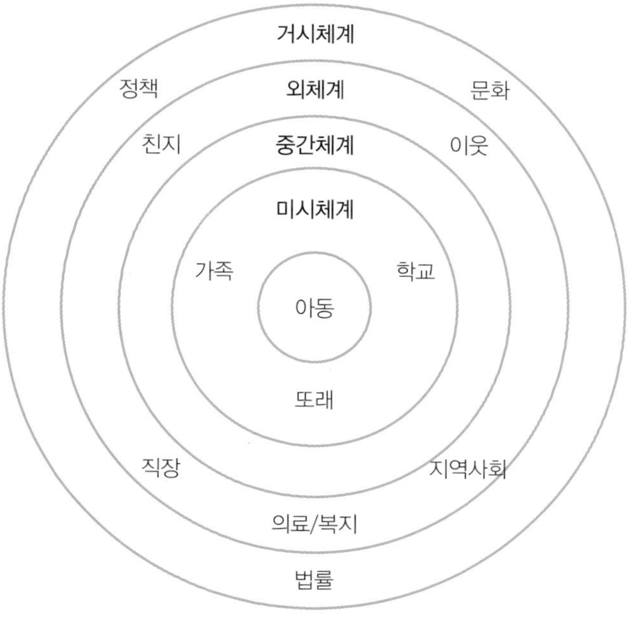

[그림 3-1] Bronfenbrenner의 환경적 영향을 이해하는 생태학적 모형

계(혹은 대체계, macrosystem)는 아동 개인에 대한 사회문화적 영향을 지칭하는 것으로, 흔히 중앙정부 및 국가정책과 법률, 종교적 혹은 정치적 가치체계, 사회문화적 수준과 관습 등이 포함된다.

상호교류모형(reciprocal model)에서 아동발달은 아동과 가족 및 사회적 맥락 속에서 경험의 지속적인 역동적 상호작용의 산물이라고 간주한다(Sameroff, 1995). 이 모형에서 강조점은 환경에 대한 아동의 효과에 있는데, 따라서 환경에 의한 경험은 아동과 독립적이지 않다. 이에 대한 예를 Sameroff(1995)는 아동기 초기의 정상적인 불순종이 부모의 양육 행동에 의해 아동의 경험이 후기 반사회 행동으로 이행되는 상호교류적 과정을 [그림 3-2]에서 제시하고 있다. 그리고 이 상호교류모형에서는 이를 보호하는 요인과 위험으로 이끄는 요인의 상호작용에서 아동발달에 긍정적으로 혹은 부정적으로 나아간다고 본다.

이러한 상호교류모형을 기반으로 생태학적 관점에서 아동학대 및 방임에 대한 위험요인과 보호요인을 지속하기 때문에 대책이 어렵거나 제한적인 요소와 일시적인 비교적 즉각적인 개입이 가능한 요소들을 〈표 3-1〉과 같이 정리해 볼 수 있다.

이러한 관점을 보완하는 또 다른 **발달학적 관점**을 들 수 있는데, 아동학대 및 방임을 [그림 3-3]에서 논의한다. 연령에 따른 아동학대 발생빈도에 관한 안동현, 홍강의(1987)의 연구인데, 그들은 만 1~2세에 심한 학대, 그리고 6세와 10세에 경한 학대 발생을 보고했다. 그들은 연령대에 다른 학대 발생의 양상에 대해 1~2세경 발생하는 심한 정도의 아동학대는 발달단계에서 아동과 부모의 애착형성 실패에서 기인하는 것이고, 6세는 초등학교 입학 전후의 과제성취 및 새로운 환경에의 적응, 10세는 구체적 사고에서 추상적 사고로의 이행과 관련한 후기 아동기의 자기주장이나 반항과 관련한 체벌/훈육과 관련한 경

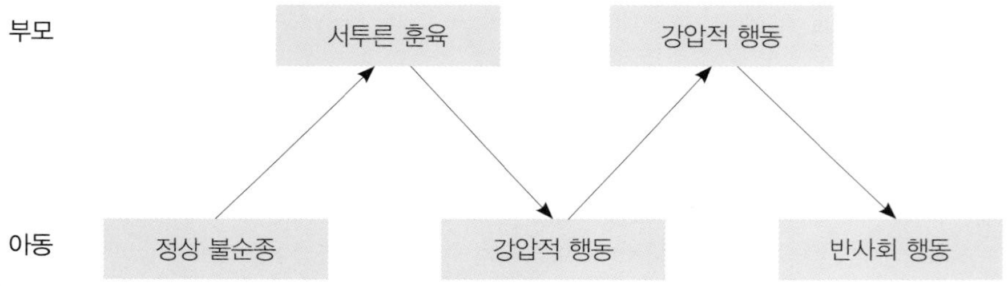

[그림 3-2] 초기 아동기 불순종이 후기 반사회 행동으로 이행되는 상호교류적 과정
출처: Sameroff(1995), p. 666.

표 3-1 생태학적-상호교류 모형에서 아동학대/방임의 위험요인 및 보호요인의 예

		개인	미시체계	외체계	거시체계
위험 요인	지속	까다로운 기질 인지기능 저하	가정 내 폭력 부모 정신질환	지역 내 폭력 사회적 고립	육아 관습 폭력 허용도
	일시	질병, 일시적 곤란	실직, 이혼	서비스 부족	경제공황
보호 요인	지속	자발성, 좋은 또래관계	좋은 양육 및 부부관계	지역자원 종교단체 활동	국가정책 아동보호
	일시	개인적 성공 관계 형성	새로운 직장 주거 환경	사회적 지지망	낮은 실업률 좋은 지도자

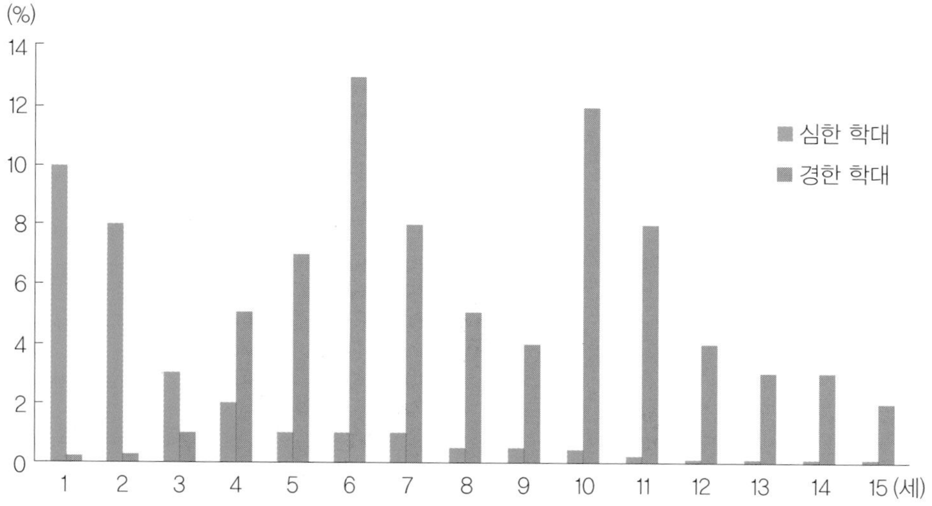

[그림 3-3] 한국에서의 연령에 따른 아동학대 발생비율(안동현, 홍강의, 1987)

한 정도의 학대와 관련된다고 하였다. 이는 아동의 발달단계의 과업과 수행에 관련한 아동과 부모의 상호교류적이고 생태학적인 관점에서 이해할 수 있다. 즉, 앞의 두 모형을 기반으로 아동의 발달학적 관점을 통합해야 한다는 것을 보여 주는 예라 할 수 있다.

2) 발달과 관련한 주요 개념들

(1) 연속성 대 비연속성

이미 앞에서(1장) 일부 논의한 바 있지만, 발달이 연속적으로 이루어지는지, 아니면 비연속적으로 이루어지는지에 대한 논란이 오랫동안 있어 왔다. 연속적 변화는 발달이 점진적으로 이루어지는 것을 말한다. 이때는 종류가 아니라 정도의 문제, 다시 말해 질적인 변화가 아니라 양적인 변화가 우선된다. 그 예로 초등학교 시기의 키를 들 수 있다. 이때 아동의 키는 매년 4~6cm 정도로 일정하게 점진적으로 커 나간다. 반대로 비연속적 변화는 발달이 단계적으로 이루어지는 것을 말한다. 이때는 반대로 종류와 질적인 변화가 우선된다. 예를 들면, 사춘기의 성장급등(growth spurt), 2차 성징의 변화 및 출현이다. 이때는 이전과 달리 갑자기 키가 1년에 10cm 이상씩 자라고, 초경 혹은 몽정과 같은 질적으로 다른 변화가 일어난다. 인지 발달도 비연속적 발달의 예이다.

(2) 천성과 양육: 유전과 환경의 상호작용

과거 오랫동안 아동의 행동 및 문제가 타고난 **천성**(天性, nature)인가 아니면 출생 후의 환경적인 영향으로 특히 **양육**(養育, nurture)에 의한 것인가 하는 논란이 지속되어 왔다. 천성은 부모로부터 유전된 특성, 능력을 일컫는 것으로, 개인이 수태된 때부터 결정되어 출생을 거쳐 일생 동안 지속된다. 예를 들면, 까만 눈동자, 곱슬머리, 하얀 피부색, 대머리 여부는 모두 천성에 의한 것이다. 이에 반해 양육은 보다 복잡하여 행동을 형상화하는(shaping) 환경적 요소들을 일컫는 것으로 생물학적인 것으로부터 양육, 사회적 요소들이 모두 포함된다. 예를 들어, 임신 중 모성의 음주 혹은 어려서 교통사고로 인한 두뇌손상은 생물학적인 요소이다. 흔히 좁은 의미의 양육으로는 부모의 훈육 혹은 가정환경, 또래관계 등이 있고, 보다 넓은 사회경제적 환경 등도 포함될 수 있다.

이에 관해 가장 논란이 많았던 것이 지능(知能, intelligence)과 관련한 것이다. 만일 지능이 천성에 의해 타고난 것으로만 결정된다면 생후에 지적 수행을 증진시키기 위한 많은 노력들은 아무런 성과를 내기가 어렵다는 결론이 된다. 반대로 지능이 전적으로 환경적 요인, 양육에 의한 것이라면 지능이 초기 경험과 교육에 의해 결정되는 것으로서 환경만 잘 갖추어진다면 지능을 높일 수 있게 된다. 결국 두 극단적인 주장은 모두 옳지 않음으로 밝혀졌고, 결국 발달은 천성과 양육의 상호작용에 의해 이루어진다. 물론 타고난 천성에 의해 상당한 정도의 특성이나 능력은 결정되어 있는 것이 많다. 하지만 인간은 양육을 포함한 환경적 요인에 많은 정도의 영향을 받고 변화한다. 최근에는 두뇌 발달에 관한 진전으로 생애 초기 타고난 대뇌구조 및 기능이 환경적 요인에 의해 변화하는 것을 뒷받침하는 신경가소성(神經可塑性, neural plasticity)의 실증적 증거들이 밝혀지고 있다.

(3) 동일결과성 대 이질결과성

동일결과성(同一結果性, equifinality)이란 여러 다른 사건이 같은 결과를 가져오는 것을 말하고, **이질결과성**(異質結果性, multifinality)은 같은 사건이 여러 다른 결과를 초래하는 것을 말한다. [그림 3-4]의 (A)에서 동일결과성이란 가정불화 혹은 결손, 낮은 지능, 유전 등 다양한 원인(혹은 사건)이 결국 비행이라는 동일한 결과를 초래하는 것을 말한다. 반대로 [그림 3-4]의 (B)에서 이질결과성은 어머니의 우울증이라는 동일한 사건이 아동에게서 우울증이라는 같은 결과를 가져올 뿐만 아니라 비행, 우울, 불안, 학습결손 등 다양한 이질적 결과를 초래할 수 있다.

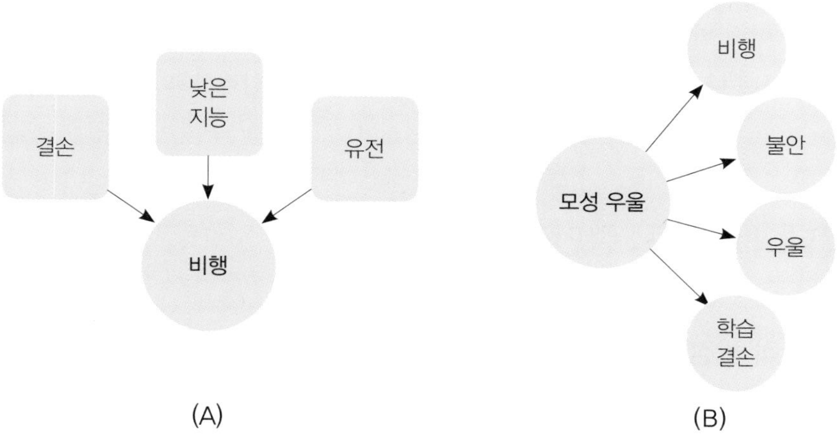

[그림 3-4] **동일결과성 및 이질결과성의 예**
A는 여러 다른 사건들이 동일결과를 초래하며, B는 동일한 원인이 이질적인 결과를 가져오는 것을 보여 준다.

(4) 결정시기와 민감시기

아동발달에서 매우 중요한 시기가 있다. 발달학자들은 이를 **결정시기**(혹은 임계시기, critical period)라고 부르고, 아동이 정상적으로 발달하기 위해서는 이 결정적 시기에 필수적인 환경적 자극이 필요하다고 했다. 그 예로 신생아에서 시력이 발달하는 데는 생후 6

개월 이전이 결정적 시기라고 간주된다. 그 실증적인 증거로서 David Hubel과 Torsen Wiesel은 생후 초기 시각박탈이 일어난 동물에서 시각피질에서의 신경연결 및 기능이 비가역적으로 변한다는 것을 발견했다. 이것은 인간에서도 관찰되는데 만일 신생아가 선천성 백내장(congenital cataract)을 앓는 경우, 출생 후 초기에 수술적 교정이 일어나지 않으면 영구적으로 시력이 회복되지 않는다는 것이 밝혀졌다(김상정 외, 2007). 즉, 시력의 발달에는 결정적 시기가 존재하기 때문에 이 시기를 놓치면 후에 교정을 하더라도 영원히 시력을 회복할 수 없어 실명상태로 일생을 지내야만 한다. 또 다른 예로 1970년 미국에서 아동학대로 수년간 방치된 채 성장하다가 발견된 Genie의 경우, 발견된 이후 수년간의 재활치료에 의해 신체 및 사회성 발달은 상당히 회복되었음에도 불구하고 언어는 결국 회복되지 못했는데 이는 '언어발달에도 결정적 시기가 존재하지 않는가?'라는 주장의 근거가 되고 있다.

이에 비해 **민감시기**(sensitive period)는 어떤 특정 능력이나 발달영역에 최적의(optimal) 시기로서 환경적 영향에 특히 민감한 시기를 말한다. 결정시기는 환경적 영향의 결핍이나 손상에 의해 아동에게 영구적, 비가역적(非可逆的, irreversible) 결과를 초래하는 개념으로 사용된다. 이에 비해 민감시기는 이러한 결손을 극복하거나 회복할 여지를 남겨 둔다는 면에서 발달해 나가는 아동의 가소성(可塑性, plasticity)을 인정하고 있다.

3. 발달의 이론들: 종단적 관점

1) 생물학적 관점: Gesell의 성숙이론

(1) 생물학적 성숙의 관점

1940년대 초, 미국 예일대학의 Arnold Gesell(1880~1961)은 대부분의 어린아이들이 생후 10개월 정도가 되면 자기 발을 잡아당기고, 12개월이 되면 걸을 수가 있고, 2세가 되면 달릴 수가 있는 것을 관찰하고 운동기능의 점진적인 진전이 있음을 알았다. 또한 지각운동능력은 2세에 원(○), 3세에 십자가(+), 5세에 사각형(□), 7세에 다이아몬드형(◇)을 그릴 수 있다. 이같이 그는 유전자가 발달과정을 향하여 나아가는 기전을 성숙이라고 부르고, 이 기전을 통해서 발달이 이루어진다고 보았다.

(2) 논의점

그의 이론은 학습의 중요성이 강조되지 못했다는 점과 연령에 따른 기준(norm)이 지나치게 단순화되어 있다는 비판을 받고 있지만, 영아의 운동발달에서는 아직도 탁월한 가치를 지니고 있으며, 그가 강조한 원칙, 즉 생물학적으로 준비가 된 증거가 나타나는 것을 부모가 따라가도록 하고 지나치게 미리 강요하지 말도록 하는 권고는 매우 유용하다.

(3) 의의

이 이론은 현재까지도 **발달소아과학**(developmental pediatrics)의 기초를 이룬다. 현재 영유아기 발달을 평가하는 데 사용하는 성숙도검사, 베일리발달검사 등 많은 검사들이 Gesell의 이론을 기반으로 하고 있다.

2) 정신분석학적 관점

(1) Freud의 심리성적 발달

Sigmund Freud(1856~1939)에 의해 제안된 정신분석이론에 의하면 영아의 심리성적인 욕구(drive)는 가능한 쾌락을 얻고, 불편함을 줄이려고 목표하는데 그 쾌락의 근원이 발달단계에 따라 달라지고, 단계에 따라 아동의 심리발달이 이루어진다고 한다.

정신분석이론에 의한 **심리성적**(psychosexual) 발달은 구강기-항문기-남근기-잠복기-청소년기를 거치게 되는데, 출생 후 맨 처음 쾌락의 근원이 되는 것이 구강(mouth, oral)이고, 영아는 빨기와 같은 '자동쾌락(autoerotic)' 행위를 통해 발달을 이루게 된다. 신생아기를 지나 걷고, 언어획득이 이루어지면 자율성이 발달하고, 이때 동시에 대소변 훈련의 성공과 실패를 경험한다. 이러한 양가감정(ambivalence)과 연관된 시기를 항문기(anal stage)라고 한다. 그 후 3~6세 사이가 되면 아동은 남녀의 신체적인 차이, 부모의 역할놀이 등에 관심을 갖게 되는데, 이 시기를 남근기(phallic, oedipal stage)라고 부른다. 이 시기가 지나면 아동은 성적인 관심이 두드러지지 않고, 대신 학업 · 동료 간의 우정 · 동성의 부모와의 동일시 등이 주로 나타난다. 따라서 정신분석이론에서는 이 시기를 잠복기(latency)라고 부른다. 사춘기 변화가 나타나면서 청소년기(adolescence)에 접어드는데, 이때 자기의 2차 성징의 출현에 대해 갈등하고 자신의 성숙을 해결해 나간다. Freud의 정신분석이론에 근거한 심리성적 발달은 이후 발달이론에 지대한 영향을 미쳤고, 일부의 오류 내지 비판에도 불구하고 여전히 상당한 부분에서 타당한 것으로 받아들여지고 있다.

(2) Erikson의 심리사회발달

Erik H. Erikson(1902~1994)은 1902년 독일 프랑크푸르트에서 출생하였는데, 부모는 덴마크계였고, 출생 몇 달 전 이미 이혼 상태였다. 그 후 어머니가 키웠는데, 3세 때 어머니가 유대인 소아과 의사와 재혼하였다. Erikson은 덴마크계 독일인으로 태어났지만 양아버지가 유대인이었기 때문에 학교에서는 비유대인으로, 사회에서는 유대인으로 성장하면서 청소년기를 맞이하여 방황하면서 많은 어려움을 겪었으나, 이것을 극복하면서 그의 주요 주제인 자아정체성(edo identity)을 이론화하는 데 많은 영향을 미쳤다. 결국 그는 자기 양아버지의 성(姓, family name)인 Humbert를 중간 이름(middle name)으로 하고, 새로운 성(Erik+son=Erikson)으로 자신의 성을 바꾸게 된다. 이와 함께 연구소에서 쫓겨나 방황하던 시기, 인디언 부족에 머물면서 그들의 양육 행태와 아동들의 발달이 밀접한 연관이 있음을 관찰하고, Freud의 심리성적 발달이론을 기반으로 심리사회발달론으로 발전시킨다(Crain, 1980).

그 외에 Erikson의 중요한 기여로서 인생주기의 8단계가 있다. 이는 커다란 틀은 정신분석이론을 바탕으로 하지만, Freud가 개체 내부의 변화에 초점을 맞추었다면, Erikson은 노년기까지 발달을 확장한 것과 심리사회적 이론을 제안한 것에서 차이가 있다.

- 1단계(출생~만 1세): 신뢰 대 불신(trust vs. mistrust)
- 2단계(만 2세~3세): 자율 대 수치/회의(autonomy vs. shame/doubt)
- 3단계(4세~6세): 주도 대 죄책감(initiative vs. guilt)
- 4단계(7세~12세): 근면 대 열등감(industry vs. inferiority)
- 5단계(13세~18세): 자아정체감 대 역할혼란(ego identity vs. role confusion)
- 6단계(19세~40세): 친밀 대 고립(intimacy vs. isolation)
- 7단계(41세~60세): 생산성 대 침체(generativity vs. stagnation)
- 8단계(61세~): 자아통합 대 절망(ego integrity vs. despair)

(3) Mahler의 분리-개별화 과정

M. Mahler(1897~1985) 여사는 정신분석학적 관점에서 초기 아동기의 대상관계(object relations)를 연구했다. 아동이 발달해 가면서 자신의 주위 세계로부터 분리되어 있다는 인식을 갖게 되는데, 이 과정을 **분리-개별화**(separation-individuation) 과정이라고 부르며, 이는 아동기 초기의 발달을 이해하는 데 많은 공헌을 했다(Mahler, 1967, 1975).

Mahler 여사는 분리-개별화 이전 단계로 자폐기(autistic phase)와 공생기(symbiotic phase)가 있음을 관찰했다. 먼저, 자폐기는 생후 수 주간 신생아는 외부자극에 대해 관심(cathexis)이 상대적으로 결여되어 자신의 자폐적인 세계(autistic orbit) 속에 있는데, 이때는 새로운 환경에서 균형과 평형을 이루는 것이 중요하다. 생후 두 달 정도가 지나면 신생아는 쾌/불쾌를 구별하면서 막연히 욕구충족대상(need-satisfying object)을 인식하게 된다. 이때 자신만의 자폐적 세계는 깨지지만, 자신과 어머니가 한 경계선 내에 존재하는 공생 상태를 유지하는데 이 시기를 공생기라고 했다. Mahler 여사의 분리-개별화 단계는 모두 4단계로 나뉜다.

- 분화기(differentiation phase): 생후 5~10개월 정도가 되면 신생아는 부화과정(hatching)을 통해서 공생관계(symbiotic orbit)를 청산하고, 자신과 타인을 구별하게 되며, 이때 좋고/나쁨(good/bad)을 경험하고, 낯가림(stranger anxiety)이 나타난다.
- 실행기(practicing phase): 생후 10~16개월이 되면 아동은 기거나 걷고 하면서 부모로부터 자기가 신체적으로 분리될 수 있음을 깨닫게 된다. 따라서 스스로 부모와의 분리를 실행하나 아직은 안전을 위해 부모의 존재(home-base)가 필요하다.
- 화해(친선)기(rapprochement[1] phase): 생후 16~24개월이 되면 아동은 걷는 데 자신이 생기면서 부모의 존재에 대해 덜 불안해하고, 대신 새로운 기술과 경험을 습득하는 데 부모가 참여해 주기를 요구하고 바라게 된다. 이때 세계는 자신이 적응해야 하는 대상이라는 사실을 인식하게 되고 무력감을 느끼고 부모의 도움을 청한다.
- 강화기(Consolidation of individuation & Object constant phase): 생후 24~36개월 기간 동안 확실한 개별화(individuation)를 이루게 되고, 대상 항상성(object constancy)을 갖는다.

1) 'rapprochement'은 프랑스어에서 유래한 단어로 전쟁 중에 휴전, 화해 등의 의미로 외교에서 사용한다. Mahler 여사가 이 단어를 사용한 것은 실행기에 유아가 부모에게 '싫어, 안 해, 내가 할 거야.' 등으로 반항하고 자율적 행동으로 마치 전쟁을 치르는 것과 같이 행동하다가, 16개월 무렵부터 자신의 한계와 부모의 도움에 대해 인식하기 시작하면서 화해하고 부모에게 일부 도움을 청하는 모습을 상징적으로 나타낸 것이다. 이 시기의 과제가 적절하게 이루어지지 않았을 때 'rapprochement crisis'가 일어난다고 하고, 성인기 경계성 인격장애(borderline personality disorder)의 역동을 이해하는 기초가 된다. 발음도 '라프로취망'으로 프랑스식 발음을 하는 것이 정확한 표현이다.

3) 인지발달론

(1) Piaget의 인지발달단계론

스위스의 심리학자인 Jean Piaget(1896~1980)는 선천적 또는 생물학적 기초에서 근거하여 추상적인 사고와 능력들의 습득 · 변형 · 성장을 연구하여 인지 기능의 발달에 관한 이론을 전개했는데, 그의 이론을 '발생학적 인식론(genetic epistemology)'이라고 부른다. 1920년 프랑스 파리의 비네연구소(Binet Laboratory)에서 아동의 지능검사를 연구하면서 어린 아동들의 틀린 대답에 흥미를 느끼고, 이들이 성인에 비해 결코 어리석은(말을 못하는; dumber) 것이 아니고, 성인들과는 전혀 다른 방식으로 생각한다는 추론을 하게 되었다(Yates, 2002).

발달론뿐만 아니라 피아제는 개인이 환경에 적응해 나가는 적응 과정을 설명하였는데, 먼저 동화(同化, assimilation) 과정이란 개인에게 이미 존재하는 정신기제를 통해 새로운 경험을 받아들이는 과정을 말한다. 조절(조정, 調整; accommodation) 작용은 이미 존재하는 인지도식(schema)을 재조직하든지 변형함으로써 환경의 현실적인 요구에 자신의 지식을 맞추는 과정이다. 이같이 이미 형성된 인지구조로 해서 아동은 외적 세계에 적응하고 점점 복잡해지는 인지나 행동(조직, organization)에 반응할 수 있게 된다고 했다. Piaget 인지발달의 4단계는 다음과 같다.

- **감각운동기**(sensorimotor period: 0~2세): 이 시기는 세분해서 6단계[반사기능사용 · 일차순환반응(손가락 빨기) · 이차순환반응 · 이차도식의 조절(눈 맞춤+닿기, 6개월) · 삼차순환반응 · 사고의 출현]로 나뉘는데, 이때 아동은 감각기능과 운동조절을 통해 배우고, 중요한 것이 대상 항상성의 습득과 상징(언어, symbolization)을 인식하는 것이다.
- **전조작기**(pre-operational thought period, intuitional stage: 2~7세): 아동은 상징과 내재상(internal images)을 배우지만 아직 사고가 비논리적이고 체계적이지 못하다. 이에 대한 유명한 실험으로 '액체보존 실험'이 있다. 그 외에 이 시기 사고의 특징으로는 자아중심성(egocentrism), 애니미즘(animism) 등이 있다.
- **구체적 조작기**(concrete operational thought period: 7~11세): 체계적인 사고는 가능하지만, 구체적인 대상이나 행위만을 사고할 뿐이다. 보존의 법칙(수, 질량, 무게, 길이 등)을 이해하고, 논리적인 분류가 가능하다.
- **추상적 조작기**(formal operational thought period: 11세~성인): 순수한 추상적 또는 가

설적 사고가 가능하다.

(2) Vygotsky의 사회문화론

러시아의 발달심리학자 Lev Semennovich Vygotsky(1896~1934)의 이론은 흔히 **사회문화론**(socio-cultural theory)라고 부르는데, 이는 개인의 인지발달이 문화권내에 속한 구성원들 간의 사회적 상호작용의 결과로 진행된다는 것을 주장하였기 때문이다. 흔히 Piaget의 인지발달론과 대비하여 그의 이론을 설명하는데, Vygotsky는 Piaget와 달리 단계를 제시하지 않고, Piaget가 개인 내부에서부터 세상을 이해하기 위한 노력들(동화 및 조절)을 강조한 반면, 그는 사회적 요소들의 영향을 강조하였다[이는 마치 개인의 성격발달에 관한 정신분석이론에서 Freud가 아동 내적인 욕동(drive)의 변화를 강조한 것에 대해 Erikson은 부모를 포함한 사회적 영향이 성격발달에 중요한 역할을 강조한 것과 매우 흡사하다].

Piaget와 같이, Vygotsky도 신생아는 지적 발달에 필요한 기본 기제/능력을 가지고 태어난다고 주장했는데, Piaget가 운동반사(motor reflex)에 주목한 반면, Vygotsky는 기본 정신기능(elementary mental functions)을 언급했다. 여기에는 집중력, 감각, 지각, 기억력이 포함된다. 인지발달에 대해서 Piaget가 자기주도의 발견(self-initiated discovery)을 강조하는 것과 달리, 솜씨 있는 주변인과의 사회적 상호작용을 통해 일어나는 학습이 중요하다 했고, 그는 이러한 주변인의 지시/행동을 협력 대화(co-operative/or collaborative dialogue)라고 불렀다. 이와 함께 그의 중요한 핵심 개념으로 '더 많이 아는 타인(More Knowledgable Other: MKO)' 및 '근접발달영역(Zone of Proximal Development: ZPD)'이 있다. MKO는 배우는 사람보다 이해를 더 잘하거나 혹은 능력이 많은 사람으로 대개는 교사 혹은 성인이 되지만 반드시 그럴 필요는 없다. ZPD는 아동이 혼자 작업을 해서 실제 이루어지는 발달과 유능한 조력자(MKO)의 지도를 받아 문제를 해결할 때 이루어질 수 있는 발달 가능성 수준과의 차이에 있는 영역을 말한다(팽열일, 1999).

Vygotsky는 교육에 많은 영향을 미쳤는데, 그는 정규학습과 전문가의 역할을 강조했다. 이와 관련한 중요한 개념으로 비계[2](지지대, scaffolding), 협력학습(cooperative/collaborative learning), 상호교류 교수(reciprocal teaching)가 있다. 비계(飛階)란 과제를 완수하기 위해 필요한 지원을 하는 일시적인 구조물로서, 유능한 교사는 과제를 완성하는

2) '비계'란 건설현장에서 건물을 높이 쌓아 나가는 데 일시적으로 설치하는 지지대와 발판을 말한다. 이 비계는 건물이 완공되면 바로 철거하는 임시구조물이다.

데 필요한 활동을 정해 주고 기술을 보여 줌으로써 이러한 구조물을 제공한다. 협력학습은 어떤 공통의 목표를 달성하는 데 학생들이 함께 작업하도록 하는 학습전략으로, 과제를 완성하기 위해 서로가 협력을 하지만 그들의 기여는 별도로 평가한다. 상호교류 교수는 학생과 교사 사이의 대화를 통한 학습으로, 학생들의 읽기 능력을 높이려는 기술이다. 여기에 사용되는 전략으로 요약, 질문, 명료화, 예측하기가 있다. 국내에서도 최근 Piaget 뿐만 아니라, Vygotsky에 대한 관심이 매우 높아졌는데 특히 유아교육 분야에서 두드러진다(한순미, 1999).

(3) 정보처리관점: 신피아제학파

1990년대 들면서, 컴퓨터 발전과 함께 인간 마음을 컴퓨터와 비슷하게 간주하는, 즉 정보가 흘러들어가고, 조작되고, 산출물(대답, 추론, 문제에 대한 해결책)로 변환되어 지속적으로 발전하고, 상징을 조작하는 시스템으로 간주하는 관점이 대두됐다(Shaffer & Kipp, 2010). 이들은 인지발달을 마음의 하드웨어(중추 및 말초신경계)와 소프트웨어(주의력, 지각, 기억력, 문제해결전략 등)에서 일어나는 연령과 관련한 변화(age-related changes)로 간주했다.

Piaget와 마찬가지로 이들은 생물학적 성숙, 즉 뇌와 신경계의 성숙을 인지발달의 중요한 요소로 간주했는데, Piaget의 질적 변화가 일어나는 발달단계론과 달리, 양적 변화에 의한 연속적인 과정으로 간주했다. 정보처리이론은 단일한 이론이라고 할 수 없이 다양한데, 그 가운데 가장 널리 알려진 것으로 Richard Atkinson과 Richard Shiffrin의 **다중저장모형**(multistore model)이 있다. [그림 3-5]에서 도식적으로 나타낸 바와 같이 이 모형은

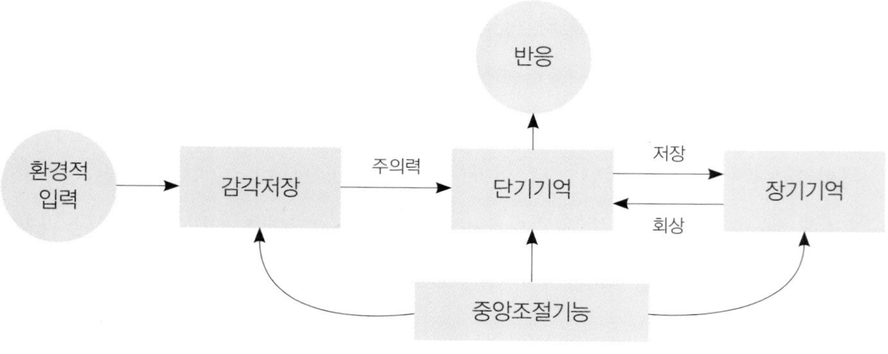

[그림 3-5] **정보처리시스템의 도식**

출처: Shaffer & Kipp(2010), p. 300, [그림 8-1]에서 재인용.

감각저장(혹은 감각등록, sensory store/sensory register), 단기저장(short-term store: STS: 흔히 실행기억, working memory), 장기저장(long-term store: LTS), 실행기능(집행기능, executive control processes; 흔히 초인지, metacognition)으로 구성된다.

이러한 인지발달에 관한 정보처리관점은 대뇌를 비롯한 신경과학에 기반하여 여러 인지영역, 특히 주의력, 기억력, 추론, 수학능력 등에서 세밀한 측정이 가능하게 하여 이들에 대한 이해의 폭을 넓혔다.

4) 도덕발달

(1) Piaget의 도덕발달

Piaget의 도덕적 판단에 관한 연구를 보면 3~6세 아동은 규율(moral rules)과 자연법칙을 구분하지 못하고, 따라서 이들을 불변, 영속적인 것으로 믿는다. 아마도 아동들의 현실주의(realism), 자아중심성(egocentrism)에서 기인하는 것으로 생각하고, 여섯 가지 차원에서 도덕발달을 논의했다(Wolff, 2002).

각 차원을 구성하는 내용들을 보면, 먼저 도덕적 판단에 있어서 고의성(intentionality, 의도)으로서 결과냐 혹은 의도냐가 중요하다고 했다. 예를 들면, 어머니를 돕다가 컵 5개를 깬 것과 찬장 속에 숨겨 둔 초콜릿을 훔치다가 컵 1개를 깬 것에 대한 비교이다. 둘째, 상대성(relativism)으로서 선악에 대한 다양한 견해를 제시하고 있다. 예로, 게으른 학생을 도와주지 말라는 선생님의 말씀에 친구가 숙제하는 것을 도와준 경우이다. 셋째, 제재 혹은 벌과의 독립성(independence of sanctions)의 예로, 어머니의 외출 동안 동생을 돌봤는데, 돌보는 동안 동생을 때렸다고 야단맞는 상황이다. 넷째, 상호주의(use of reciprocity, 호혜성)로, 어떤 아이가 다가와 때릴 때, 어떻게 하는 것이 좋을까 하는 경우이다. 다섯째, 보상 및 개선을 위한 벌의 사용(use of punishment to make restitution and to reform)이고, 여섯째, 불행에 대한 자연적 관점(naturalistic views of misfortune)이다.

이러한 것을 기반으로 Piaget는 3단계의 도덕발달을 제안했다. 첫 번째 전조작기는 규율은 부모로부터 온 것으로 자연법칙과 같은 것이다. 어기면 반드시 벌 받을 것이고, 동기는 생각하지 않는다. 두 번째 구체적 조작기에 규율은 상호계약과 같은 것이고 항상 똑같이 다루어져야 하며 예외란 없다. 마지막 추상적 조작기에는 규율이란 서로 필요에 의해 집단 간에 이루어진 것이고, 동기와 상황을 고려해서 경감될 수도 있다고 했다.

(2) Kohlberg의 도덕발달단계

Lawrence Kohlberg(1927~1987)는 Piaget의 이론을 확장시켜 도덕발달단계에서 주요 3단계를 제안했다(Wolff, 2002).

- 수준 I: 전 인습적 도덕성(Pre-morality or Pre-conventional Morality)
  - 유형 1. 복종과 처벌 지향(Punishment and obedience orientation)
  - 유형 2. 고지식한 쾌락주의(Naive instrumental hedonism)
- 수준 II: 인습적 도덕성(Morality of Conventional Role-Conformity)
  - 유형 3. 착한 소년 지향(Good-boy morality)
  - 유형 4. 권위 유지(Authority maintaining morality)
- 수준 III: 후 인습적 도덕성(Morality of Self-Accepted Moral Principles)
  - 유형 5. 사회적 계약관계(Morality of social contract)
  - 유형 6. 보편적 원리(Morality of individual principles of conscience)

5) 애착이론

Darwin의 자연도태론은 생존경쟁과 적자생존의 원칙에 따라 진화가 이루어진다고 주장했다. 그 후 이 이론은 인성론(품성론, ethology)으로 발전하여 Konrad Lorenz와 Niko Tinbergen, Karl Von Frisch 등으로 이어진다. 이들은 자연 상태에서 연구해야만 동물의 행태를 올바르게 이해할 수 있다고 주장해 자연관찰(naturalistic observation)을 강조했다. 이들의 이론 중 중요한 것으로 '각인(刻印, imprinting)'이라는 개념이 있는데, 이는 생후 초기 특정한 시기 동안 사회적 본능을 일으키는 자극들의 독특한 성질을 말하는 것이다. 그 예로 Lorenz의 새끼거위 관찰의 예가 있다. 이는 후에 '결정시기'의 개념과도 연관된다(Atkinson & Zucker, 1997).

(1) Bowlby의 애착이론

John Bowlby(1907~1990)에 따르면 애착(愛着, attachment)이란 영유아에게서 '중요한 주 양육자(significant primary caretaker)와 형성된 특별한 관계'를 말한다(안동현, 1997; Atkinson & Zucker, 1997). 그는 애착의 발달을 다음의 4단계로 구분짓고 있다. 맨 처음 미분화된 사회적 반응단계(undiscriminating social responsiveness: 0~3개월)에는 서로 다른 자

극에 다르게 반응하는 능력을 일부만 갖는다. 이것이 생후 약 8주 정도 되면 사람들에 대한 구별이 가능해지고, 특히 피부 자극에 민감해진다(자극에 대한 민감도는 촉각 → 청각 → 시각 구별로 발전한다).

표 3-2 애착행동

원시(primitive) 행동	방향성(orienting) 행동	신호(signaling) 행동
빨기 잡기	시선 고정 시선 따라가기 귀 기울이기 얼굴 따라가기(rooting) 자세 바로 하기	미소 짓기 울음 소리내기

두 번째 단계는 분화된 사회적 반응단계(discriminating social responsiveness: 3~8개월)로서, 먼저 가까이에 있는 인물을 구별해, 다르게 반응하는 하위 단계가 있다. 신생아는 이때 미소 짓기, 소리내기, 울음 등을 다르게 구별한다. 다음 하위 단계에서는 멀리 떨어진 인물을 구별하는 단계로서, 사람에 대해 다르게 반가워하거나 특정 인물이 방을 나갈 때 우는 등으로 나타난다. 세 번째 단계는 능동적으로 접근이나 접촉을 추구하는 단계(7개월~3세)로 따르기, 다가가기, 매달리기 등과 같은 행동들이 더욱 중요해진다. 정신분석적으로 이 시기의 영아는 '의존성 형태의 대상관계(an anaclitic-type of object relation)'를 갖는다고 말한다. 인지발달에서는 '감각운동기 네 번째 소단계'에 해당되고, '대상영속성(object permanence)'을 획득한다.

Spitz는 애착행동을 형성해 나가는 데 있어 '형성체(organizer)' 개념을 제안했는데 1차 형성체는 미소 반응, 2차 형성체는 8개월 무렵의 불안(낯가림), 3차 형성체로 반대(negation)의 증후 및 '아니(No)'라는 단어를 이야기했다. 마지막 네 번째 단계는 목표 지향적 파트너십 단계(goal-directed partnership: 3세 이후)로 이때 아동은 어머니의 '목표 설정(set goals)'에 관해서 이해하고, 접촉, 근접, 상호작용을 통해 자신의 목표와 더 잘 맞추기 위해서 어머니의 설정된 목표를 변경시키려 한다.

(2) Ainsworth의 낯선 상황 절차

Mary Ainsworth(1913~1990)가 개인적 사정으로 인해 어쩔 수 없이 영국으로 건너갔다가 우연히 Bowlby를 만나 공동연구를 하게 되었고, 이후 '**낯선 상황 절차**(Strange Situation

Procedure: SSP; 1978)'를 고안하여 애착이론의 실험적 절차를 마련함으로써 획기적으로 발전할 수 있는 토대를 마련했다.

SSP는 양육자의 도움(helpfulness), 접근성(accessibility)에 관한 영아의 초보적인(rudimentary) '실행모델(working model)'의 특징적인 양상을 행동으로 나타내는 조건을 만들어 낸 실험적 모델로, 다음과 같은 7개의 3분짜리 실험적 상황 설정으로 구성된다.

> 맨 처음에 영아와 엄마가 자리한다(장면 1), 검사자가 합류하여 영아와 함께 놀이한다(장면 2), 엄마는 나가고 검사자와 영아만 남는다(장면 3, 분리 1), 검사자가 나가고 엄마가 들어온다(장면 4, 재결합 1), 영아만 홀로 남는다(장면 5, 분리 2), 검사자가 들어온다(장면 6), 검사자는 나가고 엄마가 들어와 영아와 함께 있는다(장면 7, 재결합 2).

Ainsworth는 이 절차를 통해 영아와 엄마 사이에 3개의 특징적으로 구별되는 애착유형이 있음을 관찰했다. 이후 성인애착 실험연구를 통해 다른 한 가지 유형(D-유형)이 추가됨에 따라 현재 크게 4개의 애착유형으로 구분한다. 먼저 '안정애착(securely attachment, Group B)'의 경우 모와 재결합 시 긍정적 반응을 보이고, 확신에 있고, 자기 활동에 들어갈 수 있다. 둘째, '불안정-회피형(insecure-avoidant, Group A)'은 모와 재결합 시 무시하거나 크게 개의치 않는다. 셋째 유형인 '불안정-저항형(insecure-resistant, Group C)'은 재결합 시 화를 내며, 달라붙고, 재결합 행동을 거부하거나 혹은 극도로 수동적 행태를 보인다. 마지막 유형은 '불안정-비조직화형(insecure-disorganized/disoriented, Group D)'으로 영아는 재결합 시 멍하게 있거나 혹은 처음에는 양육자를 찾지만 곧바로 회피하는 모습을 보인다.

애착과 관련한 임상적 의의로서 안동현(1997)은 우선 **모성박탈**(maternal deprivation)과 수용소증후군(institutional syndrome)을 들고 있다. Bowlby는 수용소에서 애착형성이 되지 못했던 아동에게서 '냉담한 특질(affectionless characters)'이라는 현상을 발견했다. 다른 각도에서, Spitz의 연구에서도 모성박탈과 수용소에서 양육된 아동들에서 충분한 영양 공급과 질병 치료를 함에도 불구하고 심한 발달 지연을 보고했다. 이것은 1980년 이후 루마니아 고아 연구로서 다시 주목받게 된다. 두 번째로 모성과의 분리반응에 대한 이해로 Bowlby는 아동이 어머니로부터 분리될 때 특징적으로 다음의 세 단계를 거친다고 했다. 즉, 반항(protest)-절망(despair)-단념(detachment)의 단계이다. 이 반응은 장기입원이나 부모의 직장생활 등에서 고려되어야 한다. 시기적으로 애착이 형성된 생후 6개월에서 1년 사이가 분리반응이 가장 심한 타격을 입는다. 또한 Harry Harlow가 수행한 '사회적 고립과 학습의 효과에 관한 원숭이 실험'에서 초기 경험과 학습이 후기의 사회적응에 절대적임을 보여 주었다. 또한 어머니의 취업, 별거와 이혼, 양육권 지정(custody) 등에서 중요하게 다루고 있다. 그 외에도 최근 아동학대 및 방임, 또래관계의 유능성(peer competency), 부부관계, 성인기의 다양한 대인관계 등의 이해와 치료에서 애착은 매우 중요하게 다루어지고 있다.

4. 발달학적 관점에서 본 정신병리와 치료

발달심리학적 관점에서 보는 정신질환이란, 한 개인이 어떤 특정한 발달단계에서 신체적 · 정신적 손상을 받아 해당 발달단계의 발달과제 성취에 곤란을 일으켜, 발달이 고착되거나 왜곡되거나 혹은 퇴행하여 문제를 일으키는 경우를 말한다. 그러므로 이 관점에서 정신질환을 진단함에 있어 환자가 어떤 발달단계에 처해 있고, 어떤 단계에서 문제가 있는지를 정확히 평가하는 것이 필수적이다. 치료에 있어서도 그 환자가 직면하고 있는 발달과제의 성취에서의 문제를 환자 개인적인 측면, 환경의 영향, 개인과 환경과의 상호관계에서 원활히 해결해 나가도록 도와주는 것이 중요하다.

표 3-3 심리행동발달의 요약 및 단계별 정신병리

시기	영아기 (Infancy)	걸음마기 (Toddler)	학령전기 (Preschool)	학령기 (School)	청소년기 (Adolescence)
연령	0~11/2세	11/2~3세	4~6세	7~12세	13~18세
발달단계					
Freud	구강기	항문기	남근기	잠복기	청소년기
Erikson	신뢰 대 불신	자율 대 수치/회의	주도 대 죄책감	근면 대 열등감	자아정체감 대 역할혼란

Piaget	감각운동기	전조작기		구체적 조작기	추상적 조작기
발달 이정표	사회적 미소, 낯가림	언어획득, 대소변, 자기 주장	초자아 형성, 사회화 과정	지적 추구, 집단 동일시	사춘기 변화, 추상적 사고
발달과제	애착형성	분리-개별화	사회화	생산성	자아정체감
놀이	단독놀이	평행놀이	협력(상징) 놀이	경쟁놀이 (게임)	사회놀이 (교제)
적절한 환경	따듯한 돌봄, 적절한 영양	한계설정, 자율성 존중	사회적 역할, 또래관계	지적 자극, 집단 활동	일관된 기대, 자율성 존중
정신병리	애착장애	분노발작, 급식장애	분리불안, 반항장애	학습장애, ADHD	불안장애, 품행장애

Child Psychopathology **제4장**

발달단계별 특성의 이해

1. 출생전기(태아기)

남성의 정자(sperm)와 여성의 난자(ovum)가 결합(수태, 受胎; fertilization, 혹은 conception)하여 인간의 생명이 시작된다. 이 둘이 합쳐지면 수정란(zygote)이 되고, 이는 약 2주가량의 분화(differentiation)를 통해 여러 개의 세포덩어리(blastocyst)가 되는데, 이 기간 동안 세포덩어리는 자궁으로 이동하여 착상(着床, implant)하게 된다. 착상이 이루어지면, 세포덩어리는 자궁벽에 단단히 붙은 후 모성으로부터 탯줄을 통해 영양공급을 받는 생명체(배아, 胚芽; embryo)가 되어 신체의 주요 부위와 기관들이 만들어지기 시작한다. 배아는 세 개의 뚜렷하게 구분되는 층(layer)으로 나뉘고, 각 층은 발달과정에서 별개의 경로를 밟는다. 맨 바깥층(외배엽, ectoderm)은 후에 피부, 털, 치아, 감각기, 뇌 및 척수로 발전한다. 중간층(중배엽, mesoderm)은 근육, 뼈, 혈액, 순환계를 이루고, 맨 안쪽층(내배엽, endoderm)은 소화기관, 간, 췌장, 폐를 이룬다.

약 8주가 지나면 인간의 형태를 갖추게 되는데 이 시기를 태아(胎兒, fetus)라고 부른다. 주요 기관의 분화가 본격적으로 일어나는데, 태아의 크기도 빠르게 자라나 2개월경에는 머리가 몸통의 1/2을 차지하며, 5개월이 되면 약 1/4 정도로 상대적으로 작아진다. 체중도 4개월에는 약 110g, 7개월에는 1,350g, 출산 시에는 3.2kg 이상이 된다. 기능도 늘어 3개월이 되면 태아는 삼킬 수 있고, 소변을 보기도 한다. 분화도 점점 늘어나 팔에서 손, 손에서 손가락, 손가락에서 손톱이 생긴다. 이런 분화가 일어나면서 태아는 자신의 존재를 바깥세상에 알리게 된다. 임신 초기 산모는 자신이 임신했다는 사실을 모를 수 있다. 하지만 태아가 활동적이 되면서 산모는 자신이 임신했다는 사실을 알게 된다. 이때부터 흔히 부모됨(parenthood)이 시작한다고 본다. 대개 4개월이 되면 태동(胎動, fetal movement)을 느끼기 시작하고, 7개월이 되면 태아가 산모의 배를 '발로 찬다'고 표현하기도 한다(안동현, 2016).

1) 태내 신경계 발달

자궁 내에서 적응하기 위한 여러 행동이 관찰되는데, 16~20주에 움직임이 감지되고, 18주가 되면 들을 수 있다. 17주에 잡기 반사(grasp reflex), 25주에 모로 반사(Moro reflex),

28주에 빨기 반사(sucking reflex)가 나타난다. 신경계의 발달을 보면 임신 16일에 등쪽 외배엽(dorsal ectodermal thickening)에서 신경판(neural plate)이 형성되어 신경계의 발달이 시작된다. 6주에 신경관(neural tube)의 일부가 대뇌소낭(cerebral vesicle)이 되고, 후에 대뇌반구가 된다[이때 기형이 발생하면 무뇌증(anencephaly), 척추이분증(spina bifida) 발생]. 대뇌피질은 10주에 생기기 시작하고, 피질층(layers)은 6개월이 지나야 하며, 감각 및 운동피질은 연합피질(association cortex)보다 먼저 형성되고, 소리에 대한 태아의 뇌파반응(encephalographic responses)이 관찰된다. 뇌의 중량은 출생 시 350g, 성인기에 이르면 1,450g으로 주로 신피질(neocortex)이 증가한다. 태아기와 영아기 초기에 수상돌기(dendrites)의 수와 가지치기(branching), 시냅스 접합체(synaptic junction)의 수가 급격히 증가한다.

2) 태아기 발달에 미치는 영향들

여기에는 여러 요인이 있는데 주로 대뇌발달과 관련한 것들을 살펴보면, 첫째, 미숙아 출산은 주로 반복임신, 태아이상, 모성질병 등에 의한 수가 많은데, 호흡곤란(Respiratory Distress Syndrome: RDS), 대뇌출혈 등을 일으킬 위험이 있다. 둘째, 태내 성장지연은 모성의 영양결핍, 약물복용, 태반이상, 감염, 질병 등으로 발생하여 출생 시 저체중을 일으킨다. 셋째, 유전적 이상으로 여러 염색체 이상, 유전병 등을 유발할 수 있다. 넷째, 모성이 당뇨, 고혈압, 풍진, 에이즈(AIDS) 등의 질병을 앓게 되면 태아기 발달에 치명적 영향을 초래한다. 최근 남미대륙을 중심으로 지카바이러스 감염이 소뇌증을 유발하는 것으로 알려져 전 세계를 공포에 몰아넣고 있다. 다섯째, 음주 및 흡연, 기타 태아에 악영향을 미칠 수 있는 약물, 마약, 유해물질에 노출되거나 남용하는 경우 태아기 발달에 많은 위험을 초래할 수 있다. 가장 널리 알려진 것으로 '**태아알코올증후군**(fetal alcohol syndrome: FAS)'이 있고, 안면기형 및 지적장애 등을 가져온다. 임신 중 모성의 정서적 요인은 동물실험에서 스테로이드호르몬과의 관련성을 시사한다. 그 외에도 출산 전후에 출산 시 손상(birth injury), 저산소증(hypoxia), 감염(infections) 등 다양한 요인이 태아기 혹은 출생 직후의 영유아 발달에 악영향을 가져올 수 있다.

따라서 아동발달에 악영향을 줄 수 있는 위험요인들에 대해 예방적인 조치들을 취하는 것이 출생 후 아동발달에 매우 필요하다. 이는 한국은 물론 중국 등 많은 동아시아 국가에서 오래전부터 시행되어 온 태교(胎敎)를 통해 그 중요성은 익히 알려져 왔다. 다만 구체적인 방법이나 전략에 있어서 아직 이에 대한 근거가 다소 부족하여 좀 더 신뢰할 수 있는 근거들이 필요하다.

2. 영유아기

1) 발달 이정표

(1) 신경계 및 감각계

신경계, 특히 신경세포의 수상돌기(dendrite) 및 시냅스(synapses)의 발달이 급격하게 일어난다. 출생 수 시간 내에 시력고정(visual fixation)이 일어나고, 생후 한 달 이내에 20cm 앞에 있는 대상에 초점을 맞출 수 있으며, 생후 4개월에 사물에 대한 시력조정(accommodate)이 가능해진다. 신생아는 출생 직후 소리(특히 말)를 눈으로 추적하며, 수 주 내, 목소리와 모유 냄새를 구별한다. 그 외에 고유수용감각(proprioception)을 비롯하여 압력(pressure), 닿는(touch) 감각들은 출생 시부터 가능하다.

신생아기에 일어나는 발달 가운데 신경계 발달과 관련하여 주목할 것이 반사(reflex)의 소실이다. 생후 3개월이 되면 신생아 초기에 나타났던 잡기 반사가 사라진다. 이것은 보조적 운동피질(supplementary motor cortex)의 피라미드 신경세포의 분화와 일치한다. 자극은 피질-연수경로(cortico-bulbar tract)를 통해 뇌간(brainstem)의 연결뉴런(interneuron)으로 전달되며, 이것은 가바(GABA)를 통해 운동뉴런을 억제하고, 손 근육의 반사를 억제한다. 이 시기에, 피질연수경로의 수초화(myelination)가 강화되고, 뇌간 연결뉴런과 운동뉴런의 시냅스접촉이 증가함과 동시에 가바 합성이 증가하면서 생애 초기에 나타난 원시 반사 기능이 억제되기 때문이다. 이 같은 신경발달에도 불구하고 호흡조절의 뇌간기

표 4-1 발달에 따른 원시 반사 기능의 소실

반사	특징	사라지는 시기
따르기(rooting)	뺨을 건드리면 얼굴을 돌림	3개월
모로(Moro)	머리를 떨구면 놀람반응	6개월
잡기(grasping)	손에 놓인 물체를 강하게 잡기	3~4개월
바빈스키(Babinski)	발바닥 자극에 발가락을 벌림	8~12개월

출처: Feldman(2014), p. 124에서 발췌 · 요약.

전은 아직 미성숙한데, 피질 억제가 발달하면서 영아돌연사(sudden infant death syndrome: SIDS)의 위험도가 이 연령대에 높아진다(Herschkowitz, 2000).

(2) 운동 및 생리 기능

Gesell의 발달표에 따라서 이루어지는데, 중요한 것들이 자극에 고개 돌리기, 가운데 위치한 물건을 잡는 능력, 앉기, 뒤집기, 서기 및 걷기, 소리내기, 간단한 의사 표시하기 등이다. 그중 가장 중요한 것이 **직립보행**(upright locomotion)의 획득이다. 생후 6~9개월이면 밤에 깨지 않고 잠을 자고, 생후 1년간은 체중이 300%가 증가하는 성장 급등이 일어난다.

(3) 언어 및 인지

생후 8주까지는 **발성**(vocalization)이 없다가, 그 후 웅얼거리는 소리가 나타난다. 신생아는 특히 시각 및 청각 자극에 잘 반응하고, 옹알이(babbling)가 있은 후, 까꿍놀이(peek-a-boo)와 같은 언어놀이에 참여하고, 12개월이 되면 간단한 한 단어(single word, 예를 들면 엄마, 물 등)를 시작하며, 18개월 정도가 되면 약 150단어를 알아듣고, 약 20단어를 구사할 수 있다. 인지는 아직 감각기능 수준에 해당한다.

Herschkowitz(2000)에 의하면 생후 3개월 무렵, **인식기억**(recognition memory)이 증가하는데, 신생아는 초기 기억 형태인 습관화(habituate)가 이루어질 때까지 사물을 수차례 반복하여 주시한다. 1~15초 지연 후 동일 물체를 제시하면 새로운 것으로 인식하며, 새로운 사물에 더 오랫동안 주시한다. 이때 대뇌에서는 인식기억과 해마(hippocampus)가 밀접한 관련이 있고, 이 시기에 최대성장률을 보인다. 또한 시각체계의 수초화가 급격하게 일어나는 것을 관찰할 수 있다. 생후 6개월 이후에 작업기억(working memory)이 급격히 증가하는 것을 'A-not-B-Task'를 통해 확인할 수 있다. 즉, 장난감이 숨겨진 곳에 대한 기억이 연령에 따라 증가하는데, 생후 7개월에 2초, 1세가 되면 10초로 증가한다. 이것은 대뇌 전두엽, 특히 후측전두피질(dorsolateral prefrontal cortex: DLPFC)의 발달과 관련되며, 신경전달물질로는 DA, GABA, glutamate와 연관이 있다. 이것은 후에 ADHD 등에서 작업기억의 결함과 관련되는데, 이러한 것들이 인지기능의 기초를 이루는 기억발달의 신경생물학적 기반을 설명한다.

(4) 정서 및 사회성

미소(smile)의 예를 보면 배냇짓(생리적 미소; endogenous or physiological smile)이 출생

후 약 4주까지 나타난다. 그 후에는 부모를 포함한 사람 얼굴에 잘 반응하는 비선택적 사회적 미소(non-selective/indiscriminated exogenous smile)가 나타난다. 출생 후 약 40주가 되면 애착이 일어나면서 비선택적 사회적 미소가 양육자에게만 선택적으로 나타나며(selective/preferential smile), 동시에 낯가림(stranger anxiety)이 일어난다. 이 과정을 통해 신생아는 주 양육자에 대한 기본적 신뢰감(basic trust)이 형성된다.

2) 기질

개인의 기질적인 차이에 관해서 많은 논의가 있었는데, 미국 뉴욕대학의 Stella Chess와 Alexander Thomas 부부는 영유아에게서 다음과 같은 아홉 가지의 행동영역에서 관찰된 사항으로 기질(氣質, temperament)의 차이를 보고했다(Thomas & Chess, 1977).

- 활동 수준(activity level)
- 주기성(rhythmicity or regularity): 배고픔, 식사 습관, 수면 주기
- 접근 및 도피(approach or withdrawal): 음식, 장난감, 사람에 대한 반응
- 적응성(adaptability): 행동을 환경 변화에 바꿔줄 수 있는 용이함
- 반응 강도(intensity of reaction): 감정 표현의 정도
- 반응 민감도(threshold of responsibility): 반응 유발에 필요한 자극의 강도
- 기분의 질(quality of mood): 쾌/불쾌 반응
- 주의 산만도(distractibility)
- 집중력 및 지속성(attention span & persistence)

이들은 1956년 85가족의 133명 아동을 대상으로 연구하기 시작하여, 25년 이상 장기 추적연구를 수행했다. 그들에 의하면 영유아들은 '까다로운(difficult) 기질' '굼뜬(slow-to-warm-up) 기질' '편안한(easy) 기질'로 나뉘는데, 각각 1/10, 1/6, 2/5의 비율임을 보고했다. 이러한 기질의 구분과 정신병리와의 연관성에 대해 추적연구에서 이러한 기질적 특성은 비교적 일관되게 지속하는 것으로 알려졌으나, 성인기의 성격장애나 정신병리가 어떤 관련이 있는지 여부는 아직 밝혀져 있지 않다. 이들은 기질과 후기 정신병리와의 연관성에 관한 연구를 하면서 '부모와의 궁합(parental fit)'을 제안했고, 결국 타고난 기질이라 하더라도 부모와의 궁합이 적절하지 않으면 정신병리를 일으킬 수 있기 때문에 '좋은 궁

합(goodness-of-fit)'이 이루어질 수 있도록 하는 것이 중요하다는 것을 주장했다(Chess & Thomas, 2002).

3) 필요환경 및 정신병리

신생아를 포함한 영유아기는 급격한 신체 및 신경발달이 일어나기 때문에, 특히 충분한 영양공급과 질병으로부터의 보호가 그 어느 시기보다 중요하다. 또한 애착을 주요 과제로 하여 기본적 신뢰감을 형성하여 언어, 인지 및 사회정서 발달의 기초를 다져야 하기 때문에 양육자의 풍부한 자극과 애정이 무엇보다 강조된다.

영유아기에 적절한 환경이 이루어지지 못할 경우, **비기질성 성장실패**(non-organic failure-to-thrive: NOFTT), **반응성 애착장애**(reactive attachment disorder: RAD), **의존성 우울증**(anaclitic depression), **병원증**(hospitalism) 등이 일어날 수 있다. 물론 이때는 출생 전후의 기형 혹은 손상, 저체중 혹은 미숙 출산 등 산욕기(postpartum) 문제도 매우 중요하다.

3. 걸음마기(아동기 초기)

1) 발달 이정표

(1) 운동 및 생리 기능

운동 기능의 발달이 급격해져서 유아는 잘 걸을 수 있고, 달리기도 하고, 계단을 오르내리기도 하고, 미세운동의 발달로 끄덕거리기도 한다. 한편, 괄약근(sphincter)의 조절이 가능하여 대소변을 가리게 된다. 보통 낮에는 2세 반, 밤에는 4세까지 소변을 가리고, 대변도 4세까지는 대부분 가리게 된다. 미국소아과학회(American Academy of Pediatrics: AAP)에서는 **대소변훈련을 할 준비**가 되었다고 보는 증후들을 다음과 같이 제시하고 있다(AAP, 1999).

- 낮에 2시간 이상 혹은 낮잠 후에도 소변을 싸지 않음
- 장운동 규칙적/예측 가능
- 대소변에 대해 표정, 말로 표현

- 간단한 지시에 따를 수 있는 능력
- 혼자 화장실에 가고, 옷을 벗을 수 있는 능력
- 버려진 기저귀에 대해 불편해함
- 화장실/변기 사용을 요구
- 속옷을 입으려는 욕구

(2) 언어 및 인지

언어획득이 이 시기에 중요한 과제이다. 언어이해가 표현에 선행하고, 대개 표현하는 단어에 비해 이해하는 단어는 5배가량 많다. 언어습득의 단계는 개인에 따라 차이가 많은데, 언어습득 속도는 유전요소와 함께 양육자와 언어교환 기회가 중요한 것으로 알려져 있다. 어휘가 50~100단어가 되면 2-단어결합이 시작되는데, 1세경에는 10% 미만이지만 2세경이 되면 대부분이 가능해진다. 특히 2세 끝무렵 언어이해와 표현에서 '폭발(explosion)'이 일어난다. 2세까지 2-단어 문장(two-word messages)이 가능하고, 3세까지 신체부위 · 가족관계 · 크기 · 형용사 · 기능언어를 이해하고, 문법에 맞는 문장(grammer formation stage)이 나타난다. 2세에 270단어, 3세에 895단어를 사용한다. 이 시기에 나타

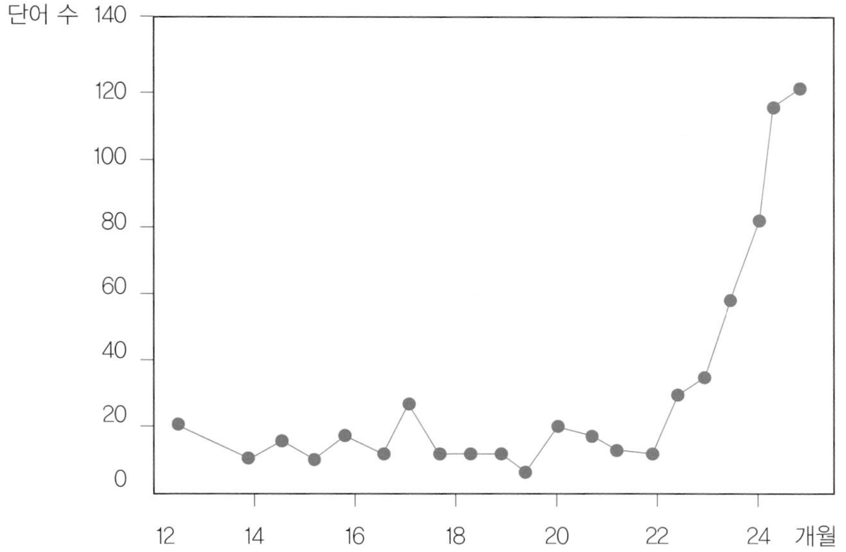

[그림 4-1] 생후 1~2세경에 나타나는 언어폭발(language explosion)
출처: Elman(1997): Herschkowitz(2007)에서 재인용.

날 수 있는 반향어(3세까지), 약간의 말더듬, 발음이상은 2~4세까지 정상일 수 있다.

이 무렵 인지는 감각운동단계에서 전조작기 사고단계로 넘어가며, **대상영속성** 형성이 시작되어 완성된다(3세경). 생후 1~2세 사이에 자기인지(self-awareness)가 증가하는데, 아이의 코에 루주를 칠하고 거울을 보는 실험(Case, 1991)에서, 1세 미만은 모두 실패하지만, 15~24개월에서 급격하게 증가하는 것을 보여 준다. 이후 대명사와 자기 이름을 말할 수 있다.

(3) 정서 및 사회성

아이들은 '예'를 배우기 이전에 '싫어, 아니요'를 먼저 배운다. 이 같은 부정(반항, negativism)은 걸음마기 아동의 자발성과 분리-개별화에 필수적이지만, 적절한 통제가 부족할 때는 반항행동으로 문제를 일으킨다. 그 예가 '**공포의 두 살**(terrible twos)'이다. 대상관계에서 분리-개별화를 이루고, 감정의 언어적 표현, 자아(ego)의 방어기제에서 반응형성(reaction formation), 여러 가지 공포심이 두드러지고, 성정체성의 핵심(core gender identity) 형성으로 다음 시기의 성 역할(gender role) 행동의 기초를 이룬다.

2) 필요환경과 정신병리

영유아기의 부모 역할은 아이가 편안하고 어려움이 없도록 섬세하고 일관되게 아이의 요구에 맞춰 주는 것이다. 그러나 걸음마기에서는 아이의 호기심이나 자신감을 받아주고 격려하는 것도 중요하지만, 바람직하거나 바람직하지 않은 행동의 경계를 분명하게 해 주는 엄격함이 필요하다. 아이는 스스로 해서 습득하는 것도 중요하지만, 자신의 실수나 부족함도 배워야 한다. 이때 부모에게는 처벌과 허용이 균형 잡힌 현실적인 한계설정(realistic limit-setting)이 필요하다.

이러한 적절한 환경이나 양육이 이루어지지 못할 때 흔히 **분노 발작**(temper tantrum), 배설장애(유뇨 및 유분증), 분리불안, 성정체성장애 등을 초래할 수 있다.

4. 학령전기

1) 발달 이정표

(1) 운동 및 감각 기능

유치가 완성되고, 6세 무렵에는 영구치 교환이 시작된다. 대소변 훈련이 끝나고, 옷 갈아입기 · 스스로 식사 · 자기통제를 할 수 있게 된다. 3세가 되면 한 발로 서기, 껑충 뛰어오르기, 천천히 달리기, 계단 오르기, 세발자전거 타기가 가능하고, 4세가 되면 자전거를 잘 타게 되며, 놀이기구에 오를 수 있고, 공 던지기를 할 수 있다.

(2) 언어 및 인지

문법적 언어가 가능하다. 언어로 놀이(끝말잇기 등)가 가능하고, 어휘에 있어 3,500~5,500단어(3~4세)를 이해한다. 인지는 전조작기 사고로서 상징을 사용하므로 사고가 가능하나 자아중심적(egocentric)이다. 아직 다른 사람의 입장을 생각할 수 없고, 공감(empathy)할 수 없으며, 원인-결과(cause-and-effect relationship)를 이해하지 못한다. **애니미즘**(animism, 모든 사건을 인간의 행동으로 설명; 예를 들면, '햇님이 반짝 웃고' '나무가 아파요' 등), **마술적**(magical) **사고**, **도덕적 현실주의**[moral realism, 내재적(immanent) 정의, 처벌의 불가피성에 대한 믿음] 등이 특징적이다.

[그림 4-2]에서 보여 주는 바와 같이, (a)에서 같은 양의 물을 (b)와 같이 다른 그릇으로 옮기고, (c)에서 두 그릇에 담긴 물이 같은 양이라는 것을 이해하는지 여부로 직관적 사고와 논리적 사고의 차이를 설명한다. 직관적 사고의 걸음마기 아동들은 그릇의 높이가 다

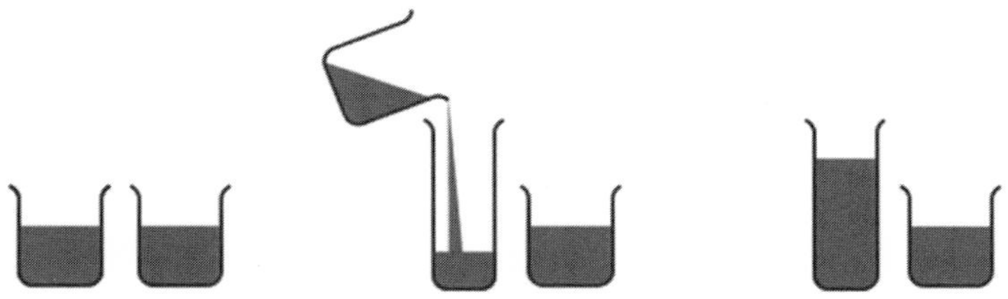

[그림 4-2] 질량/부피 보존의 법칙

르기 때문에 물의 양도 다르다고 대답하는 반면, 구체적 조작기의 학령전기 아동들은 같은 양의 그릇에 있던 물을 단지 다른 용기에 담은 것일 뿐이기에 (c)에서 두 물의 양은 같다고 대답할 수 있다.

(3) 정서 및 사회성

성적인 관심이 증가하면서 **거세의 두려움**(fear of castration)이 나타날 수 있다. 또한 다양한 감정이나 기분을 경험하고 표현할 수 있다. **상상 속 친구**(imaginary companions), **가족 로망스**(family romance), **오이디푸스 갈등**(Oedipal crisis)이 나타난다. 아동들이 가장 중요한 것은 사회성을 배우는 과제로 **사회적 역할**(social role)의 습득, 또래관계 시작이다. 서로 **협동놀이**(cooperative play)가 가능하고 모방 · 상상 놀이(fantastic, dramatic play, games of let's pretend)가 이루어진다.

2) 필요환경 및 정신병리

다른 시기도 중요하지만, 이 시기에 특히 부모의 **원만한 부부생활**이 강조된다. 학령전기 아동들의 발달에서 사회적 역할 습득의 기회, 놀이 경험이 두드러지기 때문이다. 또한 정신성적 발달에 의하면 오이디푸스 콤플렉스가 나타나 성 역할 등에 갈등을 겪는 시기이므로 장래의 부부 혹은 이성관계를 형성하는 데 중요하기 때문이다.

양육형태는 부모양육, 베이비시터(baby-sitter)에 의한 가정양육, **위탁양육**(어린이집, 가정양육, 유치원, 학교부설)이 있다. 학령전기 교육은 대개 어린이집(nursery school)은 3~4세, 유치원(kindergarten)은 5세로 나뉜다. 국내에서는 중복되는 시기에 '**누리과정**'이라고 하여 두 기관에 공통으로 적용되는 교육 및 육아과정을 시도하고 있다. 육아기관의 질적인 면을 평가하는 데 좋은 조건은 보통 다음과 같이 제시된다(Feldman, 2014, p. 233).

- 양육자는 잘 훈련되고, 학사학위 과정을 마치는 것이 바람직하다.
- 기관은 적당한 규모이고, 양육자 1명당 비율은 3세가 5~10명, 4~5세가 7~10명이 좋다.
- 아동-교사 비율은 10:1 혹은 그 이상이 바람직하다.
- 기관의 커리큘럼은 잘 짜여 있어야 한다.
- 언어 환경이 풍부해야 한다.

- 양육자는 아동의 정서 및 사회적 요구(needs)에 민감해야 한다.
- 교구 및 활동은 연령에 적합해야 한다.
- 기본적인 건강 및 안전이 지켜져야 한다.
- 아동들의 건강 문제를 선별해야 한다.
- 기관에서 가족지원서비스를 운영한다.
- 적어도 하루 한 끼 식사를 제공한다.

이 시기에 나타나는 두드러진 정신병리 현상으로는 일시적인 퇴행(regression)으로 자주 우는 것, 부모에게 매달리기, 대소변 지리기, 식사거부, 수면이상 등이 있다. 그 외에 분리불안장애, 반항장애 및 ADHD 등이 있다.

5. 학령기

1) 발달 이정표

(1) 신경계, 운동 및 감각 기능

학령기에 도달한 7세 아동의 대뇌 무게는 성인의 90%에 이른다. 이때 좌우 구별 및 손잡이가 결정되고, 미세 운동조절능력과 대근육 운동기능이 모두 급격히 발달하기 때문에 수영 · 테니스 · 체조 · 태권도 · 스케이트 등 대부분의 복잡한 운동이 가능하다.

(2) 언어 및 인지

이 시기의 아동은 이야기를 지어내거나, 아이디어를 나누거나 대안을 제시하기도 한다. 언어발달은 거의 100%에 이른다. 만 9~10세가 되면 집중력이 생기고, 규칙이나 법칙에 흥미를 갖게 되며 논리적이다. Piaget 인지발달 단계로는 **구체적 조작기**(concrete operational thought)에 해당되며, 자기중심적이지 않고 생각할 수 있으며, 보존 법칙을 이해한다(양, 6~7세; 무게, 9~10세; 부피, 11~12세).

기억력도 급격하게 발달하는데, 작업기억에서 숫자 따라하기를 해 보면 학령전기에는 2자리까지만 역으로 가능한데, 청소년기가 되면 6자리까지 가능해진다. 또한 기억을 이루는 과정에 대한 이해(metamemory)를 보면, 그 예로서 리허설(rehearsal)이 기억을 높이는 데 유용하다는 것을 인식한다. 또한 컵, 칼, 포크, 접시의 리스트를 쉽게 하기 위해, 컵-접시, 포크-칼을 묶을(grouping) 수 있다.

(3) 정서 및 사회성

오이디푸스 콤플렉스가 해결되어 성적으로는 잠복기에 이르지만, 성적인 장난(sexual exploration), 외설스러운 유머(anal/fecal humor) 등을 즐긴다. 이 시기에 초자아(superego), 양심(conscience), 자아 이상(ego ideal)이 형성되기 때문에 이로 인해 도덕적 판단을 가능하게 한다. 아동은 이제부터 학습 · 사회화 등에 관심을 쏟게 되고, 부모로부터 벗어나 교사 · 위인 · 아이돌과 같은 성인을 동일시하게 된다. 또한 또래집단과의 관계가 중요해져 또래 **집단의식**(group identity)이 나타나고, 타인에 대한 동정이나 걱정이 가능해지며, 자신감과 **성취감**(sense of competence)이 중요하다.

Erikson의 심리사회적 발달에서 '근면(industry) 대 열등감(inferiority)'의 주제가 중요해

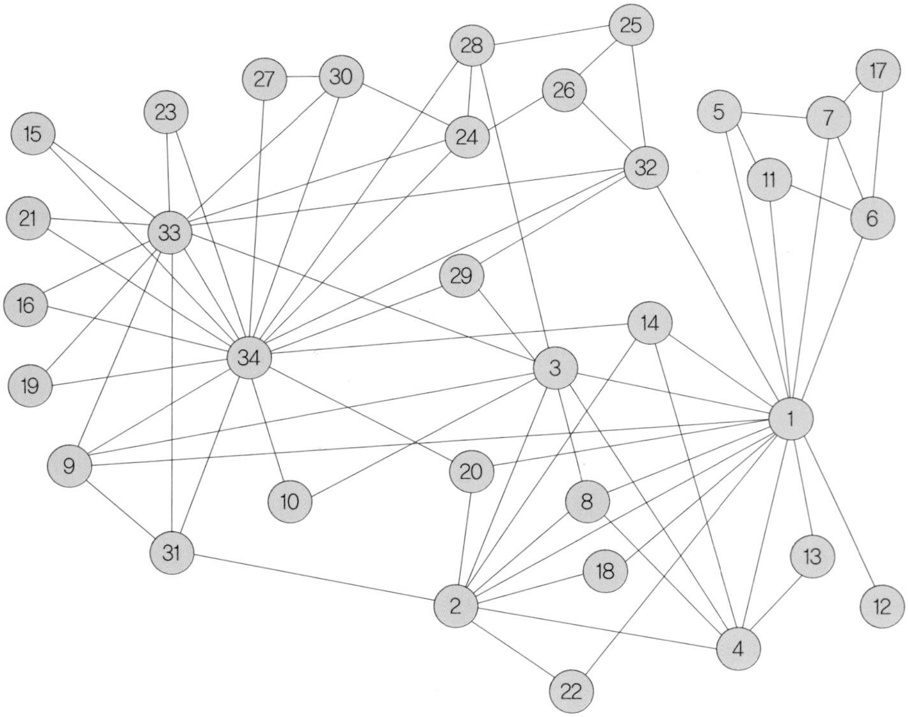

[그림 4-3] **사회측정기법**

34번과 1번 아동은 많은 또래관계를 맺고 있지만, 12번 아동은 단지 1명(1번)하고만 관계를 유지하고 있음을 볼 수 있다.

지는데, 아동기의 근면함/성실은 성인기 성공과 밀접한 관련을 갖는 것으로 알려져 있다. 물론 가족배경, 지능도 영향을 미친다. 그와 함께, 자기 자신(self)에 대한 이해로서 '나는 누구인가(Who am I)?'에 대해 물음을 갖게 되고, 신체적인 것에서 심리적으로 변화하기 시작한다. 과거 성인기 성공과 지적 능력과 성취에 대해 많은 논의가 있었지만, 1960년대 미국 스탠퍼드대학교 심리학과 교수였던 Walter Mischel은 아동의 만족지연(delay of gratification)을 연구한 소위 **'마시멜로 검사**(Marshmallow Test)'에서 아동들의 자기조절(self-control), 만족지연(delay of gratification) 능력이 추후에 미치는 영향을 추적 연구하여 자기조절과 만족지연을 잘하는 아동들에서 성인기 학업성취 등 성인기 성공과 높은 연관을 보고했다.

이 시기에는 **우정**(friendship)도 중요해지기 시작하는데, Damon과 Hart(1988)는 우정이 1단계(4~7세: 다른 아이의 행동에 따라서), 2단계(8~10세: 믿음에 따라서), 3단계[11~15세: 심리적인 거리(친밀감/복종심 intimacy/loyalty)에 따라서]로 발전한다고 했다. 아동이 또래들과의 관계에서 인기가 있으려면 높은 지위(status)를 갖는 것이 필요한데, 흔히 게임, 장난감, 책, 정보 등이 있다. 이와 함께 개인적 특성으로 사회적 유능감(social competence), 사회적 문제해결 능력이 중요한 요소로 개입한다. 또래관계에서 어려움이 생길 때 집단따돌림(학교폭력, bullying)에 노출될 수 있는데, Coli, Dodge와 Coppotelli(1982)은 다음

표 4-2 아동들이 좋아하는 행동과 싫어하는 행동

좋아하는 행동	싫어하는 행동
• 유머 감각이 있다	• 언어적 공격성이 있다
• 친화력이 좋다	• 분노 표현을 잘한다
• 잘 도와준다	• 정직하지 못하다
• 듣기 좋은 말을 잘 한다	• 비난을 잘 한다
• 게임에 잘 끼워 준다	• 욕심이 많거나 거만하다
• 잘 나누어 준다	• 신체적 공격성이 있다
• 못마땅한 행동을 피한다	• 화나게 하거나 성가시다
• 친구들에게 잘 허용하거나 자제하도록 도와준다	• 괴롭힌다
• 설명을 잘해 준다	• 성취를 방해한다
• 충성심이 있다	• 신용할 수 없다
• 본받도록 일을 처리한다	• 규칙을 지키지 않는다
• 성취를 촉진시킨다	• 다른 사람을 무시한다

출처: Zarbatany et al.(1990): Feldman(2014), p. 328(〈표 10-3〉) 재인용

의 다섯 가지 유형을 구분했다. 즉, 인기(popular), 논란(controversial), 거부(rejected), 무시(neglected), 평범(average-status)으로 구분하였는데, 이 중 평범한 아동이 약 1/3 정도가 된다. 흔히 사회측정검사(sociometrics)로 아동들 간의 또래관계를 살펴보면, [그림 4-3]과 같이 많은 관계를 맺는 아동과 거의 맺지 못하는 아동을 확연히 구분할 수 있다.

2) 필요환경 및 정신병리

이때는 무엇보다 다양한 지식의 습득, 기술연마와 함께 또래관계를 잘 수행해 나가는 것이 중요하다. 이를 통해 자신감과 성취감을 획득해야 하는데, 이러한 것이 적절하게 이루어지지 못할 경우 열등감에 휩싸여 정서장애 혹은 품행장애 등이 발생할 수 있다.

6. 청소년기

청소년기(青少年期, adolescence)는 인생주기의 발달에서 매우 중요한 기간이다. 발달학적 관점에서 인간이 영유아기에 매우 중요하고 급격한 발달을 이루고, 그 후 청소년기에 또 다른 중요하고 급격한 변화를 가져온다. 영유아기는 생애주기 중 약 3년 정도를 차지하는 데 비해, 청소년기는 사춘기 변화에서부터 독립적인 성인으로 성장하기까지 약 10여 년 이상을 소요한다. 하지만 청소년기는 인류 역사상 산업화 이전이나 혹은 아직 덜 산업화된 사회에서는 아직도 그 기간이 매우 짧다. 이같이 청소년기의 기간은 사회나 문화적 배경에 따라 다양하지만, 청소년기 동안 사춘기 변화와 성인으로서 필요한 지식과 기술의 획득을 강조하는 것은 대부분의 사회에서 공통적으로 관찰된다.

현대 산업사회에서 보이는 긴 청소년기는 다음 몇 가지 변화에 의한 산물이다. 먼저 신체적 혹은 생물학적 변화가 있는데, 사춘기(puberty) 변화가 점점 연령 하향화가 이루어지고 있다. Tanner(1962)는 서양에서 **초경**(初經, menarche)이 시작하는 연령이 10년에 약 4개월씩 낮아짐을 보고했다. 1860년에 초경 연령은 16.5세였는데, 오늘날에는 12.5세로 낮아졌다. 이 같은 경향은 영양의 개선, 특히 영유아기에 고단백과 고열량의 음식섭취가 중요한 역할을 한 것으로 추정되고 있다. 그 외에 전반적인 건강상태의 개선이나 아동기 질병의 감소 등이 기여를 한 것으로 추정되지만 아직 명확하게는 밝혀져 있지 않다. 남자의 경우는 사춘기 변화의 시작이 약 2년 정도 뒤지지만, 비슷한 경향을 보인다. 국내에서도 여아의 초경 연령이 낮아짐을 보고하고 있고(조수현 등, 1999), 남아의 사춘기 변화도 마찬가지이다.

한편, 청소년기의 끝이 어디인가? 즉, 청소년기와 성인기의 구별 시점은 명확하지 않지만, 일반적으로 성인역할을 성취하는 시점으로 잡는다. 이상적으로 말하자면, 경제적으로 독립할 정도의 수입을 가지며, 자기 능력을 이용하여 목표를 향해 추구하며, 이성에 대한 관심이 집중되고, 가정을 이루기 위한 이성 관계를 수행할 수 있어야 한다. 따라서 이 시점은 사회경제적 혹은 문화적 상태에 따라 다소 변경될 수 있다. 앞에서도 언급했지만 산업화가 진행될수록 이 시점이 점점 늦어지는 경향이 있다. 따라서 청소년기는 산업혁명의 산물이라는 견해도 대두되었다. 근대 이전 주로 농경사회에서는 현대적 의미의 청소년기가 뚜렷하지 않았음은 분명하다. 그렇지만 산업혁명이라는 사회적 변화에 의해 청소년기가 탄생했다고 하는 주장은 어느 정도는 타당하지만 전적으로 옳은 것은 아니다.

청소년기가 학문적 관심사가 된 것은 흔히 G. Stanley Hall의 기념비적 저서『Adolescence: Its Psychology and Its Relation to Physiology, Anthropology, Sociology, Sex, Crime, Religion and Education』가 발간된 1904년을 시점으로 잡는다. 그는 청소년기를 '사춘기 변화로부터 성인의 신체 발육이 이루어지는 시점까지의 기간'이라는 생물학적 관점에서 정의했다. 또한 청소년기 동안에 격동과 스트레스는 피할 수 없으며, 이러한 혼란을 본능적 행동으로 간주했다. 이같이 강력한 생물학적 인식에 바탕을 둔 그의 주장은 다른 학자들에게 받아들여지지 않았고, 이후 그의 사회적 다위니즘에 관한 저서와 함께 학문적으로 무시되었다. 그 이후 그의 업적은 대다수의 심리학 교과서에서조차 언급되지 않았고, 오늘날까지도 과학적이고 실용적인 가치보다는 단지 역사적으로만 겨우 언급될 뿐 무시되고 있는 실정이다(Hamburg & Wortman, 1997).

Anna Freud의『Normality and Pathology in Childhood』, Mohr와 Despres의『The Stormy Decade: Adolescence』, Peter Blos의『The Young Adolescent』와 같은 정신분석가들이 자신의 저서에서 청소년기는 정상발달에 내재된 것으로, 각각 **청소년기 퇴행**(adolescent regression), **심리적인 격변**(psychological upheaval), **혼란**(turbulence)을 언급했다. 사춘기의 신체변화는 해결되지 않은 초기 갈등이 다시 자극받아 재각성되고, 청소년들은 부모로부터 독립하여 더 성숙한 사랑의 대상과 관계 맺음으로 해결되는 강한 성적 욕구를 활성화한다고 보았다. 따라서 격동(激動, turmoil)이란 청소년들이 성장하기 위한 경험의 일부이고, 만일 그렇지 않다면 오히려 문제가 있다고 생각했다. 따라서 이러한 '정상적 격동'은 전혀 해가 없는 것으로 인식되었는데, 이것은 이후 많은 실증 연구에 의해 반박되었다.

Erikson은 고전적 정신분석 견해에서와 같이 생물학적 관점을 심리적 관점으로 변화시켰다. 그는 청소년기를 맞이하여 **자아정체감**(自我正體感, ego identity)의 확립에 초점을 맞추어 후기 청소년의 과업을 그려 냈고, 이것을 전 생애로까지 발달모형으로 확대시켰다. 그는 청소년기를 영유아기와 아동기에서의 경험에서 성인기로 이행하는 연속선상에서 파악할 뿐 아니라, 후기 전 생애에 영향을 미치는 중요한 시기로 간주했다. 유명한 인생 8주기 모형을 제시했고, 이 발달단계론은 건강한 발달은 일련의 연속적인 단계의 성공적 수행의 결과에 의한다고 하였다. 특히 청소년기의 자아정체감 확립을 강조했다.

Piaget는 인지발달에 관한 단계론을 제시했는데, 발달단계에 따라 인지도식(schema)이 4단계로 구분된다고 했다. 즉, 출생부터 생후 약 2세경까지 감각운동단계, 만 2세경부터 7세경까지를 전조작기 단계, 만 7세부터 12세까지를 구체적 조작단계, 13세 이후에서 성인기까지를 추상적 조작단계로 보았다. 따라서 청소년은 아동기의 인지단계와 달리 추상적 사고, 내적 성찰, 가설적 주제의 분석 능력을 갖추게 된다. 이러한 성숙한 인지와 지적 기능의 획득은 발달과정에서 부딪히는 도전과 과업의 수행을 이루는 데 큰 도움을 주게 된다. 그러나 한편으로는 이 같은 추상적 사고를 하게 됨으로써 인생에 대한 회의, 죽음에 대한 생각, 종교나 정치 등 다양한 분야에 관심을 갖게 되고 이들이 청소년의 적응에 문제를 야기하기도 한다.

1) 청소년기의 발달단계와 세 가지 관점

청소년기에 관한 초기 문헌들은 청소년기를 단일 발달단계로 취급했다. 그러나 청소년기에 대한 연구가 많이 진행되면서 10여 년이 넘는 긴 시기가 서로 구별되는 것을 관찰했다. 이같이 청소년기를 별개의 3시기로 구분하는 근거로 다음과 같은 것들이 제시되고 있다(Hamburg & Wortman, 1997). 먼저, 청소년기의 기간이 서서히 길어짐에 따라 서로 겹치지 않는 전혀 별개인 아동기와 성인기의 두 발달 시기와 함께 아동기에서 성인기로 넘어가는 이행 단계가 존재한다는 사실을 알게 되었다. 따라서 초기 청소년기, 후기 청소년기와는 달리 중기 청소년기는 청소년기 고유의 특성을 갖는 별개의 시기로 인식되었다. 흔히 초기 청소년기는 상대적으로 무시되는 경향이 있고, 지금까지의 대다수 문헌이나 연구들이 후기 청소년들에 대한 문화적 충돌, 정체감 형성에 관한 고등학교 이후 청소년기에 대한 관심이 집중된 경향이 있어 왔다. 여기서는 이러한 경향을 줄이기 위해 앞에서 언급한 것을 구체적으로 세 가지 관점으로 나누어 각 시기와 연결 지어 살펴보기로 한다.

(1) 생물학적 관점

앞에서 이미 언급하였지만 초경의 시작은 여성에게 사춘기 변화의 사건으로 인식되어 왔다. 그러므로 여성들에게서는 **초경전기**(premenarche), **초경후기**(postmenarche)와 같은 용어들이 널리 사용되어 왔다. 그렇지만 남성에게는 이와 같은 기준점이 되는 것이 뚜렷이 존재하지 않는다. Tanner(1962)는 남성과 여성에게서의 사춘기 신체변화를 자세히 기술하면서 전체를 5단계로 구분했다. 여기서 1단계는 사춘전기로 특별히 객관적으로 관찰되는 변화가 뚜렷하지 않고, 5단계는 성인 생식기와 2차 성징을 완전하게 획득하는 단계이다. 이 Tanner의 단계에 의하면 초경은 비교적 후기에 일어나는 변화로 주로 4단계에 속한다. 이 제안은 청소년의 생물학적 연령(biological age)을 규정하는 데 매우 유용한 기준이 되며, 청소년기에 관한 서로 다른 용어들의 기준점을 제공하기도 한다. 흔히들 Tanner의 성 성숙도 평정(sex maturity rating)을 제시하고 있지만, 여기서는 Faust(1977)의 자료가 더 유용할 것 같아 인용하도록 한다(〈표 4-3〉, 〈표 4-4〉).

표 4-3 여성의 사춘기 신체발달

특징	평균연령(세)	정상범위(세)
젖꼭지 돌출(breast buds)	10.5	8.0~13.5
겨드랑이 털(axillary hair)	10.5	8.5~13.0
음모, 시작(pubic hair, beginning)	11.0	9.0~13.5
신체급등(most rapid height increase)	11.0	9.5~14.5
초경(first mensturation)	12.5	10.5~14.5
유방 발달 완성(full breast development)	13.5	10.5~18.0
음모 발달 완성(full pubic hair development)	13.5	10.5~17.0

표 4-4 남성의 사춘기 신체발달

특징	평균연령(세)	정상범위(세)
고환 성장(beginning accelerated growth of testes)	11.5	9.5~13.5
음경 성장(beginning accelerated growth of penis)	12.5	10.5~14.5
신체급등(most rapid increase in height)	13.5	12.5~17.0
음경 발달 완성(full development of penis)	14.5	12.5~16.5
고환 발달 완성(full development of testes)	15.0	13.5~17.0

(2) 정신분석적 관점

고전적 정신분석가들에게 청소년기는 단일한 생식시기(unitary genital stage)로 간주되었고, 이때 중요한 것이 영아기 및 초기 아동기 성성(性性, sexuality) 갈등의 재각성이었다. 그 후 Kestenberg(1967, 1968)가 다음과 같은 용어를 도입하였고 이후에 정신분석 문헌에 널리 사용되었다. 그녀가 제안한 **사춘전기**(思春前期, prepuberty, preadolescence)는 내분비 변화의 활성과 2차 성징의 초기 변화 시작이라는 생물학적 변화와 연결되는 청소년기 내적 혼란 및 퇴행의 시기를 말한다. 생물학적으로는 Tanner의 2단계에 해당하지만, Tanner는 같은 용어를 1단계로 지칭하고, 이 단계에서는 어떠한 심리사회적 혹은 생물학적 변화도 일어나지 않는다고 하였기 때문에 용어의 사용에 혼란을 주고 있다. 다음으로, **사춘기**(思春期, puberty)는 생식기관의 성숙(성숙한 정자와 배란)으로 시작하며, 영유아기 에로티시즘과 오이디푸스 갈등이 이 시기에 다시 등장하게 되면서, 이들이 성장, 통합되는 시기라고 하였으며, Tanner의 5단계에 해당된다.

(3) 사회문화적 관점

여기서는 현대사회에서 청소년을 정의하는 네 가지 연령에 대해 논의하겠다. 먼저, **생활연령**(生活年齡, chronologic age)이 있다. 이것은 출생일을 기준으로 달력에 의해 정해지는 것으로 대부분 사회적으로는 이 연령을 기준으로 하여 학교 입학, 군 입대, 운전면허증 자격, 선거권 및 피선거권, 결혼 연령 등 대부분의 것들을 규정하고 있다. 두 번째는 **생물연령**(生物年齡, biological age)인데, 다음에 이야기하겠지만 사춘기의 생물학적 변화가 매우 광범위하다. 이것은 산업화가 되면서 더욱 하향화되었으며, 여성이 남성에 비해 2세가량 빠르다. 세 번째는 **정신연령**(精神年齡, mental age)으로, 주로 인지능력 혹은 정서적 성숙도에 따른다. 예를 들면, 지적장애인 경우나 의존적인 경향을 가진 청소년은 정신연령이 매우 낮다고 할 수 있다. 마지막으로 **사회연령**(社會年齡, social age)이 있다. 어떤 사회규범이 있는 것에 도달하거나 그러한 것이 있는 것을 규정할 때 사용한다. 예를 들면, 결혼적령기, 첫아이 출산연령, 직업을 갖는 연령 등이 있다. 이것은 사실 청소년기에는 매우 중요한 의미를 갖는데, 예를 들어 십대 임신의 경우와 같이 기대되는 사회연령에 지나치게 빨리 도달하게 되면 중대한 문제를 야기할 수 있다. 또한 일반적으로 수용되는 것보다 훨씬 늦게까지 학업을 계속하여 경제능력을 갖지 못하거나 경제능력을 가지려고 할 때도 문제를 가져올 수 있다. 대개의 경우는 인생주기에 맞추어 이 몇 가지 연령 개념들이 동시적으로 발달하지만, 청소년기의 기간이 늘어나면서 혹은 신체적 · 심리적 발달이 불균형을 이루면서 이것의 부조화로 인해 여러 문제를 일으킬 수 있다.

2) 청소년기의 세 가지 발달단계

앞에서 자세히 논의한 대로 이제 청소년기는 단일한 시기가 아니라 초기, 중기, 후기의 세 시기로 구분하는 것이 보통이고, 대다수가 이 견해를 따르고 있다.

(1) 초기 청소년기

초기 청소년기는 여러 발달단계 중 스트레스가 많은 시기이다. 11~15세 사이에 매우 빠르고 급격한 생물학적 · 신체적 변화를 경험한다는 것은 대다수가 인정하고 있다. 흔히 초기 청소년기는 중학교 입학에 해당하는 사회연령으로 정의되고, 생활연령으로 12~15세 사이에 해당한다. 초기 청소년기의 발달 변화가 현저한데, 주로 사춘기의 내분비 변화와 관련이 있다. 이 변화는 2차 성징이나 리비도의 변화를 초래하고, 그 외에 여러 신체 변화—키, 얼굴모습, 지방분포, 근육질 발달, 기분 변화, 에너지수준 등—를 포함한다. 청소년기 발달에서 이러한 변화는 매우 중요하고 강력할 뿐 아니라 독립적인 기능을 발휘한다. 사춘기 변화의 시점과 변화율은 중요한 영향을 미치는데, 정상적으로 매우 다양하다.

어떤 청소년은 또래들이 사춘기의 모든 변화가 거의 끝났는데도 불구하고, 아직 시작조차 하지 못한 경우가 있다. Jones 등(1965)은 남녀 청소년들에서 **조숙**(早熟, early maturity)과 **만숙**(晩熟, late maturity)의 여러 예후와 다양한 영향을 장기간 연구했다. 이 고전적 연구에서 그들은 조숙과 만숙 청소년들의 행동과 성격 특성을 비교하여, 남자에서는 조숙이 뚜렷한 장점을 갖는데, 여자에서는 오히려 단점이었음을 지적했다. 중학교에서 조숙한 여학생들은 나이가 많은 남학생에 대한 매력으로 해서 스트레스를 경험했다. 초기 청소년기에 조숙 남아는 더 많은 지도자 역할, 더 인기 있고, 운동도 잘하고, 어른이나 또래에게 관심을 더 받으며, 더 많은 이성 관계를 즐긴다. 17세가 되어 조사했을 때, 조숙 남아는 더 자신감에 차 있었고, 덜 의존적이었으며, 대인관계에서도 더 성숙했다. 반면에, 만숙 남아는 청소년기를 걸쳐 계속해서 개별적으로뿐만 아니라 사회적으로도 더 많은 부적응을 보였다. 연구를 추적하여 17세에서 이들은 부정적인 자기상, 더 의존적, 부모에 대해 반항적인 태도, 또래에 대한 강한 욕구와 거부감을 나타냈다. 그렇지만 양 군에서 성취나 인정에 대한 욕구(need for achievement and recognition)에는 차이가 없었다.

여자에서는 좀 더 다르고, 더 복잡하다. Tobin-Richards(1983)는 사춘기 시점과 자기에 대한 지각과의 관계를 조사했다. 자신의 신체발육이 중간이거나 혹은 '적당하다(on time)'고 생각하는 여아는 조숙이나 만숙인 여아들에 비해 자신의 신체에 대해 더 매력적으로 그리고 더 긍정적으로 느끼고 있었다. 이러한 유형과 맞지 않는 사춘기 발달 요소는 유방발육이 유일한 것이었다. 유방이 더 발육한 여아는 시점과 관계없이 더 매력적이라고 느꼈다. 그 외에 여아에서 긍정적인 신체상과 자긍심에 기여하는 요인으로 체중이 있었다. 평균 체중이 되는 것이 가장 좋은 것이고, 다음이 마른 것이었다. 이 모든 요소들은 또래관계에서뿐 아니라 가족관계에서도 발생하는데, 나이에 관계없이 사춘기 변화를 어떻게 보는가 하는 점에서 성과 신체적 성숙을 가족들이 잘 수용해 주는 것이 긍정적인 관점을 키워줄 수 있었다.

초기 청소년기의 사회심리적 발달과업에 대해서는 관심이 적었다. 그렇지만 이 시기는 두 가지 점에서 과거와 단절된다. 하나가 초등학교에서 중학교로의 전이, 다른 하나가 어린이(child)에서 청소년(adolescent)으로 역할지위(role status)의 변화이다. 이러한 생활 변화가 사춘기의 급격한 생물학적 변화에 덧붙여진다는 것은 청소년에게 스트레스를 가중시킨다. 전적으로 다른 형태의 행동, 새로운 적응 반응이 요구되는 시점에, 우리는 초기 청소년기 전이의 성공과 실패를 결정하는 취약점, 강점, 중요한 요소들에 관해서 별로 연구된 것이 없다. 다음 몇 가지 시사점들을 논의하겠다.

첫째, 사춘기 이전에는 남아가 거의 모든 형태의 정신병리에서 여아보다 훨씬 많다. 초기 청소년기가 되면 남아의 정신병리율은 감소한 반면에, 여아에서의 정서 및 기타 정신병리는 갑자기 증가한다. 예를 들면, 여성에 국한하는 병리현상, 즉 신경성 식욕부진(거식증)이다. 동시에 어떤 문제는 남아의 비율을 거의 따라간다(예: 술, 약물남용, 비행). 이것은 현재 설명되고 있지 못하다. 둘째, 일반적으로 흔히 알고 있는 것과는 달리 초기 청소년들은 아직 구체적 조작 사고단계에 있어 후기 청소년 및 성인에서와 같은 추상적 사고를 할 수 있는 능력이 부족하다. 또한 그들은 성인들과 달리 감정에 쉽게 좌우되고, 위협받는 상황에서 갈등에 빠지거나 위험에 처하는 특성을 갖는 인지기능(hot cognition)의 한계를 지닌다. 그렇기 때문에 이들은 대안을 보는 안목이 부족하거나, 장기적인 결과를 간과하거나, 예상되는 예후를 왜곡한다. 또한 친구들의 충고, 행동화를 위한 대중 슬로건을 비판 없이 수용하거나, 가족이나 종교 규칙에 무조건 복종함으로써 쉽게 결론을 내리는 경향도 나타낸다. 셋째, 청소년기의 자율성은 부모에 대한 반항과 부모로부터의 독립에 의해 얻어지는 것으로 묘사되어 왔다. 그렇지만 12~15세 사이에 있는 대다수의 초기 청소년들은 가족과 함께 집에서 살고 있다. 그러므로 그들에게 이 주제는 생활변화나 독립적인 거주와는 관련이 없다. 실제 과업은 부모와의 관계를 재정립하는 것이다. 어린아이 같은 의존에서 더 책임 있는 위치로 이행하는 것이 쉬운가 어려운가 여부는 적절한 부모의 지도하에 독립적으로 기능할 수 있도록 현실적이고, 연령에 적절한 기회를 부모가 제공해 주는가 하는 것에 달려있다. 만일 적응해 나가는 데 가용자원으로 부모의 지지가 부족한 청소년에게 가장 중요한 지지 세력은 친구들이 될 수밖에 없다. 또래집단에 대한 비판적인 충성은 즉시 불안을 경감시킬 수는 있다. 그렇지만 이 단계의 또래집단은 성장과 발달에 필요한 자원을 제공하기에는 너무도 부족하고 경직되어 있다. 만일 또래집단이 약물이나 행동화를 중심으로 묶여 있을 때, 상당히 위험하다.

(2) 중기 청소년기

중기 청소년기는 대개 고등학교 시기에 해당하며, 15~17세에 해당한다. 대부분의 청소년들은 초기 청소년기에 Tanner의 5단계를 성취하지만, 그렇지 못한 경우에도 이 시기 말이 되면 이루어진다. 고등학교 시기의 적응은 발달과업이 덜 새롭고, 덜 어렵고, 적응력이 좀 더 키워져 있기 때문에 훨씬 더 순조롭다. 고등학교 시기가 끝나면서, 사춘기 변화는 완성되고 인지발달도 완성된다. 이것은 지적 과업뿐 아니라 내적 심리, 심리사회적 과업을 수행할 수 있는 새로운 차원을 제공한다. 중기 청소년들은 경험과 연결하여 일반화, 추상적 사고, 내적 성찰을 할 수 있다.

중기 청소년에게는 신체상을 포함한 정체감의 문제가 중요하게 부각된다. 초기 청소년들이 불안하게 신체에 집착하는 것은 감소하지만, 종종 그 잔재는 남는다. 또한 이때 또래관계에서 소속감을 갖고자 지나치게 집착하는 것도 줄어들게 된다. 결과적으로 또래집단의 압력도 약화되고, 더욱 분화된 판단으로 진정한 우정관계를 찾아 이루게 된다. 물론 동성 간의 친구관계도 중요하지만, 이성 간의 관계도 증가하게 되고 때로는 성에 관한 모험적 행동이나 추구를 하게도 된다.

초기 청소년기의 도발적인 반항은 더 이상 두드러지지 않고, 대신 부모로부터 분리를 이루고, 자기 자신의 행동에 진정한 책임을 높이는 과정은 지속한다. 중기 청소년기에는 좀 더 커다란 사회에 대해 눈을 돌리게 되고, 사회, 정치, 세계가 돌아가는 곳에 대해 알고 의문을 갖게 된다. 이 주제를 심각하게 빠져들지 않지만, 가끔 의견을 강력하게 피력하기도 하고, 그들의 새로운 주장이 좌절되면 극단적인 무관심으로 치닫기도 한다.

(3) 후기 청소년기

성인기로의 이행은 고등학교 졸업반 무렵부터 대학이나 이에 준하는 시기에 해당하며, 17~20대 초반을 말한다. 앞에서의 문제들—신체상, 자율, 성취, 친밀감, 자아정체감—이 반복되고 완성되어 간다. 아직 일에 대한 책임은 없는 것이 보통이지만, 앞으로의 생계를 위한 대학진학, 직장선택 등을 포함하는 진로선택의 시기이다. 새롭게 이루어진 독립은 소원(疎遠, estrangement)이 아니라 동등하고 상호 존경에 근거한 성인-성인의 관계로 발전한 것이다. 그렇지만 우리나라에서 과연 이것이 진정한 성인자녀와 노년 혹은 중년 부모와의 관계인지는 좀 더 접근하여 깊이 살펴볼 필요가 있다. 왜냐하면 서양권에서의 개인주의적 가족관계와는 많은 점에서 차이를 보이기 때문이다.

또한 이 시기는 친밀감(親密感, intimacy)을 극복하고, 안정적이고 성숙한 이성관계를 수행하는 것이 매우 중요하다. 앞에서도 논의했지만 청소년기의 끝이 어딘가 하는 문제도 매우 복잡하여 어느 한 가지로 규정하기가 어렵다.

3) 청소년기의 발달경로

초창기의 청소년기 연구는 흔히 두 가지 관점 중 한 가지를 택하는 것이 보통이었다. 즉, 한 가지는 **청소년기 격동**(adolescent turmoil)이란 청소년기 발달에 필수적인 요소로서 당연히 거쳐야 할 단계라는 관점이며, 다른 한 가지는 청소년들은 문제청소년 혹은 비행청소년들을 대상으로 하여 청소년기에 발생하거나 경험하는 문제들은 모두 병리현상이거나 심각하다고 보는 극단적인 관점이다. 그러나 Offer와 Offer(1975)의 연구에 의해 정상 청소년들은 서로 구별되는 세 가지 발달경로 중 한 가지를 밟는 것을 관찰했다. 그들은 약 23%의 청소년들은 청소년기 내내 순탄한 연속형 발달을 했고, 35%는 갈등과 격동의 시기가 교차하는 발달 급등을 보였다. 그리고 21%는 과거에 흔히 언급되던 형태의 청소년기 격동을 경험하였고, 이들은 14~22세까지 계속해서 일관된 특성을 보여 주었다. 그 외에 마지막으로 21%는 뚜렷이 구별되지는 않았지만, 앞의 먼저 두 집단과 유사한 형태였다.

이후에 Petersen(1983)은 여자 청소년을 대상으로 조사하였는데 Offer 등과 유사한 결과를 얻었다고 했다. Offer(1986)는 미국 중서부 시카고 지역의 중산층 중고등학교 학생들을 대상으로 OSIQ(Offer Self-Image Questionnaire)를 사용하여, 14~22세까지 73명을 추적조사했다. 그들은 이들 세 가지 발달경로를 관찰하고 그 각각을 **연속형 성장**(continuous growth), **파동형 성장**(surgent growth), **격동형 성장**(tumultuous growth)으로 명명했다. 예상대로 마지막 군에 속한 청소년들은 1, 2군에 속한 청소년들보다 여러 가지 배경이 좋지 않았다. 가족 배경이 안정되지 못하였으며, 가족 내 정신질환, 결혼갈등, 경제적 곤란이 많았고, 이들의 기분도 안정되지 못했다. 이들은 다른 두 군에 비해 더 많은 정신과적 곤란을 가졌으며, 추적 조사에서도 일을 잘 수행하지 못했다.

이것은 두 가지 점을 시사하는데 첫째, 청소년들이 여러 경로로 청소년기를 겪는데 대다수는 별 문제가 없지만 적지 않은 숫자는 당연히, 정상적으로 청소년기 격동을 겪는 것이 아니라는 것이다. 둘째, 추적 조사에서도 보여 주다시피 격동을 보여 주는 청소년들 대다수는 이 격동이 정상적인 발달의 한 요소가 아니라, 성인기까지 지속하는 정신병리일 가능성이 매우 높다는 것이다.

4) 청소년기 발달의 임상적 의의

청소년들은 이 같은 급격한 신체적, 심리적 변화와 함께 가정, 학교, 직업 및 사회적 역할이나 수행에 적응해야 한다. 이러한 변화는 그들의 행동에서 두드러지게 나타나며, 동시에 가정이나 학교, 사회에서 눈에 거슬리는 수가 많기 때문에 그들의 행동은 눈에 띄게 된다. 동시에 사회적으로 많은 수의 청소년들이 이 같은 일탈행동이나 정서적 불안정을 나타내므로 관심의 대상이 된다. 청소년기의 특징으로 불안, 자기회의(self-doubt), 갈등이 두드러진다. 적개심과 충동적 행동도 두드러지게 나타날 수 있지만 사실 이러한 행동은 청소년들의 소수에서만 우려할 정도로 있는 것이며 다수의 문제는 아니다. 뒤에서 다시 논의하겠지만 청소년기에 많은 정신병리 현상들이 발견되는데, 대부분 청소년기 발달 변화와 밀접한 연관을 맺고 있다. 일부는 아동기부터 지속되는 문제가 있고, 일부는 청소년기에 비로소 발생하는 문제가 있을 수 있으며, 나머지는 성인기에 주로 발생하는 정신병리가 조기에 발생할 수도 있다. 이들 정신병리 현상이 일시적일 수도 있어 경우에 따라서는 특정한 증상 발현이 정말 심각한 정신질환인지 혹은 청소년기의 일시적 문제가 과장된 것인지를 구별하는 것이 매우 어렵기 때문에 결국 추적소견에 의해서만 밝혀지기도 한다.

청소년기의 혼란은 특정 정신질환과 함께 여러 가지 발달 및 상황적 스트레스에 대한 반응을 모두 포함하고 있다. 따라서 임상진단을 내리기 위해서는 이러한 요소들과 가능한 원인적 요소들과의 상호관계에 대한 고려를 필요로 한다. 따라서 가능하면 개인의 혼

표 4-5 발달단계와 정신병리

초기 청소년기(12~14세)	중기 청소년기(15~17세)	후기 청소년기(18세 이상)
1. 아동기 문제의 지속	1. 반항, 혼란	1. 조현병
2. 학습 결함/문제	2. 가출 및 무단결석	2. 급성 혼동상태
3. 비만증	3. 학습 결함	3. 직업선택 불확실
4. 여드름	4. 성의 행동화	4. 자살
5. 생리(월경)불순	5. 싸움	5. 우울증
6. 신경성 식욕부진증		

출처: Werkman(1977).

란된 점을 평가할 때, 발달학적으로는 물론이고 그 외에 가정 내에서의 고려, 또래와 학교, 지역사회의 관점 등 다각도에서 파악할 필요가 있다.

청소년기의 정신병리를 구분하는 방법에는 여러 가지가 제시되고 있다. 그러나 아직 적절한 구분 방법에 대해 일관되게 합의되고 있지는 못한다. 저자는 홍강의(1991)의 제안과 Skotol 등(1997)의 제안을 수용하여 나름대로 통합하여 제시한다. 또한 앞에서 논의한 바와 같이 청소년기를 세 시기로 구분했는데, 이러한 구분에 의해 각 발달단계와 단계별 정신병리를 간단히 언급하도록 한다. 이것을 Werkman(1977)은 다음과 같이 제안했다(〈표 4-5〉).

(1) 아동기 문제의 연속상에서 정신병리

홍강의(1991)는 청소년기의 정신병리를 소아기 문제의 연속, 청소년기 특유의 정신병리, 성인 정신장애의 초기증상으로서 청소년 정신장애의 세 가지를 구분했다. 먼저 소아기 문제의 연속에 속하는 것으로는 이미 생애 초기 및 아동기에 시작한 문제가 청소년기 혹은 그 이상까지 계속되거나 청소년기를 맞이하여 새로운 문제가 발생 및 변형하는 경우를 말한다. 예를 들면, 지적장애, 자폐성장애, 기타 학습장애와 같은 신경발달장애의 경우 대부분은 생애 초기부터 시작하여 전 생애를 걸쳐서 계속된다. 따라서 이 같은 문제는 단지 청소년기에만 문제가 되는 것이 아니고, 성인기 혹은 노년기에도 문제가 되지만 청소년기에는 그 발달단계에 따라 새로운 문제들이 발생하게 된다.

Bristol과 Schopler(1989)는 자폐증의 경우, 부모들이 유치원 시기에는 '아이의 문제가 무엇인지 모호하다, 진단에서 불일치를 보인다, 불규칙한 수면과 나대는 행동으로 만성 피로가 쌓인다, 의사소통이 어렵다, 아이의 행동을 조절하는 데 어려움이 많다, 두려움이 부족하여 위험하다, 편식이 심하다, 반응을 보이지 않는다, 여러 사람들 앞에서 난처하다, 보모를 구하기가 어렵다.'와 같은 문제를 호소한다고 했다. 그들이 초등학교 연령에 도달하면 '적절한 기관이 부족하다, 아이의 문제가 점점 어렵다, 주위 사람들이 아이를 받아주지 않는다, 일상습관 및 자조능력이 떨어진다, 과다행동 및 파괴적 행동이 나타난다, 가족들이 정신적으로 경제적으로 지친다, 아이 문제로 승진이나 취업, 기타 안락함을 제한받는다, 다른 형제들이 불만스러워 한다, 보모가 부족하다.'는 문제로 바뀐다. 그리고 청소년기 되면 걱정거리나 관심은 '성적으로 미숙한 행동을 많이 한다, 여러 사람들 앞에서 난처하다, 간질 발작의 위험이 커진다, 노동능력이 부족하다, 부모가 죽고 나면 누가 돌볼 것인가가 걱정이다, 사회나 국가에서의 도움이 부족하다.'로 변화한다. 물론 여기서는 자폐증의 예를 들었지만 발달장애아들이 청소년기가 되면 이 단계의 발달과업과 관련하여 새로운 문제가 발생하기 때문에 이 같은 변화를 어떻게 접근할 것인가 하는 점을 이해하는 것이 중요하다.

주의력결핍 과잉행동장애(ADHD)는 아동기에 시작해 청소년기가 되면 50~70%는 호전되지만 나머지는 여전히 증상이 지속한다. 이들의 과잉행동은 감소하지만 주의력결핍이나 충동조절의 저하는 여전히 문제가 되고, 그 외에도 학습결손이나 학습상의 문제, 또래관계의 장애나 사회기술력의 저하 등이 청소년기에 이르러 더욱 커다란 문제가 되기도 한다. 영유아기의 분리불안이나 우울증, 공포증 등도 대개는 아동기에 호전되는 수가 많지만 여러 요인으로 해결되지 못한 채 청소년기를 맞이하면 청소년기의 발달과업 수행과 맞물려 매우 복잡한 양상을 나타내고 그 해결이 어려워질 수 있다. 아동기는 신체기능과 관련된 문제가 많은데—예를 들면, 야뇨증과 같은 배설 기능의 문제, 수면장애(야경증, 몽유병, 악몽 등), 식사관련 문제, 틱장애—이러한 것들이 아동기에 해결되지 않은 채 청소년기로 넘어오게 되면 또한 마찬가지이다.

따라서 단지 청소년기의 문제를 다룬다 하여 특유의 문제를 다루는 것이 아니고, 영유아기부터 아동기까지 그 이전의 문제도 충분히 이해할 수 있어야 한다.

(2) 청소년기의 발달과 관련된 정신병리

Skotol 등(1997)은 청소년기의 발달과 관련된 정신병리를 구체적으로 다음의 네 가지로 구분한다. 즉, 정체감 문제, 정서 문제, 행동 문제, 신체상 및 신체기능에서의 문제이다. 그 빈도의 차이는 2장 〈표 2-3〉에서 제시하였고, 여기서는 각각에 대하여 자세히 살펴보도록 한다.

① **정체감 문제**(identity issues)

정체감에 관한 주제는 청소년기 발달에서 가장 중요하다. 따라서 장기적인 인생 목표, 가치, 또래관계, 성적 방향성과 행동, 생활스타일에 관한 주제에서의 문제점들이 매우 흔하다. 앞에서 논의한 바와 같이 대다수의 청소년들은 심각한 후유증을 남기지 않고 이 시기를 거치지만, 만일 이 같은 문제들이 제대로 해결되지 않는다면 아래에서 논의할 여러 가지 병리의 존재를 가리키거나 혹은 성인기까지 지속하는 행동상 또는 성격상 문제의 싹이 될 수도 있다. 이 문제를 어떻게 분류하고 어떻게 접근하는가 하는 점에서는 아직 구체적으로 합의되어 있지 못하고 매우 산발적으로 접근하고 있다.

② **정서 문제**(emotional problems)

인생이나 생활에 대한 불만으로 인해서 청소년들은 일시적으로 우울해질 수 있으나, 이러한 우울한 기분은 보통 지속되거나 심각한 문제를 일으키지는 않는다. 그러나 조사에 의하면 약 2%에서 10%까지 10대 청소년들에서 뚜렷하게 병으로 인식될 만한 **우울증**(憂鬱症, depression)이 발견된다. 미국에서 자살은 10대 청소년의 사망원인 중 3위(한국의 경우, 사망원인 중 1위)이고, 우울증, 특히 여자에서 관련이 높은 것으로 알려졌다. 우울증을 앓는 청소년의 약 1/3은 부모들이 같은 병을 앓고 있고, 다른 덜 심각한 적응상의 문제와 비슷하게 우울증도 사랑에 실패하거나, 학업수행의 실패, 가족과의 다툼, 가까운 사람의 죽음 등으로 유발되거나 악화될 수 있다. 우울증 청소년은 흔히 불안, 약물사용, 품행장애(남자), 식사장애(여자)를 수반하기도 한다. 이런 문제가 동반하면 더 자살하기가 쉽고, 따라서 치료를 더욱 서둘러야 한다.

불안관련 장애 중 **공황장애**(恐慌障碍, panic disorder)는 대부분 후기 청소년기가 되어야 발병한다. 공황장애는 갑작스러운 예측하지 못한 공황발작(panic attack), 즉 마치 죽을 것 같은 심한 두려움과 함께 가슴이 두근거리고, 땀을 뻘뻘 흘리고, 손발이 떨리며, 숨이 가빠지고, 목이 조이는 느낌, 흉통, 토할 것 같은 느낌, 어지러움, 손발이 저리는 증세, 얼굴이 화끈 달아오른 느낌, 마치 미치거나 죽을 것 같은 느낌이 수반된다. 이것은 약 200명 중에 1명 정도 발병하는데, 남자보다는 여자에게 흔하고 만성화되는 경향이 있다.

불안장애 중 두 번째는 **사회공포증**(혹은 대인공포증, 社會恐怖症, social phobia)으로 이 역시 10대에 흔히 발병한다. 발생빈도는 약 1~2%인데, 다른 사람 앞에서 창피를 당하거나 당황할 것 같은 두려움이 이 같은 경험 후에 혹은 아동기부터 사회적으로 억제되거나 수줍어하면서 서서히 발전한다. 청소년기에 사회공포증은 학교적응을 저하하거나 대인관계를 기피하는 등 문제를 초래할 수 있다. 증상의 정도는 때에 따라 다양하게 나타나기도 하지만 대개 일생을 지속하는 수가 많다. 보통 남자가 치료를 찾아오는 수가 많지만, 사실은 여자에게 더 흔히 발견된다.

강박증(强迫症, obsessive compulsive disorder)은 남자에서 만 6~15세 사이에 흔히 발병한다. 발생빈도는 약 2% 정도로 비교적 흔한 편이다. 끊임없이 어떤 걱정되는 생각(강박사고, obsession)이 나는 것이 특징인데, 무엇이 묻을까 봐, 자신이나 남에 대한 위험, 양쪽 대칭, 도덕적 주제 등이 흔하다. 경우에 따라서는 반복적인 행동—손씻기, 가지런히 정리, 확인하기, 기도나 계산 혹은 단어를 반복하는 것과 같은 정신적 행동—을 한다. 이 같은 강박행동(compulsive behavior)은 불안을 줄이기 위해서 혹은 어떤 일이 일어나는 것을 막기 위해서 정해진 규칙에 따라 엄격하게 수행된다. 아동이나 청소년에게는 강박사고보다는 의식(儀式)적 행위(rituals)—그중에서도 씻기—가 더 흔하다. 연령대에 따라 다소 증상의 차이가 나타나는데, 초등학교에서는 대칭성과 계산하기가 흔하고, 초기 청소년기에는 지나치게 씻기, 그리고 후기에는 성적인 내용을 주제로 하는 생각과 행동이 자주 일어난다. 강박증 증상은 덜해졌다 심해졌다 하면서 만성화 경과를 밟는데, 성인 환자의 30~50% 정도가 아동기 혹은 청소년기에 발생했다고 조사되고 있다.

③ 행동 문제(behavior problems)

약물사용은 청소년기에 비교적 흔한 문제이다. 그중에서 가장 흔한 것이 술인데, 이미 14세 소년 및 소녀의 50% 이상이 음주를 경험했다는 미국의 보고가 있으며, 국내에서도 이보다는 다소 낮지만 무시할 수 없을 정도로 많은 청소년이 음주를 경험하고 있는 것으로 조사되었다(홍성도, 김승태, 1996). 이것이 연령이 증가하여 18~24세까지 술, 담배, 대마초가 가장 많이 남용된다. 처음에 10대에서 발생하는 **병리적인 약물사용**(pathological drug use)은 간헐적인 급성중독(急性中毒, intoxication)의 형태, 즉 약물을 복용 또는 사용한 후 갑자기 심각한 행동상·생리적 변화를 초래하는 현상이다. 여기에는 일탈된 성행위, 공격적 행동, 기분 불안정, 판단력 저하 및 위험한 행동, 그 외에 적절한 기능의 곤란 등이 포함된다. 구체적인 예로 음주 후 싸우거나, 위험한 행동을 하거나 혹은 흡입제 사용 후 여러 가지 일탈행동 등을 들 수 있다. 약물금단 증상(withdrwal symptoms)은 대개 장기간 많은 양의 물질을 사용해야 나타나므로 청소년들에게는 흔치 않다. 드물지만 물질남용(濫用, abuse)이나 의존(依存, dependence)이 청소년들에게 발생할 수도 있다. 그러나 이렇게 초기에 발생하는 경우는 흔히 추가로 품행장애를 시사하며, 남자에게서 훨씬 흔하다. 반복적인 약물의 급성중독은 종종 약물남용으로 이행하고, 약물남용의 사회적인 나쁜 결과가 시간 경과에 따라 비교적 지속하는데도 불구하고, 남용자들은 의존상태(중독; addiction)로 빠져드는 수가 많다. 특히 내성(耐性, tolerance), 금단증상, 강박적인 사용형태를 갖는 것들은 더 심한데, 그중에는 술이나 코카인, 아편류, 안정계 계통 약물이 포함된다. 약물의존의 경과는 매우 다양한데 적절한 치료 후 완전히 끊는 수도 있고, 만성화되기도 한다. 청소년들이 술이나 약물을 어려서부터 사용한다면 지속할 가능성이 매우 높다. 또한 청소년의 약물사용은 비행, 실업, 이혼, 유산 등 다양한 문제를 수반하며, 그 외에 기분장애, 인격장애와 같은 정신병리의 위험성도 증가한다.

청소년기 **품행 문제**(conduct problems)는 아동기부터 지속된 것일 수도 있고, 이 시기에 처음으로 발생할 수도 있다. 미국의 경우 18세 이하의 남자에서 6~16%, 여자에서 2~9% 정도가 이 같은 문제를 보인다고 추정되는데, 국내에서는 정확한 추산이 아직 없지만, 저자의 간접적 자료로 추정할 때 적어도 4% 내외로 판단된다. 청소년기는 아동기보다 품행 문제가 훨씬 심각하다. 특히 이때는 좀 더 자유롭고, 독립적으로 신체적 발달이 이루어져 있기 때문에 타인에게 해를 입힐 수도 있다. 흔히 청소년들에게 발생하는 품행 문제로는 절도, 강도, 강간, 폭력 등이 있다. 만일 아동기 품행 문제가 청소년기까지 계속된다면 청소년기에 발생한 것보다 대개 더 공격적이고, 파괴적인 양상을 보이며 성인기에도 반사회적 행동과 약물남용이 지속되는 경우가 많다.

10대 소년들에게는 **병적 도박**(pathological gambling)이 발생하기 쉽다. 도박행위는 도박에 보내는 시간과 돈이 많으면 많을수록 중독되는 경향이 있고, 결국은 경제적으로 사회적으로 혹은 법적으로 점점 악화된다. 도박은 정기적일 수도 있고 간헐적일 수도 있다. 도박은 스트레스가 있으면 더 심해지고, 병적인 도박은 중년기에는 기분 및 불안장애, 약물사용과 밀접한 관련을 맺는다. 최근 온라인이나 스마트폰을 이용한 모바일 게임과 관련한 도박이 청소년들에게 깊숙이 파고들어 심각한 사회문제로 떠오르고 있다.

④ 신체상 및 신체기능 문제(problems in self-image and physical functioning)

청소년기는 급격한 신체변화가 수반되기 때문에 이와 관련된 문제가 많이 발생한다. 특히 신체상(身體像, body image)의 이상, 식사행동, 수면문제가 청소년기를 거쳐 초기 청년기까지 발생한다.

먼저 **식사장애**(eating disorder)를 보면, 가장 대표적인 것으로 **거식증**/신경성 식욕부진(神經性 食慾不振, anorexia nervosa)을 들 수 있는데, 이런 여성은 최소한의 정상체중 유지하기를 거부하고(보통 정상체중의 85% 이하) 살찌는 것을 몹시 두려워한다. 덧붙여서 그럼에도 불구하고 자기 신장이나 체중에 대해 잘못된 생각을 갖는다. 여성들은 대부분 월경이 사라지고, 음식을 먹지 않으려고 하거나, 혹은 많이 먹지만 토해 내거나 그 외에 다른 살빼기 행동을 한다. 발생빈도는 0.5~1%로 추정되며, 국내에서도 점점 증가되는 추세이다. 발병은 흔히 어떤 사건이 있은 후 시작하기도 하고, 종종 우울증, 인격장애를 겸하기도 한다. 경과는 매우 다양한데, 청소년 시기에 일시적일 수도 있지만 대개 만성화되는 경우가 많다. 어린 나이에 시작하거나, 히스테리성 성격을 갖거나, 부모와의 관계가 나쁘지 않거나, 사회경제적 수준이 높거나, 초기에 치료를 받을 경우에는 예후가 좋다. 만일 토하는 증세, 대식증, 강박증을 겸하면 예후가 나쁘고, 현재도 사망률이 약 10%까지 보고된다.

대식증(大食症, bulimia nervosa)은 또 다른 식사장애인데, 먹다가 중단하기가 어려운 보통보다 훨씬 많은 양을 먹는 폭식(暴食, binge eating)과 체중증가를 막기 위해 하는 살빼기 행동—스스로 토하기, 변비약이나 이뇨제 사용, 지나친 운동—이 특징이다. 이것은 앞에서 말한 신경성 식욕부진보다는 훨씬 흔하고, 젊은 여성의 1~3%로 추산되고 있다. 평균 발병연령은 대개 거식증(신경성 식욕부진증)보다는 다소 늦고, 이것도 여성에서 훨씬 많다. 보통 몇 년씩 지속하는 수가 많은데, 거식증이 회피적인 성격과 연관이 많은 것에 비해, 이것은 경계선 성격과 연관이 높다.

수면(sleep)도 청소년들에게는 중요한 문제이다. 이들은 대개 늦게 자는 경향이 많은데, 낮시간에 졸림이 문제가 된다. 여기에는 **기면증**(嗜眠症, narcolepsy)이라는 드문 수면장애가 있기도 하고, 더 흔히는 **지연수면위상증후군**(delayed sleep-phase syndrome)이 있다. 이것은 잠자는 시간이 지나치게 늦어지면서 이에 따라 깨는 시간이 점점 늦어지는 현상이다. 예를 들면, 고등학생이 새벽 2~3시에 잠을 자고, 학교에 가기 위해서 아침 7~8시에 깨면 오전 중에는 졸림이 계속된다. 때로는 학교에 늦어 학교가기를 거부하기도 하고, 지각하지 않더라도 수업시간에 학습능력이 떨어지기 때문에 학업부적응을 초래하기도 한다.

청소년기는 자기 신체적 결함이나 외모에 대해 집착하거나 과장되게 생각하고 공상에 빠지는 수가 많다. 신체적 외모에 관해서 청소년들이 정상적으로 관심을 갖는 것과는 달리, 심한 고민이나 기능에 지장을 줄 정도로 지나치게 시간을 소비하는 걱정은 **추모장애**(醜貌障碍, body dysmorphic disorder)를 시사한다. 가장 흔한 것은 얼굴에 가상의 혹은 약간의 결함이나 신체 모양 및 크기에 과도하게 집착한다. 예를 들면, '코가 삐뚤어졌다, 얼굴 모양이 양쪽이 다르기 때문에 교정해야 한다, 유방의 한쪽이 쳐져서 고민이다.' 등이다. 경과는 대개 지속적으로 계속되지만, 증상의 정도는 심해지기도 하고 약해지기도 한다. 이런 사람은 자신이 잘못되었다고 지각하기 때문에 반복해서 불필요한 성형수술을 계속 요구한다. 그렇지만 이 같은 수술로 교정되어 호전되는 경우는 거의 없다. 물론 이 질병의 발생빈도는 매우 적지만, 정상적으로도 청소년기에 신체에 대한 관심 및 집착과 관련된 문제는 발달단계의 특성상 많이 발생한다.

(3) 성인기 정신병리의 조기 발현

청소년기는 주요 성인기 정신질환이 시작하는 시기이다. 따라서 이들에 관한 이해도 필수적이다. 각종 성인기 정신질환이 광범위하게 포함될 수 있지만, 여기서는 그중 조현병, 기분장애, 인격장애, 신경증 질환들 그리고 기질성 정신질환을 논의할 것이다.

① 조현병(예전의 정신분열병, schizophrenia)

발병은 청소년기에 접어들면서 증가하여 17~20세에 정점을 이룬다. 사춘기 이전에 발병하는 경우를 아동기 정신분열병이라고 따로 명명하기도 하듯이 아동기 발병은 매우 적다. 남녀의 발병이 다소 차이가 나는데, 대개 여성이 남성에 비해 늦게 발병한다. 이들의 특징은 망상(妄想, delusion), 환각(幻覺, hallucination), 사고(思考)의 붕괴와 같은 양성증상(positive symptoms)과 무감동(無感動, apathy), 위축(withdrawal) 등의 음성증상(negative symptoms)을 보이면서 대인관계를 피하거나, 학업 및 기타 작업수행이 어려워지거나 점점 고립된 상태를 보인다. 따라서 고등학교 연령의 청소년들에서 뚜렷하게 납득할 수 있는 명백한 이유가 없으면서, 학업성취도가 저하하거나 고립되는 경우에 반드시 이 같은 질병의 조기 발병을 의심해야 한다. 왜냐하면 최근에는 과거와 달리 조현병을 조기에 발견하여 적극적인 치료를 하게 되면 예전과는 비교할 수 없을 정도의 회복을 보이기 때문이다. 그러나 2~3년 이상 만성화 경과를 밟게 되면 그 회복률은 매우 급격히 저하된다.

② 기분장애(氣分障碍, mood disorder, affective disorder)

기분장애는 과거 조울증(manic depressive illness: MDI), 정동장애(affective disorder) 등으로 불리기도 했는데, 최근에는 양극성장애(bipolar disorder)와 우울장애(depressive disorder)로 구분한다. **양극성장애**는 한 환자에게서 때로는 조증(躁症, manic episode)이, 때로는 울증(鬱症, depressive episode)이 교대로 혹은 불규칙하게 반복되는 재발성 질병을 말한다. 우울장애는 양극성장애와 달리 우울증만이 반복되는 재발성 질병이다. 이들은 조현병보다는 좀 더 후기에 발병하지만, 중기 청소년기를 지나면서 시작할 수 있고, 성인의 그것과 비슷한 양상을 보인다. 조증에 빠지면 환자는 갑자기 기분이 들뜨고, 말이 많아지고, 자신만만해지면서 남에 대한 말참견이나 간섭이 늘어나고, 씀씀이가 커지고, 때로는 과대망상에 이르기까지 한다. 잠을 못 자고, 피로감이 줄고, 행동이 매우 빨라진다. 이와 반대로 울증(우울증)이 되면 말수가 줄어들고, 고민과 걱정을 많이 하고, 모든 일에 자신감을 잃는다. 매우 우울해하며, 몹시 피로해하면서도 잠을 잘 못 자고, 식욕도 잃는다. 때로는 비관을 심하게 하며, 자책에 빠져 자살을 시도하기도 한다.

③ 인격장애(人格障碍, 혹은 성격장애, personality disorder)

인격장애는 정의상으로는, 만 18세 이후에 진단하도록 규정하기 때문에 대다수의 청소년들에게는 해당되지 않는다. 그러나 단서조항으로 인격장애가 그 이전에도 뚜렷한 경우에는 진단할 수 있다고 했으며, 또한 성인기에서 이 진단을 내리기 위해서는 청소년기부터 지속적으로 이 같은 인격장애의 행동 양식을 보여야 하기 때문에 이 같은 인격장애의 유형이나 특성을 이해할 필요가 있다. 인격장애는 현재 세 가지 범주로 구분하는데 정신병형 유형(A군)에 편집성인격, 분열성인격, 분열형인격을 포함한다. B군에는 히스테리성인격, 경계성인격, 반사회성인격, 자기애성인격을 포함하고, C군에는 회피성인격, 강박성인격, 의존성인격을 포함한다.

④ 신경성 질환들

불안장애, 신체형장애, 전환 및 해리장애 등이 대개 성인기 중반 이후에 발병한다. 하지만 이 중 일부분은 청소년기부터 조기 발병하는 경우도 적지 않으며, 발병하면 성인과 같은 양상을 보인다.

⑤ 기질성 정신질환들

청소년기에 발병하는 기질성 정신질환은 대개 사고(accidents)와 관련한 뇌손상 후유증, 약물남용이나 복용에 따른 후유증이 대부분이다. 특히 청소년기는 교통사고를 포함한 각종 사고에 의한 뇌손상이 많기 때문에 이들 후유증에 의한 기질성 정신질환이 앞으로 더욱 증가할 것이다. 아직 국내에서는 코카인, 환각제(LSD, PCP 등), 술, 아편류, 암페타민(필로폰)은 남용이 적거나 혹은 대개 중년기 이후에 문제가 되는 약물들이기 때문에 청소년기에는 그리 중요하지는 않다. 하지만 십수년 전 국내 청소년들에게 많이 남용되었던 흡입제(본드, 가스 등)는 장기간을 계속할 경우 치명적인 비가역적 뇌손상을 초래하기 때문에 이들에게서 매우 중요하다.

이 같은 성인기 정신질환은 대개 성년기 혹은 청년기에 문제가 시작되기 때문에 청소년기에는 커다란 문제로 간주되고 있지 않지만, 김광일 등(1983)의 조사에서 보여 주다시피 이미 고등학교 학생들에서도 비교적 적지 않은 숫자가 이미 발병했거나 발병이 의심되기 때문에 결코 간과해서는 안 된다.

Child Psychopathology **제5장**

신경발달장애

I. 지적 장애

1. 개요

1) 역사

과거 서양 역사에서 보면 장애를 가진 영유아를 로마시대에는 티베르(Tiber) 강에 던져 살해했으며, 중세는 기독교의 영향으로 신의 전달자로 간주되어 보호 또는 동정받기도 하고, 근대에는 악마로 취급되기도 했다. 18~19세기에 변화가 일어나는데, 프랑스 의학자 Jean Marc Gaspard Itard(1774~1838)의 'Victor'라고 이름 붙여진 소위 '아비뇽의 늑대소년'[1)]의 교육적 치료기를 시발로 하여, 그의 제자인 Edouard Onesimus Seguin(1812~1880)이 지적 장애 아동들에게 행동 조절과 감각-운동 훈련에 초점을 맞춘 기숙학교를 설립하고, 이들에 대한 교육과정을 발전시켰다.

그 후 이러한 교육과정의 성공으로, 환경이 중요하다는 견해가 우세하여, 지적 장애의 원인이 환경에 의한 것으로 간주되었으며, 환경을 변화시킴으로써 치유될 수 있는 것으로 여겨졌다. 그러나 1900년경 지적 장애인들이 어느 정도까지 배울 수는 있지만, 궁극적으로는 근본적인 인지기능의 결함이 남아 완쾌가 불가능하다는 사실이 밝혀짐에 따라, 그 후 약 반세기 동안 심한 허무감에 빠지게 되었다. 따라서 교육과정은 점차 쇠퇴하고, 수용소 형태의 기관이 우세하게 되었다.

---

1) 이 소재는 프랑스의 영화감독인 Francois Truffaut가 주연, 감독한 1970년 영화 〈The Wild Child(불어로는 L'Enfant sauvage)〉로 널리 알려지게 되었다(국내에서는 2013년 무비플렉스에서 〈야생의 아이〉라는 제목의 한글판이 DVD로 발매됨). Itard는 의사로서 Victor를 고치기 위하여 언어치료 등 다양한 치료 및 특수교육적 접근을 수행하였다. 당시에 Itard는 '저능아(idiocy)'의 범주가 너무 넓고, 청력소실에 의한 함구증이 아닌 다른 진단 카테고리가 있을 수 있음을 주장하면서 이를 적극적으로 치료해 보고자 하였다. Itard와 달리 정신질환자의 '도덕적 치료(moral treatment)'를 주창한 Philp Pinel은 저능아들은 교육시킬 수 있지 않다는 견해로 이타르의 치료에 대해 반대적인 입장을 취하였다. 이들은 이에 대해 논쟁을 벌였고, 이후 Pinel의 제자인 Esquirol에 의해서 Itard의 견해는 무시되었다. 하지만 Itard의 견해는 이후 미국으로 건너간 Seguin에 의해 계승되어 지적 장애 아동을 위한 행동적 재활을 위한 시설을 설립하게 된다(Carrey, 1995). Victor와 같이 유기 혹은 방임되어 사람들과 오랜 세월 격리된 채 자란 후 발견된 아동들을 '야생 아동(혹은 늑대 소년, feral child)'이라고 하며 전 세계적으로 여럿이 보고되어 있다. 1970년 미국 캘리포니아에서 십수년간 부모에 의해 방임/학대되어 자라다가 우연히 발견된 Genie의 경우 언어발달에 결정적 시기가 있는가 하는 주제로 논란이 되었다.

그러나 1960, 70년대 들어 수용화(institutional care)의 문제가 대두되면서, 다시 학교와 연구기관, 복지기관 등에서 여러 교육과정을 개설하여, **탈수용소화**(deinstitutionalization)를 통하여 일반 사회에서 적응할 수 있도록 돕고 있다.

2) 정의

세계보건기구(WHO)에서 제정한 국제질병분류(ICD-10; WHO, 1992)에 의하면 **정신지체**(mental retardation)는 선천적이든 후천적이든 어떤 원인에 의해 만 18세 이전에 **지능지수**(intelligence quotient: IQ)가 70 미만으로 상당한 인지기능의 저하를 갖는 경우를 말한다. 이때 지능지수는 객관적으로 표준화된 지능검사로 측정되어야만 한다. 정신지체를 진단함에 있어서는 단지 지능지수로만 판단하는 것이 아니고, 사회생활에 적응장애를 초래하는 정도(사회적응 수준)가 중요하게 고려되어야 한다. 이것은 흔히 사회지수(social quotient: SQ)로 부른다. 이들은 과거 여러 용어로 불리었고, 지적 장애의 정도에 따라 경도는 노둔/우둔(moron), 중등도는 치우(imbecile), 고도/극심은 백치(idiot) 등으로 그 외에도 바보, 둔치/천치, 정신박약, 저능(idiot, feeble-mindedness, oligophrenia, mental deficiency, mental handicap 등) 등으로 불려왔다. 2013년 미국정신의학회의 DSM-5(APA, 2013)에서 정신지체 대신 **지적 장애**(intellectual disability)로 개명하였으나, 때론 두 용어를 혼용한다.

전통적으로 정신지체는 지능의 장애 정도(severity)에 따라 4단계로 구분해 왔으나, 1992년 미국정신지체협회(American Association for Mental Retardation: AAMR)는 협회 명칭을 지적 장애 및 발달장애협회(American Association on Intellectual Disability and Developmental Disability: AAIDD)로, 정신지체의 명칭도 지적 장애로 변경하고, 지능지수에 기반을 둔 전통적 분류방식을 폐지하고 지원 요구도(intensity of supports needs)에 근거한 새로운 분류체계를 제안하였다. DSM-5(APA, 2013)에서도 전통적인 지능지수와 함께 적응기능에 의한 구분을 적용하였으며, 적응기능은 구체적으로 개념적(conceptual; 학업, academic) · 사회적(social) · 실제적(practical) 영역으로 세분하고 있다.

지적 장애는 장애 정도에 따라 발달이나 도달할 수 있는 교육 수준, 적응 등에서 많은 차이를 보인다. 〈표 5-1〉에서와 같이 경도(mild)의 지적 장애는 학교에 입학하기 전에는 약간 이해력이 늦고 떨어지는 정도로 지내다가 초등학교에 입학해서야 발견되는 수가 많다. 일반 교육환경에서는 많은 곤란을 초래하지만, 초등학교 수준의 지식 습득이 가능할 뿐 아니라(교육가능급 지체; 3급장애), 성인기에서도 비숙련직 직업을 갖고 대부분 결혼 생활을 유지하며 대개 독립적인 생활을 영위해 나간다. 중등도(moderate)의 지적 장애 경우는 사회적인 인지가 지연되므로 학령전기에도 문제가 발생한다. 교육은 겨우 초등 1~2학년 수준밖에는 도달하기가 어렵고, 보호적인 제한된 직종의 작업을 수행하고 대개 지도 감독을 요한다. 이들을 '훈련가능급 지체; 2급장애'라고 한다. 그다음으로 심한(고도/극심, severe/profound) 지체의 경우는 정상적인 사회생활이나 직업수행은 거의 불가능하다. 따라서 '요보호 지체; 1급장애'라고 하며, 신변 처리와 간단한 일상생활을 영위할 수 있는지 여부가 관건이다.

표 5-1 지적 장애의 정도에 따른 구분과 적응

정도	IQ	빈도(%)	학령전 발달	학령기 교육	성인기 재활
경도	50~69	80~85	감각운동에서 약간의 지연	초6수준까지 교육 가능	사회, 직업기능 수행, 때로 지도·감독 필요
중등도	35~49	12	사회적 민감도 저하, 지연(?)	초2수준 교육, 직업훈련 가능	보호환경에서 비숙련 직업수행, 대개 감독 요함
고도	20~34	7	운동발달지연, 언어지연 미약	기본신변관리, 직업훈련 불가	전적인 감독하에 자기 유지 가능
극심	20 이하	1	뚜렷한 지연, 보조가 필요	신변관리에서 전적인 보호 요함	제한적인 신변관리

출처: Sadock et al.(2015), p. 1120.

3) 지능의 개념 및 지능평가

지능(知能, intelligence)은 일반적으로 '세상을 이해하고, 합리적으로 생각하며, 도전에 직면해서 자원을 효율적으로 사용하는 능력'이라고 할 수 있다(Wechsler, 1975). 지능을 개인에 내재된 특질(trait)로 본다면, 특질이 단일한 것인가 아니면 복합적인 것인가 하는 논란이 여전하다. 약 90여 년 전 Charles Spearman은 인지 과제수행에 대한 개인의 능력은 모든 인지과제에 영향을 미치는 '일반요소(general factor)'와 수학문제를 푸는 수학능력, 미로를 찾아가는 공간능력, 피아노를 연주하는 음악재능과 같이 특별한 인지과제에 관여하는 '특정요소(specific factor)'로 구성되어 있다고 보고, 일반요소를 'g'라 부르고 이것을 지능이라고 간주하여 단일특질을 주장하였다. 이에 반해, 일부는 능력들의 집합이라고

하기도 하였고, Carroll(1993)은 3개의 층(strata)으로 구성된 위계구조를 제안하기도 했다. Robert Sternberg(1985, 1991)는 지능의 삼위일체론(triarchic theory of intelligence)을 주장하여 지능은 정보처리요소(지식, 전략, 초인지), 경험요소(신기함에 대한 반응, 자동화) 및 맥락요소(상황에 대한 적응, 합당한 환경의 선택, 환경 조성)로 구성되어 문화적 영향을 강조했다. 그 외에 Gardner(1983)는 단일점수로 개인의 지능을 측정하는 기존의 이론들을 비판하면서 **다중지능**(multiple intelligence)을 제안하여 언어, 공간, 논리-수학, 음악, 신체, 대인관계, 내적, 자연친화 형태의 지능을 제안하기도 했다(Shaffer & Kipp, 2010).

지능을 평가하기 위한 검사는 20세기 초 프랑스에서 아동이 공교육에 적합한 인지능력을 가지고 있는지 여부를 가리기 위해 Alfred Binet와 Theophilius Simon에 의해 1905년 최초로 개발되었다. 이후 이 검사가 미국으로 건너가 스탠퍼드 대학의 Lewis Terman에 의해 스탠퍼드-비네검사(1916)로 출간되었고, 지금까지 네 차례 개정되었다. 현재 가장 널리 사용되고 있는 '웩슬러 지능검사'는 Davis Wechsler에 의해 성인대상으로 1939년 제작되었고, 1949년 아동용 지능검사(Wechsler Intelligence Scale for Children: WISC), 곧이어 영유아용(Wechsler Preschool and Primary Scale of Intelligence: WPPSI)이 발간된 이후 네 차례 개정되어 WISC-IV는 2003년, WPPSI-IV는 2012년에 출간되었다(국내에서는 각각 2011년, 2015년 출간됨).

지능지수(IQ)는 스탠퍼드-비네검사에서 제안되었는데, 이때 IQ는 정신연령(mental age: MA; 아동이 정답을 맞춘 검사항목의 수로 정한다)을 생활연령(chronological age: CA)으로 나눈 값에 100을 곱한 수치로 표시했다. 이 같은 **비율지능지수**(ratio IQ)는 이제 더 이상 사용하지 않지만, 정신연령의 개념은 여전히 유용하다. 이에 반해 Wechsler는 **일탈지능지수**(deviation IQ)를 개발했고, 현재 모든 지능검사는 이 개념을 받아들여 사용하고 있다. 이것은 한 아동의 지능검사에서 받은 점수가 특정 연령대의 모든 아동의 평균점수에서 얼마나 일탈되어 있는가 하는 것이다. 예를 들면, 아동이 평균값에서 위로 1 표준편차에 해당하는 점수를 얻었다고 하면, 그 아동의 지능지수(IQ)는 115가 된다. 반대로 1 표준편차 낮은 점수를 받았다면, IQ는 85가 된다(스탠퍼드-비네검사에서는 표준편차로 16을 사용한다). 최근 아동의 '진짜 지능(true intelligence)'은 정해진 점수라기보다는 적정 범위에 위치하고 있다는 추정하에 통계적으로 신뢰구간(confidence interval)을 설정하여 논의하기도 한다. 예를 들면, WISC-IV에서 105점을 받았다면 95% 신뢰도로 이 아동의 진짜 지능은 99~111 사이에 위치한다고 볼 수 있다.

이렇게 측정한 지능에 대해서 전문가는 물론 많은 사람이 '지능지수(IQ)는 변하지 않는가? 좋아질 수 없는가?' 하는 의문을 품는다. 일반적으로 신생아기 발달검사 결과는 추후의 IQ를 정확하게 예측하지 못하는 것으로 알려져 있다. 흔히 영유아기 발달검사로 널리 사용하는 베일리 발달검사(BSID-II), McCathy Scales of Children's Abilities(McCarthy, 1972)는 지능을 측정하지 않는다. 대신 이들은 영유아의 인지 및 운동발달의 정도를 측정한다.

2. 발생률 및 중복장애의 비율

지적 장애가 얼마나 많이 발생하는가 하는 점에 대해서는 과거부터 많은 논란이 있어 왔다. 현재 여러 연구에서 시대나 지역 구분에 관계없이 대략 전체 일반 인구의 1% 정도라고 추정한다.[2] 이러한 전 세계적인 일반적 현황과 달리, 국내에서의 발생빈도를 보면 약 0.2%로 조사되었고(한국보건사회연구원, 1991), 최근에는 발생빈도 대신 등록 장애인 현황만 공식적으로 발표했다. 발생률은 연령, 성별, 사회경제적 수준에 따라 차이를 보이는데, 예를 들면 아동 및 청소년기에 남녀비는 1:1에서 1:0.4를 보고하는 반면, 성인기에는 1:07~0.9를 보고하기도 한다. 그리고 사회경제적 수준이 낮은 지역 혹은 국가에서 더 높은 발생률을 보고한다. 국내에서는 2개의 조사연구가 발표되었는데, 수원지역 초등학교 3학년 1,537명을 대상으로 한 연구에서는 12.5/1,000명(임신영 외, 2002)으로 조사되었고, 성인을 포함한 전 지역주민을 대상으로 양평에서 시행된 연구(박준혁 외, 2000)에서는 0.42%(남자 0.37%, 여자 0.47%로 오히려 여자가 더 높았다)로 보고되었다. 이같이 아직 국내에서는 지적 장애의 정확한 유병률에 대한 신뢰할 만한 조사연구가 있지 못한 실정이다.

지적 장애는 다양한 원인에 의해 초래되므로 단순한 인지기능의 저하만 가져오는 것이 아니라, 여러 형태의 중복장애 비율이 높다. 〈표 5-2〉에서 제시된 바와 같이 경도의 지적 장애는 중복장애가 적은 반면, 중등도 이상의 지체에서는 여러 장애를 동반하는 비율이 높다. 따라서 지적 장애의 진단과정에서 이 같은 중복장애 여부를 밝히는 것이 중요하다.

2) 정신지체의 연령기준을 벗어난 18세 이상 성인기에 다양한 후천적 원인(예: 뇌손상, 질병, 수술 등)에 의해 인지기능이 저하된 경우는 치매(dementia)라고 진단한다. 이 가운데 가장 널리 알려진 것으로 주로 노인들에게서 알츠하이머병, 뇌경색 혹은 뇌출혈 등에 의해 발생하는 노인성 치매가 있다.

표 5-2 지적 장애 정도에 따른 중복장애의 비율

	경도	중등도
중복장애 없음	63%	17%
뇌성마비	6%	19%
간질	11%	21%
감각기능장애	24%	55%

출처: Kiely(1987), pp. 194-218: Batshaw(1993), pp. 507-521에서 재인용.

3. 지적 장애의 원인

지적 장애의 원인은 일차적으로 기질적 혹은 사회심리적, 또는 이 두 가지의 결합에 의해서 초래될 수도 있는데, 실제 임상에서 많은 진단적 노력에도 불구하고 약 30~40%는 그 원인이 명확하게 밝혀지지 못한다. 이에 대해 Edward Zigler(1967)는 지적 장애의 원인을 [그림 5-1]과 같이 2개의 집단으로 나누어 제안했다. 중등도 이상의 지적 장애는 대개 알려진 기질적 원인이 있고, 다른 한 집단은 주로 경도의 지적 장애로 가족력이 있는 지적 장애로 구분하였다. Zigler는 이를 가족력이 있는 정신지체(familial mental retardation)이라고 하였지만, 이것은 반드시 옳다고 할 수 없고, 때로는 사회문화적 영향과 관련된다고 하여 가족-문화적, 문화-사회적, 사회-가족적 정신지체로 불리기도 한다. 하지만 이

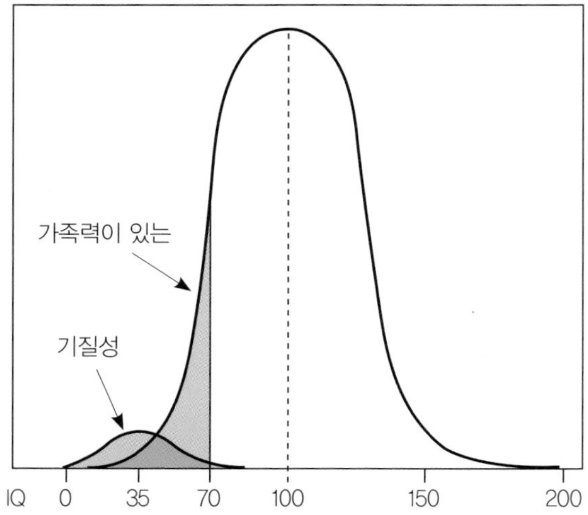

[그림 5-1] 2개의 집단으로 구분한 지적 장애의 원인

출처: Zigler(1967).

보다는 오히려 '뚜렷한 병리적 근거가 밝혀지지 않은 정신지체(mental retardation with no discernible pathological basis)'로 부르기를 제안하기도 한다.

주요하게, 원인적 요소들로는 〈표 5-3〉과 같은 것들이 있다(DSM-IV; APA, 1994).

표 5-3 지적 장애를 일으키는 다양한 원인과 비율

영역	구체적 원인들	비율(%)
유전		5
	대사 이상(Tay-Sachs 병, 페닐케톤뇨증)	
	단일 유전자 이상(결정성 경화증, Willians 증후군, Prader-Willis 증후군, Angelman 증후군 등)	
	염색체 이상(전좌 다운증후군, 취약 X 증후군)	
임신 중 태내이상		30
	염색체 돌연변이(상염색체성 21 다운증후군)	
	약물 및 감염에 의한 태내 손상(태아알코올증후군)	
임신 및 출산과정 이상		10
	영양 결핍, 미숙아(37주 미만), 저산소증, 감염, 두뇌 손상	
후천성 아동기 질환		5
	감염, 독성물질(예: 납 중독), 손상 및 사고	
환경 및 기타 정신질환		15~20
	부적절한 양육, 자극의 부족, 심한 정신질환(예: 자폐증)	
불명확한 원인		30

지적 장애의 원인을 규명하는 것은 크게 두 가지 중요성을 갖는다. 첫째는 이미 발생한 지적 장애이기는 하지만 그 아동에게 있어서 치료 가능성 여부를 규명해 보는 것이다. 물론 제한적이지만 일부 지적 장애의 원인에서 더 이상의 악화를 막거나 일부 호전을 기대할 수도 있다. 이와 함께 지적 장애 아동 및 그 가족에 대한 것으로, 지적 장애의 원인에 따른 경과와 예후가 알려진다면 그에 따른 대처가 가능할 수 있다는 점이다. 더불어 부모를 포함한 가족에게는 다음 임신 여부를 결정하는 데 아주 중요한 정보를 제공할 수 있다. 만일 다음 임신에 지적 장애 발생 가능성이 아주 높다면, 임신을 막기 위한 불임 시술을 고려할 수 있다. 이와 반대로 비록 지적 장애 아동을 출산했지만, 다음 임신에 그럴 가능성이 적다면 임신을 고려해 볼 수 있다. 또한 만일 유전 가능성이 매우 높은 원인에 의한 지적 장애의 경우(예: 취약 X 증후군), 부모, 형제를 포함한 친가 및 외가 가족들의 유전 가능성 여부를 확인하도록 하는 것이 필요하다. 특히 위험요인 가운데 **모성 연령**

표 5-4 모성 연령에 따른 다운증후군의 위험도

모성 연령	발생률
25세	1명/1,250 출산당
30세	1명/1,000 출산당
35세	1명/400 출산당
40세	1명/100 출산당
45세	1명/30 출산당
49세	1명/10 출산당

출처: Ke & Liu(2012).

(maternal age)과 다운증후군과의 연관성에 대해서는 오랫동안 연구되어 왔다. 이에 대해 Ke와 Liu(2012)는 〈표 5-4〉와 같이 모성 연령과 다운증후군의 위험도를 제시하였다. Wu와 Morris(2013)는 영국에서의 장기간 관찰연구를 통해 비슷한 위험도를 산출하였을 뿐 아니라, 35세 이상 모성 연령에 의한 다운증후군 신생아의 출산이 1945년 19.7%로 높아졌다가, 1977년 5.5%로 낮아진 이후 2007년 다시 20.4%로 높아지는 것을 보고했다. 이런 추세는 국가마다 차이를 보여 미국은 증가, 싱가포르와 유럽은 변화가 없고, 호주는 감소, 중국은 폭발적으로 증가하는 양상을 보인다고 하였다. 이는 국내에서도 결혼 및 모성 연령이 증가하는 추세에 있어 관심을 가져야 할 사항이라고 생각한다.

둘째는 사회적으로 지적 장애를 예방하여 그 발생을 줄이도록 하는 것이다. 대표적으로 임신 중의 음주 및 약물 남용을 줄임으로써 지적 장애 발생을 감소시키는 방법이다. 또한 임신 가능성이 있는 여성들에게 지적 장애 발생과 관련이 높은 질병 예방을 위한 예방접종을 시행하도록 하는 것, 임신 중에 충분한 영양 섭취를 하도록 하는 것 등이 있다.

4. 진단 및 평가

지적 장애 아동을 진단, 평가하는 데 있어서는 우선 아동의 지능발달 수준을 결정해야 한다. 지능은 표준화된 검사에 의해 측정하고, 정신과 면접을 시행하는데, 병력청취를 통해 지적 장애의 원인으로 알려져 있는 다양한 여러 위험인자들을 알아본다. 이때 언어발달 수준 및 아동의 여러 가지 행동이 생활연령, 정신연령, 언어연령에 비추어 적절한지를 평가한다. 아동의 행동 평가에는 인지기능뿐 아니라 사회성, 정서 및 행동 등을 모두 포함한다. 이와 함께 신체 및 신경학 검사를 시행하여 병합한 신체질환 혹은 장애의 동반 여부를 살펴본다. 그 외에 의학적 검사로 골연령(bone age) 측정, 호르몬 측정, 뇌파검사 및 대뇌영상검사, 혈액 및 소변에서 대사이상검사와 필요시 염색체검사 등을 시행한다.

병력청취에서는 다음과 같은 위험인자들 여부를 밝힌다(Call, 1980). 포함되어야 할 사항으로 ① 중추신경계에 영향을 주는 유전성 질환(예: PKU), 정신질환 여부, ② 임신 및 출산 연령(18세 이하 혹은 35세 이상의 초임 여부), ③ 과거 사산, 자연 유산, 태반 이상 등, ④ 압박 유산, ⑤ 임신 중의 호르몬제 사용, ⑥ 방사선 노출(특히 X-선 촬영), ⑦ 임신 중 감염(예: 풍진), 성병(헤르페스, 에이즈, 매독), ⑧ 임신 중 술, 마약 등 과량 복용, ⑨ 임신 중 장기간의 영양결핍, ⑩ 모성과 태아에게 영향을 줄 만한 심리적 스트레스, ⑪ 태아, 자궁, 태반 등에 영향을 줄 만한 신체 손상 여부 등이다.

신체검사에서 주의 깊게 살펴볼 유의 사항들은 ① 성장이상 여부(키, 몸무게, 두위), ② 선천기형 여부, ③ 피부, 머리카락, ④ 눈과 귀 모양, ⑤ 내장의 이상, ⑥ 근골격계, ⑦ 신경계, ⑧ 간질, ⑨ 이상한 몸짓 등이다.[3)]

표준화된 발달평가도구[4)] 및 지능검사로는 여러 가지가 있는데, 그 가운데 국내에서 가장 널리 사용되는 것으로 웩슬러 지능검사(아동용 및 유아용)-개정 4판(K-WISC-IV; K-WPPSI-4)이 있고, 그 외에 카우프만 지능검사, 스탠퍼드-비네 지능검사 등이 있다.

5. 치료 및 대책

지적 장애 아동들에게는 첫째, 일반적인 의학적 조치가 필요할 수 있다. 특히 중등도 이상의 지적 장애의 경우, 다른 중복장애 내지 질병이나 장애가 병발할 수 있다. 예를 들

3) 구체적인 예로 ① 머리가 너무 크거나 작은 경우, ② 척추꼬리뼈 이상(spina bifida), 지나치게 몸에 털이 많은 경우(hypertelorism), ③ 피부반점(cafe-au-lait spots), 꼬인 머리카락(kinky hair), ④ 시력상실(blindness), 사시(esotropia), ⑤ 귓바퀴 모양 이상, 반복되는 중이염, ⑥ 간-쓸개 비대증(hepato-splenomegaly), ⑦ 난쟁이(dwarfism), 약한 뼈(brittle bones), ⑧ 근긴장(hypertonia), 반사이상(abnormal reflexes), ⑨ 간질(epilepsy), ⑩ 무도증(choreoathetosis), 근이상증(dystonia) 등이다.

4) 발달검사로 ① Denver Developmental Screening Test-II(1992), ② Bayley Scales of Infant Development-III(2005), ③ Vineland Adaptation Behavior Scales(VABS, 1984), ④ Minnesota Child Development Inventory (1972, 1980), ⑤ Adaptive Behavior Scale(AAMD, 1974) 등이다. 국내에서는 앞에서 열거한 검사들의 한국 표준화판과 함께 국내에서 개발한 한국영유아발달선별검사(Korean Developmental Screening Test for Infants & Children: K-DST; 대한소아과학회, 2014) 등이 있다.

면, 다운증후군 아동은 심장질환 등을 동반할 수 있고, 또 다른 지적 장애 아동의 경우 간질이나 ADHD, PKU, 갑상선기능저하, 수두증 등 치료가 필요한 질병이나 장애가 있을 수 있다. 이같이 병합된 질병이나 장애가 있는 경우, 특히 이들로 인해 지적 장애 문제나 지장을 더욱 악화시킬 수 있기 때문에 이에 대한 적절한 조치가 필요하다.

둘째, 이들에 대한 조기 진단과 조기 교육은 아무리 강조해도 지나치지 않는다. 국내에서 수년 전부터 시행하고 있는 영유아검진을 통해 많은 영유아의 조기 진단율이 높아지고 있고 예전에 비해 조기 개입과 교육이 더 많이 이루어지고 있다. 이와 함께「장애인 등을 위한 특수교육법」(예전의「특수교육진흥법」[5])에 의해 이들에 대한 교육적 개입을 확대했다. 이 법에 의하면 학령기 아동은 물론 '교육장 또는 교육감은 영유아의 장애 및 장애 가능성을 조기에 발견하기 위하여 지역주민과 관련 기관을 대상으로 홍보를 실시하고, 해당 지역 내 보건소와 병원 또는 의원에서 선별검사를 무상으로 실시해야 한다.'(제14조) '만 3세 미만의 장애영아의 보호자는 조기 교육이 필요한 경우 교육장에게 교육을 요구할 수 있다.'(제18조) 등과 같이 영유아들도 교육받을 수 있는 법적 뒷받침을 하고 있다. 이들은 일반학교뿐 아니라 특수학급 혹은 특수학교에서의 교육도 가능하다. 교육은 물론이고 장애인 올림픽, 춤, 여행, 외출, 여행 등 다양한 기회를 통하여 이들에게 적절한 운동, 사회 및 오락 활동을 돕는다.

셋째, 지적 장애의 진단과 개입에서 부모 상담이 매우 중요하다. 부모들은 진단을 받게 되면 아동의 지적 장애 진단에 대해 '부정(denial)−분노(anger)−타협(bargaining)−우울(depression)−수용(acceptance)'의 단계를 거친다. 그러나 일부는 심한 갈등을 겪거나 혹은 지적 장애에 대한 잘못된 견해를 가져 적절한 조치를 취하지 못하는 경우가 적지 않다. 예로, 지적 장애를 받아들이지 못해서 정확한 진단을 위해 소위 유명한 의사와 병원, 기관을 찾아다니며 반복해서 진찰을 받는 경우가 있다. 또한 이들에게 좋다는 치료법, 교육 등을 오랫동안 호전이 되지 않음에도 불구하고 시행하여, 합리적이고 적절한 교육 기회를 놓치거나 지연시키는 경우도 적지 않다. 더불어 지적 장애의 원인과 관련하여 유전 상담이

5) 미국 공법 PL94-142(Education for All Handicapped Children Act, 1975)는 발달장애를 갖는 학령기 아동들이 모든 공립학교에서 자유롭고 적절하게 교육받을 수 있도록 하고 있으며, Preschool Incentive Program(1975)는 주 정부는 3~5세 아동을 위한 시설을 제공하도록 지원한다는 것을 규정하고 있다. 다음 PL99-457(Preschool Incentive Program amended, 1986)은 3세 이하의 아동에 대한 시설 지원, PL101-476(Individuals with Disabilities Education Act, Infants and Toddlers with Disabilities Program, 1990)은 1993년까지 0~3세 아동에게 서비스 연장을 규정하고 있다[Levy SE, Hyman SL(1993), Ped CNA 40:467]. 국내에서도「장애인 등을 위한 특수교육법」,「발달장애인 권리보장 및 지원에 관한 법률」,「장애아동복지지원법」등의 관련 법률이 있다.

필요한 경우도 있다(심한 원인불명의 지적 장애에서 다음 자녀의 위험도는 3~9%, 뇌막염 0%, 다운증후군 1~10%, 알코올중독 30~50%, 취약 X 증후군 10~80%, PKU 100%)(Batshaw, 1993). 형제에 대해서도 상담이 필요한데, 지적 장애 아동의 형제에 대한 연구들을 보면 일부는 심한 스트레스, 불안, 우울 등을 겪는 반면, 다른 일부는 오히려 높은 공감능력과 인내심을 갖춘 것으로 나타났다. 따라서 심리적으로 어려움을 겪는 형제에 대한 상담이나 지원이 필요하다.

넷째, 지적 장애 아동들은 학령전기에는 대개 말이 늦고 또래 관계가 어렵다. 학령기에는 학습, 사회기술 습득과 자조 능력의 지연으로 인해 자아상이 낮고, 과제를 회피하거나 수동적 태도, 우울감, 공격적 행동이 많이 나타난다. 청소년기가 되면 대개 적응을 해 나가지만, 초기의 수동적이거나 공격적 행동이 계속되기도 한다. 그렇기 때문에 이러한 부적응을 방지하기 위해서 긍정적인 자아상을 심어 주도록 노력하고 스스로 자신의 가치를 느낄 수 있도록 도와주어야 한다. 따라서 이런 경우에는 지지적 정신치료가 필요한 경우가 많다. 때로는 이들이 여러 정서행동문제를 포함한 정신질환을 앓게 되는 수가 많은데, 이를 위해 행동수정요법에 근거한 여러 가지 프로그램이 개발되어 시행되기도 한다. Handen(1998)은 지적 장애 아동의 치료에 대해 기술 발달, 자조기술 가르치기, 문제행동 다루기, 지적 장애 특정문제, 약물치료, 부모 상담, 비공인 방법으로 나누어 자세하게 논의하였다. 이를 간략하게 소개하면 먼저 기술 발달을 위한 방법들로 조성(shaping), 과제분석(task analysis), 연결(chaining), 격려(prompting) 및 점감(fading), 일반화(generalization) 등을 제시했다. 다음으로, 자조기술 가르치기에서는 대소변 훈련, 식사, 옷 입기 및 치장하기, 사회기술(대화할 때 눈 맞춤부터 문제해결, 집단에 참여하기 등 다양)을 열거한다. 문제행동 다루기가 핵심일 수 있는데, 응용행동분석(applied behavior analysis: ABA) 기법을 기본으로 기초선 자료수집, 바람직한 행동 늘리기 기법, 잘못된 행동 줄이는 방법으로 나눌 수 있다. 바람직한 행동을 늘리는 방법으로는 긍정 및 부정 강화를 적절하게 사용하는 것이다. 중요한 것은 목표행동 설정, 적절한 강화물의 선택 및 적절한 적용 등이다. 잘못된 행동을 줄이는 방법으로 변별 강화(differential reinforcement), 소거(extinction), 반응대가(response cost), 타임아웃(time out), 그 외에 과잉교정(overcorrection), 얼굴 가리기(facial screening) 등이 있다. 지적 장애에 특정한 문제로 자해행동(self-injurious behavior: SIB), 상동증(stereotypies) 등을 제시했는데, 이미 앞에서 논의한 과잉교정, 얼굴 가리기 등과 함께 장갑 끼우기 등의 방법들이 연구되었다. 자해, 상동증, 난폭행동, 과잉행동 등에는 약물투여를 하여 증상을 완화시키기도 하는데, 공립학교에서 7~15%, 지역사회에서 25~40%

의 아동들이 약물치료를 받고 있는 것으로 보고되었다(Handen, 1998); 일반적으로 지적 장애에서는 정신질환의 이환 위험도가 일반인에 비해 3~4배 높은 것으로 알려져 있다.

치료 및 대책의 마지막으로, 지적 장애의 예방과 재활을 보면 일차 예방으로 위험 요소를 줄이려는 여러 노력이 있다. 예를 들면, 이미 앞에서 언급하였지만, 임신 중의 음주 및 흡연을 금지하는 교육이나 캠페인, 임신 중의 적절한 영양 공급(특히 folic acid를 포함한 비타민제), 임신 전에 필요한 예방접종 시행 등이 바로 그 구체적인 예에 해당한다. 이 외에도 납중독으로 인한 폐해를 줄이기 위해 무연휘발유(unleaded gasoline) 사용을 권장하는 정책, 자전거를 탈 때 헬멧을 착용하게 하여 뇌손상을 줄이는 방법 등도 있다. 보다 적극적인 방법으로 논란이 있기는 하지만, 초음파검사 등을 통한 산전 진찰에서 중대한 결함이 있는 기형아를 발견하여 임신중절 등을 시행하는 방법이다. 둘째, 이차 예방으로 갑상선 기능 저하증에서 호르몬 투여, 페닐케톤뇨증(PKU)에서 식이요법, 수두증에서 션트(shunt) 수술, 간질에서 항경련제 투여 등으로 지적 장애를 완화 혹은 악화방지를 한다. 마지막으로 삼차 예방에서는 독립 수준, 자조 능력, 사회기술 능력과 기회, 사회의 통합기능, 지역사회에서의 지지 제공 등이 중요하다. 지적 장애의 예방 혹은 치료 효과에 대해서는 다소 논란이 있음에도 불구하고 미국에서 헤드스타트(Head Start) 프로그램으로 시작하여 국내에서도 '드림스타트'로 시행되는데, 열악한 환경에 있는 영유아들을 조기 발견하여 지적 기능을 포함한 전반적 발달을 도와주는 프로그램들이 원인이 밝혀지지 않은 지적 장애 아동들에게서 도움이 될 수 있다.

II. 특정발달장애: 학습장애 및 의사소통장애

1. 서론

특정 기술의 획득이나 수행에의 발달상 결함은 흔히 아동기에 처음 나타나는데 종종 일생 동안 지속하는 수가 있다. DSM-5(APA, 2013)에서는 신경발달장애 카테고리에서 **특정학습장애**(specific learning disorder: SLD)로 여러 학습기술의 습득에 장애를 초래하는 경우가 포함된다. 둘째가 **운동장애**(motor disorders)로, 신체 조절에 곤란을 갖는 장애로는 발달성 조절장애, 상동운동장애, 틱장애가 포함된다. 마지막으로 **의사소통장애**(communication disorders)로서, 언어장애, 말소리장애, 유창성장애(말더듬), 사회성 의사소통장애가 포함한다. 이들은 앞의 자폐성장애 혹은 지적 장애 등과 달리 아주 특정한 발달영역에 한정하여 결함을 나타내기 때문에 과거에 흔히 특정발달장애(specific developmental disorder: SDD)로 구분되기도 하였는데, 결함을 나타내는 영역이나 양상은 다르지만 많은 공통적인 특성을 갖는다.

특정발달장애들은 흔히 다른 정신질환을 병합하거나 공존하여 나타나는 수가 많다. 실제로 이들이 겉으로 드러나는 것은 정서 혹은 행동 문제이지만, 진단 및 평가 과정 중에 보면 학습이나 언어장애는 중요한 원인적 요인임에도 불구하고 숨겨진 채 드러나지 않고 부수적인 문제로 간주되는 수가 적지 않다. 특히 학습장애 혹은 언어장애는 보통 전체적인 인지발달 수준에 비해 상대적으로 정의되는 수가 많다. 그러므로 임상적 관찰과 면접만으로도 진단이 유추될 수 있지만, 반드시 지능검사와 특정 기술에 대한 표준화된 검사에 의해 측정되어야만 진단할 수 있다.

특정발달장애의 발생빈도는 비교적 흔해서 전 학령기 아동의 10~15%에 해당하는 것으로 알려져 있다. 하지만 이들이 겉으로 잘 드러나지 않고, 많은 경우 동반된 다른 정신질환으로 진단되거나, 장애의 정도 혹은 장애로 인한 기능 저하가 심하지 않아서 실제로 그 발생빈도가 적은 것으로 간주되거나 그 중요성이 주목받지 못하고 있다. 대부분 가족력이 뚜렷이 있고, 남녀비 차이를 보여 대개 3~4 : 1로 남자에서 흔하다. 이 예외가 수용성 언어장애이다.

이들 장애의 원인은 아직 확실하지는 않지만, 대뇌피질 혹은 이들 특정 기능과 관련된 다른 대뇌 영역의 발달지연, 기능 이상 혹은 손상과 관련된 것으로 여겨진다. 그리고 유전적 · 기질적 이상에 대한 직접적 증거의 정도가 장애마다 다른 것으로 나타나 비기질적 요인 또한 연관된 것으로 여겨진다. 학습장애, 의사소통장애, 운동조절장애는 다른 정신질환과 병합하거나 공존하는 수가 많다. 그 이유는 낮은 자존감, 자제력 부족, 수동적 태도, 경직성, 학습 결손 등이다. 대개 외현화된 행동장애가 많이 나타나는데, 학교 부적응 전에 선행하고, 심지어 학교 진학 전에 시작하는 수도 있다. 시간이 지나면서 경한 정도는 교육 등으로 호전되는 수도 있지만, 일부는 성인기까지 결함이 지속되기도 한다. 또한 동반된 행동문제 등도 발달상의 결함 정도를 넘어 지속하는 수가 있다.

평가는 지능검사, 특정 성취도검사, 임상관찰에 의한다. 이때 지적 장애, ADHD, 기분장애, 기타 정신 및 신경장애의 가능성을 평가해야 한다. 시력 및 청력의 장애도 악화시키거나 유사한 양상을 보일 수 있으므로 감각-지각 검사도 포함해야 한다. 이들은 특수교육의 대상이 되어야 한다. 이때 '**개인별 교육계획**(Individual Educational Plan: IEP)'이 아동의 수준이나 요구에 따라 개별로 수립되어야 하는데, 이 계획에 따라 부분학습, 종일 특수학급, 특수학교, 기숙학교 등이 마련된다. 또한 다학제적 접근이 필수적인데, 많은 전문가와 교사가 한 아동의 치료와 교육에 관련되기 때문이다. 특히 발달상 혹은 교육상 변화나 전환 시기(예: 유치원에서 초등학교, 초등학교에서 중학교 진학 등)에는 더욱 그렇다. 그러나 최근 높아지는 관심에도 불구하고, 이들은 매우 광범위하고 경우에 따라서는 일생을 지속하기도 한다. 또한 치료나 교육에서도 광범위하게 적용되고 있지만, 아직 뚜렷한 비교 연구는 부족하다. 약물치료도 많이 사용되고 있으나 학습, 운동기술, 언어장애 자체에는 효과가 없다. 현재까지 알려진 바로는 이들 장애가 주로 유전과 신경발달의 문제에서 기인하는 것으로 알려져 있지만 사회환경적 요인도 중요할뿐더러 합병증을 동반하기 때문에 더욱 중요하다. 그러므로 심리사회적 및 대인관계 요소가 치료와 예후에서 핵심적인 역할을 한다.

2. 학습장애

1) 정의

학습장애(learning disorders: LDs)는 읽기, 쓰기, 산술능력의 습득과 수행에 결함을 갖는 경우이다.[6] 이것은 소위 '**학습부진**(under-achievement)[7]'이나 '**학습지진**(slow learner)[8]'과는 질적으로 다른 경우이다. 즉, 교육기회, 저능, 운동 및 감각(시, 청각)장애, 신경계 장애에서 기인되는 경우는 제외된다. 따라서 이들 장애를 정의함에 있어, 오랫동안 이와 같

6) 영국 의사 W. Pringle Morgan이 1896년「A Case of Congenital Wordblindness」를 발표하면서 14세의 Percy F.라는 소년의 사례를 소개하였다. 그 소년은 영리하고 지적이며 또래에 비해 열등하지 않았음에도 불구하고 읽기를 거의 못하였다. 7세경부터 학교에 다니며 가정교사의 지도를 받고 열심히 노력하고 공부했는데도 읽지를 못하였다(Shaywitz et al., 2008). 학습장애(learning disabilities)라는 용어는 Kirk(1963)에 의해 처음 제안되었고, 이후 여러 영역을 포함하는 장애로 확대되었다.

7) 학습부진(學習不進)은 학습 가능성에 비하여 기대되는 학업성취 수준에 못 미치는 경우를 말한다. 인지적 특성으로 낮은 기억력, 기초학습능력 및 학습전략 부족, 언어능력 빈약 등이 있고, 정의적 특성으로 주의력 결핍, 부정적 자아개념, 낮은 학습동기, 낮은 지적 호기심, 사회적 부적응성 등이 있다(특수교육학사전, 2009, p. 432).

8) 학습지진(學習遲進)은 지적 능력의 저하로 학업성취가 뒤떨어지는 경우이다. 지적 수준이 지적 장애는 아니지만 경계선급 경도장애를 보여 학습속도가 느리고 학습능력도 평균수준에 미치지 못한다. 일반아동집단의 하위 15~20%가 학습지진에 해당하며, 지능 수준은 하위 3~25% 가량으로 지능지수(IQ)로는 약 75~90 사이에 속한다(특수교육학사전, 2009, pp. 434-435.)

은 경우를 제외하기 위해서 지능지수에 비해 성취도가 2년 혹은 2 표준편차 이상의 결함을 보일 때로 학습장애를 규정해 왔다. 이것은 소위 인지과정론(cognitive processing approach)으로서 '**IQ-성취 불일치 모델**(IQ-achievement discrepancy model)'의 핵심이다. 여전히 이 모형이 학습장애를 정의하는 데 널리 사용되고 있지만, 이 모형의 제한점에 대한 비판으로 최근 '**치료반응론**(respond-to-intervention: RTI)'이 대두되었다. 여기서는 학교의 모든 학생에게 높은 질, 연구기반 커리큘럼, 학생의 기술수준에 대한 주의 깊은 모니터링이 주어지고, 이에 대해 충분한 기간에도 불구하고 따라오지 못하는 학생의 경우 학습장애로 규정한다는 관점이다. 전자는 흔히 임상적 접근인 데 비해, 후자는 주로 교육적 접근으로 간주된다. 학습장애에 대한 또 다른 견해로 '**저성취론**(low achievement approach)'이 있는데, 이는 성취도 평가에서 25% 미만 혹은 16% 미만 등 기준 이하를 학습장애로 간주하는 관점이다. DSM-5(APA, 2013)에서는 저성취론의 관점을 위주로 하여 학습장애의 진단기준을 제시했다(Lewandowski & Lovett, 2014).

미국 공법 94-142에서의 학습장애 정의[9]와 유사하게 국내의 「장애인 등에 대한 특수교육법」에서 규정하는 학습장애는 '학습장애를 지닌 특수교육대상자'란 '개인의 내적요인으로 인하여 듣기, 말하기, 주의집중, 지각(知覺), 기억, 문제해결 등의 학습기능이나 읽기, 쓰기, 수학 등 학업성취 영역에서 현저하게 어려움이 있는 사람'으로 정의하고 있다. 이에 비해 미국정신의학회의 DSM-5(APA, 2013) 의학적 정의는 이를 신경발달장애의 한 유형으로 간주하고, 유전적 소인이 매우 높다고 보고 있다(유전율이 대략 0.6 이상). 여기의 진단기준을 보면 '단어 읽기의 정확성 및 유창성, 독해 이해, 쓰기, 산술 계산 및 수학적 추론 등에서 연령(CA)에 비해 실질적이며 양적으로 결함을 보여 학업 및 작업 수행 혹은 일상 활동을 방해하는 경우'라고 규정한다. 물론 지적 장애, 시각 혹은 청각 장애, 다른 정신 혹은 신경질환, 사회심리적 요인이나 교육적 여건에 의한 것은 제외했다. 이를 진단하기 위해서는 표준화된 성취도검사와 함께 철저한 임상적 평가를 실시하는데, 여기에는 아동의 과거력(특히 발달력, 의학력, 가족력, 교육), 학교기록, 심리교육적 평가에 근거하도록 했다.

9) 학습장애란 이해 과정이나 구화 언어 및 문자 언어에서 작용하는 기초 심리 과정들의 하나 또는 그 이상의 장애가 있는 것을 말하며, 이 장애는 듣고, 생각하고, 말하고, 읽고, 쓰며, 철자법 또는 숫자 계산에서 불완전한 능력으로 나타난다. 학습장애에는 지각장애나 뇌손상, 미소 뇌기능장애, 난독증 및 발달성 실어증 등은 포함하지만 주로 시각, 청각 또는 운동장애, 지적 장애, 정서장애 혹은 환경적, 문화적, 경제적 실조의 결함에 의한 것은 제외한다.

표 5-5 학습장애의 영역별 결함(DSM-5; APA, 2013)

읽기 영역의 결함
단어읽기 정확도(word reading accuracy)
읽기율 혹은 유창성(reading rate or fluency)
읽기 이해(reading comprehension)
쓰기 표현 영역의 결함
철자 정확도(spelling accuracy)
문법 및 구두법 정확도(grammar & punctuation accuracy)
쓰기의 명료성 혹은 조직화(clarity or organization of written expression)
수학 영역의 결함
수 감각(number sense)
수학적 사실의 기억(memorization of arithmetic facts)
정확한 혹은 유창한 계산력(accurate or fluent calculation)
정확한 수학 추론(accurate math reasoning)

2) 원인

발달성 학습장애의 원인은 앞에서도 언급했지만, 아직 확실히 알려져 있지 않다. 그러나 여러 가지 유전 및 가족력에 의한 것으로 많이 알고 있다. 난독증을 앓는 부모의 자녀의 경우 적게는 23%에서 많게는 65%의 위험도를 갖는다(1차 친족에서의 상대적 위험도는 읽기장애의 경우 4~8배, 수학장애는 5~10배). 지금까지 알려져 있는 유전적 요소의 유전성은 60% 이상이고, 나머지가 환경적 요소에 의한 것으로 알려져 있다. 오늘날 난독증 연구에서 인간염색체에 관련된 위치가 9개 알려져 있고, 공식적으로 DYX1부터 DYX9까지 9개가 알려졌다. 이 가운데 Shaywitz 등(2007)은 6번 염색체의 짧은 팔 22번 밴드(band; 6p22)에 위치한 DYX2를 주목하고 있다. 그들은 6p22의 DCDC2유전자와 난독증이 관련된다고 주장하고 있다.

난독증의 신경발달학적 결함들도 최근 뇌영상 검사의 발달로 인해 많은 것이 밝혀지고 있어 다음과 같이 추정되고 있다(Shaywitz et al., 2007). 읽기와 연관한 3개의 신경계는 [그림 5-2]와 같이 앞쪽의 신경체계는 하전두엽(inferior frontal gyrus, 브로카 영역)으로 조음(articulation)과 단어 분석(word analysis)을 담당하고, 뒤쪽의 두정-측두(parieto-temporal) 영역은 단어 분석, 또 다른 뒤쪽 체계인 후두-측두(occipito-temporal) 영역(단어 형태)은 빠르고 자동적이고 유창한 단어 인식(word identification)을 담당하는 것으로 추정된다. 뇌

힘들거나 혹은 언어적 의사소통을 방해한다. 기저 기제에 따라 발성장애와 조음장애로 나눌 수 있다. 유창성장애(childhood-onset fluency disorder; 말더듬, stuttering)는 연령에 비해 부적절하게 정상적인 유창성 및 말의 시간패턴에 이상을 나타낸다. 이들은 엄격한 의미에서 언어장애이기보다는 운동성 말하기의 결함이라고 본다.[11)]

언어장애에 대한 관심은 여러 방면에서 다양하게 시작되었다. 처음에는 신경학자들로 아동기 언어장애와 성인 실어증(失語症, aphasia)과의 유사성으로 '선천성 실어증(congenital aphasia)'이라고 명명했다. 그러나 이 생각은 곧 발달학자들에 의해 반박되어 아동기 언어장애를 설명하는 개념으로 '발달성 부전 실어증(developmental dysphasia)'으로 불렸다. 그 외에 1900년대 후반까지 언어병리학자들은 다양한 청력 수용과정의 결함이 관련됨을 시사했고, 이들은 '선천성 청지각 부전(congenital auditory imperception)' '선천성 청각 실조증(congenital auditory agnosia)'으로 불렸다.

2) 원인

유전적 요인이 강하게 작용하는 것으로 알려졌고, 그 외에 발달적 요인으로 흔히 두 가지 견해가 설명되고 있다. 그중 하나가 생애 초기 두뇌 손상으로 언어의 비특정 발달지연으로 보는 견해이다. 두 번째 견해는 신경인지 결함, 청각 진행의 문제, 언어적 결함 등 특정 부분에 초점을 맞춘다. 많은 연구에서, 적어도 일부 아동들에서 두뇌 구조나 기능의 이상을 입증하고 있으나 이들 중 어느 하나도 아직 뚜렷한 결론을 내리기는 미흡한 형편이다.

11) 언어 구조에 대해 좀 더 구체적으로 정의하고 있는 미국 말-언어-청력협회(The American Speech-Language-Hearing Association)의 정의(1982)를 소개한다.
"A language disorder is the impairment or deviant development of comprehension and/or use of a spoken, written, and/or other symbol system. The disorder may involve (1) the form of language(phonologic, morphologic, and syntactic systems), (2) the content of language(semantic system), and/or (3) the function(use) of language in communication(pragmatic system) in any combination. The subsystems of language currently are thought to be phonology, morphology, syntax, semantics, and pragmatics."

3) 임상 양상

여러 가지 문제로 인해 내원하게 되는데, 결함의 형태와 아동의 연령에 따라 임상 양상이 달라진다. 걸음마기나 학령전기에는 주된 관심이 아이가 말을 할 것인지 여부, 아이가 간단한 지시를 이해하는지 여부, 언어 수준 등이다. 학령기가 되면 문법적으로, 어의적으로 더욱 복잡한 과제를 수행함에 있어서 이해, 표현 등이 더 문제가 된다. 수용성 언어장애를 갖는 아동은 언어의 이해뿐 아니라 표현에서도 결함을 보인다. 결과적으로 이 형태가 더욱 심각한 문제를 초래한다. 표현성 언어장애 아동은 일반적으로 언어의 이해는 문제가 없고, 단지 표현에만 문제를 갖는다. 아주 어린 아이의 경우에는 전혀 말을 하지 못하는 수도 있다.

언어장애를 갖는 아동들은 흔히 여러 가지 정서적 및 행동 문제를 동반한다. 어린 아동들에서는 충동성, 산만함, 공격성, 자신감 결여, 참을성 부족, 불안, 사회적 미숙함을 보인다. 청소년기에도 나타날 수 있는데 이때 불안, 강박증, 위축, 공격성, 경직을 보인다. 이 장애에서는 정신병리의 동반을 약 50%까지 보고한다. 반대로 소아정신과 환자의 약 1/2에서 언어장애를 동반하는데 대부분 간과되는 수가 많다.

4) 임상에서의 언어 평가

표준화된 검사를 통해야 정확한 진단이 가능하지만 임상에서 진찰 과정 중에 주의 깊게 살펴서 기본적인 언어 장애나 결함을 발견하려는 노력이 필요하다. 구체적으로 다섯 가지 영역으로 나누어 평가한다(Rutter, 1985). 즉, 내재 언어, 언어 이해, 언어 생산, 발음 및 발성, 화용 언어이다.

- 내재 언어(inner language)란 아동의 생각에서 상징의 사용 여부를 일컫는 것이다. 즉, 어린 아동이 블록을 가지고 자동차라고 하며 노는 것과 같은 상징놀이를 관찰함으로써 쉽게 알 수 있다.
- 언어 이해(language comprehension)에서는 ① 몸짓 없는 지시에 따르는 능력, ② 상황에 맞고 문맥에 벗어난 질문에 답하는지 여부, ③ 지속적인 대화가 가능한지 여부, ④ 추상적 내용을 이해하는지 여부, ⑤ 추론을 이끌어 내는지 여부 등을 파악한다.
- 언어 생산(language production)에서는 ① 사용하는 말의 양, 유창성, 수준, ② 형태,

③ 문법, ④ 어의 및 어휘 사용 등을 파악한다.

- **발음 및 발성**(phonation)에서는 음성의 질에 관한 사항으로 ① 피치, ② 세기, ③ 질, ④ 억양, ⑤ 운율(prosody) 등이 포함된다.
- **화용 언어**(pragmatic language)는 효과적인 의사소통을 위해 사용하는 능력에 관한 영역으로 ① 눈 맞춤, 몸짓 등과 같은 사회 관습에 대해 관심을 갖는 정도, ② 대화 유지 능력, 공통의 관심사 유지, 대화에서 순서를 지키는 일, ③ 연령 수준에서의 이해도, 관용적 표현의 이용, 은유적 표현 등이 포함된다.

5) 진단

진단은 두 가지 단계로 나뉜다. 첫 번째 단계가 언어 능력과 지능과의 관계를 밝히는 단계이다. 그다음 단계에서는 청력 결함, 지적 장애, 자폐성장애, 말소리장애, 실어증 등을 감별한다. 일반적으로 자폐성장애에서 보이는 뚜렷한 사회성 결핍이 여기서는 두드러지지 않기 때문에 쉽게 감별되지만, 심한 수용 및 표현 언어 장애를 갖는 아동에서 심한 의사소통의 결함, 상동 행동, 사회적 미숙함, 변화에 대한 저항 등의 증상을 보이는 수가 있다. 그러나 이들은 상호교류적인 사회적 상호작용에 좀 더 관여되고, 상징놀이가 가능하고, 감정 표현이 나타나기 때문에 구별할 수 있다. 또한 반향어, 보속, 화용 언어의 결함, 감정이 섞이지 않은 언어 사용 등의 특징을 갖는 자폐증 아동의 언어와는 차이가 있다.

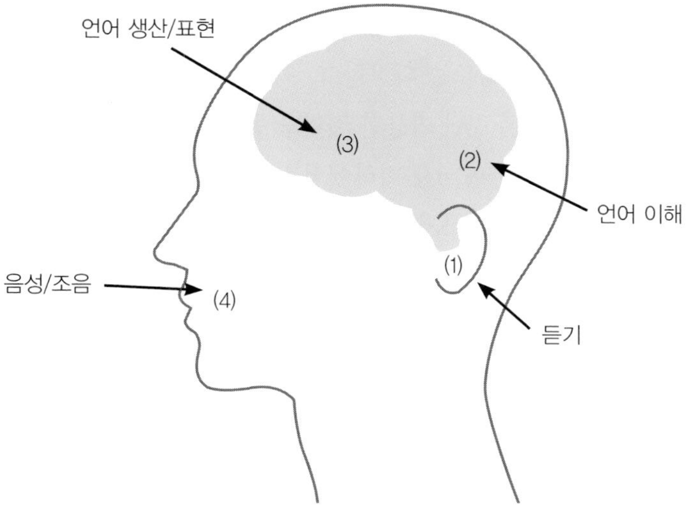

[그림 5-4] 언어장애가 있는 아동의 결함 부위

6) 치료

치료에는 두 가지 접근이 있다. 한 가지는 언어 결함 요소에 초점을 맞추어 기술을 증진시키는 여러 가지 치료 기법을 사용하고, 다른 하나는 언어 결함을 효과적으로 피해 가는 아동의 능력을 증진시키는 방법이다. 치료에서 다른 감각기능(예: 시지각)을 사용함으로써 학습을 증진시키며, 효과적인 의사소통 행동을 자주 사용하도록 시킨다.

7) 자연 경과 및 예후

많은 아동은 학령기에 도달하면 호전되지만, 이들에게도 작은 문제는 계속되는 경우가 많다. 학령전기에 발달성 언어장애를 갖는 아동을 10년 동안 추적한 연구에서는 단지 30%만이 정상적으로 교육받고 있었음을 보고하였다. 나머지는 낙제를 하거나, 특별학급에서 교육받고 있었다. 또한 언어 검사에서 62%가 평균 이하의 점수를 얻었으며, 학습장애와 기타 정신질환과 밀접한 관련이 있었다.

다른 추적 연구에서도 비슷한 결과를 얻었는데, 불량한 예후와 연관된 요인들로는 표현성보다 언어 이해의 결함, 사회기술의 부족, 정신병리와 운동실조 등이 있었다.

8) 말소리장애: 음성/조음 장애

나이에 비해 말소리를 적절히 내지 못하는 것을 말한다. 특징적으로 말소리(speech sound)가 미숙하다. 언어의 수준 정도는 다양하다. 여러 장애와 연관을 갖는데 약 1/3에서 불안장애나 과잉행동증과 같은 진단 가능한 질환을 동반한다.

말소리장애는 전체 아동의 약 15%, 8세 이하에서 10%, 그 이상에서 5%를 갖는 것으로 추산된다. 남자에서 흔하며, 보통 남아가 6%, 여아가 3%에 해당한다. 원인은 역시 확실치 않지만, 경도의 청력장애, 인지 결함, 가족 내의 언어 모형 결함 등이 관련된 것으로 시사된다. 약 8세까지 자연 회복되는 수도 있지만 적절한 치료에 의해 촉진되기도 한다. 말더듬이나 콧소리와 같은 문제를 동반할 때의 예후는 종종 불량하다.

9) 유창성장애(말더듬, stuttering)

흔히 2~5세 사이에는 말을 더듬거나, 유창하지 못하게 말을 하는 것이 정상적일 수도 있다. 왜냐하면 말하는 기술이 생각을 따라가지 못하기 때문이다. 이같이 정상적인 발달 과정에서 일시적으로 나타날 수 있는데, 유치원 연령 아이들 중 약 4% 정도가 어느 정도 말을 더듬는 경험이 있다. 그러나 발달해 가면서 점차 호전되어 약 1%만이 계속 더듬게 되는데, 남녀의 비는 남자가 약 3~5배 정도이다. 원인은 아직 확실치 않지만 유전적인 영향이 약간 있는 것으로 알려져 있고, 그 외에 더욱 중요한 것은 언어획득 과정에서 여러 요인에 의해 영향을 받는다. 그중에 잘 알려진 것이 지나친 형제간 경쟁, 부모의 부재, 신체적 혹은 정신적으로 너무 피곤한 것, 말을 너무 빨리 하는 것, 부모들이 말에 대해 지나치게 간섭하는 태도들이 있다. 그 외에 뇌 손상, 매우 불안정한 정서도 기여한다.

정상적인 말더듬과 말더듬의 시초를 구별할 수 있는 명확한 감별점은 없지만, 다음과 같이 몇 가지 특성을 가질 때 그 시초를 의심할 수 있다. 첫째, 단어 혹은 구절의 전체보다 단어의 일부분을 반복하는 경우이다(예: 그래서 그래서 있지 → 그-그-그래서 있지). 둘째, 한 번 반복하기보다 여러 번 반복하는 경우이다(예: 유-유치원 → 유-유-유-유치원). 셋째, 천천히 사이를 떼고 반복하기보다 불규칙하고 빠르고 급격하게 반복하는 경우이다(예: 있--있--있잖아 → 이--이있-있-있잖아). 넷째, 말더듬의 횟수가 많을 때 등이다. 덧붙여 살펴볼 것은 중모음의 삽입(예: 고-고-고양이 → 그-그-그-고-고양이), 말의 고조, 억양 및 세기의 변화, 말을 더듬을 때 애를 쓰거나 긴장을 나타내 얼굴을 찡그린다든지, 말하기를 두려워한다든지 하는 경우에는 의미가 있다.

치료는 우선 정확한 평가와 진단이 중요하며 이비인후과, 소아과, 신경과, 소아정신과 등 의학적 검진과 함께 언어치료사 혹은 언어병리학자의 평가가 필요하다. 이 과정에서 아주 심각하거나 혹은 급하지 않은 경우에는 대개 한 달에 한 번 정도의 정기 검진이면 충분하고, 이때 부모와 자녀와의 대화의 질, 아이에 대한 관심 정도, 형제간 경쟁 정도, 부모들의 언어에 대한 간섭 정도, 부모의 부재 여부, 아동의 피곤 정도 등을 살펴본다. 그리고 간접적인 방법으로 부모를 통해 몇 가지를 교육한다. 말을 천천히 부드럽게 하기, 가족 전체가 협조하기, 가정에서 아동에게 서두르지 않도록 하기, 말이 아니더라도 비언어적 의사소통을 통해서 자녀와 대화하도록 하기, 가족 간의 대화를 체계화하여 경청하는 태도와 아동의 수준에 맞추어 대화하는 법을 가르치기, 아동의 말을 교정하려 하지 않기, 아동과 책을 읽으면서 편안한 마음으로 대화하는 기회를 갖도록 하기, 그 외에 형제간 경쟁 등 위험 요소를 교정하기 등의 원칙을 교육하여 실행한다.

이 같은 지지적 접근으로 약 4~5회 상담에서 호전되기도 하고, 만성화 경과를 밟거나 혹은 증상이 심할 때는 적어도 20~30회 이상의 전문적인 언어치료를 받는다. 예후는 심하지 않은 경우에는 약 절반이 저절로 낫고, 심한 경우에도 치료를 받으면 75~80% 정도가 완쾌될 수 있는 것으로 알려졌다(Guitar, 1985).

10) 사회성(화용성) 의사소통장애

사회성(화용성) 의사소통장애[social(pragmatic) communication disorder: SCD]는 일차적으로 화용의 결함 혹은 언어 및 의사소통의 사회적 사용의 결함을 특징으로 하는 장애이다. 사회적 맥락에 적합한 방식으로 인사(greeting) 혹은 정보 공유와 같은 사회적 목적을 위한 의사소통에서의 결함, 맥락이나 듣는 사람의 필요에 맞추어 의사소통을 변화시키는 능력의 결함(놀 때와 공부할 때 다르게 이야기하는 것, 아이와 어른에게 다르게 이야기하는 것, 지나치게 형식적인 언어를 피하는 것 등), 대화 및 이야기하는 규칙을 따르는 것에 있어서의 결함(대화할 때 번갈아 주고받는 것, 잘못 이해한 것을 고쳐서 이야기하는 것, 상호작용에서 언어 및 비언어적 신호를 어떻게 사용하는지 아는 것), 드러내고 이야기하지 않은 것(추론해야 하는 것)과 언어의 글자 그대로의 의미가 아니거나(속담, 유머, 은유) 모호한 의미(해석하는 맥락에 따라 여러 가지 뜻을 갖는 경우)를 이해하는 데 결함으로 나타난다.

사회적 의사소통의 결함으로 인해 효과적인 의사소통, 사회 참여, 대인관계, 학업 성취, 작업 수행에 지장을 초래한다. 이들은 언어장애를 포함하여 ADHD, 행동 문제, 학습장애를 동반한다. 4세 이전까지는 진단되기가 쉽지 않고, 심지어 증상이 가벼운 경우 초기 청소년기까지 두드러진 문제를 보이지 않는다.

이 장애는 DSM-5 개정작업에서 많은 논란이 되었던 진단카테고리 가운데 하나로, 자폐성장애와의 구별이 논란이 되었다. 자폐성장애와 뚜렷하게 구별되는 것으로는 '행동, 관심, 활동의 제한적/반복적 패턴'의 존재 여부이다. 과거 아스퍼거장애(asperger disorder: AS), 비전형적 전반적 발달장애(pervasive developmental disorder not otherwise specified: PDD-NOS)로 진단받았던 일부가 이 장애로 진단될 수 있다고 하여, 그동안 자폐성장애에 포함되었던 특수교육, 혜택 등으로부터 제외되는 것이 아니냐 하는 점에서 장애관련 단체 등에서 많은 반대가 있었다고 한다. 이 장애에 대한 연구는 아직 부족한 상태로 많은 논란이 예상된다.

표 5-6 언어장애의 감별

	청각장애	지적 장애	자폐성장애	표현언어장애	수용언어장애	함구증	말소리장애
언어 이해	X	X	X	O	X	O	O
표현 언어	X	X	X	X	X	V	O
청력 검사	X	O	O	O	V	O	O
발음	X	X	X(V)	X(V)	X(V)	O	X
내재 언어	O	O	X	O	(O)(일부 L)	O	O
몸짓 사용	O	(O)(L)	X	O	O	(O)(V)	O
반향	X	(O)(L)	(O)(I)	O	O	O	O
소리 반응	(X)	O	X	O	V	O	O
얼굴 응시	O	O	X	O	O	O	O
동작 지능	O	X	(O)	O	O	O	O

X = 이상(abnormal), O = 정상(normal), V = 다양(variable)
( ) = 조건이 있음, (L) = 제한적(limited), (I) = 부적절(inappropriate)
출처: Sadock et al.(2015), p. 1143.

III. 운동장애

1. 틱장애

1) 틱의 정의

틱(tic)은 불수의적인(involuntary), 갑작스러운(sudden), 재빠른(rapid), 반복적인(recurrent), 불규칙한(nonrhythmical), 상동적인(stereotyped) 운동(movement) 혹은 발성(vocalizations)을 말하며, 얼굴, 손, 다리 등 몸의 어떤 부위에서도 생길 수 있는데, 환자들은 이를 참을 수 없는 것으로 경험하지만 잠시 동안 억제는 할 수 있다. 틱은 몸을 움직이는 것을 운동 틱(motor tic), 소리를 내거나 단어 혹은 문장 등을 반복하는 것을 음성 틱(vocal tic)이라고 구분한다. 틱은 자기도 어쩔 수 없이 일어나지만, 잠시 동안은 의지로 멈출 수도 있고, 스트레스가 높아지면 심해지고, 다른 활동에 몰두하면 약화된다. 잠이 들면 거의 나타나지 않는다. 대부분의 틱은 초기에는 심하지 않기 때문에 자기 스스로나 주위에서도 잘 알지 못하지만, 심해지면 자주 심하게 나타나 생활하는 데 많은 지장을 주기도 한다. 틱을 단순형(simple), 복합형(complex)으로 구분하기도 하는데, 그 기준은 명확치 않다. 단순 운동 틱 중에서 흔한 것으로 눈 깜박임, 눈동자 굴림, 목 젖힘, 어깨 들썩임, 얼굴 찡그림, 기침하기가 있다. 흔한 음성 틱으로는 헛기침, 툴툴거림, 킁킁거림, 콧바람 내기, 큰기침하기 등이 있다. 복합 운동 틱으로 흔한 것은 얼굴 움직이기, 몸치장하기, 펄쩍 뛰기, 만지기, 발 구르기, 냄새 맡기 등이 있고, 복합 음성 틱으로는 단어나 문맥에 어긋나는 글귀의 반복, 욕설증(coprolalia, 주로 외설적인 말), 동어반복증(palialalia), 반향어증(echolalia) 등이 있다.

틱은 많은 움직임 이상(movement disturbances)과 구분을 해야 한다. 무도병(choreiform), 근 긴장(dystonic), 아테토이드(athetoid) 이상운동, 근 간대성(myocloic) 이상운동, 편측안면경련, 근 강축(muscle spasm), 상동운동(stereotyped movements) 등이 있다. 틱의 원인은 아직 확실치 않지만 현재 추정으로는 중추신경계의 신경생화학적 이상(특히 도파민, dopamine)으로 생각되고 있다.

2) 틱의 특징과 진단 및 평가

DSM-5(APA, 2013)에서는 틱장애를 증상의 지속 기간, 틱의 다양함, 발병 연령에 의해 다음의 네 가지 형태로 구분한다. **잠정적 틱장애**(Provisional Tic Disorder)는 틱이 발생한 지 12개월을 넘지 않는 운동 혹은 음성 틱을 갖는 경우에 진단한다. **지속성**(만성) 운동 혹은 음성 **틱장애**[Persistent(Chronic) Motor or Vocal Tic Disorder]와 **투렛장애**(Tourette's Disorder)는 틱이 1년 이상 지속하는 경우인데, 후자인 경우에는 여러 종류의 운동 틱과 함께 적어도 한 가지 이상의 음성 틱을 동시에 가져야만 한다. 그 외에 기타 혹은 특정하지 않은 틱장애(Other/Unspecified Tic Disorder)는 진단기준을 충족하지 않거나, 18세 이상의 연령에서 처음 발병하였거나, 오직 한 가지 운동 틱 혹은 음성 틱만을 갖는 희귀한 경우 등에 한한다.

틱은 아동기에 매우 흔하고 대부분은 일과성으로 나타난다. 투렛장애의 발생빈도는 학령기에서 1,000명당 3~8명으로 추정된다. 대략 2:1 내지 4:1로 추정되며, 남자들에게 더 흔하게 발생한다. 틱장애는 다른 동반질환이 발생할 취약성이 높아지는데, 사춘기 이전 아동들에서 강박장애(OCD), 주의력결핍 과잉행동장애(ADHD), 분리불안장애(SAD)의 발생 가능성이 높다. 청소년 혹은 성인에서는 우울장애, 약물 사용장애, 양극성장애가 관련된다.

틱은 하루에도 여러 번 나타나는데, 대개 수년간에 걸쳐서 지속한다. 이 같은 증상으로 사회적 · 직업적 혹은 그 외의 여러 영역에서 기능장애를 초래하거나 심하게 고통을 받는다. 틱의 발생부위, 숫자, 빈도, 복잡성, 심각도는 시간에 따라 변하는데 흔히 머리에서 시작하여 신체 다른 부위로(머리에서 팔다리로) 퍼져 나간다. 음성 틱은 앞에서 언급한 여러 가지가 일어나는데, 그중에서도 욕설증은 환자의 약 10%에서 동반한다. 복잡형 운동 틱의 경우 만지기, 주저앉기, 다리 구부리기, 이상한 걸음 등도 나타난다. 약 절반에서는 한 가지 틱이 일시적으로 몰아서 나타나는 경우가 많은데 가장 흔하게 눈 깜빡임이 나타난다. 그 외에 얼굴이나 신체의 다른 부위에 틱이 나타나는데, 혀 내밀기, 주저앉기, 코 킁킁거림, 한쪽 발로 뛰기, 헛기침, 말더듬기, 말 우물거림 등이 나타난다.

틱은 빠르면 2세에도 발생하는 수가 있지만, 대개 4~6세경 처음 발병하여 10~12세에 최고조에 달했다가, 대부분은 청소년기와 성인기를 지나면서 증상의 심각도, 빈도, 다양성이 줄어들어 호전된다. 일부는 보통 성인기 초기에 완전히 없어지기도 한다. 초기 행동증상(자극과민성, 집중력저하, 좌절내성저하)들이 선행하는 수가 많고, 2~10세 사이에 최초 틱 증상이 시작하는데(보통 4~6세), 대개 눈 깜빡임(eye blinking)부터 시작하여 머리 흔들기(head nodding), 얼굴 찡그리기(facial grimace) 등으로 변해 가고 대부분 전신으로 확대된다. 욕설증(음담, coprolalia; 보통 초기 청소년기 시작, 약 10%), 강박사고 및 행동, 집중력 장애, 충동적 행동, 성격 문제가 잘 동반된다. 현재 이들은 유전적으로 연관이 있는 것으로 알려져 있다. 그 외에 사회적으로 편치 않은 감정, 수치심, 우울한 기분이 잘 수반되며, 대인관계에서 틱을 갖고 있어 다른 사람들로부터 배척당하거나 혹은 불안하기 때문에 사회적 · 학업적 · 직업적 기능저하를 초래할 수 있다. 아주 심한 경우에는 읽기, 쓰기와 같은 일상생활에서의 문제도 있고, 드물지만 신체 손상—머리 찧기나 눈을 때림으로써 망막박탈로 인해 실명, 무릎 굽히기 혹은 목 젖힘 등으로 인해 정형외과적 문제, 피부 손상—을 유발하는 수도 있다.

진단 및 평가는 헌팅턴씨 무도병, 뇌손상 후유증, 다발성 경화증 등을 포함한 여러 가지 신경학적 질환과 감별이 필요하다. 그 외에 항정신병 약물의 장기 투여 후에 나타나는 이상행동, 무도병, 근육강대성 운동 등 여러 신체질환에서 나타나는 이상행동과의 구별이 필요하다. 또한 상동운동증, 자폐성장애에서 나타나는 이상행동과의 구별, 강박장애의 강박행동과도 구별하여야 한다. 이때는 행동이 매우 복잡하고, 강박생각이나 혹은 정해진 규칙에 따라 일어나는 반면에, 틱장애에서 일어나는 행동은 덜 복잡하고, 강박생각에서 유래하는 불안감을 줄이기 위해서 일어나지 않는다. 그리고 틱장애는 각각 나타나는 기간, 발병 연령, 틱의 다양함에 따라 네 가지 형태로 구분하여 진단한다. 평가에서는

표 5-7 틱장애 치료의 원칙

1. 환자와 가족에게 틱장애에 대해 교육시킨다.
2. 공존 질병 여부를 밝힌다.
3. 임상적으로 문제가 되는 것들의 우선순위를 정한다.
4. 약물, 심리, 재활치료를 이용하여 문제가 되는 것을 치료한다.
5. 그 외에 다양한 사회심리적 방법을 통하여 적응시킨다.

틱이 나타나는 위치, 빈도, 강도, 발병 시기, 경과, 수반되는 정신 현상, 자긍심에 미치는 영향, 학교나 직업 수행 능력에 대한 영향, 신체손상 여부, 강박 생각과 사고, 정서적 문제들, 가족 및 또래와의 관계, 생활사건, 가족 병력, 과거 병력을 모두 수집해야 한다. 그리고 철저한 신체 및 신경학 진찰, 검사가 시행되어야 한다. 객관적인 평가도구로는 부모나 환자 스스로가 평가할 수 있는 '예일 투렛증후군 증상 리스트-개정판(Yale Tourette Syndrome Sympton List-revised)'(Cohen et al., 1984)이 있고, 그 외에 임상가가 관찰하여 평가하는 '투렛증후군 평가척도(Tourette Syndrome Global Scale)'(Harcherick et al., 1984), '투렛증후군 심각도 척도(Tourette Syndrome Severity Scale)'(Shapiro & Shapiro, 1984) 등이 있다. 틱장애의 치료는 〈표 5-7〉과 같은 원칙에 입각하여 시행한다.

틱장애에 대한 교육을 통해서 일부러 그리고 의도적으로 유발되는 것이 아니라는 것을 인식시키는 것이 필요하고, 대부분 성인이 되면 호전되며, 조현병이나 치매와 같은 심각한 질병과는 관련이 없다는 것으로 안심을 시킨다. 이와 함께 틱의 유전성, 신경생물학적인 것과 심리적인 면을 설명해 주고, 학교 교사와 긴밀한 협조가 필요함을 알려 주어야 한다. 왜냐하면 학업수행이나 대인관계에서 여러 가지 문제들이 발생하기 때문이다. 틱 자체가 객관적으로 측정하기 쉽기 때문에 많은 행동치료적 접근이 이루어졌는데, 일정기간 동안 틱을 자발적으로 수행하게끔 하는 '대량의 부적 실행(massive negative practice)', 틱을 하지 않을 경우 보상해 주는 '유관관리(contigency management)', 근육이완, 심호흡, 시각적 이미지, 말의 반복과 같은 '이완훈련(relaxation training)', 틱을 매일 기록하게 하는 '자기점검(self-monitoring)'과 틱을 하는 근육과 반대되는 근육에 힘을 주고 인지적 방법과 이완방법을 함께 훈련하는 '습관반전(habit reversal)' 등 다양한 방법이 있다. 약물치료는 틱 증상을 완화시키는 가장 좋은 방법이지만, 틱을 완전히 없애지 못하는 수도 많다. 할로페리돌(haloperidol)이 약 30여 년 이상 사용되었으며, 가장 효과적인 것으로 알려져 있다. 최근에 아리피프라졸(aripiprazole, 국내에서 아빌리파이로 판매됨), 리스페리돈(risperidone)

등이 많이 사용되고, 그 외에 플루페나진(fluphenazine), 피모자이드(pimozide), 설피리드(sulpiride), 티아프라이드(tiapride) 등이 사용되어 그 효능을 인정받고 있다. 주의력결핍 과잉행동장애(ADHD)를 동반할 때는 다른 약물로 클로니딘(clonidine, 국내에서 서방형제제로 켑베이가 판매됨), 구안파신(guanfacine)과 같은 알파효현제(α-agonist)가 처방된다.

2. 기타 장애

1) 발달성 협응장애

발달성 협응장애(developmental coordination disorder: DCD)는 운동협응기술의 습득과 실행이 연령에 비해 현저하게 저하되어, 굼뜸(clumsiness) 및 운동기술의 수행에서 느리고 부정확함으로 나타난다. 이로 인해 연령에 적합한 일상생활에서의 활동에 상당하고 지속적인 방해가 초래되며, 학업/학교생활, 직업 활동, 레저 및 놀이에 영향을 미친다.

증상은 발달 초기에 시작하는데 어린 아동의 경우 앉기, 기기, 걷기 등의 운동발달 이정표에의 도달이 늦어질 수 있다. 또는 계단 오르내리기, 자전거 타기, 단추 잠그고 풀기, 퍼즐 맞추기, 지퍼 채우기 등에서 늦어지기도 한다. 이러한 것이 가능해지더라도 행동이 어색하거나, 느리거나, 혹은 또래에 비해 정교하지 못할 수도 있다. 나이가 들거나 성인이 되면, 퍼즐완성, 모형제작, 구기 종목(ball games), 글쓰기, 타이핑, 운전, 자기관리기술과 같은 활동을 하는데 속도가 느리거나 정교하지 못함을 보이기도 한다. 일부에서 무도병 행동(choreiform movement) 혹은 거울 행동(mirror movement) 등과 같은 소위 '과흐름(overflow)' 운동이 동반되기도 하며, 이를 신경발달미숙(neurodevelopmental immaturities) 혹은 신경학적 경도증후(neurological soft signs)라고 부르는데, 아직 그 역할이나 중요성은 불분명하다.

대략 5~11세 아동에서 5~6%의 발생빈도를 갖는 것으로 알려져 있고, 남녀비율은 대략 2:1에서 7:1로 보고되고 있다. 일부 호전이 되기도 하지만 청소년기까지 50~70%는 지속한다. 호전이 되지 않으면 팀플레이 및 스포츠에 참여가 저조해지며, 낮은 자긍심과 낮은 자기가치감, 정서 및 행동 문제, 학업성취 저하, 신체활동의 기피와 비만 등을 초래할 수 있다.

함께 병발하기도 하고, 또한 감별이 필요한 것으로 언어장애, 특정학습장애, ADHD

를 포함한 주의력 저하(가장 흔히 동반하여 약 50%의 동반비율을 보임), 자폐성장애, 행동 및 정서 장애, 관절과운동장애(joint hypermotility syndrome) 등이 있다. 그 외에 감별해야 할 것으로 다른 의학적 원인에 의한 운동기능저하, 지적 장애 등이 있다. 특히 발달성 협응장애(developmental coordination disorder: DCD)를 동반한 ADHD는 더 많은 지장을 초래하고, 일부 연구자들을 이들을 'DAMP(Disorder of Attention, Motor coordination, and Perception)'라고 명명하며 특정한 하위유형으로 제안했다(Gillberg, 2003).

2) 상동운동장애

상동운동(stereotypic movement)은 반복적이고, 추동되는 것으로 보이며, 분명한 목적이 없는 행동들, 예를 들면 손 흔들기(hand-shaking or-waving), 몸 흔들기(body-rocking), 머리 찧기(head-banging), 자기 깨물기(self-biting), 자기 몸 때리기(hitting own body) 등이 있다. 이로 인해 사회적・학업적 혹은 기타 활동을 방해하고 자기손상(self-injury)을 가져올 수 있는 경우를 병으로 간주한다. 자기손상을 초래하지 않는 상동행동도 있지만, 일부에서는 주먹으로 자기 몸을 때려 멍이 들거나 심지어는 손가락이 부러지거나 눈을 찔러(eye poking) 실명이 되는 수도 있다.

단순한 상동행동은 어린 영유아에서 흔하게 일어나는데, 복잡하고 심한 상동행동은 약 3~4%의 발생빈도를 보인다. 하지만 지적 장애 아동에서는 4~16%, 시설에 있는 지적 장애 아동에서는 10~15%의 빈도를 보인다. 대개 3세 이전에 발생하는데, 24개월 이전에 80%, 24~35개월 사이에 12%, 나머지 8%만이 36개월 이후에 발생한다. 대부분은 호전되지만, 지적 장애 아동의 경우 수년간 지속하기도 한다.

원인으로는 낮은 인지기능과 관련이 높다. 그 외에 여러 신경유전학적 증후군들, 예로 레쉬-니한 증후군(Lesch-Nyhan syndrome), 레트 증후군(Rett syndrome), 코넬리아 디 란지 증후군(Cornelia de Lange syndrome), 취약 X 증후군, 스미스-마제니스 증후군(Smith-Magenis syndrome) 등이 관련될 수 있으므로 심한 자기손상형 상동행동이 동반할 때 이러한 의학적 원인 여부를 평가할 필요가 있다. 이와 함께 사회적 고립, 환경적 스트레스, 특히 두려움이 위험요소이다. 상동행동은 영유아가 흥분하거나, 스트레스를 받거나, 피곤하거나, 심심할 때 더 심하게 나타날 수 있기 때문에 치료에 있어서 이를 고려하는 것이 필요하다.

Child Psychopathology **제6장**

자폐성장애

1. 자폐성장애란?

자폐증 진단이 최근 부쩍 우리 주위에서 많아지게 되었다. 국내에서 자폐증이란 진단을 내리기 시작해, 의학적 관심을 갖게 된 것은 1980년대 초로 약 30년이 조금 넘고 있다. 그러면 자폐증이란 어떤 것인가? 처음으로 이 말이 사용된 것은 1943년 미국 존스홉킨스대학의 소아정신과 교수인 Leo Kanner 박사가 신체적 발달이나 외모는 정상인데, 다른 사람과 어울리지 못하고, 말이 늦고, 말을 하더라도 제대로 의사소통을 하지 못하고, 언어 사용에 혼란이 있으며, 반복적인 놀이, 같은 놀이나 행동을 되풀이하며, 상상력은 부족하지만 기억력은 좋은 특이한 아이들 11명을 증례 보고하면서 '유아 자폐증(early infantile autism)'이라 부르기 시작하면서부터다. 이 당시는 의학지식이 부족해 저능아와 구분이 어려웠기 때문에 저능아와 구별되는 이상하고 특이한 아동들을 구분하는 것이 주된 목적이었다.

그 이후에 여러 사람이 이 같은 특이한 증상을 보이는 아이들이 많이 있다는 것을 재차 확인하고, 수많은 연구와 치료가 이루어졌다. 그러나 아직까지 이런 증상을 일으키는 원인은 규명되지 못하고 있는 실정이다. 자폐증이라고 이름 붙여진 것은 자폐(自閉, autism)란 말이 움츠러들고 자기도취에 빠져 있음을 나타내는 뜻이기 때문이다. 1970년대 후반까지 이들은 '아동기 조현병(childhood schizophrenia)' 혹은 '아동기 정신병(childhood psychosis)'으로 분류되었는데, 이는 조현병에서 '자폐적 경향'이 두드러지게 나타나기 때문에 생애 초기에 발병하는 특수한 형태로 간주되어 붙여진 이름이지만, 1970년대 이 둘의 관계에 대한 연구가 광범위하게 진행되면서 현재는 서로 관계가 없는 별도의 질병으로 보고 있다. 아직도 일부에서 숫기가 없어 또래와 잘 어울리지 못하거나 혼자 놀기를 좋아하는 경향이 있는 아이까지도 '자폐'라고 하는 경우가 있는데 이는 크게 잘못된 일이다.

하지만 자폐증에 대한 인식과 관심이 증가하면서 기존의 고전적인 자폐증 외에 **아스퍼거장애**, **비전형 자폐장애** 등이 포함되면서 최근 발생율이 크게 증가하고 있다. 그러나 이러한 세부적인 구분이 오히려 혼란을 일으키고 있어 DSM-5(APA, 2013)에서는 이들을 다양한 심각도와 증상을 나타내는 스펙트럼으로 이해하여 **자폐스펙트럼장애**(autism spectrum disorder: ASD)로 합치게 되었고, 이전에 사용하던 비전형 자폐장애, 아스퍼거장애 등은 삭제해 버렸다.

표 6-1 아동기 정신병 진단 개념의 변천

진단 개념	명명자	현재 용어
Dementia praecocissima	De Sanctis(1906)	Childhhood schizophrenia
Dementia infantilis	Heller(1930)	Disintegrative disorder
Early infantile autism	Kanner(1943)	Autistic disorder
Autistic psychopathy	Asperger(1944)	Asperger's syndrome
Atypical personality	Rank(1949)	Atypical PDD/PDD-NOS

출처: Volkmar et al. (2002).

역사적으로 '**아동기 정신병**(childhood psychosis)'의 개념 속에 여러 가지가 포함되어 왔는데 〈표 6-1〉에 제시된 바와 같다. 각각의 설명은 후에 감별진단에서 자세히 논의하겠다.

2. 자폐성장애의 임상증상

자폐아동들이 신체적인 외모에서 특이한 이상 소견을 보이는지 여부에 대해 여러 연구들이 있어 왔지만, 이들에게서 신체적 외모에서의 공통적인 특이 소견은 관찰되지 않고 있다. 이들은 단지 행동 특성에서 이상 소견을 보일 뿐이다.

1) 행동 특성

자폐성장애의 진단 개념은 그동안 많은 논란이 있었고, DSM-5의 진단기준에서 '의사소통의 장애'를 독립된 진단기준에서 제외하기에 이르렀다. 자폐성장애 아동에서 보이는 특징적인 증상으로는 〈표 6-2〉와 같은 것들이 있는데 이들은 범주형 접근(categorical approach)으로 기술되고 있다.

표 6-2 자폐성장애의 임상적 특성들

1. 다양한 맥락에 걸친 사회적 의사소통과 사회적 상호교류의 지속적인 장애
   (1) 사회적 · 정서적 상호교환성의 결핍
   (2) 사회적 상호작용에 사용되는 비언어적 의사소통 행동의 결핍
   (3) 부모 이외의 사람과 발달연령에 맞는 적절한 관계를 형성하고 유지하지 못함
2. 행동, 관심 및 활동이 한정되고, 반복적이고, 상동적인 양상
   (1) 상동화되고 반복적인 움직임, 사물의 사용 또는 말
   (2) 같은 상태를 고집함. 일상적으로 반복되는 것에 대한 융통성 없는 집착 또는 틀에 박힌 언어적 · 비언어적 행동
   (3) 매우 제한적이고 고정된 관심을 갖고 있으며, 그 강도나 집중의 대상이 비정상적임
   (4) 감각적인 자극에 대해 지나치게 높거나 낮은 반응성 또는 환경의 감각적 측면에 대해 유별난 관심

2) 발병 시기 및 연령에 따른 변화

(1) 자폐성장애의 발병 시기

대부분의 경우 만 3세 이전에 발견된다[사실, 발병 시기(age of onset)보다는 발견 시기(age of recognition)가 적절한 표현이다]. 가끔 5~6세 이후에 알았다고 하는 경우가 있는데 어렸을 때의 발달과정을 주의 깊게 살펴보면, 그 이전부터 문제가 있었음을 알 수 있다. 예를 들어, 옹알이를 안 했거나, 눈을 맞추지 않았거나, 너무 순해 혼자만 지냈거나 하는 것이다. 아주 드물게, 분명히 정상적으로 자라던 아이가 갑자기 사회성과 인지기능이 상실되면서 자폐성장애 양상을 보이는 수가 있는데 예전에 이런 경우를 **헬러 증후군**(Heller's syndrome) 또는 **붕괴성 정신병**(disintegrative psychosis)이라고 불렀다.

(2) 연령에 따른 변화

다른 아동들과 마찬가지로 성장이 진행되어 감에 따라 많은 변화가 일어난다. 특징적으로 학령전기에는 자폐적인 모습들이나 언어를 포함한 의사소통의 심한 지연 등 고전적인 자폐성장애의 양상이 뚜렷이 나타난다. 학령기가 되면 대부분 자폐아동들은 제한적이지만 부모와 애착을 형성하고, 사회적인 반응양상에서 구분이 일어난다. 물론 아직 상당히 왜곡되어 있지만 의사소통 능력도 생겨난다. 그러나 자위행동이나 자해행동 등이 나타나기 때문에 다루기가 더 어려워진다. 사춘기가 되면 일부는 상당한 호전을 보이기도

하고, 일부(10~35%)는 뚜렷한 이유 없이 심하게 퇴행하기도 한다. 또한 사춘기(11~14세에 최고조) 때 경련이 시작되는 경우가 많은데(20~30%), 특히 심하게 지체된 자폐에서 더 흔하다. 성인기가 되면 많은 자폐 환자는 여전히 장애를 갖지만, 인지기능과 의사소통이 좋은 일부에서는 대인관계에 잠재적인 장애가 있지만 개인적 · 직업적 성취를 이룰 수도 있다.

Kanner 교수가 자폐성장애를 처음 명명한 1943년으로부터 70여 년 지났음에도 불구하고, 자폐성장애에 대해서는 여전히 논란이 계속되고 있다. 자폐성장애 아동의 부모들은 '이 아이가 자라면 어떻게 되느냐?' '정상적인 생활을 할 수 있는 것이냐?' 하는 질문을 자주 한다. 자폐성장애의 연령에 따른 변화를 아는 것은 ① 발달 시기에 따른 적절한 치료나 지도의 기초를 마련해 줄 수 있고, ② 예후와 경과의 차이와 관련된 요인들을 밝히는 데 매우 중요하며, ③ 이들을 위한 정책 수립이나 자원 배분의 효율성에도 매우 중요하다.

(3) 영유아기

부모 보고에 근거한 증상 발현의 평균 시기는 생후 16~20개월로 보고되고, 연령별로 보면 1세 이전에 발병된 것이 31~55%, 2세 이전이 75~88%로 보고되고 있다(Stone, 1997). 영유아기 대부분이 부모의 질문지나 면담에 근거하여 일부 제한점이 있었지만, 최근 조기 발견에 대한 연구가 활발하게 진행되면서 3세 이전의 조기 발견에 많은 진전이 이루어지고 있다. 아직 영유아기에 뚜렷이 구분되는 특징적인 증상을 찾는 데 제한적이기는 하지만, 비교적 합의되는 증상들을 요약하면 〈표 6-3〉과 같다.

표 6-3 36개월 이전에 발달지연과 자폐성장애를 구별하는 행동들

사회적 상호작용 및 상호성
모방하지 않는다
눈을 맞추지 않는다
관계 맺지 않거나, 상호작용이 적다
사회적 게임에 관심이 거의 없다
혼자 있기를 좋아한다
안기는 것을 좋아하지 않는다
잘 웃지 않는다
의사소통
말이 늦다
제스처를 거의 사용하지 않는다

자기 행동에 대해 별 관심을 두지 않는다
제한적 및 반복적 관심 및 행동들
상동증 행동/이상한 자세들
사물의 부적절한 사용/이상한 놀이
이상한 물건에 애착
이상한 시각적 관심
소리에 대해 이상한 일관성 없는 반응/귀머거리 같은 반응
통증, 추위, 뜨거움에 대해 둔감함
맛에 지나치게 민감함

출처: Stone(1997), p. 272.

이러한 행동들이 자폐성장애에서 많이 관찰되고 유용한 지표가 되는 것은 사실이지만 다른 의사소통 관련장애, 지적 장애 등과 겹치는 행동들도 있기 때문에 자폐성장애 특유의 증상이라고만 할 수는 없다.

(4) 학령전기 아동기

앞에서 이미 언급한 것과 같이 많은 초기 연구는 대부분 부모의 회상 보고에 대한 질문지나 면담에 의해 이루어졌다. 이런 것을 토대로 학령전기 아동의 자폐성장애의 일반적인 특성을 보면, 사회적 관계 형성과 의사소통 영역에서 뚜렷한 결함을 보이고 일부 반복적 혹은 제한적 활동을 관찰할 수 있다. 하지만 이 마지막 행동에 대해서는 일관되지 못하다. 이 같은 일반적인 특성 이외에 최근에 주목받고 있는 몇 가지 영역—**공동주시**(joint attention), **정동표현**(affective expression), **애착**(attachment)—에 대해 토의하겠지만, 반복적 및 제한적 행동 특성들에 대해서는 최근에 거의 연구된 바가 없다.

① 눈 맞춤(eye-to-eye gaze)

사회적 관계 형성에서 가장 두드러진 행동이 눈 맞춤이다. 따라서 자폐성장애에서는 눈 맞춤에 관해서 많은 관심이 있어 왔는데, 최근 연구를 보면 눈 맞춤에는 발달학적 요인도 있지만 상황적 요인과도 관련이 있는 것으로 알려졌다. 예를 들면, 잘 짜여진 구조화된 상황에서는 눈 맞춤 정도가 거의 정상아 수준이 될 수도 있다. 하지만 비구조화된 자유놀이 시간 동안에는 눈 맞춤에 심한 결함이 있다. 이같이 사회적 상황을 변경시킴으로써 눈 맞춤을 변화시킬 수 있는데, 특히 자폐아동의 행동을 따라 하는 식의 아동중심 상호

작용(child-centered interactions)에서 눈 맞춤이 촉진된다. 발달학적 요인도 영향을 미치는데, 정신연령이 높을수록, 발달지수(developmental quotient: DQ)가 높을수록, 언어발달이 높을수록 눈 맞춤의 횟수가 증가한다. 눈 맞춤의 절대 수치로 자폐성장애와 다른 발달장애를 정확하게 구별할 수는 없지만, 의사소통을 목적으로 하는 눈 맞춤의 사용에 있어서의 결함은 자폐성장애에서 일관된다.

② **공동주시**(joint attention)

자폐아동들은 타인과 사물로 나누어 주의력을 협응하는 능력에 결함이 두드러진다. 협응 주의력 혹은 공동주시는 타인에게 관심을 보이고 공유하는 사회적 기능을 수행하는 행동이라고 할 수 있는데, 이것은 원하는 물건이나 행동을 얻기 위한 도구적 기능을 수행하는 행동과는 구별된다. 자폐성장애 아동에게서 물건을 보이는 행동, 가까운 거리에 있는 물건을 가리키는 행동, 관심 있는 사람과 물건 사이를 둘러보는 행동 같은 공동주시의 결함이 일관되게 관찰된다. 특히 공동주시의 질적인 면에서 자폐성장애는 차이를 보이는데, 공동주시는 긍정적인 감정을 덜 보인다. 공동주시를 나타내는 능력은 발달학적 요인과 관련이 있어 보인다. 정신연령이 20개월 미만인 경우에서는 보다 더 전반적인 결함이 관찰되고, 그 외에 현재 언어능력, 최근 연구에서는 실행기능(executive function)도 관련 있는 것으로 알려졌다. Lewy와 Dawson(1992)에 의하면, 공동주시의 표현에서 사회적 상황의 중요성은 아동중심놀이(즉, 아동의 행동을 따라 하는)에서 공동주시가 증가하는 것을 관찰했다.

③ **감정 이해 및 표현**(understanding and expression of affect)

자폐아동들에서는 감정 이해와 표현에서 다양한 결함이 보고되었다. 자폐아동들은 얼굴 표정에서 긍정적인 감정 표현이 적고, 중립적인 표정과 상황에 잘 부합하지 않는 수가 많다. 때로는 기이한 정서적 발성을 하기도 한다. 아주 어린 아동에서는 정상아동과 구별이 어려울 수도 있지만, 긍정적 감정의 사회적 측면에서 차이를 관찰할 수 있다. 예를 들면, 어머니와의 상호작용 중에 나타나는 미소의 횟수 혹은 지속시간, 또는 긍정적 감정의 표현에서 차이를 볼 수 있다. 어린 아동들에서 인지 및 언어 발달이 미숙하기 때문에 감정 표현을 정확하게 파악할 수 없지만 행동 반응에 의해 연구할 수 있다. 예로, 긍정적 감정일 때 자폐아동들은 어머니의 미소에 대해 덜 웃고, 얼러 줄 때도 고개를 돌리는 수가 많다. 부정적 감정일 때는 두려움, 고통, 불편함을 나타내는 얼굴 표정에 대해서 덜 쳐다보고, 장난감 망치로 머리를 때리는 자극에 대해서도 덜 반응한다.

④ 애착(attachment)

애착행동에 대한 연구를 보면 어린 자폐아동은 다른 대조군과 애착안정성에 있어 비슷하다. 하지만 애착을 표현하는 행동에서 다소 차이를 보일 수 있는데, 신체적 접촉이나 근접성(proximity)을 찾지 않으면서 정서적 변화를 보일 수 있다. Volkmar 등(1986)은 부모 보고에 의하면, 애착에 대한 지각(知覺, perception)이 별로 없음을 주장하는데 자폐아동의 68%가 엄마를 필요로 하지 않으며, 58%에서 엄마가 없어져도 모른다고 했다.

⑤ 운동 모방(motor imitation)

운동 모방의 결함이 자폐성장애에서 자주 관찰되는데, 최근에 모방능력이 마음이론(theory of mind)의 발달 선행인자로 인식됨에 따라 그 중요성이 더욱 높아지고 있다. 운동 모방은 물건에 대한 행동 모방과 신체동작 모방의 두 가지로 나누어 연구되어 왔는데 자폐성장애에서는 이 두 가지에서 결함이 보고된다. 자폐성장애에서 관찰되는 모방능력은 다른 사회적 행동 및 의사소통 행동과 관련된다. 즉, 모방을 잘하는 아동들이 더 사회적이고, 의사소통 능력도 높다. 하지만 모방능력과 감각운동능력은 별 관련이 없다. 모방능력의 결함이 어린 자폐아동에게는 특징적이지만, 연령 증가에 따라 호전되어 덜 두드러지게 된다.

⑥ 기능 및 상징놀이(functional and symbolic play)

어린 자폐아동들이 다른 발달장애 아동들에 비해 놀이하는 데 있어서 적절하지 못하고, 다양하지 못하고, 반복적이고, 기능놀이(functional play)에 참여하지 못하고, 상징놀이(symbolic play)가 적다는 것은 비교적 잘 알려져 있는 사실이다. 하지만 구조화된 환경에서는 비록 낮은 수준이지만, 상징놀이가 보이기 때문에 상징놀이 유무보다는 기능놀이 유무가 자폐성장애의 진단에서 더 의미가 있다.

요약하면, 학령전기 자폐아동에서는 주로 사회성과 의사소통의 결함이 더 두드러진다. 특히 두드러지게 이상한 행동이 보인다(presence)는 것(예: 언어 사용의 괴이함)보다는 정상적인 행동이 부족하다(absence)는 것(예: 모방실패, 비언어적 행동 사용의 부족)이 더 특징적이라고 할 수 있다. 이러한 결함이나 행동은 발달학적 및 상황적 요인에 따라 상당한 차이를 보일 수 있는데, 발달학적 요인으로 정신연령, 언어능력, 실행능력 등이 있다. 또한 사회적 상황요인으로 구조화된 환경, 아동중심놀이 등에서 보다 효과적인 상호작용이나 긍정적인 반응들이 관찰된다.

이 연령의 자폐아동들에서 진단에 필요한 특징이 모두 나타날 수 있지만, 제한적 활동과 관심보다는 사회성 및 의사소통의 결함이 더 두드러진다. 특히 동일성 혹은 의례적인 것에 대한 집착이 덜 두드러진다.

(5) 학령기 아동

이 시기(6~12세)에 자폐아동들은 새로운 학습환경으로의 전환에 직면하고, 새로운 또래와 성인을 접촉하게 되며, 익숙했던 장소와 일상에서 벗어나게 된다. 이러한 변화는 많은 기능 영역에 영향을 미친다. 자폐아동은 더욱 복잡하고 할 일이 많은 사회적 환경에 적응해야 하고, 더욱 복잡한 기술을 습득해야 하고, 보다 높은 수준에서 의사소통을 해서 더욱 많은 정보를 처리해야 한다. 물론 모든 학령기 아동들도 마찬가지 경험을 하는 것이지만, 자폐성장애를 비롯한 발달장애 아동들에게는 매우 부담스러운 일이다.

6세경이 되면 자폐아동들은 언어지연 및 지적 결함의 정도와 같은 특성에 따라 서로 매우 다른 경과를 밟기 시작한다. 학령기 자폐아동들의 행동은 그 이전 시기보다 정상아동과 보다 더 뚜렷하게 구별된다. 정상적인 또래관계의 부족, 가상놀이의 부족, 반복적 행동 혹은 흥미의 폭이 제한된 것, 사회성의 심한 결함 등은 같은 연령의 다른 아동들과 뚜렷이 구분되는 증상들이다. 하지만 이러한 구별이 자폐아동들에서 모두 같은 특징을 보이는 것은 아니다. 이것은 '자폐장애 스펙트럼(The spectrum of autistic disorder)'에 언어 · 사회성 · 인지 결함의 수준은 물론 원인, 임상 양상, 발달 경과에 따라 세분될 수 있기 때문으로 보인다. 따라서 이러한 것을 고려하지 않고 전반적으로 논의되는 것은 별 의미가 없으며, 그렇다고 세분화된 각각에 따라 설명할 수도 없으므로 여기서는 대개 저기능(低機能, lower functioning)과 고기능(高機能, higher functioning) 자폐성장애로 나누어 설명하겠다.

① 사회성 및 적응 능력

다른 기능영역에 비해 사회기술 능력의 결함이 자폐아동의 특징이지만, 학령기 아동에서는 그 범위가 아주 넓다. 이것은 자폐성장애의 심한 정도(severity), 아동의 인지기능 수준(level of cognitive functioning)과 관련이 있다. 자폐아동, 특히 지적 장애를 겸한 경우에는 사회성 발달이 점차 줄어들거나 혹은 별 진전이 없을 수 있다. 하지만 일반적으로 자폐아동들은 학령기 동안 정상 또래들에 비해 늦기는 하지만 사회기술 능력이 점차 늘어난다.

② 언어 및 의사소통

사회기술 능력과 마찬가지로, 학령기의 자폐아동들에서 의사소통 능력은 자폐의 결함 정도와 발달 수준에 따라 매우 다양하다. 이 시기에 많은 자폐아동은 의사소통에 있어서 상당한 진전을 보이지만, 의사소통에서의 사회적인 면의 결함은 여전히 문제로 남는다. 최근 연구결과들에 의하면, 자폐아동들이 과거에 생각했던 것보다 상당히 정교한 언어 사용(예: 동화 구연, 스토리텔링)이 가능하며, 적절한 대화언어가 즉각적으로 주어지거나 혹은 모델링을 통하여 보다 효과적으로 의사소통할 수 있으며, 심지어 반향언어도 대화기술을 발달시키는 데 기여할 수 있다.

③ 정서행동

자폐아동의 정서발달이 다른 아동들과 다르다는 임상적 증거들은 상당히 많지만, 정작 실험적 연구결과는 일관된 결과를 보여 주지 못한다. 학령기 자폐아동들의 정서적 결함은 이들이 또래관계를 맺는 데 어려움을 겪도록 할 수 있다. 예를 들면, 자신이 남을 괴롭힌다는 것을 인식하지 못하면서 친구를 사귈 수는 없다. 아직 자연 상태에서 자폐아동들의 정서 행동과 지각을 밝히고, 그렇게 함으로써 아동의 사회성 발달에 미치는 정서 결함의 결과를 알기 위해서는 더 많은 연구가 필요하다.

④ 학업성취

자폐아동들에서 개인적인 학습 요구가 다르기 때문에 교실에서 그 요구를 맞추기가 매우 어렵다. 더구나, 저기능 자폐성장애와 고기능 자폐성장애 아동은 같은 방식으로 배우거나 혹은 발달하지 않기 때문에 더욱 어렵다. 자폐아동에서 학습의 신경발달학적 기초와 학습기술을 배우는 것을 촉진시키는 기술에 대해서는 아직 더 많은 연구가 필요하다.

⑤ 문제행동 및 정신장애

자폐아동들에게서 보여지는 사회적, 정서적 및 행동적 특성들이 때로는 다른 정신장애의 특성들과 중복되는 수가 있다. 이런 경우 자폐성장애의 증상으로 간주해야 할 것인지 아니면 별도의 정신장애를 진단해야 하는지의 문제가 새로이 대두된다. 최근에 조현병,

불안 및 기분 장애, 강박증과 같은 정신장애와 자폐성장애 간의 관계에 대한 연구가 있다. 예를 들면, 아스퍼거장애에서 정신병의 발생 빈도가 3.5%, 고기능 자폐성장애에서 조증이 9%, 우울증이 15%, 대개 우울증과 관련된 불안증이 7%로 보고된다.

조현병과 자폐성장애의 관계에 대해서는 아직 불분명하다. 최근 고기능 자폐성장애에서 그 발병 위험도가 다소 높아질 수 있다는 주장도 있지만, 저기능 자폐성장애에서는 확실하지 않다. 스트레스가 이와 유사한 정신병의 발병에 기여한다는 주장에서 학령기 자폐아동에 대한 적응기술과 사회적 지지의 중요성이 강조된다. 정동장애(affective disorders)는 자폐성장애에서 흔히 발견되지만 아동들에서는 진단 내리기가 어렵다.

자폐성장애에서 흔한 의례적인 행동(ritualistic behaviors)은 아동기 중기 동안에 더욱 심해지는 경향이 있다. 이 행동이 강박증(obsessive-compulsive disorder: OCD) 환자의 행동과 매우 흡사하기 때문에 이 두 질병의 병태생리에 유사점이 있지 않을까 하는 의문이 계속되어 왔다. 또한 저기능 자폐성장애에서 보이는 상동운동(stereotyped movements)과 고기능 자폐성장애에서 관찰되는 의례적인 행동의 연관성에 대해서는 아직 밝혀져야 할 것이 많다. 마지막으로 주의력결핍(attention deficit)과 과잉행동(hyperactivity)은 자폐아동들에게서 가장 흔하고 전반적인 문제이다. 학령기가 되면 과잉행동은 다소 줄지만, 주의력 문제는 여전하다. 의학적으로 주의력결핍 과잉행동장애(ADHD)와 자폐성장애가 서로 주의력결핍에서 어떤 관련이 있는지는 연구되어야 한다.

(6) 청소년기/성인기

자폐 청소년과 성인에 대해 관심을 갖게 된 것은 매우 최근 일이다. 지금까지 대부분의 연구나 임상 실제는 주로 어린 아동들을 대상으로 이루어져 왔다. 이러한 경향은 1987년 미국정신의학회의 『정신장애 진단 및 통계편람 3판 수정본(DSM-III-R)』(APA, 1987)에서 영아 자폐성장애(infantile autism)로 명명했고, 4판(DSM-IV; APA, 1994)에 이르러서야 자폐장애로 변경하게 되었다. Kanner 박사가 비록 1943년 첫 보고를 하기는 하였지만 이후 큰 관심을 가져오지 못하다가 대부분의 자폐성장애가 1970년대 후반부터 진단을 받고 관심을 받기 시작하여 그들이 현재 겨우 청소년기를 지나 청 · 장년기에 이르고 있을 뿐이다. 따라서 아직 자료가 충분하지 않다.

① 인지기능

자폐성장애에서 청소년기에 지능지수(IQ)와 학업 변화는 일반 청소년에서 보이는 것과 비슷하다. 이 시기에 일반적인 성취도는 중기 아동기와 거의 일치하며, 비교적 변하지 않는다. 고기능 자폐성장애는 읽기 능력과 이해, 수학에서 중간 정도의 성과를 얻는데, 수학에서 좀 더 성과가 좋다. 주의력 문제가 학습 곤란을 가져오는데, 한 연구에 의하면 짤막하게 제시된 정보의 처리, 주의력을 다른 곳으로 이동시키는 것에서 어려움이 있고, 이것이 결국 교실에서 주의력을 유지하기가 힘들고 환경 변화에 대처하기가 힘든 것을 설명한다. 자폐성장애에서 청소년기에 인지기능이 저하되는 수가 보고되는데, 연구에서는 약 30%까지 보고한다. 이후 연구에서 이러한 저하현상이 있고 얼마 지나지 않아 다시 호전된다고 하였지만(Gillberg, 1998), 위험요소로 어머니 연령이 높을수록, 여성, 정서장애의 가족력 등이 열거된다.

② 행동

자폐 청소년이나 성인들은 커다란 덩치에 비해 부적절하거나 부산한 행동을 하는 수가 많기 때문에 다른 사람들에게 위협적으로 보일 수 있다. 몇몇 문제가 되는 것들로는 공격성과 자해행동, 성행동, 활동 수준의 변화 등이 있다.

먼저, 공격성과 자해행동을 보면, 청소년기에 악화되는 자폐 환자의 10~20%에서 공격성과 자해행동이 관찰된다. 부모들은 자폐아동이 청소년기에 접어들면 성관련 행동에 대해 걱정하게 된다. 여성인 경우 생리에 대한 대처가 문제되는데, 대부분 적절한 위생관리를 가르쳐 주면 쉽게 처리한다. 남성에서 가끔 성적 욕구가 증가하면서 성기를 노출하거나, 공개적으로 자위행위를 하거나, 다른 사람들을 만지거나 하는 행동으로 당황하게 하는 수가 있다. 하지만 이런 행동들은 비교적 드물고, 교육방법에 따라 달라지기 때문에 발생을 줄일 수 있다.

최근에 자폐 성인들의 성행위에 대해 조사한 결과들이 발표되었는데, Ousley와 Mesibov(1991)는 21명의 고기능 자폐성장애와 20명의 경도 내지 중등도 지적 장애를 대조해본 결과, 양 집단에서 성에 관한 지식과 관심에는 차이가 없었지만, 성경험에서는 지적 장애 집단이 높다고 보고하였다. Van Bourgondien 등(1997)은 미국 노스캐롤리나(North Calorina)의 그룹 홈에 거주하는 89명의 자폐 성인들의 성행위에 관해 조사하여, 대부분이 어떤 유형이든 성행위를 하고 있음을 발견했다. 가장 흔한 행위는 자위행위로 전체 68%였고 남성에서 75%, 여성에서 24%로 성별 간에 많은 차이를 보였다. 반면에 사람에 대한 성관련 행동은 34%로 나타났는데, 대개 다른 사람과의 접촉(22명/89명), 손을 잡거나 포옹(21명), 입맞춤(10명)이었고, 실제 성교(性交)를 시도한 경우는 4명에 불과하였다. 그리고 이러한 성행동과 언어발달이 관계가 있었는데, 언어발달이 좋을수록 자위 행위를 많이 하고 있었다. 그리고 흔히 생각하는 것처럼 성행위가 없을수록 더 짜증내고 공격적일 것이라는 가정과 달리, 사람에 관련된 행동이 행동 조절을 위한 정신과 약을 복용하는 환자에서 더 많았다.

활동 수준은 청소년기 동안에 감소하는데, 특히 어렸을 때 아주 활동적이던 아동들에서 두드러지고, 가끔 아주 꼼짝하지 않고 무기력에 빠지는 경우도 있다.

③ 언어 및 의사소통

자폐 청소년 및 성인의 추적 연구를 보면, 이들은 지속적으로 의사소통에서 곤란함을 갖는다. 예를 들면, 반향어, 치환, 직해(直解), 반복, 운율이상 등이다. 의미론적(semantic) 결함도 많은데 구체성(concreteness, 곧이곧대로)과 직해(literalness, 융통성 없이 문자대로 해석하기)가 특징이다. 운율적인 문제, 말과 말 내용의 빈약함, 지나치게 구체적인 면, 세세한 것에 대한 집착도 관찰된다. 그 밖에도 언어의 표현과 관련하여 감정 표현이 거의 없이 단조로운 말, 스타카토식의 말, 적절한 억양 부족, 뻣뻣하고 현학적이며 부자연스러운 사용 등이 많다. 집착하는 강박적 질문이 흔하고, 추상적인 개념을 표현하거나 이해하기 힘들다. Rutter(1999)는 이들이 일상적인 사회적 의사소통에서 가장 핵심적인 문제가 있다고 하였다. 예를 들면, 대화에서 규칙을 이해하고, 대화를 이끌어 가고, 대화에서 말하는 사람과 듣는 사람의 역할을 구별하는 능력의 결함이다. 따라서 청소년 및 성인 자폐 환자에서 어휘를 늘리거나 혹은 문법에 맞는 말을 하도록 가르치기보다는 오히려 적절하게 의사소통하는 식의 '상호적인 주고받기(reciprocal turn-taking)'를 증진시키는 것이 더 중요하다.

④ 사회성 및 대인관계 기술

자폐성장애의 추적 연구에서 가장 관심을 끄는 것은 연령이 증가하면서 사회적 관심(social interests)이 넓어지고, 사회기술(social skill)도 발달한다는 것이다. Rutter(1999)는 이미 약 50%의 환자에서 호전이 있음을 보고했다. 자폐성장애 환자가 성인이 되면서 사회성이 일반적으로 호전되지만, 대인관계를 이루고 유지하는 데는 어려움이 계속된다. 예를 들어, Rutter(1999)는 자폐 청소년과 성인에서 세 가지 특징적인 사회성 결함—① 사회적 상호작용에서 상호성 결함, ② 신체 접촉을 피함, ③ 다른 사람들이 어떻게 생각하고 느끼는지 이해하지 못함—을 지적했다. 다른 연구자들도 비슷한 내용을 지적했는데, 예를 들어 사회적 상황에서 의미 있는 규칙을 찾아내는 능력이 부족하다고 했다.

이같이 자폐 청소년과 성인에서 사회적 관계 형성과 그 결합의 중요성에도 불구하고, 많은 치료 프로그램이 주로 레저 활동, 단순한 게임 상황 이용 등에 치우치고 있다. 앞으로 대화기술, 사회적 활동에의 참여, 사회적 행동의 숨은 의미(뉘앙스) 이해, 사회적 관계의 경험 등에 초점을 맞춘 프로그램(Mesibov & Handlan, 1997)이 필요할 것으로 보인다.

⑤ 의학적 상태

어려서는 괜찮았던 경우를 포함해서 약 25~40%에 이르는 자폐성장애 환자들이 30세에 이르기 전에 발작(seizure)을 일으킨다. 특히 지적 장애를 겸한 경우에 위험성이 더 있지만, 정상 지능을 갖는 경우에도 발생할 수 있다. 현재까지 이것을 미리 예측할 수 있는 방법은 없다.

청소년기에 일부 자폐 환자에서 활동이 감소하는 시기를 이미 언급하였지만, 일부 학자들은 이때가 표현을 못하는 환자들에게서 우울증이 나타나는 상태라고 주장하기도 한다. 말을 잘하는 일부 청소년기 자폐 환자들에게서 불행한 감정을 많이 호소하는데, 특히 친구 사귀는 것이 잘 안 되는 것에 대한 반응으로 해석되고 있다. 물론 일부에서는 뚜렷한 우울증이 발병하기도 한다.

3) 발생빈도와 역학

(1) 자폐성장애의 발생빈도

자폐성장애의 역학에 대한 대단위 연구가 유럽에서 5개를 포함해서 일본 6개, 아프리카 1개, 미국 1개가 이루어졌다. 이들 연구에서 자폐성장애의 기준을 매우 엄격하게 했을 때 발생빈도는 인구 만 명당 2명, 기준을 조금 넓게 잡았을 때, 인구 만 명당 4~5명의 빈도를 가진다(Zahner & Pauls, 1987). DSM-III-R(APA, 1987)에서는 넓은 범위를 기준으로 하고 있으며, 좀 더 넓혀서 자폐성장애 및 그와 유사한 전반적 발달장애를 포함할 경우, 인구 만 명당 10~15명(DSM-III-R; APA, 1987) 또는 그 이상(학령기 아동 200명당 1명; Volkmar, 2002)으로 추정하고 있다. 하지만 최근 연구에서는 자폐스펙트럼장애로 범위가 넓어진 것도 있지만 발생이 폭발적으로 늘고 있음을 보고한다.

국내도 예외는 아니어서 약 3~4만 명 이상으로 추정되고 있다. 한양대에서는 경기도 양평군에서 조사한 연구(김자윤 외, 1999)에서 2명의 자폐성장애(비전형 자폐성장애 포함)

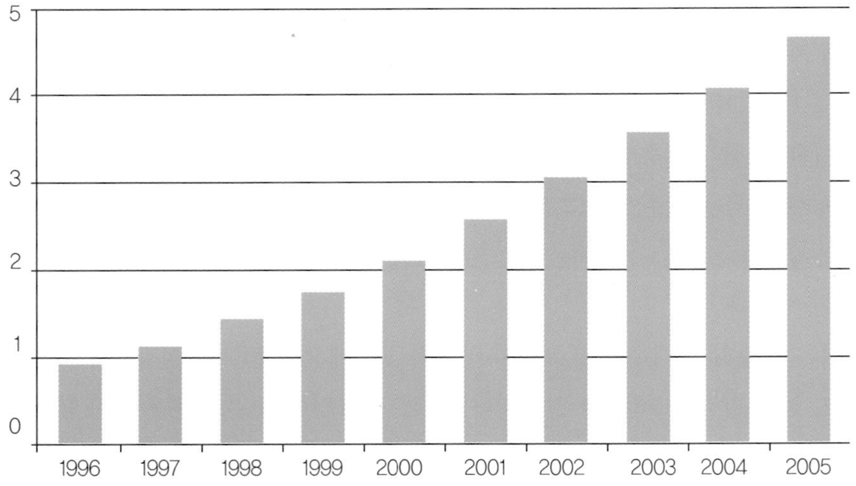

[그림 6-1] 미국 6~11세 아동의 자폐장애 발생률 변화 추이(1996~2005)

를 발견하여, 인구 만 명당 8명으로 보고하였다. 이후 경북 구미시에서 조사한 홍강의 등(1999)도 자폐성장애의 유병률을 만 명 당 9.2명으로 발표하였다. 최근 경기도 일산에서 조사한 Kim et al.(2011)의 조사에 의하면 자폐스펙트럼장애의 발생빈도가 일반아동에서 약 2.6%로 매우 높게 보고되었다.[1)]

(2) 남녀 성별

연구마다 약간씩의 차이를 보이는데(남:녀 = 1.4:1~15.2:1), 대략 3~4 : 1 정도의 비율로 추정한다(DSM-III-R; APA, 1987). 일부에서 남녀비율이 지능과 비례한다고 보고하는데, 지능이 낮은 아동에 비해 IQ 50 이상의 아동에서 남아의 비율이 높았다는 보고를 하며, 유전적인 요인과 연관지어 설명하고 있으나 아직 확실치 않다.

(3) 사회계층

Kanner 교수의 첫 보고에서 자폐성장애의 가족들은 주로 사회경제적으로 상위층이라 하였는데 그 이후 많은 연구에서 그 같은 소견은 잘못된 것으로 밝혀지고 있다.

1) 이같이 최근 자폐장애의 유병률이 증가한 것은 직접적인 자폐장애 발생이 증가했기 때문이라기보다는 진단기준의 확장, 장애에 대한 인식 증가, 관련 정책의 변화 등에 의한 것으로 파악하고 있다(김수진, 조맹제, 조수철, 2011, pp. 33-40).

(4) 지능

지적 장애를 동반하는 비율이 높다. 약 40~60% 정도가 IQ 50 이하이고, 약 20~30%만 이 IQ 70 이상으로 보고된다. 물론 표현 언어의 부족 등으로 검사에 어려움이 있어 자폐 아동에서의 지능검사 소견에 의문을 제기하기도 하지만 다음과 같은 이유로 반론이 되고 있다. 첫째, 행동요법 등으로 동기를 높였음에도 불구하고 지능 저하는 여전하다. 둘째, 단기적 또는 장기적 연구에서 여전히 저능을 나타낸다. 셋째, 많은 자폐아동이 추적기간 중 자폐증상이 호전되어도 지능은 변화가 없다. 넷째, 추적 연구들에서 처음 진단 시 존재했던 지체는 지속한다(Tsai & Ghaziuddin, 1997).

3. 자폐성장애의 원인

1) 신경생물학적 원인론

(1) 유전적 요인

몇몇 유전질환(예: PKU, 취약 X 증후군)에서 자폐성장애와 연관이 있음이 보고되었다. 그 외에 가족력 연구 등에서 보면 자폐아동의 형제에서 빈도가 2~6%라는 보고가 있다. 이 같은 발생빈도는 일반 인구의 50배가 넘는 위험도를 갖는다. 또한 북유럽에서의 연구를 보면 일란성쌍생아에서는 91%, 이란성쌍생아에서는 0%의 일치율(concordance)을 보고하기도 한다. 그 밖에 Folstein과 Rutter(1977)는 자폐성장애와 인지기능장애와의 연관성이 높은데, 자폐성장애 아동의 형제 가운데 6~24%에서 약한 형태의 인지장애(자폐성장애, 지적 장애, 학습장애 포함)와 언어장애를 보였다.

(2) 선천적 요인

여러 기질성 뇌질환에서 자폐성장애상을 나타낸다는 보고들이 많다. 또한 출생 전후의 여러 요인이 자폐성장애의 빈도를 증가시키는 것으로 연구되고 있다. 이에 논란이 많지만 나이 많은 엄마, 첫째와 넷째 이후 출생아, 임신 초기 후의 출혈, 임신 중의 약물 사용, 양수 속의 태변 등이 관련이 높은 것으로 알려졌다.

(3) 신경학적 요인

신경학적 이상은 자폐아동에서 30~75%의 비율로 보고된다. 여기에는 근긴장감퇴, 근긴장항진, 굼뜬동작, 무도병, 병리반사 등이 포함된다. 이들은 모두 기저핵(basal ganglia), 특히 신선조체(neostriatum)와 전두엽의 근심 면(mesial aspects) 혹은 변연계와 밀접히 연관된 부분의 기능장애의 증상들이다. 따라서 자폐성장애와 이들 부분의 기능장애의 연관성이 제기된다(De Meyer et al., 1981).

(4) 신경해부학적 요인

먼저, 해부병리학적 연구로는 부검 소견에서 일관된 결과를 얻지 못하였고(Darby, 1976; Williams et al., 1980), 양성소견을 얻었다(Bauman, 1991; Ritvo et al., 1986). 이들 보고에서 주요 변화는 편도(amygdala), 소뇌(cerebellum), 해마(hyppocampus)에서 나타나는데 연구의 수가 제한되기 때문에 아직 확실한 결론을 내리기는 어렵다.

다음으로, 뇌영상 연구는 최근에 시행된 CT 스캔과 MRI 연구가 283명의 자폐성장애 환자를 대상으로 14개가 있는데, 그 결과는 대뇌피질, 시상(thalamus), 기저핵, 뇌간의 이상이 일관된 결과를 얻지 못하고, 뇌척수액공간의 증가도 보고되나 최근 가장 일관되게 보고되는 소견이 소뇌 조직의 감소이다. 특히 충부(vermis)와 반구(hemisphere) 내의 신소뇌 영역(neocerebellar regions)이 심하다(Courchesne, 1991). 그중에서 소뇌의 이상소견은 앞서 언급된 해부병리학적 소견과도 일치되는데, 이들 소견과 자폐성장애의 관련성은 앞으로 많은 연구가 필요한 부분이고, 특히 소뇌의 기능과 연관되어 많은 연구가 필요하다.

(5) 신경생리학적 요인

대표적인 가설이 두 가지 있다. 첫째, 대뇌피질의 일차적 장애로 언어, 의사소통이 주요 증상이고, 대뇌피질에서 기인되는 인지기능장애를 주장하는 가설이다. 좀 더 부연해서, 대뇌편향성의 장애로 체계적인 정보처리과정에 필요한 좌측반구의 신경계가 발달되지 못한다고 주장하였다. 둘째, 뇌간의 일차적 장애로 감각의 수용과 운동 배출의 조절능력에 장애가 있다는 주장이다. 이 가설은 뇌간과 간뇌구조물(diencephalic structure), 특히 교뇌(pontine)와 중뇌(midbrain)의 망상형성체(reticular formation), 흑질체(substance nigra), 시상의 비특이핵들(nonspecific nuclei of the thalamus)에서 기원하는 병리적인 영향이 앞쪽으로 향하는 순서를 제안했다.

(6) 신경생화학적 요인

몇 가지 신경전달물질들에 관한 연구들이 진행되었다. 첫째, 세로토닌(serotonin)과 관련해 많은 연구에서 약 1/3의 자폐성 아동에서 세로토닌의 증가를 보고한다. 그러나 아직 혈중 세로토닌 수치와 어떤 자폐성장애 증상과의 일관된 연관성에 대해서는 밝혀진 것이 없다. 더 심한 지적 장애 아동들에서도 세로토닌의 증가는 보고된다. 그러므로 자폐성장애에서의 의의는 아직 확실치 않다. 둘째, 도파민(dopamine)에 대해서, Campbell(1977)은 도파민 수용체 차단제인 항정신병약물이 자폐성장애의 여러 증상을 호전시킴을 보고했다. 그 후 도파민 길항제(agonist)인 각성제들은 상동증, 공격성, 과잉행동들을 악화시킴이 보고되었다. 그 후 도파민의 대사물질인 HVA(homovanillic acid) 측정에 대한 연구가 진행되었다. 일부에서는 척수액의 농도가 차이가 없지만 심한 장애에서는 높았다는 보고(Cohen et al., 1974), 차이가 없었다는 보고(Leckman et al., 1980), 자폐성장애 환자에서 높았다는 보고(Gillberg & Svennerholm, 1987) 등 일치된 결과가 없다. 또한 혈중 농도는 차이가 없었다(Launay et al., 1987; Minderaa et al., 1989).

그 외에 혈중 노르에피네프린(norepineprine: NE)이 자폐성장애에서 증가된 보고(Lake et al., 1977), 혈소판에서 에피네프린 및 NE가 자폐성장애에서 감소된 보고(Launay et al., 1987), 척수액 내의 MHPG 수치가 차이가 없다는 보고(Young et al., 1982) 등이 있다. 또한 도파민 베타 수산화효소(beta-hydroxylase)의 활성도에 감소 또는 차이 없음을 보고하기도 한다. 그 외에 카테콜-o-메틸전달효소(catechol-o-methyltransferase: COMT)의 활성도에 차이가 없다는 보고(Giller et al., 1980), 모노아민 산화효소(monoamine oxidase: MAO)의 활성도가 정상이라는 연구(Young et al., 1982)가 있다. 마지막으로 펩티드(peptides)와 뇌오피오이드(opioids)에 관한 연구들이 있으나 아직 결론을 내리기는 어렵다.

2) 사회심리적 요인

(1) 심인성 요인

정신분석의 영향으로 자폐성장애의 원인으로 가족역동의 이상(Reiser, 1963), 무의식적인 부모의 적개심과 거부(Bettelheim, 1967), 부모와의 의사소통이 명료하지 못함(Goldfarb et al., 1972) 등을 강조했다. 그러나 그 후의 여러 연구에 의해서 이 같은 원인은 더 이상 받아들여지고 있지 않다.

(2) 사회인지적 요인

자폐성장애의 가장 핵심적인 증상에 대해 논란이 있지만, 대체적으로 사회적 상호작용의 질적 결함을 꼽는다. 이에 대한 접근으로 많은 이론이 제기되었는데 가장 잘 알려진 것이 인지신경과학을 바탕으로 1980년대 중반 제기된 '**마음이론**(theory of mind: ToM)'에 관한 것이다. 마음이론이란 다른 사람의 행동은 나와 다른 그 사람의 독립적인 정신상태가 있기 때문에 그런 행동을 한다는 것을 이해하는 능력이다. Baron-Cohen 등(1985)은 **거짓믿음과제**(false belief task)를 통해 정상아동은 물론 다운증후군을 가진 지적 장애 아동과 달리 자폐아동들은 이와 관련한 수행의 저하가 낮음을 보고했다. 이후 유사한 많은 연구가 여러 대상들을 상대로 수행되었는데, 특히 기능적 뇌영상 검사를 이용한 연구를 통해 마음이론과 관련하여 내측 전전두 피질(medial prefrontal cortex), 후부 상측두구(posterior superior temporal sulcus), 측두극(temporal pole)의 활성도 저하가 많은 연구에서 관찰되었다(홍순범 등, 2011).

홍순범 등(2011)은 그 외에도 타인의 시선을 처리하는 기능과 상측두구 영역 기능 결손, 타인의 얼굴 인식(facial recognition)의 기능과 방추 상회(fusiform gyrus) 영역 기능 결손, 거울 뉴런(mirrio neuron)의 결함과 하측 전두회(inferior frontal gyrus) 및 상측두회(superior temporal sulcus), 하두정소엽(inferior parietal lobule)과의 관련성에 대해 논의한다.

그 외에도 그들은 자폐성장애의 증상 가운데 의사소통의 질적 결함 및 제한적 · 반복적 · 상동적 양식의 행동 · 관심 · 활동의 특징적 증상과 관련한 기능적 뇌영상 연구에 대해 간략하게 논의했다.

(3) 환경적 요인

자폐성장애 발생률의 증가가 자폐성장애 자체가 직접적으로 증가했는지를 가리키는 것인가에 대해 전문가들은 대체적으로 회의적이다. 하지만 많은 환경적 요인에 의한 자폐성장애 자체의 발생 증가를 전적으로 배제할 수는 없기 때문에 꾸준히 환경적 요인에 관한 보고가 발표되고 있다. 여기서는 남보라 등(2010)의 논의를 중심으로 간략하게 소개한다.

가장 최근 문제가 되었던 **MMR 백신**[2)]과 백신의 보존제로 사용하는 **티메로살**(thimerosal)과의 관련성에 대한 논란이다. Wakefield 등(1998)이 이들 질병 혹은 예방접종과 관련이

2) MMR 백신은 홍역(measles), 볼거리(mumps), 풍진(rubella)을 하나의 백신제제에 합쳐서 접종하는 백신을 말한다.

있을 수 있다고 하는 주장을 제기하면서 관심을 끌게 되었고, 일부 국가에서는 MMR 백신 접종을 중단했다. 하지만 이후 대단위 역학조사를 통하여 예방접종을 시행한 아이와 시행하지 않은 아이 사이에 자폐성장애의 발생률에 차이가 없다는 것이 속속 밝혀지면서 현재는 MMR 백신 접종과 자폐성장애 발생은 관련이 없는 것으로 판단하고 있다. 이와 유사하게 백신의 보존제로 사용되는 티메로살이 에틸수은을 함유하는데 이것이 뇌기능에 영향을 주어 자폐성장애를 일으킬 수 있다는 주장이 있다. 이것 또한 이후 백신에서 수은 성분을 제거하고 사용했지만, 자폐성장애 발생률은 변화가 없거나 오히려 증가했다. 결국 『Lancet』 잡지는 Wakefield 등(1998)의 논문이 학술적으로 잘못된 것으로 판정하고, 논문 게재를 철회하였다.

그 외에도 바이러스 감염에 의한 자폐성장애의 발생설, 출생 전 태내 발생과정에서 겪은 스트레스에 의한 발생설, 출생 전후의 주산기 합병증에 의한 발생설, 기타 중금속, 독성과 산화스트레스에 의한 신경계 손상설, 면역계의 손상에 의한 발생설 등 다양한 주장이 제기된다.

환경적 요인이 자폐성장애와 관련이 전혀 없다는 것은 아니지만, 현재까지 제기된 수많은 주장 가운데 뚜렷한 관련성이 밝혀진 것은 거의 없다. 아마도 자폐성장애 아동의 유전적 취약성이 있지만 구체적으로 밝혀져 있지 못하고, 이들이 대뇌기능에 영향을 미치는 과정에 일부 환경적 및 후천적 요인들이 상호작용하거나 관여하여 자폐성장애를 일으키는 것으로 추정되지만, 아직 구체적인 원인이나 기전에 대해서는 많은 연구가 수행되어야 한다.

4. 자폐성장애의 진단 및 평가

1) 자폐성장애 진단의 논란

자폐성장애는 아직 원인이 확실히 알려져 있지 않고, 다양한 요인이 관여하는 하나의 증후군(syndrome)으로 알려졌다. 그렇기 때문에 진단은 원인에 근거하여 내려질 수 없다. 비록 다양한 요인이 관여하더라도 최종적으로 단일 증상을 갖는 것도 아니고, 특정한 한 영역의 결함이나 이상도 알려져 있지 않다. 그러므로 자폐성장애를 진단하기 위해서는 아동에서 현재 나타나는 행동 유형과 생후 발달과정에서의 경과에 근거하는 수밖에 없다.

임상적으로 자폐성장애에서 몇 가지 특정 행동과 결함이 특징적이라고 알려져 있지만, 사실 이것 또한 엄격한 실험적 자료는 부족한 형편이다. 그렇지만 이 같은 문제점에도 불구하고, 어떤 다른 아동기 질환보다도 가장 확실하게 진단 내려지고 있음도 사실이다. 경험 있는 임상가들은 비교적 어렵지 않게 자폐성장애를 진단한다. 또한 이 진단의 신뢰도나 일치도는 다른 질환들에 비해 상당히 높은 편이다. 이같이 비교적 쉽게 진단되는 잘 알려진 진단임에도 불구하고 아직도 진단에 어려움을 겪고 있는 것은 자폐성장애에 관한 역사적인 관점의 변화, 핵심 증상이 과연 무엇인가 하는 것에 대해 아직도 일치된 견해가 부족한 점, 주요 결함 영역에서도 증상의 정도가 다양하게 나타나는 일종의 스펙트럼 장애이기 때문이라고 생각한다. 그리고 자폐성장애의 진단, 평가, 치료 및 교육에 관여하는 여러 분야의 전문가들이 다학제적인(multidisplinary) 접근을 하는 가운데 다양한 학문적 배경으로 인해서 일치된 용어의 사용과 관점을 갖기가 어려운 것도 또 다른 한 가지 요인이다.

자폐성장애 연구의 초기에는 아동기 정신병, 아동기 조현병과의 구별에 혼란이 있어오다가 자폐성장애가 발달장애로 밝혀지면서 이들과의 감별은 별 어려움이 없어졌다. 그 외에 지적 장애, 언어장애(특히 수용언어장애), 과잉행동장애 등과의 감별이 중요한 관심사였다. 그러나 최근의 연구결과와 다양한 진단기준, 진단용 평가척도 등이 개발되면서 이들과의 감별의 어려움은 상당 정도 극복되었다. 1980년 미국정신의학회(American Psychiatric Association: APA)의 자폐장애 진단기준[3]이 출현한 이후 자폐장애와 비전형 자폐장애, 자폐장애와 연관 있는 여러 발달장애에 대해 알려졌고, 미국정신의학회의 DSM-IV(APA, 1994)와 세계보건기구(WHO)에서 제정한 『국제질병분류-10판(ICD-10)』(WHO, 1992)에서는 자폐장애, 비전형 자폐장애, 자폐관련 발달장애(레트증후군, 소아기붕괴성장애, 아스퍼거장애, 기타 전반적 발달장애)로 구분했다가, 2013년 DSM-5에서 이들 가운데 레트증후군을 제외하고 하위 구분을 없애고 심각도에 따른 스펙트럼 개념으로 하여 자폐성장애(Autism Spectrum Disorder: ASD)로 합치게 되었다. 과거 비전형 자폐장애, 자폐관련 발달장애는 흔히 '유사 자폐' '자폐 양상을 갖는' '자폐적인' 등으로 불려왔기 때문에 혼란이 더욱 가중되어 왔다.

더군다나 경험 있고, 책임 있는 전문가들조차도 '자폐'라는 용어를 사용하지 않는 수가 많다. Aarons와 Gittens(1992)는 영국에서 자폐아동들이 '부모들의 잘못된 양육으로

3) 미국정신의학회의 『정신질환의 진단 및 통계편람, 3판(Diagnostic and Statistical Manual of Mental Disorders, 3rd edition)』(흔히 DSM-III로 알려짐)에서 처음으로 자폐성장애가 발달장애의 한 하위유형으로 공식 분류됨.

인해서' 초래된 문제로 진단되어 아동상담소로 보내져 가족치료를 받는 경우, '행동 문제를 갖는 언어장애'로 간주되어 언어치료사에게로 보내지는 경우, 소아과 병원으로 보내져 진단되지만 전문적 지식의 부족으로 아무런 도움을 받지 못하는 경우 등이 많음을 비판했다. 이러한 경향은 최근 많이 개선되고 있지만, 여전히 혼란이 있는 것은 사실이고, 결국 정확한 자폐성장애의 정의와 엄격한 진단기준에 근거하여 전문가들의 관점과 견해를 일치시켜 혼란을 줄여 나가는 것이 필요하다. ASD 진단 카데고리에 이 같은 하위유형이 포함되게 되었던 '아스퍼거장애'로 알려진 장애는 원래 오스트리아 의사였던 Hans Asperger가 1944년 독일어로 발표한 논문에 실려져 있는 것으로 학계의 주류에서 관심을 받지 못하고 있었고, 단지 Van Krevelen(1962, 1971)과 같은 유럽 일부 의학자들에게만 관심을 받았을 뿐이었다. 이후 1980년 영국의 소아정신과 의사였던 Lorna Wing 박사가 Asperger의 사례와 유사한 자신의 사례를 합쳐서 이를 아스퍼거장애로 명명하여 영어로 발표한 이후에야 겨우 주목을 받게 되었고, Gillberg(1989, 1991), Szatmari(1989), Frith(1991) 등의 노력에 의해 결국 DSM-IV(APA, 1994)에서 전반적 발달장애(pervasive developmental disorder: PDD) 진단 카테고리의 한 하위유형으로 포함되었다.

이에 비해 Kanner 박사의 자폐성장애는 1970년대 초부터 이전의 심인성 원인론에 대한 비판과 함께, 아동기 조현병과 다른 양상 및 경과를 나타내는 여러 증거들에 의해 1980년 DSM-III(APA, 1980)에 명시되게 된다. 이때 영국의 소아정신과 교수인 Michael Rutter 경의 역할이 매우 중요했다. 이후 헬러증후군, 소아기붕괴성장애 등이 PDD 카테고리에 추가되면서 DSM 4차 개정판과 ICD 10차 개정판에 이들을 아우르는 진단체계가 확립되었다. 하지만 이후 고기능 자폐성장애와 아스퍼거장애의 구분에 대한 논란, 레트장애 및 소아기붕괴성장애의 자폐성장애와의 연관성 등에 대한 논란이 끊이지 않고, 임상 현장이나 부모들에게 혼란을 일으키는 등의 문제점 등으로인 해서, 현재 DSM-5에서 변경하게 되었다.

2) 다른 장애와의 감별진단

(1) 난청(청력이상)

부모들은 자폐아동들이 불러도 반응을 보이지 않고 말을 이해하지 못하기 때문에 '귀머거리가 아닌가' 하는 의심을 하게 된다. 그러나 자폐아동들은 TV 광고 소리에는 다른 장소에 있다가도 달려오는 등의 행동이 나타나는 것으로 구별할 수 있으며, 난청으로 못

듣는 아이들은 비록 듣지는 못하더라도 얼굴 표정에서 반기거나 하는 대인관계의 형성이 이루어진다. 즉, 행동 관찰로 대개는 감별이 가능하다. 그 외에 청력이상이 있는 아이들은 갑작스러운 소리(예: 문이 쿵 닫히는 소리, 사이렌 소리)에 놀라거나 하지 않는다.

(2) 언어장애(특히 수용 언어장애)

다른 발육은 정상인데 유독 말이 늦는 경우이다. 이 아이들은 말 이외에 손짓, 표정 등의 의사소통과 상상놀이가 가능하고, 대인관계의 이상, 변화에 대한 저항 등의 자폐 증상이 없으므로 구별이 쉽다. 주로 표현 언어장애를 갖는 경우는 말을 알아듣고 이해는 하는데, 표현을 잘 못하거나 늦되는 것이고, **수용 언어장애**(receptive language disorder)는 청력은 있어 들리기는 하지만 말뜻을 이해하지 못하는 경우이다. 후자의 경우 자폐성장애와 구별하기가 매우 어려운데 앞의 차이점을 잘 살펴보면 구별이 가능하다.

(3) 지적 장애(정신지체, 저능)

지적 장애 아동이 발달 경과에서 말이 늦고, 굼뜨며, 전반적인 발달 상태가 늦는 수가 많다. 말이 늦다는 문제를 갖고 있을 때는 반드시 지적 장애와 자폐성장애를 구별해야 한다. 지적 장애 아동에서는 사회성 결핍(대인관계 회피)이 두드러지지 않으므로 구별된다. 그러나 많은 자폐성장애 아동들이 지적 장애를 동반하기 때문에 구별이 어렵다.

(4) 주의력결핍 과잉행동장애

주의력결핍 과잉행동장애(ADHD)는 대개 만 6~7세경에 나타나지만 심한 경우 아주 어려서도 나타날 수 있다. 자폐성장애 아동들 중에서도 산만하고 집중을 못하고, 지시에 잘 따르지 못하므로 ADHD 아동과 구별이 어려운 수가 많아서 세심하게 구별해야 한다. 또한 ADHD 아동들 중에서도 증상이 심한 경우, 또 언어발달이 약간 지연된 것을 겸할 때는 대인관계 수립도 잘 안 되기 때문에 더욱 쉽지 않다. 치료와 예후에서 많은 차이가 있기 때문에 이 둘의 정확한 구별이 중요하다.

(5) 반응성애착장애 및 모성결핍

약간의 발달상의 문제를 갖는 아동에서 어머니의 보살핌이 현저히 부족했을 때(예: 어머니가 산후 우울증으로 출생 후 수개월간 아이를 거의 돌볼 수 없을 때, 직장일로 보모를 두었는데 수시로 바뀌어 아이의 정서적 보살핌이 거의 없을 때), 사람과의 접촉을 기피하거나, 발달도 늦어져서 경한 자폐의 증상을 보이는 수가 있다. DSM-5에서는 외상(trauma) 및 스트레스 관련장애 카테고리에서 **반응성애착장애**(Reactive Attachment Disorder: RAD)로 진단한다.

(6) 조현병(정신분열병)

발병연령, 발달력, 임상양상, 가족력 등 여러 요소에서 차이를 보인다. 조현병은 대개 청소년기 이후에 발병하며, 발달상의 문제가 대개 없으며, 가족력상 조현병의 빈도가 높으며, 지능검사 소견을 포함한 여러 임상 소견에서 차이를 보인다.

(7) 기타 발달장애들

그 외에 공식적인 진단명은 아니지만, 많은 학자가 여러 발달장애들의 개념을 제시하고 있어 여기에 이에 대해 간략하게 언급한다. 여기에는 공식적인 진단 범주에 들어있는 자폐성장애를 제외한 여러 개념들이 포함된다.

표 6-4 공식 진단명은 아니지만, 거론되고 있는 여러 발달장애 개념들

명칭	특징적 증상
경계선아동증후군 (Borderline Syndrome in Childhood)	Bemporad(1982), Vela 등(1983)이 제안한 개념으로 정신병(psychoses) 기준에 합당하지 않지만, 심한 자아(ego)발달에 심각한 이상을 보이는 일련의 아동군을 지칭하는데, 다양한 신경증적인 방어뿐 아니라 기능에 있어 거의 정신병적 지연을 나타낸다.
정신분열성스펙트럼 장애(Schizoid Spectrum Disorder; Wolff, 2000, 1996)	분열성 스펙트럼장애(Schzoid spectrum disorder; Bemporad, 1997), 분열성 인격장애(Schizoid personality disorder(APA, 1994), 아동기 분열성인격(Schizoid psychopathy of childhood; Ssucharewa, 1926) 등 여러 개념이 포함될 수 있다. 이 가운데 가장 대표적인 것으로 DSM-IV(APA, 1994)의 개념과 Wolff(2000)의 기준이 있는데 그는 이 장애의 특징으로 혼자 있기 좋아함, 공감능력 결여 및 정서적 무관심, 편집성 생각을 동반하는 민감성 증가, 정신적 경직성, 특이한 의사소통 방식, 이상한 환상적 생활을 제시하고 있다.
다중복합발달장애 (Multiple Complex Developmental Disorder: MCDD)	미국 예일대학의 Cohen 등(1986)이 제안한 것으로 자폐성장애와 공통되는 일부 특성(특히 관계 맺는 능력의 제한)을 가지며, 역시 감정 조절(affect modulation)과 사고의 안정성(stability of thinking)에 근본적인 결함을 나타낸다. 이 개념은 아마도 PDD-NOS 혹은 여러 성인기 정신질환, 예를 들면 양극성장애, 경계선 인격장애, 분열성 인격장애, 조현병일 가능성도 있다. 매우 유사한 개념으로 Multidimensionally impaired disorder(MDI; Kumra et al., 1998), Multiple developmental impairment(McKenna et al., 1994) 등이 있다.

의미-화용장애 (Semantic-Pragmatic Disorder: SPD)	의미론(semantics)은 단어의 의미(meanings of words)를 말하고, 화용(pragmatics)은 사회적 상호작용에서 언어의 사용방법을 말한다. 의미와 화용의 결함은 자폐장애에서 공통적이지만, 자폐장애가 이러한 언어의 결함에 의한 것만은 아니다. Rapin과 Allen(1983)은 이를 언어장애(language disorder)로, Gagnon 등(1997)은 자폐성장애로 간주하였다.
비언어적 발달장애 (Nonverbal Language Disabilities: NLD)	Myklebust(1975)에 의해 처음 개념이 도입되었고, 이후 Rourke(1989)에 의해 정교화되어, NLD에서 행동장애의 핵심적인 것으로 감각처리과정의 결함을 제기하면서 10개의 진단기준을 제시하였다(Rourke, 2002). 1차 결함으로 촉각 및 시지각(tactile and visual perception), 복합 신경운동기술(complex psychomotor skills) 및 새로운 환경에의 대처, 2차 결함으로 촉각 및 시각 집중력(tactile and visual attention), 탐색행동의 제한, 3차 결함으로 촉각 및 시각 기억, 개념 형성, 문제해결 및 가정검증 기술의 결함, 마지막으로 언어의 내용(의미)과 기능(화용)의 결함을 제시하였다. 그리고 신경학적 질환에서 각 단계별 장애의 예로 1단계 뇌량 무형성증, 자폐장애, 윌리엄스증후군, 2단계 소토스증후군(Sotos syndrome), 태아알코올증후군, 3단계 취약 X 증후군, 다발성결절, 외상성대뇌손상, 4단계 누난증후군(Noonan syndrome), 신경섬유종증을 제시하였다. 추가로 구분하기 어려운 질환(혹은 장애)로 주산기에 발생한 뇌성마비, 비슷하지만 근본적으로 구별되는 장애로 투렛장애, 자폐장애를 들고 있다(Rourke et al., 2002, p. 330).
다중체계발달장애 (Multisystem Developmental Disorder, MsDD)	Greenspan과 Wieder(1997)가 Diagnostic Classification: 0-3(1994) 체계에서 관계 및 의사소통장애 카테고리 아래 전반적 발달장애(PDDs)와 별개로 제안하였다. 아동의 관계 및 상호작용, 의사소통 및 언어, 감각처리, 적응에 따라 각각 A, B, C 유형으로 구분하였다. 이들은 일차양육자와의 정서 및 사회적 관계에 적극적으로 관여하는 능력의 중대한 장해(전적인 결여는 아님), 의사소통의 시작, 유지, 발전시키는 데 중대한 장해, 청각처리의 중대한 장해, 과대 및 과소반응을 포함한 기타 감각처리에서의 중대한 역기능의 특징을 보인다. 관계형성과 의사소통에 장애가 있어 '자폐적 특징'을 보이지만, 관계맺기(relating)에 있어 적절한 치료로 호전되고, 이에 따라 언어 및 인지발달도 호전된다. PDDs와 달리, 관계맺기, 운동 및 감각처리과정 결함에 이차적인 증상으로 보인다. 만일 이런 이차 증상이 없다면 그것은 조절장애(regulatory disorders)로 간주할 수 있다고 주장한다.

3) 평가 방법 및 절차

(1) 진단 및 평가에 포함되어야 할 내용들

① 임상적 및 의학적 평가

- **병력 청취**: 자폐성장애와 다른 발달장애의 구분, 추가적인 감별진단, 기타 필요한 검사 여부, 다른 전문가의 어떤 도움을 받아야 하는지를 알기 위해서 자세한 병력 청취가 필수적이다. 때로는 과거 진료기록 등을 참고한다. 특히 이 가운데 자폐성장애의 진단 및 감별진단을 위해 다음 사항들이 반드시 포함되어야 한다. 생후 24개월 이내의 경우 자신의 즐거움을 타인과 공유하기, 주의 끌기(보여 주기), 다른 사람의 신체를 도구로 사용하기, 다른 아이들에 대한 홍미, 인사/사회적 상호성, 목소리에 주의를 기울이기, 가리키기(pointing)와 제스처의 이해, 36개월 이내의 경우 다른 사람의 신체를 사용하기, 목소리에 주의를 기울이기, 가리키기, 매너리즘, 36~61개월의 경우 사회적 상호작용을 조절하는 비언어적 행동(눈 맞춤) 등이다.
- **신체검사 및 신경학적 검사**: 머리둘레 및 그 변화 추이, 얼굴/사지/키 등의 특이한 형태, 신경학적 피부이상, 걸음걸이, 근육긴장도, 반사, 뇌신경기능 등이 필요하다. 그 외에 필요시 다음이 시행될 수 있다.
  - 이상 운동(abnormal movements)에 대한 검사
  - 정신상태검사(Mental Status Examination: MSE)
  - 청력검사 및 언어평가
  - 심리검사
  - 이학적 검사: 선천성 대사이상검사, 뇌파검사는 가능한 한 시행, 그 외에 염색체검사(FRAX)나 뇌 CT 스캔, MRI 등은 경우에 따라 시행

② 정신상태검사(MSE)

자폐성장애를 진단 및 감별진단하기 위해 다소 구조화된 상황에서 관찰하는 것이 필요하다. 진단기준이 되는 DSM-5(APA, 2013)에 따라 ① 사회적 의사소통 및 사회적 상호교류, ② 한정되거나 반복적·상동적인 행동 양상 여부에 중점을 두어 정신상태검사를 시행한다.

- 사회적 의사소통 및 사회적 상호교류로서, 눈 맞춤, 사회적 미소 짓기, 의사소통을 위해 사용되는 얼굴 표정의 범위, 공동주시에 대한 반응, 공동주시를 자발적으로 유도하기, 또래친구와 상상놀이하기, 또래에 대한 관심, 다른 아이들의 접근에 대한 반응, 또래들과의 단체놀이, 우정 나누기, 관심 보이기와 끌기, 나눌 것을 제의하기, 즐거움을 타인과 나누기, 의사소통을 위해 다른 사람의 신체를 사용하기, 위로해 주기, 사회적 교섭을 시작하는 방식, 부적절한 얼굴 표정, 사회적 반응의 적합성, 언어의 전반적 수준, 가리키기(pointing), 끄덕이기, 관습적/도구적/묘사적 제스처, 행동의 자발적인 모방, 상상놀이, 모방적인 사회적 놀이, 사교적인 언어 표현 및 잡담, 상호교환적 대화 등이다.
- 한정되거나 반복적 · 상동적인 행동 양상으로 상동적이거나 반복적이거나 개인 특유의 말(상동화된 발어와 지연된 반향어), 부적절한 질문이나 언급, 대명사의 반전, 신어조작증/개인 특유의 언어, 유별난 집착, 한정된 관심, 비기능적인 반복적 일상(routine) 또는 의례(ritual)에서 드러나는 강박적 집착(언어적 의식, 강박행동/의례, 상동적 또는 반복적 운동성 매너리즘(사물의 부분 또는 재료의 비기능적 요소에 대한 몰두) 등이다.
- 기타 이상행동들로, '자해행동, 교육이나 학습을 저해할 수 있는 행동, 아동의 불안을 유발하는 것이 있는가?' '환경의 변화에 대해 어떻게 적응하는가?' '외부자극에 의해 혼란스러워지는가?' '특히 민감하거나 관심을 갖는 것이 있는가?' 등을 파악한다.
- '잠재적 능력과 강점으로 어떤 활동이 아동에게 동기를 유발하는가?' '유머와 자신에 대한 통찰 능력을 갖는가?' '치료에 이용될 수 있는 강점이나 독립된 능력을 갖는가?' '이상행동이 잠재적으로 적응적이고 발달적으로 이해 가능한 범위에 있는가?' 등도 함께 파악한다.

(2) 자폐아동 진단 및 평가의 방법

흔히 자폐아동의 평가방법에는 세 가지 방법이 있다. 즉, 부모나 교사의 보고를 면담을 통해 얻는 면담법, 직접 관찰법 및 평가도구로 측정하는 방법들이 있다.

① 면담법(interviews)

이미 앞에서 논의한 바와 같이 비공식적 임상면담이 있지만, 몇 가지 구조화된 면담법이 개발되어 연구용으로 널리 사용되고 있다.

- **자폐성장애진단면담**(Autism Diagnostic Interview-Revised: ADI-R; Lord et al., 1994): 1989년 개발된 ADI(Le Couteur et al., 1989)의 개정판으로, 자폐스펙트럼장애의 세 가지 증상군을 평가하는 반구조화 면담법이다. 사용하기 위해서는 상당한 정도의 훈련이 필요하고, 시행에도 2~3시간이 소요된다. 적용대상은 만 1세 반부터 성인까지 가능하다. ICD-10 및 DSM-IV에 의해 내려진 진단과 비교할 때 검사-재검사 신뢰도 및 타당도는 좋은 것으로 알려져 있다. 연구용으로 가장 널리 사용되고 있으며 국내에도 한국판으로 출판되어 있다.
- **자폐스펙트럼장애진단면담-성인용**(Autism Spectrum Disorders-Diagnostic Adult: ASD-DA; Matson et al., 2007): 자폐장애 및 PDD-NOS의 진단을 위한 것이다. 지적 장애 성인에서 사용하기 위해 개발되었다. 검사자는 양육자와 면담을 통해 평가를 한다. 총 31개 항목에 대해 0(손상 없음), 1(약간의 손상 있음)로 채점하는데, 자세, 운동조절, 흥미의 제한여부 등에 관한 질문으로 구성된다.
- **사회성 및 의사소통장애 진단면담**(Diagnostic Interview for Social and Communication Disorders: DISCO; Wing et al., 2002): ASD, 비정형 ASDs, non-ASD 발달장애, 그 외의 정신질환의 존재 여부를 진단하는 데 사용되며, 약 2~4시간 정도 소요된다. DSM-III-R, DSM-IV, ICD-10 기준에 근거하여 장애를 진단할 수 있도록 여러 알고리즘을 제시한다.

그 외에도 Kanner의 기준, Wing과 Gould의 자폐스펙트럼장애 기준, Gillberg의 아스퍼거장애 기준 등도 포함한다.

② 관찰도구(observation systems) 및 임상가용 평가척도(clinician completed rating scales)

다른 영유아기 장애와 마찬가지로 자폐장애에서도 많은 진단평가 도구가 개발되어 있다. 현재의 기능을 임상가가 직접 관찰하고 평가하는 데 사용하는 도구도 있고, 함께 생활해 왔던 부모, 그 외에 양육자, 교사 등이 평가하는 도구들도 있다. 여기서는 임상가용 관찰도구 및 평가척도를 소개한다.

- **자폐진단관찰도구**(Autism Diagnostic Observation Schedule-Generic: ADOS-G; Lord et al., 2000): ADOS-G는 예전에 Autism Diagnostic Observation Schedule(ADOS; Lord et al., 1989)과 Pre-Linguistic Autism Diagnostic Observation Schedule(PL-ADOS; DiLavore et al., 1995)을 합쳐 만든 개정판이다. 이 도구는 발달 및 언어 능력에 근거한 4개의 모듈로 구성된다. 즉, ① 언어 이전/한 단어/단순 절(일관된 자발언어 없음), ② 융통성 있는 구절언어(몇 개의 절을 갖는 유창하지 못한 언어), ③ 유창한 언어, 아동 및 청소년, ④ 유창한 언어, 청소년 및 성인의 4개 모듈이다(최근 ADOS-2에서는 걸음마기 모듈이 추가되어 총 5개 모듈을 사용한다). 검사자는 개인에 맞추어 1개의 모듈을 선택하는데, 좀 더 발전된 모듈이 더 적절하다고 판단되면 추가 모듈을 수행할 수도 있다. 각 모듈은 대략 30분 정도 소요된다. 처음 2개의 모듈은 장난감과 다른 상호작용적 방법을 사용하고, 다음 2개 모듈은 면담 방법을 사용한다. ADI-R과 마찬가지로 훈련 워크숍 참석, 적당한 수준의 평가자간 신뢰도를 포함하는 철저한 훈련, 연구 목적으로 사용하기 전 훈련받은 내용의 제출이 필요하다.

- **행동관찰척도**(Behavior Observation Scale: BOS; Freeman et al., 1981): 이갈이, 손 쳐다보기, 머리 찧기, 귀 막기, 대상 무시, 매달리기, 눈 맞춤, 반향어, 검사자 무시와 같은 자폐장애와 관련한 67개 행동을 측정하는 관찰법이다. 검사자는 이러한 행동들을 관찰하여 자주(3), 2번(2), 1번(1), 전혀 일어나지 않음(0)으로 기록한다. BOS는 2번의 기초선과 검사자가 아동과 적극적 놀이를 하려고 하는 1번의 시기를 포함한 3분짜리 9개 삽화 동안에 시행한다. 나머지 3분 삽화에서 검사자는 아동과 상호작용 없는 자극을 제시한다.
- **자폐스펙트럼장애진단-아동용**(Autism Spectrum Disorders-Diagnostic Child: ASD-DC; Matson et al., 2007): 자폐장애, 아스퍼거장애, PDD-NOS의 증상 평가를 위해 고안되었으며, 부모 보고에 의한다. 사회성 결함, 의사소통 문제, 제한적 · 반복적 · 상동증적 행동, 기타 예외적인 기술을 평가하는 71개 항목으로 구성된다. 예외적인 기술에는 읽기 능력, 특별한 기억력, 예술적 능력을 포함하여 아동이 연령을 넘어서는 기대치 이상의 능력을 갖고 있는지 여부에 대한 질문이 포함된다.
- **아동기자폐평정척도**(Childhood Autism Rating Scale: CARS; Schopler et al., 1980): 면담, 부모 보고, 교사 보고, 임상적 관찰에 근거하여 임상가가 평가하는 15개 영역으로 구성된다.
- **2세 자폐선별도구**(Screening Tool for Autism in Two-Year-Olds: STAT; Stone et al., 2000): STAT는 24~35개월 자폐아동들을 다른 발달장애와 구별하기 위해 개발되었다. 놀이와 같은 상호작용적 평가의 12개 항목으로 구성된다. 검사자는 장난감, 사탕, 풍

선, 퍼펫, 소리 내는 장난감 등의 도구를 이용한다. 아동이 주고받기(turn-taking)를 하는지, 기능적 놀이, 요구하기, 가리키기에 대한 집중, 모방과 같은 행동에 참여하는지에 근거하여 평가한다.

③ 자폐성장애 진단용 체크리스트

부모 혹은 교사들이 함께 생활하면서 관찰한 내용들을 질문지를 통해 평가하는 체크리스트 형태의 진단도구들이 개발되어 있는데, 그 가운데 국내에서 사용 가능한 표준화 도구들을 〈표 6-5〉에 제시한다.

표 6-5 국내에서 표준화되어 사용 가능한 평가도구

도구명	개발자(연도)	적응증	구성	평가자/훈련수준	국내 저자
Autism Behavior Checklist(ABC)	Krug et al. (1980)	부적응 행동		임상가/최소	조수철 등(1989)
Aberrant Behavior Checklist(ABC)	Aman (1986, 1994, 2000)	부적응 행동		부모/교사	개발 중
Social Responsiveness Scale(SRS)	Constantina (2002)	증상 심각도	DSM-IV	부모/교사	개발 중
Childhood Autism Rating Scale(CARS)	Schopler et al. (1988)	선별	DSM-III-R	임상가/중간수준	김태련 등(1996)
Social Communication Questionnaire(SCQ)	Rutter et al. (2003)	선별	DSM-IV, ICD-10	부모/교사	유희정(2007)
Asperger Syndrome Screening Questionnaire(ASSQ)	Ehlers et al. (1999)	선별	DSM-IV	부모/교사	개발 중
Asperger Disorder Inventory(ADI)	Ehler et al. (1993)	선별	길버그 기준	부모	Yang et al., (1998)
Asperger Syndrome Diagnostic Scale(ASDS)	Mylers et al. (2001)	선별	DSM-IV	부모	Kim et al., (2005)
Autism Diagnostic Observation Schedule(ADOS)	DiLavore et al. (1995)	연구/진단	DSM-IV, ICD-10	임상가 관찰/훈련 및 경험 필요	유희정 등(2007)
Autism Diagnostic Interview-Revised Version(ADI-R)	Lord et al. (1994)	연구/진단	DSM-IV, ICD-10	임상가 면담/훈련 및 경험 필요	유희정(2007)

CLAC-II (이화 자폐아동행동발달평가도구)	일본 정신의학 연구소	연구/진단		임상가 면담	김태련, 박랑규 (1997)
자폐성장애유아선별 부모용 간편체크리스트		선별	DSM-IV	부모/교사	홍강의, 정보인, 이상복(1997)

(3) 발달학적 및 교육적 평가

① 교육적 평가

전통적으로 자폐성장애 아동의 평가는 비공식적인 놀이기법(informal play techniques)이나, 주로 언어능력을 위주로 하는 전통적인 심리검사를 이용해 왔다. 그러나 어느 것도 만족스럽지 못했기 때문에 이 아동들은 '검사 불능(untestable)'으로 간주됐다.

이런 문제들을 극복하고 발달학적 기능과 이상을 평가하기 위해서 고안된 도구 중 하나가 **심리교육진단검사**(Psychoeducational Profile: PEP; Mesibov et al., 1988; Schopler & Reichler, 1979)이다. 과거의 전통적인 심리검사에 비해 이 도구는 자폐아동들의 특성을 평가하기 쉽도록 유연성을 갖고 실시하며, 채점할 수 있도록 되어 있고, 비공식적 놀이기법과 달리, 모방, 눈-손 협응, 언어 및 비언어적 인지와 같은 기본적인 발달기술을 측정하기 위한 구조적인 과제들로 구성되어 있다. 또한 진단적 추론이 가능하도록 행동이상에 관한 항목도 포함되어 있고, 평가의 해석에 따라 개별화된 치료 프로그램을 개발하도록 되어 있다.

② 언어 및 의사소통평가(assessment of language & communication)

자폐아동의 언어 및 비언어적 의사소통 능력은 매우 복잡하다. 단순히 수용 혹은 표현언어 영역에 국한하지 않고, 또한 화용 언어 능력에 국한하지도 않는다. 언어 이전의 의사소통에 대한 평가도 필요한데, 보완 혹은 대체 의사소통체계(Augmentative or Alternative Communication system: AAC System) 사용을 위한 비언어적 의사소통 능력의 발달 가능성에 대한 정보가 포함되어야 한다. 또한 이들의 평가에서는 보다 광범위한 의사소통의 기능들, 즉 의사소통하고자 하는 의도, 자기주장 능력, 발달 초기의 주고받기, 공동주시 등이 평가되어야 한다.

표준화된 검사를 통해서 정확한 진단이 가능하지만 임상에서 진찰과정 중에 주의 깊게 살펴서 기본적인 언어의 장애나 결함을 발견하려는 노력이 필요하다. 구체적으로 다섯 가지 영역으로 나누어 평가한다. 즉, 내재 언어, 언어 이해, 언어 생산, 발성 및 발음, 화용 언어이다(p. 118 참조).

③ 구조화된 언어평가

자폐아동들의 의사소통 능력을 평가하기 위해 구조화된 평가도구로 가장 널리 추천되는 것으로, 수용표현출현언어척도(Receprive-Expressive Emergent Language Scale: REEL-2; Bzoch & League, 1991)가 있다. 특별히 이들을 위해 고안된 것은 아니지만, 이들에게서 유용한 것으로 알려져 있다. 출생부터 36개월 사이의 아동을 대상으로 66개의 수용언어 항목, 66개의 표현언어 항목으로 +, +/−, − 로 채점한다. 최근에 개발된 다른 도구로는 언어행동평가척도(Verbal Behavior Assessment Scale: VerBAS; Duker et al., 2002)이 있는데 0~4점 척도로 채점하는 총 15개 항목으로 구성된다. 여기에는 요구하기, 지시하기, 모방 등을 포함하는 의사소통 기능들이 있다. 그 외에 Skinner의 언어행동 분석에 근거하여 의사소통을 평가하는 도구로 기초언어 및 학습기술평가(Assessment of Basic Language and Learning Skills: ABLLS; Partington & Sundberg, 1998) 등이 있다(Sigafoos et al., 2008). 국내에서 사용되는 언어검사 중 자폐아동들에게 주로 사용할 수 있는 것들로는 서울장애인복지관에서 개발한 언어이해 인지력검사, 그림어휘력 검사, 문장이해력 검사 등이 있다. 그 외에 다양한 언어검사들이 있는데 자폐아동들을 위해 특별히 개발된 것들은 아니다.[4)]

④ 심리검사

웩슬러 지능검사와 같은 전통적인 심리검사는 자폐아동들의 기능 수준과 제한된 언어 기술로 인해 이들 중 약 10~15% 정도만 이용될 수 있다. 이들은 앞의 여러 평가를 보완해 주는 중요한 도구들인데, 예로 지능지수는 예후와 기능을 측정하는 데 중요하다.

(4) 문제행동 및 자조능력의 평가

자폐아동에서 적응능력은 기능 수준과 자립도의 좋은 지표가 된다. 또한 적응능력은 여러 상황에서 개인이 얼마나 잘 기능하는지 여부에 대한 정보를 제공해 준다. 이 적응 수

4) 취학 전 아동의 수용언어 및 표현언어 발달척도(김영태), 영유아언어발달검사(SELSI; 김영태), 언어 문제해결력 검사(배소영 등) 등이 있다.

준과 기능을 평가하는 데 있어 몇 가지 사항을 고려해야만 한다. ① 적응능력의 평가는 포괄적인 평가에서 핵심사항의 하나여야 하고 적응기능의 합당한 영역을 모두 포함해야 한다. ② 적응능력의 어느 영역을 측정할 것인지 여부를 분명히 하여야 한다. ③ 평가에서 여러 상황과 기원(sources)을 포함하여야 한다. ④ 평가에 있어 기원과 환경으로부터 자료를 어떤 방식으로 얻는가이다.

평가방법으로는 보통 다음의 네 가지가 있다. 즉, ① 서베이와 질문지법, ② 면담을 통한 방법, ③ 여러 기원과 환경에서의 직접 관찰법, ④ 잘 사용하지 않지만 자기보고 방식이다. 구체적인 예를 제시하면, ① 부모/양육자 보고에 근거하는 방법으로 AAMD-적응행동척도, 바이랜드 적응행동척도(Vineland Adaptive Behavior Scale: VABS; Sparrow et al., 1984) 등이 있다. ② 교사 보고에 근거한 방법들로 바이랜드 적응행동척도-교사용(VABS-CE), AAMR-적응행동척도-II, 학교용(ABS-S: 2; Lambert et al., 1993) 등이 개발되어 사용되고 있다. 이같이 교사평가는 필수적인데, 아직 국내에는 적절한 것이 개발되어 있지 못하다. ③ 임상가의 직접 관찰에 근거한 평가로 대개 클리닉에서 놀이행동, 사회적 상호작용기술들, 기능적 의사소통기술들, 자조 및 지역사회 기술, 그 외 공감, 모방, 상동증 등을 포함하는 다른 적응기술을 평가하는 방법들을 사용하기도 한다. 구체적인 도구로 행동관찰척도-개정판(Behavior Observation Scale-Revised: BOS-R; Freeman et al., 1984), 자폐 및 비정형아동 행동평가척도(Behavior Rating Instrument for Autistic and Atypical Children: BRIAAC; Ruttenberg et al., 1966), 그 외 직접 관찰법들이 있다.

표 6-6 적응능력 평가도구들

도구명	개발자	대상, 연령	평가자	적응행동영역
AAMD-Adaptive Behavior Scale (ABS-2, ABS-S: 2)	Lambert et al. (1993)	ASD, 광역, MR, 3~16세	P, T, S	적응, AAMR 영역, 부적응
Adaptive Behavior Evaluation Scale(ABES)	McCarney (1995)	MR, 5~18세	P, T, C	적응, AAMR 영역, 진단적 선별
Assessment of Adaptive Areas(AAA)	Bryant et al. (2001)	광역, 3~60세	P, T, C	적응, AAMR 영역,
Behavior Assessment System for Children, Second Edition(BASC-2)	Reynolds and Kamphaus (1998)	Broad, 2~21 세	P, T, S	적응, 외현, 내면화,

Behavior Observation Scale-Revised(BOS-R)	Freeman et al. (1984)	ASD, MR, 아동, 청소년	C 관찰	적응, 레저
Behavior Rating Instrument for Autistic and Atypical Children(BRIAAC)	Ruttenberg et al.(1966)	광역, 아동	C 관찰	의사소통, 발달, 운동, 사회기술
Checklist of Adaptive Living Skills(CALS)	Morreau & Bruininks (1991)	광역, 전 생애	P 관찰, T, 종사자	커뮤니티, 일상생활, 독립성, 레저, 거주, 작업
Experimental-analogue Functional Assessment(EFA)	Iwata et al. (1982)	광역, 전 생애	C 관찰	부적응
Scale of Independent Behavior-Revised(SIB-R)	Bruinink et al. (1996)	광역, 3~90세	P 인터뷰, 단축형	의사소통, 커뮤니티, 운동, 개인, 사회기술
The School Function Assessment(SFA)	Coster(1998)	광역, 아동, 청소년	P, T 관찰	적응, 인지, 지각, 사회화
The Topeka Association for Retardated Citizens Assessment System(TRAC)	Sailor & Mix (1975)	MR, 3~16세	T, P	의사소통, 일상생활, 운동, 사회기술
Vineland Adaptive Behavior Scale-Second Edition(VABS-II)	Sparrow et al. (2005)	광역, 출생~19세 이하; ASD, 2~59세	P 인터뷰 및 서베이, T	의사소통, 일상생활, 부적응, 운동, 사회화

* AAMR 영역=의사소통, 자기관리, 가정생활, 커뮤니티, 자기-지시, 건강 및 안전, 기능적 학습, 레저 및 작업, P=부모; T=교사; S=자신; C=임상가; ASD=자폐스펙트럼장애 광역=장애를 갖는 광범위한 대상자; MR=정신지체
출처: Swiezy et al. (2008).

(5) 진단 및 평가의 요약

자폐성장애가 의심이 되면 우선 정확한 진단과 평가가 선행되어야 한다. 이와 함께 여러 각도와 차원에서 아동 및 그 가족들의 강점, 약점, 결함 및 자원을 찾아야 한다. 이러한 철저한 진단 및 평가를 토대로 다학제적 접근의 치료 및 교육 계획이 수립될 수 있다. 여기에는 특수교육을 중심으로 행동치료, 언어치료, 사회성 훈련 등 여러 가지가 동원되며 협력을 맺어야 한다. 많은 자폐아동이 증상 완화 및 다른 치료를 잘 받을 수 있도록 도와주고, 지나친 과민반응을 조절해 줌으로써 부모가 양육하는 데 용이하도록 해 주기 위해 약물치료가 수반되기도 한다.

자폐아동의 치료와 교육에서 정확한 진단과 평가의 중요성은 우선 다학제적 접근에 따라 다양한 영역에서 계획이 수립되어야 한다. 그리고 이러한 평가를 바탕으로 적재적소에 적절한 타이밍으로 다양한 치료팀 간의 협력과 역할이 요구된다. 치료가 시작되면 임상적으로 관찰 가능한 변화를 통해 그 치료의 지속 여부를 판정해야 한다. 특히 아직까지 자폐아동을 완쾌시키는 방법이 있는 것이 아니기 때문에 지속적으로 도움을 필요로 한다. 따라서 정기적인 평가를 통해 어떠한 도움이 필요한지 여부를 판단하고 앞으로의 계획을 수립, 변경하는 데 그 기초를 제공한다. 따라서 이들의 평가는 정기적으로, 지속적으로 이루어져야 한다.

5. 치료와 교육

1) 자폐성장애 아동의 치료 원칙

자폐아동이 가지고 있는 증상과 문제는 그들이 살아가는 데 지장을 초래하고, 점진적인 회복과 호전을 보이기는 하지만 완전히 고쳐지지는 않고 일생 동안 남아 있는 것이다. 자폐성장애를 완쾌시키는 특효약이나 수술방법, 특수교육방법은 현재까지는 없다. 그렇다고 이 아동들을 위해서 할 수 있는 것이 아무것도 없어 속수무책으로 있는 것은 아니다. 이들의 문제를 완전히 고치지는 못하더라도 갖고 있는 기능을 최대한 활용하도록 계발시키고 장애를 극복시켜 정상적인 사회생활에 근접시킬 적응능력을 가르쳐 줄 수 있다. 이들의 치료는 [그림 6-2]와 같이 발전되어 왔다. 이런 발전을 바탕으로 부모 · 교사 · 의사 · 기관종사자 · 언어치료사 등 여러 분야의 사람들이 합심하여 이 아이들을 돕는다

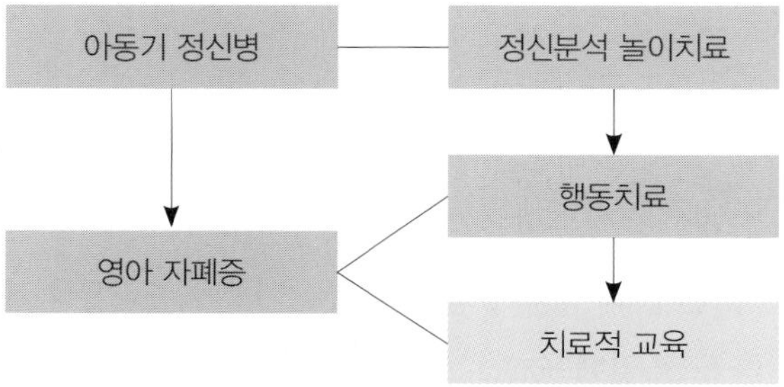

[그림 6-2] 자폐성장애 치료의 개념에 따른 변천

면 대부분 좋은 결과를 얻을 수 있다. 우선, 치료와 교육의 몇 가지 원칙을 살펴보고, 각각의 분야에서 어떻게 도울 수 있는지를 좀 더 구체적으로 살펴보고자 한다(홍강의, 1989; Rutter, 1985).

(1) 조기 발견

대개 만 3세 이전에 발견되고, 경우에 따라서는 18개월 정도에도 진단이 가능하며, 빠르면 빠를수록 치료와 교육이 효과적이다.

(2) 정확한 진단 및 평가

교육과 치료를 시작하기 전에 정확한 진단과 합병된 질환, 아이의 현재 또는 잠재적인 지적 능력, 언어능력, 사회성, 운동능력, 자조능력과 이상행동, 사회적으로 또는 가정에서 문제되는 부분의 파악이 앞으로 나아갈 방향을 설정하는 데 매우 중요하므로 세밀하게 평가해야 한다.

(3) 다방면 전문가의 협력

앞에서도 강조하였지만 어느 한 사람의 노력만으로 이 아이들의 장애를 극복해 나가기가 어렵다. 부모를 포함한 여러 분야의 전문가가 서로 상의해 나가면서 협력해야 한다.

(4) 정상발달의 촉진

정상행동을 증가시키고 정상아동과 최대한 접촉하도록 격려해야 한다. 아이들과 씨름하다 보면 이상하고 괴이한 행동들을 없애는 데만 주력하나, 아이가 좋아하는 것, 바람직한 행동의 격려와 같은 정상행동을 증가시키는 데도 많은 노력을 기울여야 한다.

이들이 자기 세계에만 틀어박혀 혼자서만 지내면 아이의 기이한 행동은 점점 강화된다. 또한 정상행동을 모방할 수 있는 기회는 제공받을 수가 없다. 그러므로 초기에는 어른(특히 어머니를 위주로 부모 등)과의 관계를 수립하도록 노력하고, 점차 정상아동들과 어울려 여러 가지를 경험할 수 있도록 해 주는 것이 좋다. 정상발달에는 인지, 언어, 사회성, 학습 등 여러 영역을 포함한다.

(5) 완고함/상동증의 감소

단계적 변화(graded changes)를 원칙으로, 이들을 적극적으로 교육시키고 치료해야지 변화와 진전을 가져올 수 있으며, 막연히 나이가 들면 나아지겠지 하는 기대는 금물이다.

과거에 자폐아동의 치료와 교육에서 허용적이고 자율적인 접근이 강조되었던 적이 있었으나 현재는 체계적이고 잘 짜여진 계획에 의해 집중적으로 이루어지는 프로그램이 가장 좋은 효과를 가져올 수 있는 것으로 보고되어 이와 같은 방법들을 잘 이용해야 한다.

(6) 비특이적 부적응 행동의 제거

행동수정요법을 사용하는데, 이는 위의 완고함과 상동증을 감소시키는 원칙과 같다.

약물요법으로는 할로페리돌(haloperidol)부터 최근 아리피프라졸(aripiprazole)까지 다양한 약물을 투여함으로써 지나친 산만함이나, 심한 저항, 파괴적 행동, 자해, 상동증, 위축, 안절부절못하거나 짜증이 심할 때 사용하면 빠른 시간에 많은 효과를 보는 수가 있다. 장기간 사용보다는 보통 6개월 정도 사용 후 끊고 계속 써야 할지 관찰한 후 결정한다.

(7) 가족부담의 완화

부모나 형제들의 어려움을 상담해 주고, 지지자원을 찾아 주는 것이 중요하며, 또한 보조치료자로 부모를 활용하도록 하는 것이 매우 효과적이다. 미국의 유명한 자폐아동 치료 및 교육 프로그램인 TEACCH 계획에서 가장 핵심적인 부분 중의 하나가 부모를 보조치료자(co-therapist)로 활용하는 내용이다. 부모는 자식에 대한 헌신적인 노력과 열성에 있어서 그 누구도 따르기가 어렵다. 또한 아이와 가장 많은 시간을 보낼 수 있으므로, 부모가 치료와 교육에 참여한다면 아주 좋은 효과를 기대할 수 있다.

2) 의사, 교사, 부모의 역할

(1) 의사의 역할

의사는 진단을 통해 아동의 문제를 확인한다. 또한 연관된 문제나 장애도 파악한다. 의사는 부모상담을 통해 부모가 가정에서 자녀를 위해 무엇을, 어떻게 할 것인지를 도와주고 가르쳐 줘야 한다. 각 발달시기별 부모들이 부딪히는 주요한 문제들은 다음과 같다(Bristol & Schopler, 1989).

• 유치원 시기: 아이의 문제가 무엇인지 모호하다. 진단의 불일치, 불규칙한 수면과 나

대는 행동으로 인한 만성피로, 의사소통의 어려움, 아이의 행동 조절의 어려움, 두려움의 결여, 편식, 반응을 보이지 않음, 여러 사람 앞에서 난처함 등의 문제가 나타나 보모를 구하기 어렵다.

- **초등학교 시기:** 적절한 기관의 부족, 아이의 문제가 점점 어려워짐, 주위 사람들이 아이를 받아주지 않음, 일상생활 습관 및 자조능력이 떨어짐, 과잉 및 파괴적 행동, 가족들의 지침(정신적, 경제적), 아이 문제로 승진이나 취업, 기타 안락함을 제한 받음, 다른 형제들의 불만, 보모 부족 등의 문제가 나타난다.
- **청소년 및 성인:** 성 문제(성적 미숙함), 여러 사람 앞에서의 난처함, 간질 발작의 위험, 노동능력의 부족, 부모가 죽고 난 후 누가 돌볼 것인가의 문제, 사회 혹은 국가에서의 도움 부족 등의 문제가 나타난다.

의사는 환자에게 약물치료를 시행하여 문제행동을 완화시켜 줄 수 있다. 또한 놀이치료를 함께 진행할 수도 있는데 경우에 따라 정기적으로 자폐아동과 놀이치료를 통해 애착형성과 사회성 및 모방능력을 도와주기도 한다.

(2) 교사의 역할

교사는 자폐아동의 교육과 치료에 가장 핵심적인 역할을 해야 한다. 자신의 전문지식과 경험을 바탕으로 다른 분야의 전문가와 가능한 한 자주 교류를 나누는 것이 중요하고, 그들에게서 제공되는 지식과 충고를 절충, 사용해야 한다.

(3) 부모의 역할

부모들은 앞서 논의된 여러 가지 사항들을 잘 기억하면서 인내를 가지고 실제로 가정에서 어떻게 아이를 키우고 지도하는 것이 좋을 것인지를 생각해 보고 경우에 따라 전문가의 도움을 받아 실행에 옮긴다.

- **아이와의 대화(의사소통 및 상호작용):** 아이가 반응을 보이지 않는다고 포기하거나 실망할 것이 아니라, 간지럼을 태우거나 안아 주거나 하는 등의 피부접촉과 아이에게 들려주는 노래, 이야기 등을 통해 아이는 어머니와 애착형성이 이루어지고 점차 외부세계에 대한 홍미와 관심이 생기게 된다.
- **문제행동의 처리:** 보통 아이들은 부모의 행동을 보고 배우거나 타이름에 또는 칭찬이

나 벌에 의해 자신의 행동을 조절해 나간다. 그러나 자폐아동들은 모방이 이루어지지 않고, 반응이 없고, 의사소통이 되지 않기 때문에 다루기가 매우 어렵다. 그래서 이들은 '행동수정방법'이라는, 아이들의 행동에 초점을 맞추어 바람직한 행동을 늘려 나가고 문제행동을 처리해 나가는 방법을 이용하게 된다. 이때 중요한 것은 이들 행동 중에서 매우 시급한 문제를 한두 가지씩 해결해 나가는 것이다. 또한 시행해 나가며 이랬다저랬다 하거나, 몇 번 시도해 보다가 집어치우는 일관되지 않은 방법은 피하도록 한다.

- 괴성과 짜증: 못 들은 척해서 무시하고, 조용해진 후의 보상
- 파괴적 행동: 절충해서 좀 더 건설적인 놀이로의 유도
- 사회적으로 난처한 행동: 제지와 "안 돼", 제지된 후에 격려
- 변화에 대한 저항: 지나친 고집은 고쳐주고, 성공 후에는 쉬워진다.
- 편식: 간식을 없애고, 여러 가지 음식을 제공하며 그 후 무관심
- 무서움을 모름: 세심한 주의, 교통사고, 화재, 감전 등의 위험을 가르침
- 이상한 공포심: 피하지 않고 극복해 나가도록 격려, 안심
- 이상한 동작: 한가할 때 심하므로, 뭔가를 하도록 한다.
- 자해: 심심하거나, 욕구불만이나 짜증에서 온다. 원인별로 처리한다.
- 위축 및 고립: 새로운 것을 가르쳐 주고, 경험을 넓혀 준다.

• **기본적인 기능 및 습관의 교육**: 일반적으로 가정교육에 의해 사람됨의 기본이 이루어지듯 자폐아동들도 가정에서 부모들이 학교나 유치원에서 가르치기 어려운 기본기능이나 습관을 습득해야만 한다.

- 일반적인 생활: 어머니가 부르면 쳐다보기, 즐거운 일이 있으면 웃기, 자리에 앉아서 식사를 하기 등의 기본적 습관을 격려
- 배우는 데에 대한 저항: 간단히, 화를 내지 말고, 쉽게, 쉬었다가 시행한다.
- 대소변 가리기: 학교 가기 위한 전제, 규칙적으로 인내와 지속
- 자조능력: 스스로 옷 입고, 세수하고, 신발 신고 하는 능력들
- 집안일: 아주 간단한 일부터 시키고, 격려와 칭찬
- 놀이: 상상놀이의 부족으로 그네, 미끄럼, 세발자전거 등 신체놀이

• **사회 경험의 확대**

- 경험할 기회의 부여: 기회를 부여하고, 반복해서 설명
- 언어 사용: 짧고 간단한 말(예: "밥 먹자" "세수해라" "가자" "좋으니?")

-장난감과 놀이: 신체놀이, 어른과의 놀이, 실제적인 그림책
-사회성과 예절: 인사, 악수, 기다리는 법
-외출: 기회 부여, 이름표 부착, 장난감 또는 간식 등 지참
-여행: 짧게, 계획을 잘 세워서, 가능한 조용한 곳에서

• 신체 건강: 의사 표현이 부족하므로 아픈 것을 알아내기가 어렵다. 행동을 세심하게 관찰함으로써 알아야 한다. 특히 치과를 방문할 때 문제가 많은데 평소에 치아관리와 이 닦는 습관을 가르치는 것이 좋고, 꼭 필요한 경우 주치의로서 활용할 수 있는 의사를 정해 두는 것이 좋다.

• 사춘기에 대하는 문제들: 어렸을 때 어느 정도 아이가 좋아졌는가에 따라 아이의 문제는 달라진다. 전혀 교육도 받지 못하고 행동 조절이 되지 않는 경우는 사회생활이 불가능하고, 다룰 수가 없어 수용시설에 격리시킬 수밖에 없는 경우도 있다.

-사회적으로 난처한 행동들: 많은 아이가 지나치게 순진하거나 유치하여 난처해지는 수가 있다. 의욕이 없어 보이기도 한다.
-성 문제: 부끄럼 없이 옷을 벗거나, 자위행위, 생리의 처리
-교육과 취업: 일부 자폐아동은 자라서 상점 점원, 사무직, 피아노 조율사, 벽돌 쌓기, 도서관 사서, 집안일 등을 할 수 있다.

• 형제와 부모 자신: 부모들이 자폐아동에게 지나치게 관심을 갖다 보면 다른 자녀는 방치되거나, 다른 사람의 손에 키워지기도 한다. 무조건 이 아이만 보살필 것이 아니라 다른 자녀들의 속상한 기분을 부모가 이해해 주고 이겨 나갈 수 있도록 이끌어 준다. 가끔은 자폐아동이 망가뜨린 장난감을 새로 사 준다든지 다른 형제들에게 자폐아동과 어울려 지내도록 해서 형제임을 인식시키는 것이 좋다. 또한 다른 형제들은 결혼 후에 유전되는 것이 아닐까 하는 불안이 있는데 현재까지 그러한 증거는 없으므로 안심을 시켜 준다. 부모 자신들도 기계나 신이 아닌 이상 힘들 수도, 좌절할 수도 있다. 경제나 기타 여건이 허락된다면 집안일의 일부를 도와줄 일손을 구하는 것이 좋다. 그리고 하루 중에 몇 시간만이라도 따로 시간을 갖고 쉴 수 있어야 한다. 그리고 부모가 아이를 위해 할 수 있는 노력에는 한계가 있으므로 무작정 좋다는 것이라면 무엇이든지, 어떠한 희생을 치르더라도 하겠다는 극단적이거나 소모적인 것은 피하는 것이 좋다.

3) 자폐성장애에서 약물치료

자폐성장애를 치료하기 위해 처음 시도된 것은 정신분석적인 접근이었다. 그렇지만 이러한 치료의 효과를 거의 보지 못하고, 1960년대에 지능과 언어능력과 같은 다른 요소들이 예후에 더 중요한 역할을 한다는 것이 밝혀지면서, 치료가 처음에 생각했던 것과는 다르고 더 복잡해졌다(Rutter, 1999). 이후에 행동치료가 다양하게 시도되어 다소간의 효과를 나타내기는 했지만 치료 장면에서 배운 행동을 일반화하는 데 실패하는 수가 많아졌다. 현재는 다양한 치료법과 함께 교육적 접근이 가장 유용한 것으로 알려져 있고, 특히 지적 장애가 적을수록 좋은 효과를 나타낸다(Volkmar et al., 2002). 자폐성장애는 생후 초기부터 시작하여 만성 경과를 밟는 질병이며, 따라서 장기간의 치료가 필요하고 그 시기에 필요한 치료를 적합하게 선택하는 것이다. 자폐성장애가 완쾌되는 것은 아니지만, 치료목표를 상태에 따라 단기 및 장기로 나누어 설정하는 것이 필요하고, Rutter의 제안을 토대로 자폐성장애 치료의 일반적 목표를 다음과 같이 다섯 가지로 나누어 볼 수 있다(Rutter, 1985, p. 68). 즉, ① 정상 발달, 특히 인지, 언어 및 사회성을 촉진시키기, ② 학습과 문제해결 능력을 증진시키기, ③ 학습을 방해하는 행위를 감소시키기, ④ 가족들이 자폐성장애에 대처하도록 보조하기, ⑤ 동반된 정신질환을 치료하기 등이다.

이러한 목표는 매우 광범위해서 각각에 대해 단기적, 장기적으로 나누어 좀 더 구체적인 목표를 설정하는 것이 필요하다. 앞에서도 논의했지만, 자폐성장애의 치료를 위해서는 다양한 방법이 이용되는데, 가장 효과적인 것은 교육과정을 통해 얻어진다. 교육과정 속에는 의사소통을 목표로 하는 다양한 교과목과 과정들이 개발되어 있고, 여러 가지 행동치료적 방법, 구조화된 교육환경의 조직, 직업 훈련 및 언어치료, 물리치료, 미술 및 음악치료 등의 특별한 방법들도 포함된다. 따라서 자폐성장애를 치료하는 데에는 이같이 특수교사를 포함한 다양한 전문직군의 다학제적 접근이 필수적이다. 의학적 접근도 교육과정 속에 직접 포함되지는 않지만 자폐성장애의 치료에 협력하는데, 주된 관심은 약물치료에 집중된다. 물론 그 외에 의학적 접근이나 고려들이 있을 수 있다.

아직 자폐성장애나 관련된 발달장애 아동들을 치료하기 위해 공식적인 허가를 받은 치료제는 많지 않다. 이들에게 약물치료를 시행할 때는 이러한 점을 인식한 후에 다른 치료 및 교육훈련에 병행하여 사용하는 것이 필요하다. 자폐성장애 환자에서는 약물치료에 앞서 우선 평가척도를 이용하여 이들의 증상에 대한 객관적인 평가가 필요하다. 그리고 자폐성장애에 대해 특정하게 치료를 목표로 하는 치료법이 없기 때문에 전반적인 적응력을 촉진하기 위한 교육적 · 환경적 · 사회적 접근들과 함께 약물치료가 이용될 수 있다. 이것을 위해서 다음과 같은 몇 가지 원칙들이 있다. 미국 소아청소년정신의학회(AACAP)의 자폐성장애 치료에 대한 권고안(1999)에 의하면 약물치료를 실행하기에 앞서 ① 교육을 포함한 심리사회적 접근에 대한 목표 설정, ② 치료에 대한 목표 증상을 설정, ③ 목표 증상 및 상태에 대한 우선순위 결정, ④ 여러 기능 영역(행동 적응, 대처기술, 학습능력, 사회성/의사소통 기술, 가족 및 또래와의 상호작용)에 대한 모니터, ⑤ 약물의 효과, 부작용이 적절한지에 대한 모니터 등의 치료 계획을 가져야 한다고 했다.

지금까지 자폐성장애 아동, 청소년 및 성인에 약물치료를 필요로 하는 경우는 대개 다음과 같은 목표 증상들을 갖는 경우이다. 여기에는 과잉행동, 분노발작, 자극과민성, 위축, 상동증, 공격성, 자해행동, 우울, 강박행동이 속한다(Campbell et al, 1996). 이 증상들은 연령에 따라 다소 다른 양상을 보이는데, 아동기 초기에는 과잉행동, 자극과민성, 분노 발작이 두드러지는 데 비해, 후기에는 공격성과 자해행동이 특징적이다. 청소년기와 성인기에 이르러, 특히 높은 기능 수준을 갖는 경우, 우울이나 강박행동이 문제가 된다. 임상 경험과 연구결과를 통해서 얻어진 결론은 약물치료에 의해 특수교육이나 혹은 다른 심리사회적 치료법의 효과를 증진시키며, 학습을 촉진할 수 있다. 따라서 자폐성장애 아동 및 청소년의 약물치료는 단지 의사들만의 관심사가 아니고, 교사나 관련 치료자들도 효과적인 치료 효과를 얻기 위해 잘 알아야 할 치료방법이다.

(1) 초기 사용된 약들

1970년대 초 자폐성장애는 아동기 정신병 혹은 아동기 조현병으로 간주되어 1950년대부터 발전해 온 약물치료를 이들에게도 적용하기 시작했다. 그에 따라 엘-도파(L-dopa)(Campbell et al., 1976; Ritvo et al., 1971), 삼환계 항우울제, 베타차단제[β-blocker: 프로프라노롤(propranolol)], 리튬(lithium) 등 기분안정제, 신경안정제(anxiolytic drugs) 등이 시도되었으나, 현재 이들 약물들은 자폐성장애 치료에 더 이상 사용되고 있지 않다.

이후 **할로페리돌**(haloperidol)과 같은 **항정신 약물**(antipsychotic drug)이 가장 광범위하게 연구되었는데, Campbell 등(1978)이 2.6~7.2세 된 40명의 자폐아동을 대상으로 위약으로 통제된 이중맹검법에 의해 0.5~4.0mg의 할로페리돌을 투여하여 그 결과를 비교한 위약에 비해 우수한 효과를 나타냈다. 특히 상동증, 위축행동에서 효과가 우수했으며, 나이가 더 많은 아동군(4.5세 이상)에서 더 두드러진 효과가 나타났다. 또한 이 연구에서 약물투여 단독, 언어 훈련 단독, 이 둘의 병합을 비교하였는데, 이 두 가지 병합군에서 가장 효과가 좋았다. 이후에 행해진 많은 연구에서 일치되는 소견으로 안절부절못함(fidgetiness), 대인관계에서의 위축(interpersonal withdrawal), 언어이상(speech deviance), 상동증 등의 감소가 확인되었다. 현재의 사용이 줄었지만, 여전히 자폐성장애 환자의 약물치료에서 사용되고, 이후 같은 계열의 항정신병약물로 리스페리돈 등 다양한 약이 현재 사용되고 있다.

그 외에 아편길항제(opiate antagonist)인 **날트렉손**(naltrexone)이 중추신경계 내에서 내인성 오피오이드 시스템(endogenous opioids systems)의 다양한 작용을 근거로 자폐성장애 치료에 시도되었지만, 이중맹검법에 의한 결과는 거의 효과가 없는 것으로 판명되었다. 이같이 자폐성장애의 핵심 증상에는 효과를 보지 못했지만, 자해행동에 대해서는 그 결과에 찬반양론이 있다. 또한 자폐성장애에 수반되는 과잉행동에 대해서는 중등도의 호전을 보여 주고 있다.

(2) 비전형 항정신병약물들

최근에 개발된 이들 **비전형 항정신병약물**들로, 클로자핀(clozapine), 리스페리돈(risperidone), 올란자핀(olanzapine), 쿠에티아핀(quetiapine), 아리피프라졸(aripiprazole) 등이 있다. 이 약물들은 지연성 운동이상(TD) 발생이 적다는 것과 조현병의 음성증상(위축, 무기력 등)에 효과적이라는 것 두 가지 장점으로 인해서 그 사용이 늘고 있는데, 자폐성장애에서도 마찬가지로 시도되고 있다. 이 가운데 리스페리돈에 대한 자폐성장애에서의 치료효과에 대해 연구결과가 발표되었다. 미국 소아약물연구팀(2002)에 의하면 전체 101명의 자폐아동(평균 연령 8.8세)을 대상으로 두 달간 치료한 결과, 자극과민성은 56.9%(대조군 14.1%), 전반적 임상척도(Clinical Global Impression: CGI)에 의한 호전 정도는 69%(대조군 12%)였다. 따라서 이 약물의 사용은 체중 증가, 식욕 증가, 피곤함, 졸림, 어지러움, 침흘림 등의 부작용이 있지만, 그럼에도 불구하고 떼부림, 공격행동, 자해행동을 치료하는 데 매우 효과적임을 보여 주었다. 이차적으로 일탈행동척도(Aberrant Behavior Checklist: ABC)로 측정한 상동증, 과잉행동은 호전을 보였지만, 사회적 위축과 부적절한 언어는 변화가 관찰되지 않았다. 이 연구 외에도 소규모 집단을 대상으로 개방형 연구가 있었는데 모두 비슷한 결과를 보고했다(Buitelaar & Willemsen-Swinkels, 2000; McDougle & Posy, 2003). 다른 비전형 항정신병약물들에 관한 연구들은 대개 1~2편 내외 혹은 개방형 연구에 대한 자료만 발표되어 이들에 대한 효능에 대해서는 좀 더 기다려야 할 것이다(McDougle & Posy, 2003).

(3) 세로토닌 재흡수 차단제들

이들은 모두가 비교적 최근에 개발된 새로운 약물들로서 우울증을 포함하여 여러 질환에서 사용되고 있다. 여기에는 소위 'SSRIs(selective serotonin reuptake inhibitors)'로 분류되는 약들로 플루옥세틴(fluoxetine, 프로작)을 위시하여 설트랄린(sertraline), 파록세틴(paroxetine), 플루복사민(fluvoxamine), 시탈로프람(citalopram)이 있고, 이 계열과는 다소 다르지만 비슷한 작용을 하는 클로미프라민(clomipramine)이 있다. 이 계열에 속하는 약물들은 우울증이나 강박증과 같은 질병에서, 그리고 자폐성장애에서 항상 하던 일이나 의례적인 행위가 중단될 때 나타나는 불안이나 공격적 행동에 대해 효과를 나타낸다. 따라서 이러한 증상이 심할 때 시도해 볼 수 있다. 이들 SSRIs계 약물이 자폐 성인에서 큰 부작용 없이 이런 긍정적인 효과를 보이는 데 비해, 아동 및 청소년에서는 불면, 과잉행동, 안절부절못함, 공격성, 의례적인 행동, 불안, 식욕저하 등 이 약물의 자극성(stimulating) 부작용이 심하게 나타난다. 이런 반응의 차이는 아마도 발달연령에 따른 약물 반응의 차이로서, 대뇌 세로토닌 신경 경로 및 기능이 발달 수준에 따라 차이가 나는 것으로 추정된다(McDougle & Posy, 2003).

(4) 중추신경자극제 및 알파촉진제

중추신경자극제(각성제)는 다른 신경학적 질환이 동반되지 않고 기능이 좋은 자폐아동에서, 과잉행동이 심하거나 주의집중력이 부족할 때 메틸페니데이트와 같은 각성제를 사용하는 시도를 했다. 1970년대 시행된 초기연구에서는 별로 긍정적인 결과를 얻지 못했는데(McDougle & Posy, 2003), 최근에 이중맹검법, 위약 대조-실험군에 의한 Quintana 등(1995), Handen 등(2000)의 연구에서 비교적 긍정적인 효과를 보여 주고 있다. 하지만 경험상 일부 자폐아동들에서 자극과민성, 불면, 공격행동의 증가 혹은 악화가 보고되었다(McDougle & Posy, 2003). 알파촉진제(α2-agonist)인 클로니딘(clonidine)의 경우, 위약통제 이중맹검법에 의한 두 연구(Jaselskis et al., 1992; Fankhauser et al., 1992)에서 클로니딘 투여 후 과잉행동, 충동성, 자극과민성을 보고했다. 하지만 장기간 사용할 때에는 수개월이 지나 내성이 생겼다. 이 같은 제한점 외에도 졸림과 혈압저하가 자주 나타나기 때문에 실제 사용에는 상당한 주의를 요할 뿐 아니라 동시에 제한점도 있다.

(5) 새롭게 주목받고 있는 약물들

① 미르타자핀(mirtazapine)

세로토닌 및 노르아드레날린계에 작용하는 새로운 항우울제 약물(SNRI)이다. 최근 한 개방형 연구(Posey et al., 2001)에서 사용 환자의 34.6%에서 상당한 호전을 보고했다. 하지만 아직 충분한 이중맹검 연구는 시행되지 못했다.

② 글루타민계 약물들

라모트리진(lamotrigine)이라고 하는 항경련제(뇌전증 치료제)가 주목을 받았다. Uvebrant와 Bauziene(1994)의 개방형 연구에서는 '자폐증상'은 물론 자해행동, 자극과민성, 수면장애, 사회기능 결함에 호전을 보고했다. 하지만 Belsito 등(2001)에 의해 28명의 자폐아동을 대상으로 한 이중맹검, 위약 대조 실험연구에서는 별다른 차이를 보이지 않았다. **염산아만타딘**(amantadine hydrochloride)은 39명의 자폐 환자에게 이중맹검, 위약 대조 실험을 3주간 실시했는데, 부모들에 의한 자극과민성과 과잉행동에는 변화가 관찰되지 않았는데, 과잉행동 및 부적절한 언어에 대한 임상가들의 평가에서는 호전을 보였다(King et al., 2001). 이 계열에 속하는 약물의 효능에 대해서는 앞으로 더 많은 연구가 필요하다.

③ 신경면역치료

자폐성장애의 원인으로 여러 면역체계(immune system)의 이상을 주장하는 학자들이 있다. 이에 대해서는 최근 Gupta(2000)가 자세히 논의하고 있고, 이런 주장에 근거하여 몇몇 치료법이 시도되고 있다. 먼저, 정맥용 면역글로블린(intravenous Immune Globulin: IVIG)이 있다. 이것은 많은 혈액제공자(대략 2,000~10,000명)로부터 얻어지는데, 철저한 분리과정을 통하여 만들어지고, 주로 단량체 IgG가 들어 있다. 이때 혈액은 간염, 거대세포바이러스(cytomegalovirus: CMV), 인간헤르페스바이러스(일명 AIDS바이러스, 이하 HIV) 감염 여부를 조사한다. 현재 상품화가 이루어져 여러 종류가 사용되고 있는데, 1995년 미국에서 사용된 이후 현재까지 이것으로 인한 간염, 에이즈 전염은 보고된 적이 없다. IVIG은 여러 항체가 부족하거나 자가면역질환에서 치료제로 사용되고 있다. Gupta 등(1996)은 10명의 자폐아동에서 개방형 연구를 시행하였는데, 별다른 부작용 없이 자폐성장애상인 눈 맞춤, 부산한 행동, 반향어 등에서 호전이 관찰되었다. 이에 대해 다른 연구자들의 결과는 실망스럽기도 한데, 이에 대한 논란은 Gupta(2000)의 논문에 요약되어 있다. 그 외에 펜톡시필린(Pentoxifylline, 상품명 Trental) 등이 시도되었다.

(6) 학술적으로 검증되지 않은 치료제 및 치료방법들

소위 '**분자교정치료법**(orthmolecular therapy)'이라는 것은 '정신에 대한 적절한 분자 환경, 특히 체내에 정상적으로 존재하는 물질의 적절한 양을 마련해 줌으로써 정신질환을 고치는 치료법'이며, 가장 대표적인 것이 비타민요법이다. 자폐성장애에서 처음 시도된 것은 1973년 Rimland가 시행한 연구이며, 비타민 B 혹은 비타민 B(특히 비타민 B6)+마그네슘 복합제 등이 사용되었다. 그 외에 비타민 C도 시도되었다.

자폐성장애 환자의 25~33%는 경련(seizure)을 수반하기 때문에 이들에게 항경련제는 자주 처방되고 있다. 이들 **항경련제**가 자폐성장애에서 증상 호전이 있는지 여부에 대한 연구가 시도되어, 국내에서 홍강의 등(1991)의 연구가 있었으나 유의미한 효과는 입증되지 못하였다.

자폐성장애의 원인과 관련하여 많은 대사이상이 거론되어, 이와 관련해 몇 가지 대사물질을 보충하거나 교정하려는 시도들이 이루어졌다. 하지만 대부분이 아직 학술적으로 널리 인정받고 있지 못하다. 이와 맞물려, **식사요법**을 통해 자폐성장애의 원인으로 추정되는 물질 또는 대상과정에 관여하는 체내의 독성물질을 줄이거나 제거하는 방법이다. 가장 대표적인 예가 PKU 치료를 위한 필수아미노산인 페닐알라닌(phenylalanine) 저함유 식사법, NAPDD 치료를 위한 우리딘(uridine) 치료법, hyperuricosuric autism 치료를 위한 퓨린(purine) 저함유 식사법 등이다. 그 외에도 카세인(casein) 및/혹은 글루텐(gluten) 저함유 식사법, 낙산증을 갖는 자폐성장애에서 케토제닉 다이어트(ketogenic diet)의 시도, 세로토닌 증가를 보이는 경우 트립토판(tryptophan) 저함유 식사법 등이 시도되었다(Page, 2000). 더 나아가, 여러 중금속이 체내에 과다하게 축적되면 다양한 질병이나 증상을 일으킬 수 있는 것으로 알려지면서, 특히 MMR 예방 접종약에 들어가는 첨가제인 티메로살(thimerosal)이 영아에게서 수은 중독을 일으킬 수 있고, 이것이 자폐성장애의 한 원인일 수 있다고 주장하여 많은 논란을 일으킨 적이 있다. 이와 관련하여 일부 **제독요법**(detoxification)이 시도되기도 했지만, 학술적으로 인정받고 있지 못하다.

그 외에 수많은 다양한 물질 혹은 식사법 등이 소개되었다. 예를 들면, 디메닐글리신(dimethylglycine: DMG; Bolman & Richmond, 1999; Kern et al., 2001), L-카르노신(Chez et al., 2002) 등이 일반인들에게 널리 알려져 있다. 하지만 실험 연구에서 아직 두드러진 효능이 입증되지 않았다. 최근 미국 국립보건원 후원으로 CX516(상품명 Ampakine), 치매치료제로 사용 중인 도네페질(donepezil; 상품명 Aricept) 등이 자폐성장애 치료제로 실험 허가를 받고 연구 중에 있다. 또한 한때 1990년대 후반 미국에서 우연히 배가 아파서 세크레틴(secretin)이라는 호르몬제 주사를 맞은 자폐아동에서 자폐증상이 호전되는 것을 관찰한 부모가 소아과의사에게 이러한 사실을 의논했으나, 소아과의사는 아직 입증되지 않았다고 해서 자폐성장애 치료에서의 약 처방을 거부했다. 이것을 부모는 다른 기관에 처방을 허락해 줄 것을 호소하고 그러는 가운데 사회적으로, 그리고 의학적으로 관심을 끌게 되었다. 그 후 현재까지도 많은 논란이 있지만, 엄격한 학술 연구 결과들을 바탕으로 권고되는 치료약물은 아니다(안동현, 2004).

4) 결론 및 약물치료 알고리즘

자폐성장애로 진단 내려지면 여러 각도와 차원에서 아동의 강점, 약점, 결함을 찾아야 한다. 치료는 다학제적 접근이 필수적인데 여기에는 특수교육을 중심으로 행동치료, 언어치료, 사회성 훈련 등 여러 가지가 동원되고 협력을 맺어야 한다. 앞에서 논의한 대로 약물치료의 역할은 증상의 완화 및 다른 치료를 잘 받을 수 있도록 도와주고, 지나친 과민반응을 조절해 줌으로써 부모가 양육하는 데 용이하도록 해 준다. 주된 구체적 목표는 자신이나 타인을 향한 공격적 행동, 과잉행동, 상동증, 위축과 같이 아동이 기능하거나 학습하는 데 방해를 하거나 부적절한 행동들을 감소시키는 것이다. 그렇지만 자폐성장애 전부에서 필요한 것은 아니고, Sloman(1991)은 외래 방문 환자의 12%만이 약물치료를 필요로 한다고 했다.

투약하기 전에 철저한 평가가 우선되어야 하는데, 의학적인 것뿐 아니라 가정 환경, 학교 프로그램의 적절성 여부까지 포함된다. 철저한 평가과정을 거친 후에, 약물치료가 특별한 단계에서만 사용하는 것이 아니라는 것을 설명해 주어야 한다. 환자가 약물을 필요로 하는 혹은 잘 반응하는 행동을 보일 때는 즉시 사용할 수도 있고, 혹은 후에 부모나 교사가 특히 다루기 어려울 때 사용할 수도 있다.

만일 약물치료를 시작하게 되면 임상적으로 관찰 가능한 변화와 부작용의 발생에 대해 모니터해야 한다. 투약을 하는 이유를 정확하게 하는 것이야말로, 관찰해야 할 것을 결정하게 만들어 준다. 이때 필요하면 객관적인 평가도구나 평가척도를 사용하는 것도 좋다. 약물 복용의 중단은 갑작스럽게 끊는 것은 피해야 한다. 언제까지 약을 복용할 것인가 하는 문제를 결정하는 것이 쉽지 않은데, 대략 4~6개월마다 중단하고 평가하도록 일반적으로 권고되고 있다.

미시간대학의 Tsai(1997)는 앞서 논의된 것과 같이 분명하게 연구된 자료 외에 소규모로 시도되고 임상적으로 경험하는 경우를 예로 들면서, 자폐 아동이나 청소년들에서 마주치는 다양한 문제행동들의 감소를 위해 필요한 경우 사용할 수 있는 약물들을 제안했다. 예를 들면, 변화에 대한 저항, 상동증, 의례적이거나 반복적인 행동, 비정상적 애착에 대해 할로페리돌 등을 투여할 수 있다. 과잉행동, 충동적 행동, 주의산만에 대해 각성제 및 클로니딘 · 구안파신 등, 틱과 유사한 증상에 할로페리돌 · 피모자이드, 사회적 위축 증상 및 자해행동에 날트렉손, 공격적이고 과격한 행동에 대해 할로페리돌, 우울증상에 대해 SSRIs계열의 항우울제, 수면장애에 대해 멜라토닌 및 기타 항히스타민제들이다. 참고로 McDougle과 Posey(2003)가 제시하는 자폐성장애에서의 **약물치료 계통도**(알고리즘, algorithm)를 게재한다([그림 6-3]).

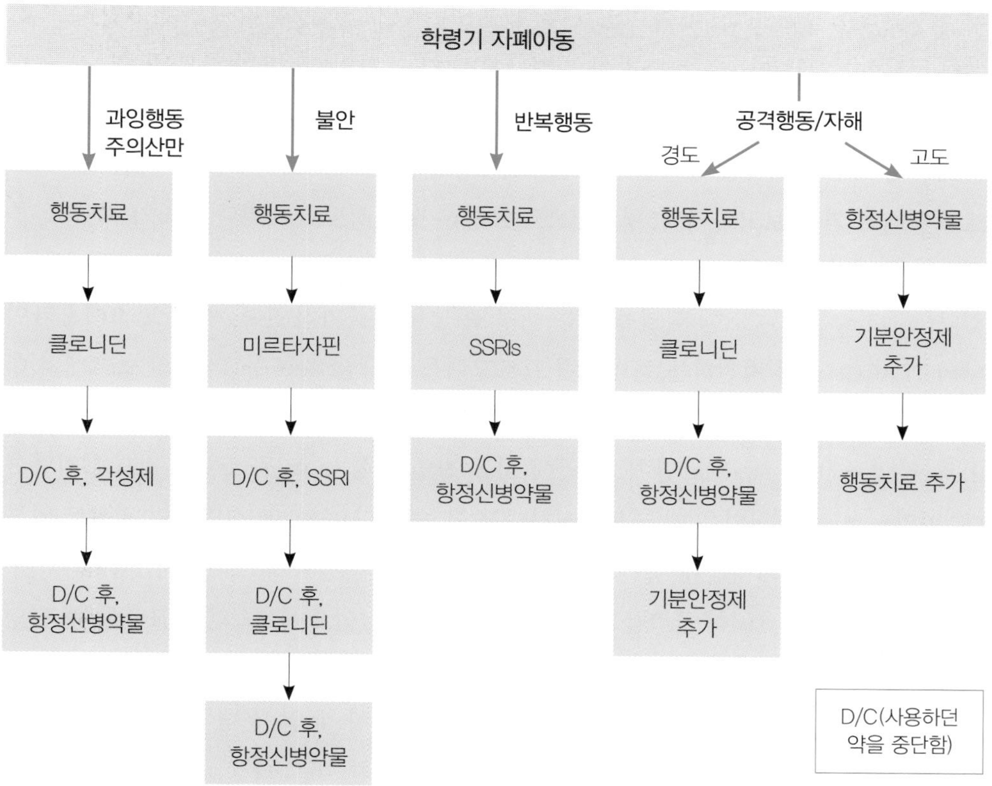

[그림 6-3] **학령기 자폐성장애 아동에서 약물치료 계통도**

출처: McDougle & Posey(2003), p. 575.

약물치료는 분명히 일부에서 도움을 주는 것이 분명하고, 이것의 득과 실을 저울질하여 시행 여부를 결정하는 것이 중요하다. 또한 자폐성장애가 아직 원인이 확실하게 밝혀지지 않은 질병이기 때문에 조심스럽게 다양한 약물 투여를 시도해 보는 것도 권장되어야 한다. 그리고 약물치료를 할 때 반드시 다학제적 접근이라는 대원칙하에서 협동하여 이루어져야 할 것은 더 말할 나위가 없다.

6. 자폐성장애의 자연경과

1) 추적 연구 및 결론

Paul(1987)의 여러 추적 연구 요약을 보면(〈표 6-6〉), 대부분의 연구에서 약 절반가량이 수용보호(residential care)되고 있으며, 약 2/3는 독립적인 생활을 영위할 수 없다고 하였다. 그리고 일부(약 15~20%)만이 직장생활을 하고 있었다. 또는 경과를 좋음(good), 보통(fair), 나쁨(bad)으로 나누었을 때 좋음 5~29%, 보통 10~37%, 나쁨 34~74%였다. 1980년대 이후의 경과를 추적한 연구를 보면, 좋음 3~38%, 보통 9~77%, 나쁨 16~88%로 다양한 결과를 보고하지만, 평균적으로 보통은 30% 정도로 커다란 변화가 적었고, 좋음은 10%에서 20% 정도로 증가하였으며, 나쁨은 65%에서 46%로 감소하는 추세를 보였다(Howlin, 2005). 또한 직업을 갖는 비율도 상당히 증가하였다. 미국 노스캐롤라이나의 TEACCH에서 지원하는 직업훈련 프로그램을 조사한 Keel 등(1997)의 보고에서 대부분(72%)이 개별 배치 모형(individual placement model)이고, 21%는 보호 작업장 모형(dispersed enclave model), 단지 7%만이 이동 작업 모형(mobile crew model)에 해당했다. 따라서 이들의 직업은 매우 불완전하다고 할 수 있다. 하지만 희망적인 결과로 일본에서 18세 이상 자폐성장애 청년 201명을 대상으로 조사한 유지 고바야시(1993)의 연구에 의하면 41명(20.8%)이 급료를 받는 직장을 다니고 있었으며, 그 외 학교생활 등 54명(27.4%)이 독립적인 사회적응으로 판단되는 양호한 상태를 유지하고 있었다고 보고했다. Howlin(2005)은 비교적 높은 수준의 직업으로 공장노동자, 군인, 은행원, 약제사, 회계원, 도서관 사서, 택시운전사, 컴퓨터 종사자, 교사, 영업사원, 버스 차장, 요리사, 바텐더, 사무실 사환, 정원사, 실험실 기사, 과학관련 직원, 전자기술자를 예시로 들었다.

지능과 언어능력이 후에 사회적응이나 학업성취도를 결정하는 가장 중요하다고 알려져 있다. 물론 그 외에 증상의 심각도, 신경학적 증후들 등도 관련이 있다고 알려져 왔으나, 정신병의 가족력, 양육 적절성, 가정환경 등은 관련이 없다(Howlin, 2005).

자폐성장애에 대한 관심이 1970년대 후반부터 매우 높아져 많은 연구와 치료법과 프로그램들이 개발되어 왔지만, 아직도 매우 적은 일부만이 성인기에 좋은 예후를 보일 뿐이다. 현재까지 개발된 많은 치료법 중에 어느 것도 결정적으로 자폐성장애의 경과를 호전시키지는 못하고 있다. 하지만 그 가운데도 비교적 좋은 결과를 보이는 치료법들이 보고되었는데, 그 가운데 가장 성공적인 프로그램은 현재까지 알려진 자폐성장애의 지식에 근거하여 현실적이고 장기적인 목표를 갖는 데 기반을 두어야만 한다. 또한 치료는 개별적이어야 하고, 가족에 대해 지지적이고 공조(共助)하는 노력을 기울여야만 한다(Gillberg, 1998). 그리고 보다 구조화되고, 가능한 아동중심으로 이루어져야 할 것이다.

하지만 아직 자폐성장애에 대한 성인기 자료가 부족하고, 또한 자폐성장애라고 하는 진단 내에 다양한 스펙트럼이 포함되어 있는 수가 많기 때문에 이들에 대한 고려도 해야 할 것이다. 특히 그 가운데도 아스퍼거장애는 예후가 매우 좋기 때문에 더욱 고려해야만 할 것이다. 국내에서도 정책 수립을 위한 제언이 제시되면서도 청소년기 이후의 문제에 대해서는 전혀 언급하지 못하고 있는 실정이다(김현옥, 1994). 이런 점들을 고려해 앞으로 꾸준히 관심을 가져 자폐성장애의 예후와 자연 경과를 추적하여 이들의 다양한 측면을 잘 이해하는 것이 바로 서론에서 질문했던 세 가지, 즉 ① 발달시기에 따른 적절한 치료나 지도의 기초를 마련해 줄 수 있는가, ② 예후와 경과의 차이와 관련된 요인들을 밝히는 데 기여할 수 있는가, ③ 또한 이들을 위한 정책 수립이나 자원 배분의 효율성에서 중요한 역할을 할 수 있는가 등에 대답하는 길이 될 것이다.

2) 예후와 맺음말

끝으로 이 아이들은 자라서 어떻게 될 것인가? 지능이 높고, 언어발달, 사회성 발달이 좋은 아이들의 예후가 좋다. 어떤 아이들은 만 5~6세경에 아주 현저하게 호전을 보이는 아이들도 있다. 사춘기가 되면 또 한 번 변화를 겪게 된다. 어떤 경우는 많은 호전을 나타낼 수 있고, 어떤 경우는 인지기능 및 사회성이 감퇴되거나, 공격적 · 반항적 행동이 나타나며 문제행동이 심해지는 수도 있다. 일부 아이들은 점차 좋아져 전문대학과정을 마칠 수도 있다. 그렇지만 대인관계가 어색하다든지, 부적절함을 보인다든지 하는 문제가 남을 수가 있다.

앞에서도 강조하였지만, 조기에 적극적인 치료와 교육을 통해 이들이 갖는 장애와 문제를 가능한 최소화하고 정상생활을 할 수 있도록 돕는 것이 가장 중요한 것임을 명심하고 온 정성과 노력을 다해야 한다. 분명한 것은 이런 노력을 기울였을 때 아이는 좋아진다는 것이다.

제7장

주의력결핍 과잉행동장애

1. ADHD가 왜 병인가?

주의력결핍 과잉행동장애(attention deficit-hyperactivity disorder: ADHD)는 오랫동안 아동의 문제행동으로 논의되었지만, 의학적인 질병으로 받아들여지게 된 것은 그리 오래되지 않았다. 1920년대 이전까지만 해도 산만하고, 말 안 듣고, 지나치게 감정적인 아동들에 대해 대부분 양육 혹은 교육 문제로 취급했다. 그러다가 1920년대 중 · 후반이 되어 미국 전역에 이 같은 문제행동으로 아동상담소를 방문하는 아동들이 갑자기 증가하면서 그 원인을 찾았는데, 수년 전(1917~1918년경) 전국적으로 뇌염이 유행했는데, 그 당시 뇌염을 앓은 후에 살아남은 아동들에서 그 발생이 높은 것을 알게 되었다. 이후 산만하고, 활동적이며 충동조절 · 인지기능의 문제가 단지 양육, 교육의 문제가 아니라 뇌염과 같은 뇌손상에 의한 뇌기능과 연관될 수 있다는 것을 알게 되었다. 이러한 근거에 기반해 출산 시 손상 · 홍역 · 납중독 · 간질 등과의 관련성에 대해 연구가 이루어졌고, '**두뇌손상아**(brain-injured child)' '미세두뇌손상(minimal brain damage)' 혹은 '**미세두뇌기능장애**(minimal brain dysfunction: MBD)' 등을 거쳐 '**과잉행동아 증후군**(hyperactive child syndrome)' '**주의력결핍장애**(attention deficit disorder: ADD)', 현재는 주의력결핍 과잉행동장애(attention deficit hyperactivity disorder: ADHD)와 **과잉행동장애**(hyperkinetic disorder) 등의 의학적인 질병으로 이해되고 있다. 즉, 산만하고 활동적인 아동들을 처음에는 단순히 버릇없이 키워져 자제력이 부족한 아이들로만 생각하기도 했고, 뇌를 다치고 난 후에 오는 것으로 이후에는 특별히 관찰되는 뇌손상이 발견되지 않음에도 불구하고 유전적으로 혹은 선천적으로 나타나는 병적인 현상으로 인정되고 있다. 하지만 아직도 의학에서 질병으로 간주되는 것과는 달리 일반적으로는 질병으로의 인식이 덜 되어 있는 실정이다.

ADHD는 주의산만 · 과잉행동 · 충동성을 위주로 아동기 초기에 발병하여 만성적인 경과를 밟으며, 가정, 학교, 대인관계 등 여러 곳에서 지장을 초래하는 질병이다. ADHD는 심하게 움직이고 부산스러운 **과잉행동**(hyperactivity), 집중력이 짧고 끈기가 없어 쉽게 싫증을 잘 내는 **주의산만함**(inattention), 참을성이 적고 감정 변화가 많은 **충동적 행동**(impulsivity)의 세 가지 주된 특징적 행동을 갖는다. 이것을 미국정신의학회(이하 APA)에서는 가정이나 학교 또는 임상에서 나타나는 행동의 특징을 다음 〈표 7-1〉과 같이 그 진단기준으로 제시하고 있다. 물론 나이가 들면서 과잉행동은 줄어들어(〈표 7-1〉에서

(2)의 3항과 같이) 초등학교 고학년이 되면 부산한 모습은 보기 어렵지만, 끈기가 없고 주의산만한 모습과 '욱' 하는 충동적인 면은 남아서 성인이 되어서도 문제를 일으키는 수가 많다.

ADHD의 정의에서 몇 가지 논란이 되는 것이 있다. 첫째, 주의산만 증상이다. 앞으로 세계보건기구(이하 WHO)에서 제정하는 국제질병분류(ICD) 11차 개정판에서 두고 봐야 하겠지만, APA의 DSM-5(2013)에서 정의하고 있는 주의산만 우세형을 현재까지 ICD-10(WHO, 1992)에서는 인정하고 있지 않는다. 둘째, DSM-5 개정판(APA, 2013)이 발간되면서 상당히 많은 발달학적 고려가 이루어져서 발병연령 기준 변경(7세에서 12세로 변경), 진단기준에서 성인기 증상에 대한 상세한 기술, 그리고 청소년 및 성인에서 진단기준의 충족요건 변경(5개 이상 충족) 등이다. 예전에 ADHD가 단지 아동기에 국한된 질병에서 성인기까지 지속할 수 있는 만성질병이라는 사실에 근거해 청소년 및 성인기에 대한 진단기준의 변경이 제안되었지만, 아직도 여전히 이에 대한 논란이 끊이질 않는다. 셋째, 정상적인 산만함 혹은 과잉행동과 ADHD와의 경계선에 대한 논란이다. DSM-IV(APA, 1994)에서 DSM-5(APA, 2013)로 개정하는 과정에서 이 난제를 해결하기 위해 차원적 진단 개념의 도입을 검토했지만 충분한 성과를 내지 못한 채로 종결되었다.

이것은 증상의 심각도와 함께 증상으로 인한 기능저하(진단기준 D)에도 해당한다. 이러한 논란에도 불구하고 ADHD가 분명한 질병이라는 것은 더 이상 논란의 여지가 없이 명백한 과학적 근거를 갖는다.

표 7-1 주의력결핍 과잉행동장애의 진단기준(DSM-5; APA, 2013)

A. 다음과 같은 증상이 발달 수준에 맞지 않고, 부적응하게 6개월 이상 지속될 때

(1) 주의산만 증상들(6개 이상)

1. 학업, 일, 기타 활동 중 세심한 주의를 기울이지 못하거나, 부주의한 실수를 자주 한다.
2. 과제 수행이나 놀이 중 주의집중을 지속하는 데 어려움을 자주 갖는다.
3. 대놓고 이야기하는데도 듣지 않는 것처럼 보일 때가 자주 있다.
4. 지시를 따라오지 않거나, 학업, 심부름, 업무를 끝내지 못하는 수가 자주 있다.
5. 과제나 활동을 조직적으로 하는 것에 곤란을 자주 겪는다.
6. 지속적으로 정신을 쏟아야 하는 일을 피하거나, 싫어하거나, 거부하는 것이 자주 있다.
7. 과제나 활동에 필요한 것(예: 숙제, 연필, 책 등)을 자주 잃어버린다.
8. 외부 자극에 의해 쉽게 주의가 산만해진다.
9. 일상적인 일을 자주 잊어버린다.

(2) 과잉행동(1-6)/충동성(7-9) 증상들(6개 이상; 17세 이상인 경우 5개 이상)
1. 손발을 가만 두지 않거나, 자리에서 꼬무락거린다.
2. 가만히 앉아 있어야 하는 상황에서 자주 자리를 뜬다.
3. 적절하지 않은 상황에서 지나치게 달리거나, 혹은 기어오른다(성인은 '안절부절못함').
4. 조용하게 놀거나 레저활동을 하지 못하는 수가 자주 있다.
5. '쉴 사이 없이 활동하거나' 혹은 마치 '모터가 달린 것같이' 행동하는 수가 자주 있다.
6. 지나치게 말을 많이 하는 수가 자주 있다.
7. 질문이 끝나기도 전에 대답해 버리는 수가 자주 있다.
8. 차례를 기다리는 것이 자주 어렵다.
9. 자주 다른 사람 하는 것을 중단시키거나 무턱대고 끼어든다.

B. 이러한 증상들이 12세 이전에 있어야 한다.
C. 적어도 두 군데 이상(예: 학교와 가정)에서 이러한 증상이 존재해야 한다.
D. 사회활동, 학업, 직업 기능의 방해 혹은 질적 저하에 대한 명백한 증거가 있어야 한다.
E. 조현병의 경과 중이거나 혹은 기분장애, 불안장애, 해리장애, 인격장애, 물질급성중독 혹은 금단에 의한 것이 아니어야 한다.

2. 실태 및 현황

미국에서는 이 질병을 매우 흔하고, 뇌 손상과 직접 관련이 없는 행동장애로 간주하여 약물치료를 우선적으로 시행하는 경향이 높은 반면, 영국을 중심으로 하는 유럽 쪽에서는 그 범위를 좁게 잡고 있을 뿐 아니라, 기질적 원인도 중요하지만 양육 등 환경적 요인을 중시하여 사회 · 심리적 접근을 강조하는 경향이 강하다. 이러한 견해차는 질병의 빈도, 진단기준, 치료방법 등에서 많은 차이를 보였고, 1980년대 이후 그 차이는 점점 줄어들고 있다.

이런 차이로 인해 발생빈도에 대한 결과에서 상당한 차이를 보였고, 최근 Polanczyk 등(2007)이 아동 및 성인을 대상으로 한 전 세계 유병율 연구를 종합해서 ADHD 유병률율은 5.29%라고 보고했다. 국내에서의 역학조사를 보면 서울대학교병원과 서울시 소아청소년광역정신보건센터 주관으로 진행된 2006년 연구가 가장 대표적으로 아동용 면담총집(Diagnostic Interview Schedule for Children-DSM-IV, DISC-IV)을 활용한 구조화된 부모 면담에서 확인된 ADHD의 빈도는 초등학생에서 약 13%였고, 중학생과 고등학생에서는 7% 내외였다(김붕년 외, 2010). 남녀비율은 지역사회에서 일반인을 대상으로 한 조사와 클리닉을 찾는 환자군을 대상으로 한 조사가 다소 차이를 보이는데, 일반인구의 경우 2.5:1에서 5.1:1로 조사되어 대략 3~4:1로 남자에게 흔하다. 하지만 임상군을 대상으로 한 조사에서는 2:1 내지 10:1까지도 차이가 나는데 대략 6:1 정도로 남자가 높게 나타난다. 그 외에 여러 가지 요인이 이 질환의 발생빈도에 영향을 미치는 것으로 거론되었으나, 성별, 가족 역기능, 낮은 사회경제적 수준은 별 영향을 미치지 않은 것에 비해, 건강문제, 발달상의 결함, 연령, 도시지역의 거주 등의 요인이 영향을 미치는 것으로 알려졌다(Szatmari, 1992).

ADHD는 다른 질환을 동반하거나, 혹은 증상의 일부로 나타나는 수가 많은데, 제일 흔하게 문제가 되는 것은 품행장애 혹은 적대적 반항장애이다. ADHD를 앓는 아동의 약 40~70%에서 이들을 동반하는 것으로 보고된다. 그 외에 학습 및 언어 장애, 자폐성장애, 지적 장애(정신지체) 등에서 과잉행동 증상을 동반하는 수가 많고, 여러 가지 신체 질환 중에서도 뇌전증, 두뇌 손상, 갑상선 기능장애 등과 연관이 높다. 그 외에 과잉행동 증상을 보이는 질환들이 많은데 앞의 두 가지 질환 외에도 주요 우울증, 양극성장애, 투렛장애, 불안장애, 아동학대 등이 있다. 이에 대해서는 뒤에서 별도로 논의하겠다.

3. ADHD의 원인

개념의 변천에서 이미 논의했듯이 ADHD의 원인은 아직 명확하게 밝혀져 있지 않다. 부적절한 양육, 생애 초기 경험의 중요성, 사회경제적 여건의 중요성이 논의되고 있지만, 흔히 일반적으로 생각하는 것과 달리 그것이 원인에 미치는 정도는 비교적 적다. 오히려 뇌의 신경생물학적 원인이 더 결정적인 것으로 알려져 있다.

1) 유전적 요인

ADHD는 분명하게 가족력을 가지며, 유전적 소인이 중요하다. 그 근거로서 첫째, 가계도 연구에서 ADHD 아동의 부모 및 친척들 가운데 ADHD를 포함하여 품행장애, 약물남용, 우울장애가 높은 빈도로 보고된다. 이 중 ADHD를 보면 형제는 대략 30% 내외, 부모가 ADHD인 경우에 자녀는 57%(Biederman et al., 1995)의 발현위험률을 나타낸다. 둘째, 입양아동에 대한 연구인 Cadoret와 Stewart(1991)의 연구에서 283명의 입양아를 조사했을 때, 친부모가 비행 혹은 범죄인이었을 경우, 입양 보낸 자녀가 ADHD로 진단될 가능성이 높았다. 셋째, 쌍생아연구에서 과잉행동과 주의산만의 발생 원인 중 약 50%가 유전적 요인에 의한 것으로 밝혀졌다. 이란성 쌍생아에서 질병 발생률의 일치율이 30%인 것에 비해, 일란성 쌍생아는 약 80%의 일치율을 보였다.

분자유전학의 발달과 함께 이 질병의 원인 유전자를 찾기 위한 연구가 진행되고 있다. 후보유전자(candidate gene)를 찾는 연구, 연계 및 연관(linkage and association) 분석, 게놈(genome-wide linkage and association) 분석 등이 진행되는데, 예상과 달리 후보유전자, 연계 및 연관 분석의 연구결과는 상반된다. 그 결과를 종합하면, ADHD의 원인은 복잡하고 다유전적이며, 이 같은 유전적인 것은 물론 환경적인 위험인자를 가지며 이것이 질환의 인구집단 내에서 보여 주는 표현형 전체를 결정한다고 한다. 미래 분자유전연구는 아직 불명확하지만 중요한 영향력을 가지는 드문 다형성(polymorphism)을 인구집단의 일부에서 찾는 방향으로 흘러갈 것이다.

2) 신경생물학적 요인

앞에서 논의했듯이 대뇌 감염, 외상, 임신 혹은 출산 중의 손상이나 합병증과 같은 대뇌 손상은 ADHD의 원인으로 오래전부터 연구되었다. 특히 저산소증을 유발하는 손상이 중요하게 거론되어 왔으며, 많은 연구자는 대뇌 가운데 전두엽, 그중에서도 **전전두엽 피질**(prefrontal cortex)의 손상에 주목했다. 전전두엽은 주의력 유지, 억제, 감정 및 동기 조절, 행동의 조직화 능력 등과 관련하여 중요한 기능을 한다.

대뇌 손상이 ADHD의 원인과 연관된다는 것은 1930년대 이후 지속되어 온 가설로 여전히 유효하다. ADHD 환자의 대뇌구조에 관한 영상 연구를 보면, 주된 관심영역(region of interest: ROI)은 전전두엽(prefrontal lobe)과 기저핵(basal ganglia) 그리고 뇌량(corpus callosum)이었다. 기저핵과 전전두엽은 상호 밀접한 연관을 맺고 있다고 알려져 있으며, 기능적 상호작용을 한다. 기저핵은 ADHD와 관련이 깊은 신경전달물질인 도파민이 주된 신경물질로서 관여하는 영역이기도 하여 많은 관심을 받아 왔다. 이 부위의 이상을 보고한 연구들은 현재까지 일관된 결과를 보여 주고 있는데, 주로 정상적으로 존재해야 할 미상핵(striatum)의 비대칭성이 소실되었거나 역전되어 있다는 것이다. 전전두엽의 경우 정상아동에서는 우측 전부 대뇌가 좌측에 비해 큰 비대칭성이 있으나 ADHD 환자군에서는 이러한 비대칭성이 소실되며, 신경심리검사상 반응억제(response inhibition)의 장애와 정적 상관을 보인다는 보고가 있으며, 뇌량이 작아져 있다는 소견이 지속적으로 관찰되고 있지만, 아직 정확하게 국재화(局在化, localized)되어 있지 않아 보고되는 부위는 연구자마다 차이가 있다. 이 외에도 전반적인 대뇌의 회백질(灰白質, gray matter) 및 백질(白質, white matter) 감소, 이전에 치료받지 않은 환자에서 연령이 증가함에 따르는 미상핵 용적의 정상화 감소 및 백질 용적 감소, 회백질의 이소증(heterotopia) 및 후두와의 이상발생 증가 등이 보고되고 있다. 소뇌(小腦, cerebellum)가 새롭게 주목받고 있는 영역으로 ADHD 환자의 소뇌 충부(vermis)에서 후하엽(posterior inferior lobe, lobule VIII-X)의 용적 감소 소견이 있다. 이러한 연구들은 기존의 정상군과 비정상군과의 차이에 대한 비교연구를 넘어서서 비정상군 내에서 임상적인 경과 등에 따른 차이를 비교함으로써 신경영상학이 행동에 대한 반영을 보다 더 하고 임상에 가까워지는 한 단계의 도약이라고 말할 수 있겠다. 기능적 뇌영상 연구에서는 주의력 과제에서 ADHD 아동들은 대조군에 비해 선조체, 측두엽, 전대상회(anterior cingulate gyrus: ACG), 시상(thalamus), 소뇌 충부 영역의 활성화 이상이 기능적 자기공명영상(fMRI)에서 보고되고 있다. 자기공명분광검사(MRS) 연구에서는 1H-MRS를 이용하여, ADHD 아동에서 관심영역인 전두-선조체 영역에서 N-acetylaspartate(NAA)/Creatine(Cr) 비율 감소, NAA의 감소, 글루타민/클레아틴 조절이상 등이 보고되고 있다.

신경생화학적 원인으로는 대뇌의 구조적인 이상 요인과는 별도로 주로 ADHD 아동의 치료 약물반응과 관련된 연구결과에서 추론된 원인론이 논의된다. Zametkin과 Rapoport(1987), 조수철(1990)의 결론을 보면 주로 도파민(dopamine: DA)과 노르에피네프린(norepinephrine: NE)의 감소와 관련이 있는 것으로 판단되지만 아직 확정적이지 못하다.

신경생리학적 연구에서 뇌파 · 피부전도반응 · 심장박동 등 주로 자율신경계에 대한 연구들은 그 결과가 일관되게 보고되지 않으나, 대체로 ADHD 환자에서 각성도(arousal)가 저하된다. 하지만 정량화 뇌파검사(QEEG)와 유발전위검사(ERP)에서는 비교적 일관된 소견을 보이는데, Tannock(1998)의 보고를 보면 정량화 뇌파검사의 경우 전두엽에서 서파(Slow waves)와 베타파가 증가하고, 유발전위검사의 경우 P300의 진폭이 줄어드는 것이 관찰되었다. 이러한 소견들은 대뇌 전전두엽 기능과 관련이 있는 것으로 생각된다(Kuperman et al., 1996).

3) 독성물질 등 위험 요인

난산, 임신중독증 등과 관련하여 ADHD의 발생빈도가 높아진다는 주장(Hartsough &

Lambert, 1985), 저체중 출생이 관련된다는 주장(Breslau et al., 1996; Sykes et al., 1997)이 있지만, Barkley 등(2006)은 ADHD 아동에서 일반 아동에 비해 임신 및 출산 합병증이 높아지지 않는다는 상반된 주장을 한다. 이 외에 십대 부모와 같이 모성의 연령이 낮을수록(Hartsough & Lambert, 1985), 임신 중에 태아에 대한 지나친 술과 담배 연기의 노출이 ADHD와 상당한 관련이 있다는 주장이 제기되었다. 특히 임신 중에 임신부가 지나치게 술을 마시는 경우 **태아알코올증후군**(fetal alcohol syndrome)을 가져올 수 있는데, 이때 과잉행동증과 인지장애 등을 초래한다.

독성물질과 관련해 논란이 되었던 일부 ADHD 아동들의 혈중 **납(鉛, lead) 농도**가 증가되어 있다는 소견이다(Needleman et al., 1990). 하지만 납에 중독된 아동들 대다수가 ADHD 증상을 나타내지 않는다는 것과 대부분의 ADHD 아동들에서 납 농도가 높지 않다는 것 때문에 더 이상 지지받고 있지 못하다. 하지만 음주, 흡연과 마찬가지로 납에 관한 연구도 대부분 ADHD 진단기준을 이용하지 않았다는 점, 부모에게 ADHD 존재 여부에 대한 평가와 통제를 하지 않았다는 점 등에서 아직 확정적으로 결론 내리기는 어렵다.

4) 양육, 가정환경 등 사회심리적 요인

과거 초기 연구에서 ADHD의 환경적 요인이 제시되었지만(Block, 1977), 별로 지지받지 못했다. 이들은 부모들의 자녀 관리 방법의 문제가 잘못되거나, 부모의 정신병리 혹은 심리 문제 등이 ADHD와 관련 된다고 주장했다. Goodman과 Stevenson(1989)은 ADHD 쌍생아 연구에서 어머니의 잔소리와 침체된 양육이 일부에서 관련 있는 것을 발견했다. 하지만 이런 요소들이 ADHD 발현에 기여하는 정도는 10%도 되지 않았다. 또한 부모의 심리 특성, 아이 돌보는 능력도 0~6%밖에 기여하지 않았다.

따라서 ADHD 발생에 중요한 요소는 아닌 것으로 결론짓고 있다. 하지만 ADHD 질병의 경과 및 예후 등에는 중요한 요인으로 작용한다.

5) 신경심리학적 모형

수많은 신경심리학적 연구가 진행되었는데 대부분이 주로 전두엽 기능에 초점을 맞추었다. 최근 Barkley(1997)는 광범위한 문헌을 종합하면서 주로 작업기억, 계획 세우기, 언어적 유창성, 운동 순서 정하기, 기타 다른 전두엽 기능에서의 어려움과 함께 행동 반응의

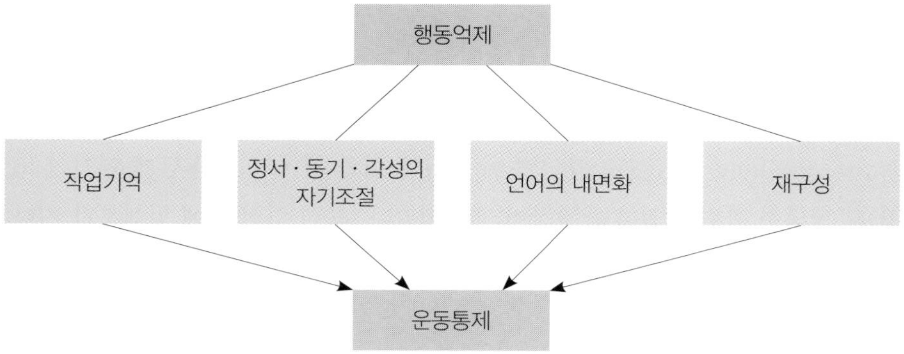

[그림 7-1] Barkley의 통합모형 모식도

억제 실패(disinhibition)가 일관되게 나타난다고 했다.

그는 [그림 7-1]과 같이 행동억제기능이 실행기능을 매개로 운동통제기능에 영향을 미치는 통합모형을 제안했다. 그가 제안한 행동억제는 세 가지 방식, 즉 ① 사건에 대한 초기 우성 반응의 억제, ② 현재 진행 중인 반응의 억제, ③ 주변의 다른 사건들로부터 현재 진행 중인 반응이 간섭받지 않도록 보호하는 것으로 이루어진다. 이러한 세 가지 방식의 행동억제는 전전두엽의 실행기능 활성화를 매개로 하는 운동통제에 영향을 미친다. 그는 ADHD와 관련한 4개의 실행기능을 제안했는데, [그림 7-1]에서와 같이 작업기억, 언어의 내면화, 정서 · 동기 · 각성에 대한 자기조절, 재구성이다. 그의 통합모형에 따르면 행동억제의 손상이 전전두엽의 네 가지 실행기능을 매개로 혹은 직접적으로 ADHD의 1차 증상인 운동통제의 손상을 초래하여, Barkley는 ADHD의 **탈억제**(disinhibition)에 의한 질병모형을 주장했다.

6) ADHD 원인 및 정신병리에 대한 통합모형

결론적으로 ADHD의 원인을 요약하면 아직 명확하게 밝혀지지는 않았다. 하지만 다양한 유전적 및 신경학적 요인들이 관여하는 것은 틀림없고, 신경계의 특정 부위와 경로에 이상을 초래한다. 즉, ADHD에서는 유전적 요인에 의해 대뇌의 실행기능을 주로 담당하는 전전두엽의 손상과 밀접한 연관을 갖는다. 여기에는 도파민(DA)과 노르에피네프린(NE)의 신경전달물질이 직접적으로 관여하는데 DA는 실행기능을 담당하는 **전반부 주의력체계**(anterior attentional system: AAS), NE는 정보 수용과 처리를 담당하는 **후반부 주의력**

체계(posterior attentional system: PAS)에 관여하는 것으로 알려졌다. 최근의 주장은 이들 체계 내에 존재하는 신경세포 시냅스 간극부(synaptic cleft) 내 활동전위(action potential)에 의해 방출되고 남은 DA, NE 양이 적다는 낮은 톤(low tone) 가설이다. ADHD 치료에 가장 효과적인 중추신경자극제를 비롯한 약물들이 시냅스 접합부에서 DA/NE 수용체의 재흡수를 차단시킴으로써 접합부 내의 저하된 톤을 높여 줌으로써 위상 방출(phase release)을 감소시킨다는 설명이다. 다시 설명하면, 중추신경자극제가 신호 대 잡음비(signal-to-noise ratio)를 개선시키고, 과부하를 줄이고, 궁극적으로 DA체계를 하향조절(down regulation)시킨다는 주장이다.

이러한 전-후반부 주의력체계의 신경생물학적 손상이 Barkley의 설명과 같이 신경심리학적 혹은 운동적 기제를 거쳐 임상 증상으로 나타난다고 보고 있다. 이러한 신경생물학적 결함은 임신 및 출산 중 합병증, 독성 물질에의 노출, 기타 신경학적 손상들에 의해 유발되거나 악화될 수 있다. 이와 관련하여 임신 중 음주와 같이 몇 가지 분명하게 밝혀진 것도 있지만 대부분은 아직 명확한 근거를 갖지 못한다. 사회심리적 요인들은 이 질병의 직접적인 원인이라고 할 수는 없지만, 이 질병의 상태를 악화시키거나, 경과를 지속시키거나, 특히 ADHD에 관련된 동반 질병의 발병이나 악화에 기여할 수 있다. 물론 유전적 요인이 없더라도 분명한 신경학적 손상이나 요인에 의해 신경계의 특정 부위와 경로에 이상을 초래하여 병을 일으킬 수 있다.

ADHD는 유전적 경향이 매우 강하여 유전형(genotype)을 찾기 위한 연구가 진행되고 있다. 이러한 유전적 요인과 독성 물질 혹은 태내 발달에 영향을 미칠 수 있는 여러 요인들에 의해 신경생물학적 중간표현형(neurobiological endophenotype)이 결정된다. 이들은 뇌영상 및 뇌기능 연구에서 이를 지지하는 여러 근거들이 제시되었다. 이런 신경생물

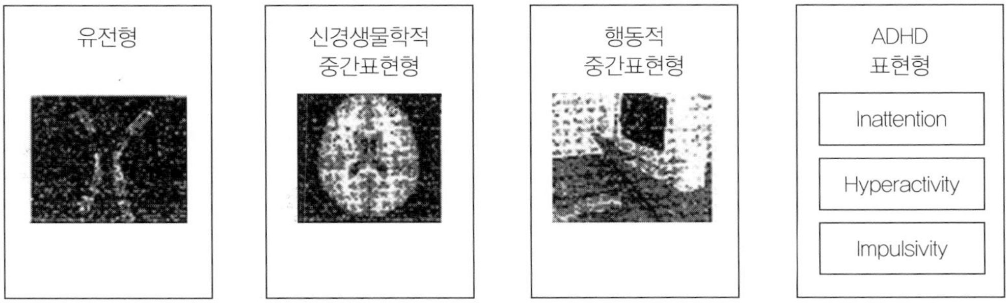

[그림 7-2] ADHD의 유전, 신경생물학, 신경심리학 및 임상 양상의 관계

학적 소견들로 인해 행동적(혹은 신경심리학적) 중간표현형(behavioral/neuropsychological endophenotype)이 나타난다. 이는 여러 신경심리검사 소견 등으로 나타난다. 그리고 이러한 것을 바탕으로 ADHD의 특징적인 여러 임상 양상들(표현형, phenotype), 즉 과잉행동, 주의산만, 충동행동 등으로 나타난다. 그리고 이러한 표현형이 나타나는 데 여러 양육 및 가정 환경을 포함한 다양한 환경적·사회심리적 요인들이 관여하여 영향을 미치게 된다.

4. 임상 양상 및 경과

ADHD 아동들의 특징적인 모습들을 보면, 흔히 아주 어려서부터 까다롭거나 활발했던 경우가 많다. 예를 들어, 밤낮이 바뀌어 애를 먹였다거나 혹은 하도 '발발거리고' 돌아다녀서 수없이 넘어지고 다치고 해서 애를 먹였다거나 하는 등이다. 하지만 대개 '철이 없다, 씩씩하다, 극성맞다, 남자답다' 등의 말을 들으면서 무심코 지내게 된다. 그러다가 유치원이나 초등학교에 다니기 시작하면서, 단체 생활을 시작한 후에야 발견되고 주목하게 된다.

수업 중에 가만히 앉아 있어야 하거나, 질서나 규칙을 지키거나, 비교적 긴 시간을 집중해서 공부를 해야 하는 등의 제한이 있는데 이러한 제한을 수행할 때 매우 곤란을 겪는다. 부모나 교사들이 아동의 문제를 인식하게 되는 것이 대개 이 시기이며, 부모보다는 교사들이 먼저 상담을 권유하는 수가 많다. 왜냐하면 가정에서는 증상이 심하지 않거나 혹은 두드러지지 않는 수가 많지만, 수십 명의 단체 생활에서는 훨씬 심해지고 더 잘 눈에 띄기 때문이다.

앞선 논의에서 ADHD가 많은 개념의 변천을 거치면서 다양한 명칭으로 불렸는데, 이러한 변화와 혼란 속에서도 과잉행동, 주의집중력 저하, 주의산만, 충동성, 반항, 학습 문제, 운동실조와 같은 일련의 증상들은 핵심 증상으로 전문가들이 공통으로 인정했다. 특히 과잉행동 혹은 주의산만은 아직도 핵심 증상으로 간주되고 있는데, 이는 단지 ADHD뿐만 아니라, 다른 질병이나 혹은 정상적인 발달과정의 아동 및 청소년기에도 매우 중요하고 높은 빈도를 나타내는 증상이다. 즉, '주의집중을 못하고 산만하다'는 문제는 일반 아동들에서도 매우 흔하기 때문에 기질 혹은 성격 차원이나 훈육, 양육의 문제와의 구분이 쉽지 않고 여러 오해를 초래하는 수가 많다.

1) 증상 및 임상 양상

(1) 핵심 증상들

1980년 발간된 DSM-III(APA, 1980)에서 질병명이 DSM-II(APA, 1966)의 '과잉운동반응(Hyperkinetic Reaction)'에서 '주의력결핍장애(Attention Deficit Disorder: ADD)'로 변경되면서 1차 증상이 과잉행동에서 주의산만으로 변했지만, 여전히 핵심 증상 중의 하나로 안절부절못함, 꼬무락거림, 불필요한 몸 움직임 등 운동관련 증상(motoric symptoms)이 중요하다. 부모들은 흔히 '항상 가만히 있지를 않는다' '마치 모터가 달린 것 같다' '높은 데 기어오른다' '가만히 앉아 있지를 않는다'고 호소하며, 학교에서 자리를 벗어나 돌아다니거나, 팔다리를 가만히 두지 않고 흔들어대거나, 과제와 관계없는 다른 것을 갖고 놀거나, 다른 아이에게 말을 걸고 장난하거나, 쓸데없는 소리를 낸다. 이러한 과잉행동은 나이가 들면서 대근육 운동에서 소근육 운동으로, 외적 행동에서 내적 행동으로 변화한다. 따라서 학령전기 아동들에서는 나대고 돌아다니는 것과 같은 대근육 활동이 문제가 되지만 학령기가 되어 시간이 지나면 이러한 대근육 활동은 더 이상 문제가 되지 않고, 꼬무락거림, 자리에서 뒤돌아보기, 말하기, 다른 아이 집적거리기, 연필 입에 물기 등으로 변한다. 청소년기가 되면 이 같은 과잉행동은 대부분 크게 문제가 되지 않는다.

ADHD 아동들은 주의력을 지속하는 것이 어려워지거나, 무시해야 하는 자극에 주의가 쉽게 분산된다. 검사에서 ADHD 아동들은 지속적 주의력(sustained attention) 혹은 각성(vigilance)에 결함을 보이는데, 특히 재미없고, 지루하고, 반복적인 과제 수행(예: 혼자하는 숙제, 자습, 심부름 등)에서 두드러진다. 부모들이 종종 "우리 아이는 책을 보는 것을 좋아해서 오랜 시간 꼼작하지 않고 책을 읽는다" "레고 블록을 몇 시간씩 맞추는 등 집중력은 좋아요"라고 이야기하는 수가 있는데 ADHD 아동이라고 하더라도 특별한 경우에는 오랜 시간 집중하는 데 어려움이 없을 수 있다.

문제는 일상적이고 일반적인 상황에서 주의력을 유지하지 못한다는 점이다. 부모들은 흔히 '귀기울여 듣지를 않는다' '끝맺음을 잘 못한다' '쉽게 산만해진다' '잔소리를 하지 않으면 스스로 하지를 않는다' '물건을 잘 잃어버린다' '집중하지 않는다' '자꾸 지시해야만 한다' '일을 끝내지도 않고 딴 일을 벌인다'라고 아이들을 표현한다. 이 같은 표현들은 후에 평가척도의 문항이 되는데, 여러 가지 직접 관찰 연구에서 놀 때의 행동이나 특별히 주의력을 요하지 않는 일을 할 때도 정상 아동들과 ADHD 아동들이 구별되는 것으로 이러한 결함이 행동 탈억제(behavioral disinhibition)의 문제에 대한 2차적인 것이 아니냐는 주장이 제기되고 있다(Barkley et al., 1990). 이 같은 주의산만함은 학령전기 아동들에서는 주의집중이 덜 요구되기 때문에 과잉행동이나 요구가 많은 것으로 간과되다가, 청소년기가 되면 두드러진다. 이것은 특히 학업 부진과 2차적인 동기 저하를 유발할 수가 있다. 이 증상이 ADHD의 1차 증상인지 아니면 과잉행동이 1차 증상인지 하는 것은 오랫동안 논란을 거듭했는데, 현재 이들은 서로 독립적이면서도 상호보완적인 것으로 간주되고 있다.

과잉행동은 요인 분석에 의해 주의산만과는 구별되지만 충동성과는 잘 구별되지 않는다. 주의산만함과 같이 다차원적인 성격을 가지며, 충동성의 어떤 측면이 이 아동들에서 문제가 되는지 아직 확실치 않다. Kindlon 등(1995)은 충동성을 크게 두 가지 측면, 즉 동기 차원(motivational domain)과 인지 차원(cognitive domain)으로 나누고 있다. 전자는 처벌에 대한 민감도와 보상에 대한 무관심, 수동적 회피 학습, 만족 지연의 요소를 내포하고, 후자는 억제적 조절과 그 외의 일반적 처리과정의 결함을 포함한다. 임상적으로는 지시를 끝까지 기다리지 않고 재빨리 반응하는 것으로 나타나는데, 대개 부주의한 실수를 초래하는 수가 많다. 또 경우에 따라서는 부정적, 파괴적, 혹은 위험한 결과를 초래할 수도 있고, 자주 불필요하게 위험한 행동을 하기도 한다. 결과적으로 잘 다치거나, 물건을 잘 망가뜨리고, 게임에서 차례를 기다리거나 하는 데서 문제를 초래한다.

(2) 연관된 여러 증상들

① 인지발달 및 학업수행

ADHD 아동들은 정상 아동이나 자기 형제들보다 지적 발달이 뒤지는 것으로 알려졌으며, 표준화된 지능검사에서 대조군에 비해 평균 7~15점 낮다고 보고된다. 그렇지만 이것이 검사 받는 행동(주의산만함으로 인해서 수행이 저하되기 때문)에서의 차이인지 혹은 실제 지능 차이를 나타내는 것인지는 확실하지 않다. 학업수행에서 Barkley(1990)는 자신의 클리닉을 방문하는 모든 아동이 학업상 결함을 갖는다고 했지만, 이것이 실제 임상적으로 많은 문제를 가져오는 것은 약 40% 정도로 추정하고 있다. 김미경 등(1996)은 학습수행평가척도를 이용하여 ADHD 아동의 46%가 학습상 상당한 곤란을 겪는 것으로 보고했다.

② 학습장애

학습장애를 얼마나 동반하는가는 연구자에 따라 10% 정도에서부터 심지어 90% 이상 그 비율이 매우 다양하게 보고되었다. 이것은 학습장애를 평가하고 규정하는 방법이 다양하기 때문에 생긴 것으로 추정되며, 최근 개선된 방법으로 평가할 때 약 20% 내외의 학습 장애를 동반하는 것으로 보고된다.

③ 언어 문제

ADHD 아동들에서 심각한 언어지연은 발견되지 않는다. 그렇지만 일반 지역사회 연구에서 과거력상 정상 아동들에 비해 일반적으로 언어발달의 지연이 높게 보고된다(6% 대 35%, 2% 대 5.5%). 이 같은 언어발달의 지연 외에도 10~54%에 이르는 다양한 정도(대조군 2~25%)로 표현언어에 문제를 더 많이 갖는 것으로 보고한다. 김미경 등(1996)은 ADHD 임상군에서 39%가 언어 문제를 갖는 것으로 보고하면서, 특히 그 같은 소견을 뒷받침하는 것으로 지각-언어검사에서 다른 하위척도와 달리 청각기억이 64.3%의 높은 비율로 결함을 보인다. 이 하위척도는 후에 시각 운동, 시각 구성 하위척도와 함께 언어 표현은 물론 읽기 학습능력과도 관련이 높은 것으로 추정된다.

④ 신체 및 신경학적 이상들

모성 건강과 출산 전후의 문제들을 포함해 청각, 시각, 대근육 운동, 경한 신체이상, 야뇨증 등이 잘 동반되는 것으로 거론되었지만, 아직 뚜렷하게 관련성이 입증되지 않았다. 그 외 주목할 것으로 몇 가지를 보면, 운동협응(motor coordination), 특히 미로 찾기나 핀 꽂기 과제(pegboard tasks)와 같은 미세운동 조절기능에서 결함이 보고된다. 특히 이것은 소위 '**과흐름 운동**(motor overflow movements)'라고 하여 어떤 특정한 근육을 움직이도록 지시했을때(예: 손가락 구부리기, 손가락 톡톡 치기 등) 불필요한 연관 운동이 일어난다. 이것과 관련하여 ADHD 아동들은 대부분 글씨 쓰기와 필기에서 아주 곤란함을 겪는 것으로 악명이 높다. 신체이상으로 영아기 때 잦은 질병, 잦은 상기도 감염, 알레르기, 천식 등이 제기되었고, 국내에서도 연구가 있었지만 아직 확실하지 않다. ADHD 아동들에서 잠들기 어려워함, 자주 잠에서 깸, 깨서 피곤해함 등의 증상을 보고하여 수면과의 관련성에 대해 논의된다.

⑤ 정서 및 품행 문제

일반적으로 외래 ADHD 환자군에서는 30~50%, 입원환자의 40~70%에서 공존 질병이 있다고 추정된다는 주장(Popper & Steingard, 1994)에서와 같이 ADHD 아동에서 공존 질병을 갖는 것은 매우 흔한 것으로 보고된다. 조수철, 신윤오(1994)는 소아정신과에 입원 중인 ADHD 환자군에서 평균 2.7개의 공존 질병을 갖는다고 보고했으며, 홍강의 등(1996)은 외래 ADHD 환자군의 48.8%가 공존 질병을 갖는다고 했다. 그들은 그 빈도를 순서대로 특정발달장애(11.6%), 품행장애(9.3%), 반항장애(7%), 불안장애(7%), 유뇨증(4.7%), 정신지체(4.7%) 등의 순서로 제시했다. 김미경 등(1996)은 전체 26명의 대상 아동 중 반항장애(23%), 품행장애(8%), 분리불안 및 과잉불안장애(16%) 등이 동반되었음을 보고하였다.

이같이 ADHD는 다양한 공존 질병을 갖는 복합적인 질병이다. 그렇기 때문에 치료를 하는 데 있어 동반하고 있는 증상 혹은 질병에 따라 다양한 전략이 요구되며, 진단적으로도 다양한 측면의 세밀한 평가를 통해 문제 영역 중심의 개별적인 접근이 요구된다. 이같이 공존 질병 혹은 증상의 동반 여부는 진단 및 평가, 치료 전략의 수립, 교육 계획의 수립 등에 있어서 필수적인 고려사항임을 강조한다.

2) 발달단계에 따른 경과

표 7-2 연령대에 따른 두드러진 양상의 변화

	학령전기	학령기	청소년기	성인기
주의산만	• 놀이시간이 짧다(3분 이하). • 활동을 하다 말고 가버린다. • 잘 듣지 않는다.	• 활동시간이 짧다(10분 이하). • 활동을 미처 끝내지 않고 바꾼다. • 잘 잊어버린다. • 조직화하지 못한다. • 주변에 쉽게 휩쓸린다.	• 또래 아이들 보다 꾸준하지 못하다(30분 이하). • 과제의 세부적인 것에 집중하지 못한다. • 앞일에 대한 계획을 잘 세우지 못한다.	• 세부적인 것을 완성하지 못한다. • 약속을 잘 잊어버린다. • 장래에 대한 깊은 생각이 없다.
과잉행동	회오리바람과 같이 움직임이 많다.	조용히 있어야 할 때 가만히 있지 못한다.	안절부절못함	안절부절하지 못하는 주관적 감각
충동행동	• 귀 기울여 듣지 않는다. • 위험한 것에 대한 감이 없다(반항행동과 구별하기 어렵다).	• 차례를 뒤집고, 다른 아이를 방해하고, 불쑥 대답한다. • 생각 없이 규칙을 어긴다. • 아이들에게 끼어든다. • 사고가 많다.	• 자기조절을 잘 못한다. • 앞뒤 가리지 않는 모험-추구행동을 한다.	• 운동 및 기타 사고들 • 성급하고 현명하지 못한 결정 • 참지 못함

출처: Taylor & Sonuga-Barke(2008), p. 522.

3) 예후

예전에는 모두 나이가 들고 자라면 괜찮은 것으로 생각했다. 하지만 이 아동들에 대해 30여 년 이상씩 추적하면서 경과를 조사해 보면 무조건 나이가 들면 괜찮아지는 것으로 생각했던 것이 잘못된 것임이 밝혀졌다.

이들은 자라면서 학교생활과 친구관계, 가정에서 문제를 일으키기 때문에 모든 경우는 아니지만 대인관계에서 부적응을 가져오고, 학업 의욕 저하, 학습부진, 좌절감과 부정적인 자아상, 난폭한 성격을 가져오기 쉽다. 심한 경우 중・고등학교에서 누적되는 학업부진과 정서 불안정으로 인해 학교생활에 잘 적응하지 못하고, 결국 약 절반 정도는 성인이 되어서도 급한 성격, 인내심 부족 등의 증상을 남긴다. 이와 함께 앞에서 가졌던 여러 가지 문제가 제대로 해결되지 않을 경우, 가정이나 사회생활에서 부적응을 일으키는 수가 많은데, 여러 연구에서 이들은 직장을 자주 옮기거나, 이사를 자주 하거나, 술을 많이 먹거나, 교통사고를 더 많이 내거나, 성격 문제 혹은 대인관계 부적응을 더 많이 갖는다.

10~18세 사이의 91명 ADHD 아동을 5년간 추적 조사한 Weiss 등(1971)의 연구, Akerman 등(1977), Satterfield 등(1982), Gittelman 등(1985), Lambert 등(1987), Cantwell과 Baker(1989), Barkley 등(1990, 1991)의 청소년기 예후 연구들을 종합해 보면 ADHD 아동의 약 70%가 청소년기까지 지속하여 상당한 곤란을 초래하는 것을 알 수 있다. 종종 이들은 ADHD 진단기준에 합당한 증상을 그대로 가지는가 하면, 학업부진과 같은 교육상 문제를 가지기도 하고, 때로는 또래, 교사, 부모와 사회적인 문제에서 미숙함이나 충동성을 포함한 개인적인 어려움으로 고생하기도 한다. 낮은 자긍심이 흔하다. 또한 반사회적 행동이 흔한데, 특히 처음 병원을 방문할 때부터 공격성이나 품행장애를 가졌던 경우에 더 심하다. 이러한 예후는 중추신경자극제 투여만으로는 별 영향을 미치지 않는 것 같다.

ADHD 아동들의 성인기 예후에 관해서 Weiss 등(1985)은 처음 6~12세 때부터 추적한 103명의 아동들을 5년 후(13.3세)에 91명, 10년 후(평균 19세)에 75명, 15년 후(평균 25세)에 64명을 조사했다. 결과는 대조군에 비해 이사를 더 많이 했고, 평균 수학연한이 짧고, 낙제를 더 많이 했고, 학점이 낮았다. 인지검사에서의 점수도 낮았고, 대부분의 임상군이 직업에 만족하고 지냈지만, 대조군에 비해 낮은 계층이었고, 직업 변동이 많았다. 또한 재판정 출두와 비의학적 약물 사용이 많았다. 대조군(2.4%)에 비해 훨씬 높은 비율(23%)이 DSM-III-R의 반사회적 인격장애의 기준에 해당했다. 이것 외에도 이 장애의 핵심 증상 중 적어도 한 가지 이상을 보였으며, 자살 시도가 많았고, 사회기술과 자긍심의 저하를 보였으며, 더 많은 증상과 정신과 진단을 내릴 수 있었다. 혈압, 맥박, 뇌파, 키, 체중과 같은 신체적 조건이나 생리 측정에는 차이를 나타내지 않았다. 이 외에도 101명의 과잉행동아와 100명의 대조군을 5~11년 추적(평균 9년) 연구한 Gittelman 등(1985), 뉴욕주 법정 기록을 토대로 평균 연령 22세에서 과거 과잉행동아로 진단받았던 대상들을 조사한 Mannuzza 등(1988, 1989), 21~23세 사이의 22쌍의 과잉행동 성인과 그 형제들을 비교한 Loney 등(1983)의 연구결과들로 ADHD의 세 가지 유형의 성인기 예후가 존재하는 것을 알 수 있다. 첫째, 성인기에 잘 지내고, 대조군과 차이를 보이지 않는 군이다. 둘째, 상당한 정도의 집중력, 사회적·정서적·충동적 문제가 지속되면서 업무와 대인관계에서 곤란을 겪는다. 또한 자긍심 저하, 충동성, 자극과민성, 불안, 정서가변성을 보인다. 대부분 이 군에 속한다. 셋째, 심각한 정신과 혹은 반사회적 문제를 갖는 군이다. 이들은 심하게 우울에 빠지거나 자살을 시도하기도 하고, 알코올이나 약물 남용 혹은 반사회적 행동에 빠지기도 한다. 하지만 이 같은 부정적인 예후를 갖는 비율은 비교적 낮다.

5. ADHD 진단 및 치료에서의 '7-모듈 모형'

ADHD는 다면적인 측면을 갖는다. 증상에 있어서도 과잉행동, 충동성 및 주의산만함의 세 영역으로 나뉘는데, 공존 질환을 가지는 것이 오히려 일반적인 정도이다. 또한 ADHD는 정상적으로 활발한 기질과 구별하기가 쉽지 않고, DSM-5(APA, 2013)에서 진단기준이 변경된 배경과 같이 자폐스펙트럼장애를 포함한 관련 질환 혹은 장애와도 자주 병합된다. 그뿐 아니라, 그동안 ADHD는 아동기에만 존재하는 질환으로 여겨지다가, 장기 추적 연구 등으로 인해 청소년기는 물론 성인기에도 존재하고 상당히 높은 비율에서 일생 지속할 수 있음이 밝혀지면서 발달학적인 변화에 따른 진단 및 치료의 어려움도 발생하고 있다. 이런 여러 가지 이유로 하여 ADHD의 진단 및 치료는 여전히 어려움이 있고, 최근 논란이 되어 여러 기관, 단체 혹은 국가 주도로 진료지침을 제시하고 있다. 그럼에도 불구하고 ADHD의 치료를 포괄할 수 있는 적절한 모형이 제시된 적은 없어 저자는 ADHD 치료에 적합한 **'7-모듈 모형**(7-module model for ADHD treatment)'을 제안한다(안동현, 2016).

ADHD 치료에 있어서 7-모듈 모형은 크게 3개의 **핵심 모듈**(core module)과 4개의 **선택 모듈**(optional module)로 나뉜다. 핵심 모듈은 각각 진단 및 평가 모듈, 약물치료 모듈, 환자/부모/교사에 대한 교육 및 상담 모듈의 3개로 구성된다. 선택 모듈은 사회 및 대인관

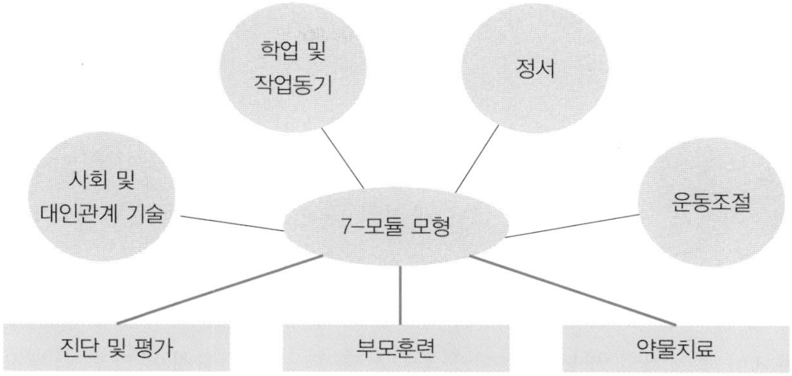

[그림 7-3] ADHD 치료에서의 7-모듈 모형

계기술 모듈, 학업 및 작업동기 모듈의 정서 모듈, 운동조절 모듈의 4개로 구성된다([그림 7-3]).

이 모형을 제안하게 된 데는 저자의 개인적 경험과도 연관이 있다. 30여 년 전 처음 ADHD를 연구하기 시작할 때 가장 먼저 부딪힌 문제가 정확한 ADHD의 평가와 진단이었다. ADHD를 평가하고 진단하기 위한 적절한 평가 도구 및 방법과 얻어진 자료의 분석 및 해석이 가장 시급하고 필요했다. 현재 ADHD를 평가하고 진단하기 위해 많은 설문검사지, 신경심리검사, 구조화 및 반구조화 면담, 뇌영상검사, 심지어 유전자분석 등이 개발되어 일부가 임상적으로 사용되고 있지만 결국은 이들 도구와 방법을 어떻게 적절하게 활용하여 진단할 것인지 하는 문제는 여전히 임상가의 몫이고 여전히 어려운 문제이다.

이 같은 평가 및 진단 과정에서의 문제를 어느 정도 극복하고 난 후 마주한 다음 주제가 약물치료를 시행할 것인지의 여부를 결정하는 것과 어떤 약제를 어떤 방법으로 적절하게 투여하고 그 결과를 판정할 것인지 하는 것이었다. 몇 개의 ADHD 약물치료 알고리즘이 제시되었고, 진료지침에서도 여러 경우의 수에 대해 표준적인 지침을 주고는 있지만 이 또한 임상가로서 쉽게 판단하고 결정하기 어렵다. 하지만 많은 ADHD 환자들이 약물치료에 의해 그들의 핵심 증상이 호전될 필요가 있다는 점에서 약물치료가 모든 환자에서 시행되는 것은 아니라 하더라도 치료의 핵심이 되는 것은 분명하다.

세 번째 핵심 모듈로 약물치료의 시행 여부와 관계없이 모든 ADHD 환자에 있어서 그들이 앓고 있는 증상들, 그로 인해 겪는 여러 어려움과 지장들, 이를 효과적으로 극복해 나가기 위한 전략들, 약물을 복용하게 된다면 약물치료와 관련된 여러 논의점 등에 대해 자세한 교육 및 상담이 필요하다. 어린 아동들의 경우는 아동들을 대신하여 부모들에 대한 교육 및 상담, 때로는 ADHD 아동에 적합한 양육을 위한 훈련도 필요하다. 학령기 혹은 청소년기 환자의 경우 필요하다면 교사를 포함해서 주변에 중요한 사람들에 대한 교육이나 상담이 필요하다.

선택 모듈의 경우는 모든 ADHD 환자에서 반드시 필요한 핵심적인 치료가 아니다. 하지만 ADHD 자체가 다면적이어서, 많은 관련된 문제 혹은 질환을 동반하기 때문에 적절한 평가 및 진단을 통해 필요한 모듈을 치료에 포함시켜야 한다. ADHD 환자, 특히 아동기 환자의 경우 가장 높은 빈도로 동반하는 문제가 반항적인 태도와 불순종 행동, 사회적 맥락에서의 부적절한 행동들로 인해 부모는 물론, 또래, 교사와 많은 갈등을 빚는다. 물론 이러한 문제들이 심할 경우 약물치료의 도움을 받을 수밖에 없고, 부모 혹은 교사와의 상담이나 훈련을 통해 해결하기도 하지만 ADHD 환자에 대한 직접적인 사회기술 코치 혹은 습득을 목적으로 하는 사회기술 훈련과 같은 치료가 필요할 수 있다. 그 외에도 ADHD 환자들이 가지는 다양한 문제에 대해 나머지 제안한 모듈들을 선택적으로 사용할 수 있다.

1) 진단 및 평가 모듈

(1) 진단 및 평가와 관련된 논란

ADHD가 하나의 독립 질환임에도 불구하고 왜 진단이 어려운가? 이에 대해 영국의 NICE 진료지침에서 다음 세 가지 이유를 제시하였다. 즉, ① ADHD 자체의 중첩되는 특성, ② 원인에 있어서의 복합적인 요인들, ③ 검사실 검사와 같은 '표준적인 기준' 등이 없다는 것이다(NICE, 2009, p. 96). 만약 질병이라면 어떻게 구분할 것인가, 이에 대해 자연적인 역치(閾値, threshold)가 있는가 하는 점, 증상의 분포가 이중모드(bimodal)가 아니라는 점 등으로 인해서 결국 일반적인 의학에서 시행되는 고혈압 혹은 II형 당뇨병과 유사한 방식의 진단과정을 채택할 수밖에 없다. 여기에서 가장 중요한 핵심적인 사항은 바로 ADHD 증상과 연관된 장해(impairments)의 수준을 정의하는 것이다.

아동기에서 '산만함' 문제는 매우 흔한 증상이다. 예를 들어, Lapouse와 Monk(1958)의 연구에 의하면 일반 아동의 42~57%, Werry와 Quay(1971)의 연구는 과잉행동 12~30%, 안절부절못함 27~49%, 집중력 부족 25~43%를 보고한다. 그렇기 때문에 '단지 증상이 있다는 것'만으로 병(disorder)이 있다고 할 수는 없다. ADHD 진단에서 **'발달학적으로 부적절한**(developmentally inappropriate)'이라고 규정하는데, 과연 어느 정도가 부적절한 것인가? 이에 대해 정상에서 1.5 표준편차(93rd percentile)를 벗어난 경우 14%(Trites et al., 1979), 1~2 표준편차의 기준을 적용하면 1% 미만에서 22% 이상까지 포함되고, 2 표준편차(97th percentile)를 적용하면 2~9%가 해당된다(DuPaul et al., 1998; Szatmari et al., 1989; Taylor & Sandberg, 1984). 따라서 차원적인 고려를 통해 흔히 2 표준편차를 적용하는 수가 가장 많다.

ADHD 진단과 평가의 어려움 가운데 하나는, 정보의 대부분이 양육자(부모, 교사 등)를 통해 얻어지는데, 그들 사이의 일치도가 높지 않다는 점이다. Lambert 등(1978)에 의하면 부모, 교사, 의사 중 1인이라도 양성으로 판단할 경우 ADHD 진단율이 5%인 데 비해, 모두가 일치된 동의에 의해 진단할 경우 약 1%로 낮아졌다. 또한 부모-교사 일치도는 .50<, 아버지-어머니 일치도는 >.60~.70을 보고했다. 그는 이 같은 불일치에 영향을 미치는 요소들로 이들의 심리적 고통, 우울, 가족 불화, 사회적 선입견을 제시했지만, 이들의 불일치는 상황적 맥락에 의해 당연한 결과이다. 예를 들면, 교사가 20~30명 학생들을 대상으로 하는 교실 수업 중에 아동의 집중력을 평가하는 것과 부모가 가정에서 과제 수행과 관계없는 일상생활에서 판단하는 것이 다르다. 또한 아동들이 게임, 레고 블록 조립, 운동 등 자신이 좋아하거나 특성에 맞는 활동을 할 때와 수학문제풀이, 어른들의 사교모임 참석할 때와 같이 상황적 맥락에 따라 증상이 다르게 발현될 수 있음을 염두에 두어야 할 것이다.

진단 및 평가에 있어 아동/청소년, 부모 및 교사에게 시행하는 과정은 〈표 7-3〉에 요약되어 있다.

표 7-3 ADHD의 진단평가 및 공존 질환을 평가하기 위해 시행할 사항들

부모	교사	아동/청소년
주된 걱정	걱정	행동, 가족, 또래, 학교관련 걱정사항들
증상의 과거력	ADHD 평가도구	ADHD 및 공존질환 평가도구
가족력	공존 질환/상태의 파악	강점/약점 등 기능평가에 대한 주관적 인식
과거 의학관련 과거력	학업, 사회성 등의 기능	아동/청소년의 임상가 직접 관찰
사회심리적 정보들	학업 기록	신체 및 신경학적 진찰
전체적인 사항들 (신체/정신)	행정 기록	
ADHD 평가도구		
공존 질환/상태의 파악		
강점/약점 등 기능평가		

(2) 진단과정

ADHD가 다면적이기 때문에 진단 및 평가에서도 마찬가지이다. 이에 대해 Barkley (1990)는 생물적 · 심리적 · 사회적 요인의 상호작용하에서 평가할 것을 제안했다. 그는 먼저 생물적 요인으로 아동의 신체상태, 유전적 소인, 그 외에 여러 위험 요인으로 거론된 것들을 제시했다. 그 예로 흔히 임신 중 어머니의 알코올 남용, 여러 가지 환경에서 유래하는 독성 물질들(예: 납), 생애 초기의 대뇌 감염 혹은 손상 등이 포함된다. 이를 위해 대뇌영상검사, 뇌파검사 등 뇌기능검사 등이 진단과정에서 이용될 수 있지만, 일상적인 평가에는 포함되지 않는다. 둘째, 인지/심리적 요인으로 아동의 실행기능, 규칙에 따르는 행동, 행동억제, 문제해결 방식을 포함한 과제관련 사항들, 학습기술(academic skill), 품행 혹은 공격성, 그 외에 자존감, 우울 및 불안과 같은 심리적 요인들이 포함된다. 셋째, 사회적 요인이 있는데 Barkley(1990)는 이것을 다시 세 가지, 즉 행동 및 환경 요인, 사회 및 가족 요인, 사회경제 및 정치 요인으로 구분했다. 그 예로 교사의 수업형태, 또래들과의 사회적 상호작용 등이다. 또한 부모와 형제들 간의 심리적 관계, 정신의학적 문제 여부, 부모의 결혼 만족도 여부, 스트레스 여부와 정도 등 가족 기능을 포함한 사회적 요인들이 평가되어야 한다. 사회경제적 요인들로 부모의 교육 수준, 직업, 경제상태뿐 아니라, 문화, 인종, 종교 배경 등도 영향을 미칠 수 있다.

ADHD 진단은 특별한 검사소견에 의해 내려지는 것이 아닌, 임상가의 종합적 판단에 따른다. 따라서 ADHD 아동/청소년의 진단/평가에서 중요한 세 가지 방법은 면담, 평가척도, 기타 검사 및 관련 자료의 분석이라고 할 수 있는데, 그중에서도 면담이 가장 중요하다. 부모를 통한 평가가 충분히 신뢰할 수 없다는 일부의 보고도 있지만, 그렇다고 해서 부모와의 면담의 중요성이 덜해지는 것은 아니다. Barkley(1990)는 부모면담의 목적을 치료적 관계(rapport) 수립, 정보 수집, 가족들의 당면한 고통 파악 등을 제시하면서 아동, 학교, 부모 및 가정, 부모-자녀 상호관계에 대한 정보들이 포함되어야 한다고 제안했다. 특히 부모-자녀 상호작용에 대해 파악하는 것이 중요한데, 예를 들어 혼자 놀 때, 집에 손님이 왔을 때, 숙제할 때, 공공장소에 갔을 때 등 여러 상황에서 자녀에게 문제가 있는지 여부, 그리고 문제가 있다면 어떤 행동이 가장 신경에 거슬리고, 그럴 때 어떻게 조치하는지, 자녀의 반응은 어떠한지, 대개 이렇게 실랑이를 한 후 어떻게 결말이 나는지, 어느 정도 자주 일어나면, 어떤 기분이 되는지, 이런 문제가 얼마나 심각한지 여부를 평가한다(오경자, 1990). 이것은 가정상황질문지(Home Situation Questionnaire: HSQ)를 먼저 시행한 후에 면담에서 다루기도 한다.

아동/청소년, 부모, 교사들과의 면담과 함께 사용하는 중요한 평가방법이 평가척도들이다. 이것에는 아동이나 청소년들의 행동 특성이나 증상뿐 아니라, 부모들의 특성이나 결혼 만족도 등도 포함될 수 있다. 또한 대부분은 부모나 교사를 통해 평가되지만, 아동/청소년들이 스스로 자신의 상태를 평가할 수 있기 때문에 자기보고형 척도도 사용될 수 있다. 평가척도들은 면담에서 얻기 어려운 정보를 제공하거나 객관적인 수치로 정량화하는 등 여러 가지 장점을 갖고 있기 때문에 임상에서 유용하게 사용될 수 있고, 임상가들은 이것을 통해서 많은 정보를 얻을 수 있다. 그렇지만 척도의 특성, 장단점, 한계를 잘 알아야만 한다. 이에 대해서는 다른 장에서 다루고 있어 여기서는 생략한다. 그 외에 성적표, 생활기록부, 적성검사 소견, 알림장이나 공책, 일기장 등을 참고로 하는 것도 좋다.

〈표 7-4〉에서 보여 주는 생활기록부의 경우, 초 1~2학년에는 교사들도 '명랑, 장난 많이' 하는 정도로 가볍게 여기고 별다른 문제가 없다고 간주하고 있다. 초 3~4학년이 되면 또래관계에서 다툼, 규칙위반, 학업수행의 어려움이 두드러진다. 치료가 이루어지지 않고 진행되면서 초 5~6학년이 되면 학업에 대한 동기가 저하되고, 자신감 저하 등 내면적인 문제가 발생하기 시작함을 엿볼 수 있다. 이 환자는 결국 중학교에 진학해서 학업은 아예 포기하다시피 하고, 또래관계에서도 다툼이 잦고 어울리지 못하고 자신감도 부족하여 고립되기 시작하면서 결국 컴퓨터게임에 몰입하게 된다. 이것이 등교거부로 발전하고 부모와의 갈등이 심해지면서 폭력을 휘두르고 화를 참지 못해 과격한 행동으로 기물 등을 파괴하여 입원치료에까지 이르게 된다.

표 7-4 고1 때 컴퓨터게임 중독, 폭력/과격행동, 등교거부로 입원했던 청소년의 초등학교 생활기록부 (일부 발췌)

행동발달사항

1학년: 명랑하고 순진하여 장난을 즐김

2학년: 명랑한 성격에 꾸밈없이 행동하며 표정이 밝음

3학년: 욕심이 많아 가끔 다툼이 있음

4학년: 꾸밈없이 행동하나 규칙을 어기며 실천력이 부족함
산만하고 태만하여 학습효과가 저조한 편임(교과학습발달사항)

5학년: 자신이 한 행동에 대해 반성하려 하며 발전을 보임

6학년: 자신의 의견이나 주장을 펴는 데 소극적이고 자기가 맡은 일을 성실하게 처리하는 노력이 필요함
체육활동 시 소극적인 태도를 보이며 전체적인 학습태도에 적극성이 필요함
(교과학습발달사항)

셋째, 많은 검사 및 객관적 측정 방법들이 있는데, 각성도나 주의집중력을 실험실에서 측정하는 **지속수행검사**(continuous performance tests: CPTs)가 널리 사용되고 있다. 이 검사들은 다양하게 개발되어 사용되는데 ADHD 아동들과 정상 아동을 구별하거나, 약물 효과를 측정하는 데 매우 민감한 것으로 알려졌다. 그러나 아직은 표준화된 방법이 부족하고, 정상 규준의 부족 등으로 임상적인 사용에 제한을 받는다.

그 외에도 CPTs의 지필검사에 해당하는 아동용 점검과제(Children's Checking Task), 웩슬러 지능검사에서 처리속도지표, 같은그림찾기(Matching Familiar Figure Test: MFFT), 위스콘신 카드분류검사(Wisconsin Card Sort Test), 스트룹검사(Stroop Word-Color Association Test) 등 여러 가지가 이용된다. 또한 여러 가지 직접 행동관찰법, 측정기(actometer, actigraph)를 이용한 활동수준 측정법, 뇌전증, 유전질환, 기타 관련 질환의 유무를 배제하기 위해서 임상적으로 필요한 경우에는 많은 혈액검사, 소변검사, 뇌파검사, 대뇌영상검사들, 사건유발검사, 염색체 및 유전체검사 등이 시행될 수 있지만 일반적으로는 권고되지 않는다.

그 외에도 여러 다른 질환과 공존하거나, 혹은 증상의 일부로 과잉행동을 나타내는 수도 있기 때문에 공존질환의 여부나 감별은 매우 중요하다. 이와 함께 ADHD에 의한 혹은 연관된 장해의 정도를 평가하는 것이 중요한데, 현실적으로 이를 객관적으로 측정하는 것에는 많은 제한이 있다. 이를 정량화하여 평가하기 위해 개발된 몇 가지 측정도구 및 평가척도들이 있지만 아쉽게도 국내에서는 사용이 매우 제한된다. 마지막으로 아동/청소년, 부모/가족들이 갖는 강점과 자원, 지지체계를 파악하는 것이 필요하다.

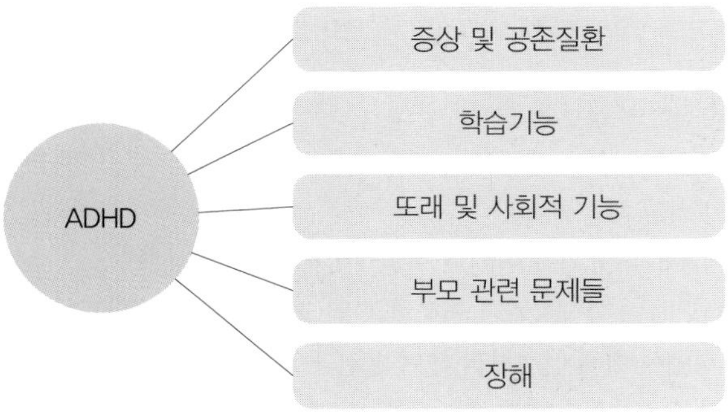

[그림 7-4] ADHD 진단 및 평가 영역

2) 부모 훈련 모듈

ADHD 아동들의 부모를 대상으로 하는 부모훈련은 아동을 둘러싼 일차적인 환경을 결정하는 부모들에게 행동주의 학습 원리들에 기초해 아동의 행동 문제를 더 잘 해결할 수 있도록 정보와 기술들을 제공하는 치료적 접근방법이다(Anatopoulos & Barkley, 1989). 현재 ADHD의 치료방법으로 가장 보편화되어 있는 것은 약물치료이며, 미국의 경우, ADHD 아동의 약 60~90%가 학령기 동안 약물치료를 받고 있는 것으로 알려져 있다(Barkley, 1990). 약물치료는 ADHD의 핵심 증상들에 영향을 미쳐 주의집중력을 향상시키고, 충동성, 과잉행동, 공격성을 감소시키며, 학교에서의 문제행동을 크게 개선시켜 주는 것으로 알려져 있다(Weiss & Hechtman, 1993). 하지만 이런 긍정적인 효과들에도 불구하고, 약물치료 자체에 대한, 혹은 전적으로 약물치료에만 의존하는 것에 대한 우려가 제기된다. 다음으로, 약물로도 개선되지 않는 이차적 증상들, 즉 대인관계, 자아개념, 사회적응과 같은 영역들에서의 문제점이 여전히 개선되지 않은 채 남아 있다는 점이다(Horn et al., 1991). 그리고 더욱 중요한 것으로는 약물치료를 받는 동안에도 부모들의 만족감은 상대적으로 적고 여전히 심각한 가족갈등이 존재한다는 것이다. 이는 부모의 역기능과 부적절한 양육이 지속되는 상태에서 일방적으로 ADHD 아동만이 치료의 대상이 되는 것은 제한적 효과만을 낳을 뿐이라는 점을 분명히 보여 준다. 특히 최근 들어 ADHD가 전적으로 주의집중의 장애라기보다는 발달적 자기조절(self-regulation) 혹은 자기통제(self-control)의 장애라는 새로운 관점이 대두됨에 따라 부모에 의한 지속적인 외적 동기 부여의 필요성이 더욱 강조되고 있다. 결국 약물치료의 문제점들을 보완해 주고 ADHD의 치료 효과를 강화해 줄 수 있는 방안으로서 부모훈련 혹은 부모 상담/교육은 임상적·실제적으로 매우 합당한 치료모형이라 하겠다.

여러 사회환경적 요인이 ADHD를 악화시키거나 지속시키는 데 영향을 미치는데, 특히 가족갈등, 부모의 부적절한 양육태도, 스트레스 등이 ADHD가 나타나는 증상 간의 심한 개인차를 일부 설명해 줄 수 있다. 일반적으로 ADHD 아동들은 어머니와의 상호작용 과정에 어려움을 가지고 있는데, 일대일 관계 시 어머니에게 요구적·부정적·비순종적으로 반응하고, 어머니들 역시 아동에게 지시적·통제적·요구적·부정적으로 반응한다. ADHD 아동과 어머니의 이러한 부적 상호작용 양상은 '쌍방적 상호작용(bidirectional interaction)의 원리'에 따라 양자에게 여러 가지 역기능적 문제들을 파생시킬 수 있다. 우선 어머니들의 경우, 양육스트레스가 심해지고 우울, 고립감, 학습된 무기력을 보이며, 장기적으로는 부모로서의 자신감이 저하되고 아동에 대해 바람직하지 않은 양육태도를 습득하게 된다. 그리고 ADHD 아동들은 품행 문제나 불순종 · 반항 행동 등을 나타내게 되는데, 이 행동들은 이후 가족 내 많은 부정적 상호작용과 갈등의 원인이 되며, 학교 및 다른 사회적 영역으로까지 확대되기 쉽고, 청소년기와 성인기 예후에도 심각한 영향을 미치는 것으로 알려져 있다(Barkley, 1997).

대부분의 부모훈련 지침서들은 아동의 비순종적이고 반항적인 행동이나 공격적인 행동을 감소시키기 위하여 고안되었으며, ADHD 아동의 부모들을 대상으로 적용되어 왔으며, 이와 함께 ADHD 아동의 치료에 있어 기능상의 여러 가지 문제에 대한 다면적 접근으로 관심의 방향이 모여지고 있다. 김세실 등(1998)은 대표적인 ADHD 부모훈련 지침서인 Barkley(1998)의 프로그램과 약물치료를 병합한 프로그램의 긍정적인 효과에 대하여 보고하였다. 대부분의 부모훈련에 관한 연구들이 문제행동에 대한 개입에 초점을 맞추고 있다. 부모들에게 우선 한두 가지 목표행동에 관심을 두도록 하고, 이때 완벽하기보다 현실적이고 실현 가능한 목표를 설정하도록 하며, 아동과 대화할 때 가능한 듣도록 한다. 비판과 칭찬을 적절히 균형 맞추고, 일관성 있는 태도를 견지하고, 아동이 일상생활에서 성공을 이루도록 격려한다. 이같이 부모나 가족 상담에서 아동을 지지할 수 있도록 한다. 최근에는 단지 부모 상담에 그치는 것이 아니라 인지행동적 방법에 근거한 **체계적인 부모훈련방법**(안동현, 김세실, 1997)이 개발되어 매우 유용하게 이용되고 있다.

흔히 사용되고 있는 **부모훈련 프로그램**(안동현, 김세실, 1997; Barkley, 1997)의 개요를 살펴보면, 우선 그 목적을 네 가지로 나누고 있다. 첫째, 부모의 양육기술과 아동의 문제행동을 다루는 능력을 향상시킨다. 둘째, 아동기 반항행동의 원인과 그러한 행동의 사회학습 기저에 있는 원리, 개념들에 관한 부모의 지식을 증가시킨다. 셋째, 부모의 지시와 명령, 규칙에 대한 자녀의 순종을 향상시킨다. 넷째, 부모가 자녀에게 더 많은 긍정적인 관심을 보이고 적절한 행동 결과들을 제시함으로써 가족 간의 조화를 증대시킨다.

간략하게 그 원리를 보면 Barkley의 부모훈련은 현재 가장 널리 사용되고 있는 프로그램 중의 하나로, 그 구성 면에선 Hanf의 2단계 프로그램(Two-Stage Program)의 원형을 따르고 있다. 유사한 프로그램으로 널리 알려진 것으로 Forehand의 **부모훈련모형**(Parent Training Model), Cunningham의 **지역사회부모교육**(Cunningham's Community Parent Education: CPOE), Webster-Stratton의 **엄청난 아이들**(The Incredible Years), Eyberg의 **부모-자녀상호작용치료법**(Parent-Child Interaction Therapy: PCIT) 등이 있다. 훈련의 주요 내용은 다른 부모훈련 프로그램들과 마찬가지로 근본적으로 행동주의적 요소들로 이루어져 행동치료들에서 사용하는 것과 같은 행동수정기법들[관심 보이기, 칭찬하기, 지시하기, 무시하기, 행동조성(shaping), 토큰체계(token system), 반응대가(response cost), 타임아웃]이 위주가 된다. 그리고 훈련대상은 만 2~11세 사이 ADHD 아동의 부모들이며, 대개 6~7명 정도의 집단을 이루어 매회 1시간 30분씩 총 9주간 실시된다. 프로그램의 매 단계는 이전 단계의 과제물을 점검하고, 지침서를 통해서 부모들에게 행동수정기법들을 강의한 다음, 질문을 위주로 토론을 진행하고, 다시 과제물을 나눠 주는 방식으로 이어진다. 부모훈련 프로그램의 단계를 살펴보면 그것은 〈표 7-5〉에 요약되었다.

부모훈련의 치료 효과 및 제한점을 살펴보면, 먼저 효과에서 아동 측면과 부모 측면으로 나누어 본다. 아동 측면에서는 과잉행동을 비롯한 ADHD의 주요 행동 증상들이 감소되었으며, 순종행동이 크게 증가되고, 반항이나 공격성, 비행이 감소되는 등의 긍정적 변화들이 일어났다(Barkley, 1997; Dubey, O'Leary, & Kaufman, 1993). 부모 측면에서는, ADHD에 대한 전반적인 지식과 이해, 긍정적 · 애정적 양육태도가 증가되었고, 양육스트레스와 우울감이 크게 감소되었다(Barkley, 1997). 하지만 제한점에서 현실적으로 정도가 심한 ADHD 임상집단 아동에게 단독으로 부모훈련만을 실시할 때 그 효과가 행동 정상화(normalization)로 이어질 수 있을지 여부는 여전히 불투명하다. 또한 부모훈련치료 후에도 주의집중, 학업 문제, 또래 상호작용 영역들에서의 부적응이 지속된다는 점을 감안할 때, 이 같은 치료 효과는 부모훈련 단독치료보다는 약물이나 사회기술 훈련과 같은 다른 치료 방법들과 병합하여 제공했을 때 더욱 광범위하며 지속적인 효과를 발휘할 수 있다.

표 7-5 Barkley의 '말 안 듣는 아이(Defiant Children)' 부모훈련 프로그램 단계

단계	내용
1단계	ADHD에 관한 정보 제공 및 이해
2단계	반항/불순종 행동의 원인에 대한 분석 및 이해
3단계	부모의 관심/긍정적 행동 발전/강화하기
4단계	아동의 순종/독립놀이 강화
5단계	가정 내 토큰경제 수립
6단계	불순종에 대해 타임아웃 시행
7단계	추가적인 불순종 행동에 대해 타임아웃 확대
8단계	공공장소 등에서 불순종의 관리
9단계	가정-학교 소통을 통해 학교생활 개선
10단계	미래에 예견되는 문제행동 관리
11단계	1개월 후 추후회기 시행

3) 약물치료 모듈

부모나 교사들에게 ADHD 아동에게 약을 투여하여 치료를 한다고 하면 의아해하거나 반대부터 하는 수가 많다. 하지만 이 아동들의 70~80% 정도에서 매우 효과가 있다. 그러다 보니 미국의 경우, 비록 한 지역(예: 보스턴 카운티)이지만 그 지역 공립초등학교 전체 학생의 약 6%가 약물치료를 받고 있다는 놀라운 보고가 있다. 국내에는 아직 정확한 통계가 없지만 점차 그 사용량이 늘고 있는 것은 분명하다. 그 이유에 대해 몇 가지로 설명하고 있는데, 가장 많은 이유로 ADHD의 인지도가 높아진 점, ADHD의 발병률 증가, ADHD 진단 및 치료에 사용할 수 있는 약물의 용이함이 제시되고 있다. 그 외에도 치료기간이 길어진 점, 청소년 및 성인들이 포함된 점, 그리고 학습장애, 여성 및 주의산만 우세형의 포함 등도 거론되고 있다(AACAP, 2002). ADHD의 치료에 있어 약물의 효과와 필요성에 대해서는 전 세계 대부분의 진료지침은 물론 수많은 논문을 포함한 자료에서 의심의 여지가 없다.

1937년, 미국의 Bradley는 지금의 진단으로 보면 ADHD로 추정되는 아동들에게 덱세드린(dexedrine)을 투여하여 놀라운 효과를 관찰했다. 이후 수많은 연구가 ADHD의 약물치료와 관련하여 수행되었고, 여러 약제가 처방되지만 가장 효과적인 것으로 **중추신경자극제(각성제)**인 **덱스트로암페타민**(d-amphetamine, AMP), **메칠페니데이트**(methylphenidate, MPH) 두 계열의 약물과 최근 비각성제로 개발된 **아토목세틴**(atomoxetine, ATX)이 있다. 그 외에 일부에서만 허가되어 제한적으로 사용하는 항우울제, **알파효현제**[예: **클로니딘**(clonidine) **구안파신**(guanfacine)] 등이 이차 선택약물로 사용된다(〈표 7-6〉). 이 약은 일반적으로 알려진 정신건강의학과에서 사용하는 것과 달리 졸림이나 습관성이 없고, 매우 안전한 것으로 알려져 있다.

표 7-6 ADHD 치료에 처방되는 약물들

계열	특성
〈FDA-허가 품목〉	
각성제 계열	
암페타민(AMP)	
d-amphetamine	가장 오래된 약(Dexedrine®), 국내(-)
Adderall/-XR®	혼합제형, 서방형도 있다. 국내(-)
lisdexamfetamine	비활성약제(pro-drug)로 복용해야 작용, 국내(-)

메칠페니데이트(MPH)	
MPH-IR(속방형)	1950년대 리탈린(Ritalin)®으로 발매, 페니드®(+)
Medikinet®(중간형)	8시간 지속형, 50:50으로 혼합됨, 메디키넷®(+)
Metadate-CD®(중간형)	8시간 지속형, 30:70으로 혼합됨, 메타데이트-CD®(+)
OROS-MPH(서방형)	삼투압을 이용 12시간 지속형, 콘서타(concerta)®(+)
* Focalin, MPH패취(Daytrana) 등 여러 제형이 있음, 국내(-)	
페몰린(pemoline)	간(liver) 독성 등으로 현재 거의 사용 안 함, 국내(-)
비각성제 계열	
아토목세틴	비각성제로 유일한 허가 품목, 스트라테라®(+)
〈FDA-허가 외 품목〉	
항우울제 계열	
TCAs	이미프라민(imipramine), 데시프라민(desipramine) 등 현재 사용 저조
bupropion	주로 항우울제, 금연치료제 사용, 웰부트린®(+)
알파효현제 계열	
clonidine	과거 고혈압치료제로 사용, 서방제(Kapvay®)(+)
guanfacine	국내(-)
수면장애 치료제	
modafinil	기면증 치료제로 사용, 모다피닐®(+)

*약명에 있는 ®은 상품명을 나타내는 표기임. (+) 국내 사용, (-) 국내 사용하지 않음.

약물치료를 언제, 어떤 기준으로 시작할지 여부에 대해 구체적인 기준은 제시되지 않았다. 영국 및 유럽(EU)은 다소 보수적인 경향을 보이는데(NICE, 2009; Taylor et al., 2004), ① 최소한 DSM-IV 기준에 부합할 때, ② 사회심리적 치료만으로 충분하지 않을 때, ③ 증상 및 지장이 심할 때, ④ 비약물치료를 거부하고 중등도 이상의 증상 및 지장을 가질 경우에 시행할 것을 권고한다. 하지만 일반적으로 학령전기 아동의 경우는 약물치료를 우선으로 하지 않는다. 하지만 미국 소아과학회 진료지침을 보면(AAP, 2011), 학령전기 아동이라 하더라도 중등도 이상의 역기능을 갖는 ADHD 아동에서 ① 적어도 9개월 이상 증상이 지속할 경우, ② 가정 및 유치원 등에서 역기능이 두드러질 경우, ③ 행동치료로 적절하게 호전되지 않는 경우 약물치료를 시행할 것을 권고한다.

약물치료 시작 전에 부모(가능한 아동 및 청소년)에게 약물의 효과와 제한점에 대해 설명해 주고, 반드시 적절한 교육 혹은 행동수정 프로그램이 논의된 후에 투여하도록 한다. 약물의 선택은 아동 및 가족 등에 대한 평가를 바탕으로 연령, 증상의 특성, 공존질환 여부 및 유형, 증상 및 지장의 심각도와 함께 여러 약물의 특성-효능(효과크기, effect size: ES), 지속시간 등(약 역학 및 역동학 특성), 제형(속방형/서방형, 패취 등), 가격 등-을 고려해 결정한다. MPH/AMP의 선택에서 특별히 반응에 대한 예측요인이 없기 때문에 대부분 의사의 선호도에 의한다. 약물의 효과크기(ES)는 각성제가 1.0(혹은 0.91~0.95), 아토목세틴 0.7(혹은 0.62), 알파효현제 0.7 정도로 제시된다(AACAP, 2007; AAP, 2011). Seixas 등(2012)에 의하면 암페타민혼합제에 대해 검토한 진료지침 가운데 3개는 권고하지 않고, 아토목세틴에 대해서는 진료지침마다 조금씩 다른데 흔히 약물남용, 불안, 틱, 늦은 저녁의 증상 악화, 성장 저해 혹은 불면이 있을 때 선호하고 있지만, 대부분의 진료지침에서 1차 선택약으로 제시한다.

약물치료에 대해서는 **미국 AACAP 각성제 사용지침**(2002) 및 **ADHD 진료지침**(2007), **유럽에서의 HKD 진료지침**(Taylor et al., 2004), **HKD 약물 진료지침**(Banaschewski et al., 2006), **텍사스 약물 알고리즘**(Pliszka et al., 2006), **영국 NICE 진료지침**(2009), **미국 AAP 진료지침**(2011) 등이 널리 인용되고 있고, 국내에서도 저자가 중심이 되어 대한소아청소년정신의학회가 발표한 **한국형 치료권고안**(2007)이 있다. 이들을 토대로 저자가 〈표 7-7〉에 요약 정리했다.

표 7-7 ADHD에서의 약물치료 원칙

A. 약물의 선택
1. 중추신경자극제(각성제) 혹은 아토목세틴을 1차 선택약으로 선택한다.
2. 아동 및 약물의 특성-효능, 지속시간, 제형, 가격 등-을 고려하여 선택한다.
3. 속방형과 서방형 선택에서 가격 문제를 제외하면 서방형 제제가 우선한다.
4. 공존질환 혹은 증상(예: 틱, 불안/우울, 폭력)을 고려하여 우선순위를 정한다.
5. 선택약이 효능이 부족하거나, 부작용이 심하면 다른 1차 선택약으로 변경한다.
6. 결과가 만족스럽지 않으면, 1차 선택약 2개를 중복하거나(예: MPH 서방형제+속방형제 혹은 MPH+ATX) 혹은 2차 선택약(허가외 품목)으로 변경한다. 최근에는 1차 선택약에 알파효현제 등 2차 선택약을 병행하는 것도 일부에서 권고하고 있다.

B. 약물의 시작
1. 아동과 부모에게 약물의 효능, 부작용 및 제한점에 대해 설명한다.
2. 아동 및 부모에 대한 적절한 교육/상담과 병행하며 약물을 사용한다.
3. 구체적인 특정 목표 증상을 설정하고, 객관적 평가를 시도한다(예: 평정척도).
4. 기저선 평가로 아동의 키, 몸무게, 혈압, 맥박을 측정한다.
5. 기타 검사(예: 심전도, 뇌파검사) 시행 여부는 고위험 요소가 있는 경우에 한한다.

C. 약물 처방의 실제(MPH 중간형/서방형을 기준으로)[1)]
1. 초기용량으로 아침(흔히 식후)에 1회, 5mg(AMP은 2.5mg)을 사용한다.

2. 용량은 3~7일 간격으로 조절하는데, 보통 5mg씩 증량하여, 최적의 용량을 정하도록 한다. MPH의 경우, 체중이 25kg 미만의 아동의 경우 35mg을 넘지 않도록 하고, 최대 60mg 까지 허용된다. 콘서타의 경우 13세 미만은 54mg, 13세 이상의 경우 72mg까지 허용되지만 실제 더 고용량을 사용하기도 한다. 아토목세틴은 체중대비 1.4mg/kg이 최대 허용량이다.
3. 호전 여부는 부모/교사의 목표 증상 변화에 대한 평가, 평정척도가 이용된다.
4. 용량 조절의 지표로 객관적 검사(예: CPTs)의 사용은 타당도 부족으로 제한적이다.
5. 증상이 충분히 호전되거나, 부작용으로 증량이 어렵거나, 최대용량에 도달할 때까지 증량한다.
6. 금기사항: MAO 억제제 병용, 정신병, 녹내장, 간질환, 약물의존이 있는 경우
7. 약물로 충분한 치료 효과가 없을 경우,[2] 진단을 주의 깊게 재검토하고, 다른 치료법을 병행할 것을 고려한다.
8. 약물에 적정 반응을 보이지 않거나, 공존질환이 있거나, 혹은 가족 간 스트레스가 상당한 경우 약물치료와 함께 사회심리적 치료를 병행하도록 한다.

D. 약물투여의 기간

1. 추적 방문은 최적 반응이 유지될 때까지 1개월, 이후는 3개월 간격도 가능하다.
2. 목표에 도달하고 안정적이 되면 2~3년 정도는 유지한다.
3. 유지기간이 지나면, 일정기간(4~6주) 약을 중단하고 증상의 변화 여부를 평가한다. 평가에 따라 약물치료의 지속 여부를 정기적으로 결정한다. 증상이 계속되거나 기능장애가 지속되는 한 약물치료를 지속한다.
4. 약물휴일(drug holiday)은 논란이 있는데, 성장 저해가 없으면 시행하지 않는다.

4) 선택 모듈

약물치료의 매우 탁월한 효능에도 불구하고, 약물치료 효과의 제한과 ADHD 속성에 의한 문제들로 인해 **심리사회치료**의 필요성이 대두된다(안동현, 김세실, 1997). 물론 약물치료에 병행해서 심리사회 치료가 병행되어야 하는가 하는 주제에 대해서는 미국에서 수행된 **MTA 연구**[3]를 포함하여 Abikoff 등(2004)이 수행한 **뉴욕-몬트리올 공동연구**(NYM) 등이

---

1) 용량을 조절하는 방식에는 체중을 기준으로 하는 방법과 일정한 양을 단계적으로 증량하는 방식이 있다. 예전에 Sprague와 Sleator(1977)의 제안 이후, 초기 용량으로 MPH 0.3mg/kg를 시작으로 1.0mg/kg가 최적 용량이 된다고 하여 이 방법이 널리 사용되었으나, 이후 타당도가 부족하여 더 이상 권고되지 않는다. 미국 AACAP(2002)에서는 각성제 사용 진료지침에서 후자의 방식(단계별로 용량을 증량하여 적절량을 찾는 방식)을 권고하고 있다(AACAP, 2002, p. 37S).

2) NICE 진료지침(2009)에서는 치료반응이 실패할 때, ① 진단, ② 공존질환/상태, ③ 약물반응, 부작용 발현 및 치료 유지, ④ 편견 및 치료 수용도, ⑤ 학교 혹은 가족 내 문제, ⑥ 아동/부모의 동기, ⑦ 식사(diet)와 관련하여 검토할 것을 권고한다(NICE, 2009, p. 306).

있다. 여기에 대해서 많은 논란이 있었지만, 이에 대해 Smith 등(2006)은 광범위한 자료를 리뷰하고 약물치료와 사회심리치료의 역할, 병행해야 할 필요성에 대해 제안했고, 저자도 이에 대부분 동의한다.

먼저, 약물치료가 갖는 제한점이 몇 가지 있는데, 첫째, ADHD 아동의 약물치료가 매우 우수하고 그 효능이 탁월하여 70~80%에서는 좋은 결과를 보이지만, 나머지 약 20~30%에서는 약물치료의 효과가 두드러지지 않는 제한점을 보인다. 둘째, 비록 적은 수에 속하기는 하나 일부 아동에서 효과가 뚜렷하더라도, 틱 발생이나 식욕저하 등의 일부 약물 부작용으로 그 사용이 제한되는 수가 있다. 이 경우 다른 2차 선택약을 사용하는 등 대책을 세우기도 하지만 때로는 약물치료를 하지 못하는 수도 있다. 마지막으로 약물을 사용하더라도 약의 효과가 떨어지는 오전 일찍, 저녁 혹은 약물투여 후에 일어나는 문제들을 대처하기 위한 별도의 방법들이 필요하다.

ADHD 속성에 의한 문제들로 이러한 사회심리적 치료들이 필요하게 된다. 첫째, 부모나 교사들이 약을 복용하는 것에 대해 거부하거나 두려워하여 분명한 효과가 나타남에도 불구하고 약물치료 이외의 방법에 의한 치료를 요구하는 경우가 많다. 따라서 치료에 대한 순응도를 높이기 위해 이러한 방법이 약물치료에 병행되는 수가 많다. 둘째, ADHD에 동반된 문제행동들, 예를 들면, 학습 결손이 심각하다든지 혹은 자긍심이 저하되어 있다든지 하는 것은 약물치료에 의한 호전을 기대하기 어렵다. 물론 약물치료에 의해 집중력이 개선되어 학업 능률이나 성취도가 증가하거나 부정적인 행동이 약 투여 후 줄어들어 이에 대한 질책이나 간섭이 감소함에 따라 자긍심이 간접적으로 증가되기도 하지만 약물치료에 의한 직접적인 효과로 기대할 수는 없다. 따라서 약물치료에 병행하여 이들을 호전시키기 위한 별도의 심리사회적 방법이 병행될 수 있다. 또한 비슷한 이유로 부모-자녀, 형제, 교사 및 또래관계 자체가 약에 의해 호전되지는 않는다. 이런 필요성에 의해 약물치료와 병행해서 혹은 단독으로 심리사회치료가 이 아동들의 치료에서 유용하다(안동현, 홍강의, 1990).

3) The National Institute of Mental Health(NIMH) collaborative multisite Multimodal Study of Children with ADHD로 1992년부터 미국 교육부 연구기금으로 국립정신건강연구소(NIMH)가 미국 5개 및 캐나다 1개 연구센터가 공동으로 수행한 것으로, 총 579명의 ADHD 아동을 4개 그룹, 즉 약물치료군, 사회심리치료군, 병합치료군, 대조군으로 나누어 14개월 동안 치료한 연구이다. 그 1차 연구결과가 1999년 'A 14-month randomized clinical trail of treatment starategies for attention-deficit/hyperactivity disorder'라는 제목으로 『Archives of General Psychiatry』 잡지(56, pp. 1073-1086)에 발표되었다.

약물치료를 제외한 다양한 치료법들은 흔히 '**사회심리치료**(psychosocial treatment)'로 카테고리가 지어진다. 여기에는 다양한 범주가 포함될 수 있는데, 미국소아과학회(AAP)는 **근거기반행동치료**(evidence-based behavioral treatment)라고 통칭하고 있다. 그리고 그 가운데 **행동치료적 부모훈련**(behavioral parent training: BPT), **행동치료적 교실 내 관리**(behavioral classroom management), **행동치료적 또래개입**(Behavioral Peer Intervention: BPI)의 세 가지를 대표적으로 제시한다. 그리고 앞의 두 가지 평균 효과크기(ES)를 각각 0.55, 0.61로 제시하고 있어 앞에서 제시한 약물의 효과크기(0.7~1.0)에 비해 낮은 것으로 평가하고 있다(AAP, 2011, p. 1018). 하지만 이미 앞에서 제안한 바와 같이 근본적으로 약물치료에 의해 달성하고자 하는 목표와 비약물치료(사회심리치료)에 의해 달성하고자 하는 목표는 다른 것임을 여러 연구에서 지적하고 있어 이를 참조할 것을 권고한다.

(1) 사회 및 대인관계기술 모듈

ADHD 아동의 치료에 **사회기술훈련**(social skills training: SST)을 적용하는 것에 대해서 많은 연구가 수행되었다. 초기 SST 관련 연구를 보면 ADHD 아동의 치료에 대해 부정적인 경향이었다. 하지만 이들이 또래관계를 포함해 대인관계에서 환영받지 못하고 많은 어려움을 겪는 것은 널리 알려진 사실이다. 이에 대해 Hinshaw(1992)는 ADHD 아동들의 사회적 상호작용 문제는 매우 이질적이기 때문에 또래관계 문제가 마치 공통적인 문제인 것처럼 사회적 접근전략에 입각한 치료방법으로는 반응하지 않는다고 주장했다. 이 같은 주장을 뒷받침하듯 ADHD 아동들의 치료에 있어 SST 적용에 대해서는 서로 상반된 결과를 내놓고 있다. 이에 대해 Smith 등(2006)의 고찰을 보면, 긍정적 결과로 Beelmann 등(1994), Frankel 등(1995), Frankel 등(1997), Webster-Stratton 등(2001), Pfiffner와 MacBurnett(1997)의 연구를 제시하고 있다. 이 연구들의 대부분은 ADHD를 포함한 품행문제를 갖는 아동들을 대상으로 하여 긍정적 결과를 얻었으나 몇 가지 방법상의 문제 등으로 해서 충분히 인정받지 못한다고 그들은 주장한다. 반면에 Dee 등(1996), Anstel과 Remer(2003)는 SST의 효과를 입증하는 데 실패했다. 이런 상반된 연구결과들을 바탕으로 Smith 등(2006)은 ADHD 아동의 치료에 대한 SST 적용이 C등급에 속한다고 결론짓고 있다. 그들은 이러한 일관되지 못한 연구결과뿐만 아니라, 연구 대상자 선정에서 무작위 할당 연구가 부족한 점, 부모 및 교사가 치료받고 있음을 알고 있는 상태에서 평가한 점, 대조군에 대한 위약그룹 등의 부족, 학교 환경에서의 일반화에 대해 입증이 제한된 점 등 연구방법에서의 제한점 등을 C등급으로 할당한 이유를 제시하고 있다. 이러한 주장은

Seixas 등(2012)이 고찰한 전 세계 ADHD 진료지침에서도 반영되고 있다. ESCAP(2004, 2006), NICE(2008), CADDRA(2011)와 같이 일부에서는 SST를 지침 속에 포함하고 있는 반면, AAP(2000, 2001), AACAP(2002, 2007) 등에서는 권고사항에 포함하지 않는다. 그럼에도 불구하고 소위 여러 제안되고 있는 통합치료(multimodal treatment)에서 SST는 중요한 구성요소로 포함된다.

안동현 등(2005)은 ADHD 아동의 치료에서 사회기술훈련을 적용하는 데 대한 근거로서 다음과 같이 설명하고 있다. 아동의 또래관계의 어려움에 대하여 가장 널리 받아들여온 관점은 개인 내적인 특성으로 존재하는 사회적 행동의 결함에서 그 원인을 찾는 것으로, 이러한 사회기술 결함 모형에서는 아동이 친사회적인 행동을 습득하면 자동적으로 또래 지위에서 긍정적 변화가 관찰된다고 단언하고 있으나 이러한 전형적인 변화는 관찰되기 어렵다. 그렇기 때문에 아동의 사회적 관계에 대하여 보다 광범위하고 다각적인 관점을 가지는 새로운 모형이 제시되고, 이러한 관점의 방향은 사회기술훈련에도 많은 영향을 주었다. 학령기 아동에 있어서 원만한 또래관계 형성은 이후의 적응과 관련된 심리적 결과들의 중요한 변인으로 작용한다. 그리고 사회기술의 습득과 원만한 또래관계의 형성은 사회적 유능성 획득에 중요한 변인이 된다. 다양한 사회기술 중에서 어떤 행동을 선정해 훈련해야 하는가는 매우 복잡한 문제이며, 사회문화적인 특성에 따라 매우 다양해질 것이다. 실제로 이미 앞에서 논의한 것과 같이 사회기술훈련은 대부분의 경우 제한적인 효과를 나타내고 있다. 특히 훈련 상황에서의 행동 변화가 가정이나 학교에서 일반화되지 않았다는 제한점이 주를 이루고 있다. 그리고 훈련에서 다루어지는 사회기술들이 사회적 타당성을 가지고 있는지에 관한 제한점도 많이 제시된다.

안동현 등(2005)은 미국 시카고대학의 Pfiffner와 McBurnett(1997, 1999, 2000)의 프로그램을 바탕으로, 일부 McGinnis와 Goldstein(1997), Elliott과 Gresham(1991)의 프로그램을 참조하여 ADHD 아동의 치료에 적용할 수 있는 사회기술훈련 프로그램을 제안했다. 이를 간략하게 요약하면 기본적인 목적은 가정과 학교에서 집단 활동에 참여하는 적절한 방법 및 또래와 성인과의 관계를 개선하는 방법을 훈련하는 것이다. 이론적인 근거는 다음과 같다. ① 사회적 지식 결함에 대한 개입 및 부적응적인 사회적 행동을 적응적인 행동으로 대체하기 위한 직접 교수(didactic instruction), 상징적이며 실제적인(in vivo) 모델링, 역할놀이, 행동시연 등을 사용하여 새로운 기술을 가르친다. ② 기술 수행의 결함에 개입하기 위하여 단서 제공, 촉진법, 구조화된 연습, 강화를 사용하여 적절한 행동 빈도를 증가시킨다. ③ 사회적 행동에 대한 적절한 자극 통제를 위하여 타인의 언어적 · 비언어적 사회적 단서들이나 감정을 변별하고 이해하는 방법을 가르친다. ④ 새로운 문제해결 상황에서 적극적이고 적절한 반응을 하도록 사회적 문제해결 방법에 대한 구조화된 절차를 가르친다. ⑤ 부모훈련회기를 병행하여 부모들이 가정에서 회기 중에 습득한 기술들을 지속적으로 수행할 수 있도록 보조함으로써 사회기술훈련의 효과가 일반화되는 것을 촉진하는 것이다.

프로그램의 회기 순서는 놀이규칙, 결과 수용, 독립적인 생활습관, 자기주장, 또래의 놀림에 대한 대처, 감정 인식 및 통제, 문제해결을 다루는 순서로 총 8회기로 이루어진다. 각 회기별 활동으로는 기술게임, 역할놀이로 구성되어 Pfiffner와 McBurnett(1997)의 제안에서 자유놀이(실외놀이 포함)를 제외했고, 다루어지는 사회기술 또한 보다 구체적인 기술들을 포함시켜 재구성했다. 회기는 4~8명의 집단으로 주 1회 60분씩 아동 및 부모 대상으로 각각 시행한다. 아동집단 프로그램은 집단 시작활동 및 지난주 과제 검토로 시작하여, 참여적 토의로 금주의 목표가 되는 사회기술에 대한 설명을 하고, 금주의 기술을 적은 기술카드를 제시하며 주제와 관련된 구조화된 집단 놀이활동(coached group play), 즉 기술게임을 진행하며 아동들이 직접 행동시연을 하는 역할극을 진행한다. 주된 활동들이 끝나면 집단 마무리 활동으로 금주의 과제를 배부하며 당일 수행을 평가한 후 집단보상 여부를 결정하게 된다. 아동집단은 개인보상과 집단보상을 동시에 이용한 행동관리 체계에 의하여 이루어지며, 훈련회기 동안 아동 개인의 과제물 수행과 집단 내 참여 수행 및 바람직한 행동들에 대해 '보상'(개인보상/집단보상 등)을 사용하고 부적절한 행동에 대해 '처벌'(반응대가/타임아웃)을 사용하는 행동수정방법을 병행한다. 개인보상은 가정에서의 과제물 수행과 좋은 친구 쿠폰에 대한 보상을 주며, 집단보상으로는 한 회기에서 토큰을 특정 점수 이상 모으면 프로그램이 끝난 후에 과자파티를 하도록 한다.

부모집단은 마찬가지로 주 1회 60분씩 진행하며, 부모훈련은 사회기술훈련을 가정과 학교에서 일반화하는 데 부모들이 일차적인 역할을 수행하도록 하기 위함이다. 부모집단의 경우, 아동들의 프로그램 참여 시 행동 관찰 내용을 전달하고 과제물 수행에 관한 의견을 교환한 후, 부모지침서를 배부하여 금주의 목표가 되는 사회기술에 대한 설명을 하고 가정에서 사용할 수 있는 교육방법을 구체적으로 훈련한다. 부모훈련 프로그램의 큰 특징은 아동이 훈련받은 사회적 행동이나 바람직한 행동들을 보였을 때 부모가 '좋은 친구 쿠폰'으로 보상하도록 하는 것이며, 이 쿠폰을 아동집단에 가져왔을 때 보상물로 교환해 줌으로써 SST 효과의 일반화를 높이기 위한 방법이다.

표 7-8 아동집단 회기별 훈련 내용(안동현 외, 2005)

1회기	집단 소개, 그리고 또래의 놀이에 어울리기
2회기	좋은 놀이친구 되기
3회기	친구와 대화하기
4회기	기분 좋게 결과를 받아들이기
5회기	자기 주장하기
6회기	일대일 관계 유지하기(친구를 집으로 초대하기)
7회기	문제해결하기
8회기	감정 다루기

(2) 학업 및 작업동기 모듈

많은 ADHD 아동이 학습장애 내지 학습부진을 동반할 뿐만 아니라, 이것이 병원 혹은 상담소를 찾는 가장 흔한 이유이다. 또한 아동들이 학교에서 보내는 시간이 많기 때문에 이에 대한 이해가 중요하다. 이들은 학령기 이전에는 단순히 행동 문제가 눈에 띄어 부모나 교사로부터 지적을 받는데, 학습상황이 구조화되고 사회적인 관계가 넓어지는 학령기에는 학업 문제들이 두드러진다(김미경, 1995; Barkley et al., 1998). 저조한 학업성취는 또래관계 및 아동의 정서적·사회적 적응에 부정적 영향을 미친다. 즉, 일차적인 증상은 이차적으로 학업부진, 반항과 공격성, 또래관계 등 사회적 적응에 심각한 문제를 일으키고 낮은 자존감과 정서적 부적응을 초래하는 원인이 된다. 많은 ADHD 학생은 한 과목 이상에서 낙제점수를 받고, 표준화된 성취도검사에서 또래보다 심각하게 낮은 점수를 받는다(Barkley & Dupal, 1990; Cantwell & Satterfield, 1978). 그래서 ADHD 아동의 1/3이 고등학교 진학 전에 적어도 1년 이상 유급했으며, 정학 및 퇴학도 평균보다 높게 나타난다(Barkley & Fisher, 1990). 이러한 문제는 청소년기를 거쳐 성인기까지 지속되는데, 학업성취 영역에서의 문제와 반사회적 행동으로 계속되어, 1/3은 고등학교를 졸업하지 못하고, 보통 성인 40%가 대학을 마치는 데 비해 단지 5%만이 대학을 마친다(Barkley & Fisher, 1990).

ADHD 아동이 학업 문제를 가지는 원인은 먼저 아동의 일차적 증상인 부주의와 관련된 특성 때문에 외부 자극에 의해 쉽게 주의가 분산되어 말을 했을 때도 듣지 못하는 듯하며 기억하는 것이 어렵고 지시를 이해하고 적대감을 가지는 것이 아님에도 불구하고 지시대로 이행하는 것에 어려움이 있다. 또한 이들은 기억기능, 특히 작업기억(working memory)에 문제가 있다는 결과가 계속적으로 제시되어 이러한 기억력 결함이 이들에게서 나타나는 학습부진과 관련되어 있다고 추측한다. 또한 이들의 인지 특성으로 인해 문제해결 능력이 있음에도 과제에 몰두하거나 전략을 효과적으로 사용하지 않기 때문에 복잡한 문제해결 전략과 조직 기술을 필요로 하는 과제를 어려워하는 경향이 있다(Barkley, 1998; Tant & Douglas, 1982). ADHD 아동들의 학업이나 과제 성취와 관련한 그 다음 요인으로 이들 중 상당수가 언어발달 혹은 운동발달에서 일반 아동과 차이를 보인다. 일반 아동의 2~25%가 표현언어 문제를 나타내는 반면, ADHD 아동은 10~54%가 표현언어 문제를 나타낸다(Barkley, Dupaul, & McMurray, 1990; Hartsough & Lambert, 1985). 또한 ADHD 아동은 구어적 설명을 요구하는 과제에서 유창성이 떨어지거나, 발표 내용이 조직적이지 못한 경향이 있다(Hamlett, Pelligrini, & Conners, 1987; Zentall & Leib, 1985). 미세운동 협응에 관한 연구에서 ADHD 아동의 약 52%가 서툰 반면, 일반 아동은 최대 35%만이 서툴게 나타냈다(Barkley, Dupaul, & McMurray, 1990; Hartsough & Lambert, 1985; Szatmari et al., 1989). 때문에 ADHD 학생의 상당수가 필기와 관련된 문제를 가지게 되는 것이다. 큰 운동 협응과 관련해서 과다한 근육 움직임 등의 신경학적 문제가 경미한 수준에서 더 자주 나타낸다(Denckla, Rudel, Chapman & Krieger, 1985). 마지막으로 이들의 낮은 학업성취에 기여하는 주요 요소는 낮은 학습동기이다. Barkely(2007)는 ADHD 아동의 낮은 동기가 감정 · 동기 · 각성의 자기조절의 실행기능을 파괴적으로 이끄는 행동탈억제(behavioral disinhibition)로부터 나온다고 했다. 이와 함께 낮은 학습동기는 ADHD 아동들에서 자주 동반하는 반항장애 및 품행장애와 같은 행동장애, 불안 및 우울 장애와도 밀접한 관련을 갖는다.

지금까지 ADHD 치료에 관한 많은 연구는 일차적인 증상인 아동의 행동장애에 주로 초점이 맞추어져 있고, ADHD 아동의 학업부진을 해결하려는 직접적인 연구는 상대적으로 부족하다. 물론 학업성취는 앞서 살펴본 바와 같이 복합적인 요인들이 적용된 결과이다. 학습과정에서 학습자의 변인을 탐색, 통제하여 학습 성과를 극대화시키려는 노력은 오랫동안 지속되어 지능, 인지양식, 태도, 자아개념, 성격 특성 등과 같은 많은 구성개념이 학업성취에 작용하는 변인으로 밝혀졌다. 이 가운데 지능, 적성, 성격 특성 등과 같은 변인들은 조작하기가 어려운 반면, 학업성취에 있어서의 기대, 원인귀속, 가치, 지속성 등과 같은 동기적 변인과 학습전략은 조작이 가능하고 비교적 용이하다. 실제 주의집중력을 실험실에서 직접 증가시키기 위한 연구들이 시도되었다. 일부 두뇌 손상 환자에서 시행되는 인지재활(Kern et al., 1999), Sohlberg와 Mateer(1989)가 두뇌 손상 성인 환자에서 시행한 '집중력훈련(attention process training: APT)'을 ADHD 아동들에서 적용한 연구(Kern et al., 1999; Semrud-Clickman et al., 1998)에서 주의력 호전이 관찰되었지만, 학업성취 및 행동 변화에서 일반화되지 못했기 때문에 이러한 연구의 적용은 매우 제한적이다(Smith et al., 2006).

남궁선 등(2007)은 ADHD 아동들이 상당히 오랜 시간 동안 학업을 포함한 과제 수행에서 많은 실수를 경험하거나 성취하지 못하는 것이 반복되면서 과제 수행 혹은 학업성취 자체에 대해 흥미를 잃거나 혹은 동기부여가 되지 못하는 점에 주목하고 이에 치료적으로 접근하는 것을 제안했다. 물론 약물치료나 부모 상담/훈련을 통한 양육태도의 변화에 의해 아동들이 과제 수행에 호전을 보이면서 동기가 증진되고 자발성이 증가되기도 한다. 하지만 초등학교 고학년 내지 중학생이 되면 많은 비율에서 약물치료 등으로 증상이 호전됨에도 불구하고 여전히 낮은 동기수준과 자발성의 부족으로 적절한 호전을 보이지 않는다. 따라서 약물치료 등이 선행함에도 불구하고 여전히 어려움을 갖는 상당히 많은 수의 아동 및 청소년들을 위해 학업 및 과제 성취에 대한 자발성과 동기를 높이기 위한 치료적 전략이 필요하다. 이에 대한 접근을 시도하여 긍정적인 효과를 보고하였고, 이후에 이를 발전시켜 또 다른 긍정적 효과를 보고했으나 아직 확립된 것으로 권고하기에는 제한적이고, 학업 및 과제 성취에 있어 동기(motivation)에 초점 맞추어 접근하고 있다는 점은 주목할 만하다. Barkley(2007)도 ADHD의 원인에서 동기의 중요성에 대해 주목했고, 최근 이를 뒷받침하는 연구결과가 제시되는 등 향후 이에 대해 더 많은 연구와 경험이 필요하다.

이와 함께 교사에 의한 **교실 내 행동관리**(classroom-focused contingency management)에 대해 주목할 필요가 있다. 이에 대해 이미 앞에서 논의한 AAP 진료지침(2011)에서 **행동치료적 교실 내 관리**(behavioral classroom management)의 효과크기(ES)가 0.61로 행동치료적 부모훈련(BPT)의 효과크기 0.55보다 높다고 제시했고, Smith 등(2006)도 사용되는 치료기법에 따라 차이는 보이지만 신뢰하고 권고할 수 있는 A 혹은 B 그룹에 속하는 것으로 결론짓고 있다. 또한 Seixas 등(2012)이 고찰한 논문에서도 많은 진료지침들(AAP, ESCAP, BAP, DGKJP, NICE, SIGN, CADDRA)의 권고사항에 포함되고 있다. 구체적으로 선택적 주의집중 증진, 주의집중시간의 증대, 주의집중의 유연한 이동(shift) 증대 등의 방법들이 있으며 그 외에 개별지도 또는 학습진도, 난이도의 변경, 학급 재배치 등이 있다. 이것은 주로 교사가 교실에서 수행해야 하는 부분이기 때문에 임상가들은 이런 구체적인 방법들을 교사에게 맡기더라도 기본 원리를 원칙적으로 이해하는 것이 필요하다.

(3) 정서 모듈

ADHD 아동들은 대인관계, 과제 수행 및 성취, 자기통제에서의 어려움 등으로 인해 낮은 자존감과 정서적 부적절감, 불안정성을 많이 갖는다. 이와 함께 혹은 이로 인한 내재화장애로 우울장애 및 불안장애를 동반하는 수가 많다. 박은진 등(2012)에 의하면 불안장애는 25~47%, 우울장애는 7.9~75%까지 동반하는 것으로 보고했다. 이들은 우울장애 및 불안장애가 공존할 때 증상이나 지장이 심하여 우선적으로 치료가 필요한 것을 선정하도록 권고했다. 약물치료를 예로 들면, 우울장애가 동반된 경우 심한 ADHD 아동에게는 MPH, 아토목세틴(ATX), 그리고 다음 단계에서 이들 약제에 부프로피온 혹은 SSRI계열 약제를 병합 투여하도록 한다. 만일 우울장애가 심하면 1차적으로 부프로피온, 다음 SSRI 계열 약물, 다음으로 MPH 또는 ATX을 병합 투여하도록 권유하고 있다. 불안장애도 선택 약제의 순서가 다소 다르기는 하지만 방법은 유사하게 권고한다.

하지만 이같이 불안장애 혹은 우울장애가 동반되거나 또는 정신질환으로의 우울/불안장애까지는 아니지만, 낮은 자존감 혹은 정서적 불안정을 가질 때 사회심리치료에 대해서는 구체적으로 제시하는 것이 매우 제한적이다. 하지만 MTA 연구에서 불안장애를 동반했던 경우가 그렇지 않았던 경우에 비해 행동치료에서 더 많은 호전을 보여 이들이 조절변수(moderating factor)로 작용함을 시사하고 있다. 즉, 불안장애를 동반할 경우 박은진 등(2012)이 제안한 바와 같이 약물치료의 알고리즘에 따라 약물치료를 시행하기도 하지만, 비약물치료에 대해서는 구체적으로 제시하고 있지 않다. Remschmidt(2005)는 우울장애가 동반될 경우, "적당한 방법으로 우울장애를 치료한다"고 요약했으며, AACAP(2007)에서도 "약물치료에 병행하여 사회심리치료가 유용하기도 하다"로 간략하게 제시할 뿐이다.

흔히 불안장애의 비약물치료에서 노출(exposure), 모델링, 여러 인지기법(예: 자기관리, 자기대화, 인지 재구성, 귀인 재훈련(attribution retraining), 그 외 정신의학적 교육, 정서 기술훈련, 이완훈련, 유관관리, 문제해결훈련 등을 사용한다(Chorpita & Southam-Gerow, 2006). 우울장애의 경우, Stark 등(2004)의 ACTION 프로그램과 같이 매뉴얼화된 인지행동치료, 그 외에 대인관계치료(interpersonal therapy: IPT) 등이 널리 사용되고 있다(Stark et al., 2006). 그렇다면 이들 치료법을 단순히 불안장애 혹은 우울장애가 동반된다고 하여 동일한 근거로 그대로 적용할 수 있는 것인지에 대한 자료는 매우 제한적이다.

안동현(미발표)은 아동기 불안장애의 인지행동치료로 널리 알려진 Kendall(2002)의 Coping Cat 프로그램과 아동기 우울장애의 인지행동치료 매뉴얼을 합쳐서 수정 보완하고, 기존에 개발했던 안동현 등(2005)의 사회기술훈련 프로그램의 일부를 합쳐서 ADHD 아동들의 내재화 문제를 동반한 그룹에 적용했을 때 일부 효과가 있음을 관찰했지만, 이들 프로그램을 그대로 적용하는 데는 많은 어려움과 문제가 있음을 발견했다. 따라서 앞으로 기존에 널리 알려진 불안장애 혹은 우울장애에 효과적인 치료법을 ADHD 아동의 치료에 적합한 것인지 어떤 수정 보완이 필요한지에 대한 구체적인 연구들이 시행되어야 할 것이다. 적어도 ADHD 아동들의 1/4 정도가 우울/불안장애를 동반하는 것으로 알려져 있음에도 불구하고, 또한 행동치료가 불안장애를 동반한 ADHD 아동에 효과가 있는 조절인자로 밝혀져 있음에도 불구하고 이들에 대한 연구가 제한적이라는 것은 앞으로 주목할 만하다.

(4) 운동조절 모듈

ADHD 아동들에서 운동조절의 문제는 흔히 공존질환 혹은 상태로 다루어지고 있다. 예를 들어, 이미 앞에서 일부 논의했지만, 우울/불안장애가 매우 높은 비율로 동반하기 때문에 이에 대한 치료적 접근이 필요함에 대해 제시했다. 또한 학업 및 과제 성취에 대한 문제로 성취도 자세도 문제지만 동기를 어떻게 다룰 것인지에 대한 치료적 접근도 논의했다. 그리고 부모훈련에서는 불순종과 관련하여 반항장애를 다루었다. 그 외에 남은 주제로 공격성 및 비행, 약물남용, 틱장애 및 투렛장애, 자폐성장애 등이 있는데 이들 문제는 별도의 개별 질환으로 판단해 여기서는 논의하지 않겠다.

저자가 주목하는 부분은 Gillberg와 Kadesjö(2000)에서도 지적한 바와 같이 ADHD와 운동조절 결함, **'굼뜸(clumsiness)'**, **발달성 협응장애**(developmental coordination disorder: DCD)와의 연관성이다. 이러한 운동발달의 문제에 대해 Gillberg와Kadesjö(2000)는 ADHD 아동의 약 1/2, Barkley도 52%까지 동반할 수 있음을 보고했다. 그리고 Gillberg(1982)는 '주의력, 운동조절 및 지각의 결함(deficits in attention, motor control, and perception: DAMP)'이라는 개념을 제안했다. 이 개념은 ADHD와 DCD의 중간쯤에 위치하며 이들과는 다른 공통의 배경과 함께 사회심리 및 학업 등의 예후도 불량한 것으로 알려졌다. 이 개념은 북유럽에서는 비교적 널리 알려져 인정되는 개념으로 과거의 '미세뇌기능장애(minimal brain dysfunction: MBD)'와 유사한 양상을 갖는데, 근거가 부족하다는 여러 이유로 아직 공식적으로 혹은 주류 학계에서 인정되지 못하고 있다. 또 다른 문제가 ADHD 아동에 널리 적용되는 치료, 예를 들면 약물치료가 이러한 운동조절에 어떠한 영향을 미치는지, 반대로 운동훈련 프로그램(감각통합치료를 포함하여)이 ADHD 혹은 관련 증상들의 예후에 영향을 미치는지에 대한 연구도 매우 제한적이다. 하지만 경험적으로 적절한 운동프로그램이 ADHD 아동들에서 자기조절 능력을 일부 호전시킨다든지(Kang et al., 2011), 세계적으로 널리 알려진 수영선수인 펠프스가 수영으로 ADHD를 극복했다든지, 일부 운동프로그램이 ADHD 증상의 일부에 효과가 있다든지(Choi et al., 2014), 그리고 대만에서 감각통합치료가 ADHD에서 널리 이용되고 있다든지 하는 현상 등으로 인해서 앞으로 이에 대한 연구가 필요하다.

마지막으로 앞에서 이미 언급한 바와 같이 ADHD 환자들은 정서 및 행동장애를 동반하는 수가 많다. 우울증, 자신감 결여, 대인관계 갈등과 같은 문제를 나타낼 때 일부는 약물치료를 시행하기도 하고, 행동치료 등 근거가 입증된 치료를 바탕으로 시행하여 효과를 나타낸다. 하지만 일부 임상 증상의 질환/장애 진단을 내릴 정도가 아닌 경우 등에서 개인정신치료가 필요하다. 정신치료 자체가 ADHD를 치료하는 것은 아니지만, 그들 장애에 수반된 문제해결을 하는 데는 많은 도움을 줄 수 있다. 하지만 이에 대해 아직 분명한 근거가 입증되지 않고 있기 때문에 적용에 신중을 기할 필요가 있다.

(5) 논란이 되고 있는 방법들

앞서 논의된 방법들은 비교적 과학적으로 연구되고, 그 결과가 밝혀진 것들인 것에 비해 앞으로 논의할 방법들은 그 결과가 아직 확립된 것이라고 하기 어렵고, 다른 연구자들에 의해 그 결과가 받아들여지지 못하고 있는 방법들이다.

이들은 대개 다음과 같은 공통적인 특징들이 있다. 첫째, 지금까지 과학적으로 널리 받아들여지고 있는 신경과학의 이론에 맞지 않는 수가 많다. 둘째, 진단이 모호하고 ADHD 아동뿐 아니라, 여러 질병을 포함한 연구결과이다. 셋째, 흔히 해를 주지 않는 치료방법들이라고 주장한다. 넷째, 권위 있는 학술 잡지에 발표된 신뢰할 수 있는 연구가 없다. 마지막으로 이들 방법이 때로는 선정적으로 일반인들의 호응이나 지지 속에 사회적으로 많은 관심을 받게 되는 수가 많다. 따라서 아직 이들을 부모들에게 공식적으로 권고할 방법으로는 추천할 수 없다. 다만, 부모들이 이런 방법을 듣거나 권고 받았을 때 어떤 결정을 내릴 것인가에 참고 자료를 제공하는 것이라고 보면 된다.

국내에서 흔히 거론되는 것들을 보면 ① **뇌파훈련법**[EEG 바이오피드백 훈련, 뉴로피드백 등], ② **청각훈련법**[청각통합훈련, 토마티스(Tomatis) 법], ③ **식이요법**(인스턴트식품 섭취 제한, 수분 · 염분 · 설탕 섭취 제한 등), ④ **운동조절법**(감각통합치료, 호흡훈련, 조기 독서교육, 교정된 신체 자세로 걷기, 음악을 들려주지 말 것, 눈과 손 사용 훈련 등), ⑤ **안구운동**(눈 요가, 특수한 색

깔의 렌즈, 프리즘형 렌즈 착용 등), ⑥ 비타민[혹은 **분자교정법**(orthomolecular therapy)], ⑦ 영양제(미네랄, 당분, 오메가-3 등), ⑧ 한약[피크노게놀(pycnogenol), 쥐오줌풀(valerian), 카와카와(후추과, kava), 카밀레(국화과, 카모마일), 홉(뽕나무과, hop), 향수박하(lemon balm), 시계풀(passion flower), 은행나무잎 추출물 등] 등 수많은 방법이 시도되고 있지만 앞에서 논의한 바와 같이 경험적 근거를 바탕으로 근거가 검증되지 않은 치료방법을 권고하는 것은 피하거나 매우 신중해야 한다.

6. ADHD와 관련한 논란들

1) 국립보건원 합의도출회의(1998)

미국의 경우, 1990년대 들어 ADHD에 대한 관심이 급증하기 시작하면서 약물 사용량이 급격하게 늘어났다. 이러한 현상에 대한 우려와 함께 ADHD와 관련한 여러 논란에 대해 합의(consensus)를 도출해 내기 위한 회의가 미국 국립보건원(National Institute of Health: NIH) 주최로 1998년 2박 3일 일정으로 개최되었다. 미 전역의 전문가 수십 명이 함께 모여 논의했는데, 이때 논의된 소주제들은 다음과 같다.[4) 5)]

- ADHD가 질병이라는 과학적 증거가 있는가? 있다면 그것은 무엇인가?
- ADHD가 개인, 가정, 사회에 미치는 영향은 어떠한가?
- ADHD의 효과적인 치료방법은 과연 무엇인가?
- 각성제 및 기타 약물치료의 위험성은 어느 정도인가?
- 현존하는 진단 및 치료법은 어느 정도 효과가 있는 것인가? 그리고 적절한 인식, 평가, 치료를 방해하는 것은?
- 장래 연구방향은 어떠한가?

---

4) (요약본) No authors listed. National Institutes of Health Consensus Development Conference Statement: diagnosis and treatment of attention-deficit/hyperactivity disorder (ADHD). J Am Acad Child Adolesc Psychiatry. 2000 Feb; 39(2): 182-93.

5) (전체 보고서) Diagnosis and Treatment of Attention Deficit Hyperactivity Disorder. NIH Consensus statement Online 1998 Nov 16-18.
http://consensus.nih.gov/1998/1998AttentionDeficitHyperactivityDisorder110Program.pdf

이 논의의 결론을 요약하면[6] ADHD는 중요한 공공보건 문제를 나타내는 아동기에 흔히 진단되는 행동장애이다. ADHD를 앓는 아동들은 대개 여러 다양한 장소에서 심각한 어려움과 지장을 갖는다. 또한 학업성취, 직업적 성공, 사회심리발달에 장기적으로 부정적 영향을 미친다. ADHD의 평가, 진단 및 치료에서의 발전에도 불구하고 이 질병과 치료는 여전히 많은 공공 및 민간 영역에서 논란이 되고 있다. ADHD에 관련한 주요 논란은 단기 및 장기 치료에서 중추신경자극제의 사용과 관련한다. ADHD에 대한 진단검사가 있지는 않지만, 이 질환의 타당성을 지지하는 근거는 충분하다. 앞으로의 연구는 ADHD의 차원적 측면, 아동기 및 성인기에 존재하는 공존질환 및 상태에 대한 것이 필요하다. 무작위의 임상연구를 포함한 연구(주로 단기, 약 3개월)를 보면 ADHD의 증상 및 관련된 공격성(aggressiveness)을 호전시키는 데 있어 중추신경자극제 및 사회심리치료의 효과는 분명하고, 약물이 이들 증상을 호전시키는 데 심리사회치료법들보다 더욱 효과적이다. 핵심 증상을 넘어선 일관된 호전 및 장기연구(14개월 이상)가 부족하기 때문에 약물치료, 행동치료 및 복합치료에 대한 보다 장기간의 연구가 필요하다. 물론 이것이 진행 중에는 있지만, 장기간의 치료에 대한 결론적인 권고를 현재로서는 마련할 수 없다. 지역사회 및 의사에 따라 중추신경자극제의 사용에 많은 편차가 있는데, ADHD 환자의 치료에서 중추신경자극제를 사용하는 데 합의된 것이 없음을 시사한다. 이 문제는 ADHD 환자의 평가, 치료 및 추적에서 개선이 필요함을 가리킨다. 보다 일관된 진단절차 및 임상지침이 매우 중요하다. 더욱이 ADHD의 적절한 진단 및 치료를 방해하는 보험적용의 문제 및 교육적 서비스와의 통합 부재는 중요한 걸림돌이며 사회적으로 장기적인 부담이 될 것이다. 마지막으로 ADHD에 관한 수년간의 임상연구 및 경험에도 불구하고, ADHD의 원인에 대한 우리의 지식은 여전히 추측에 머무르고 있다. 결과적으로 우리는 ADHD를 예방하기 위한 아무런 전략도 가지고 있지 못하다.

NIH 합의도출회의는 이 회의가 개최된 다음 주 미국 『타임』 잡지에 특집으로 게재되어 일반대중에게도 널리 소개되었다.[7] 회의가 끝난 후 미국소아과학회는 여기서 지적된 것에 대해 곧바로 특임위원회를 구성하여 2000년 학회지에 ADHD 아동의 진단 및 평가 임상진료지침[8], 다음 해는 치료에 대한 임상진료지침[9]을 발표하게 된다. 국내에서도 저자

6) Diagnosis and Treatment of Attention Deficit Hyperactivity Disorder. NIH Consensus statement Online 1998 Nov 16-18. 16(2): 1-37.
http://consensus.nih.gov/1998/1998AttentionDeficitHyperactivityDisorder110html.htm

7) Nancy Gibbs. The Age of Ritalin. 『Time』 magazine, November 30, 1998. vol 152, No 22.

가 중심이 되어 대한소아청소년정신의학회에서 이러한 지침[10)]을 마련하여 발표한 바가 있지만, 광범위한 직역의 참여를 바탕으로 한 이러한 합의를 도출하려는 시도는 없었기에 이러한 시도가 절실하다.

2) MTA 연구

ADHD에 대한 관심 증가와 더불어 1990년대 초 미국 국립정신보건원(National Institute of Mental Health: NIMH)을 중심으로 ADHD 치료에 약물치료와 행동치료(사회심리치료)의 효과성에 대한 논쟁이 있었다. 이것은 결국 미국 전역의 6개 연구기관에서 약 600여 명의 ADHD 아동과 부모가 참여하는 미국 역사상 상당히 커다란 대규모의 연구가 시행되었다. 이 연구는 **MTA 연구**(ADHD 아동에서 다양한 유형의 치료; Multimodal Treatment Study of Children with ADHD)라고 지칭되며 연구 설계, 방법론 등에 대한 논의가 1995년부터 여러 잡지에 논문 형태로 발표되면서 연구가 시작되었고, 첫 성과가 1999년『American General Psychiatry』라는 저명 잡지에 2편의 논문으로 게재되었다.

그 내용을 간략히 요약해 보면, 7~9.9세 복합형 ADHD를 앓는 579명의 아동들을 무작위로 4개 그룹으로 나누어 그 치료 결과를 14개월 후에 평가했다. 4개 그룹은 약물치료군(1개월마다 방문하여 약물 처방을 한 그룹), 집중적 행동치료군(부모, 교사, 아동을 포함하여 시행하고 시간 경과에 따라 치료자의 관여를 점차 줄여 나간 그룹), 병합치료군(약물치료와 집중적 행동치료를 함께 시행한 그룹), 지역사회치료군(지역사회 치료자로부터 자유로이 치료받은 그룹)으로 나누었다. 평가는 치료 시작 전, 치료 중, 치료 종결 시점에 다양한 영역에서 시행했다. 결과는 시간이 경과함에 따라 증상이 상당한 정도로 감소했는데, 그룹 간에 그 변화의 정도에 상당한 차이가 있었다. 거의 대부분의 ADHD 증상에 대해 병합치료군과 약물치료군에서는 집중적 행동치료군 및 표준지역사회군에 비해 유의미하게 뚜렷한 호전이 있었다. 병합치료군과 약물치료군에서는 뚜렷한 차이를 보이지 않았지만, 몇몇 예

---

8) American Academy of Pediatrics (2000). Clinical practice guideline: Diagnosis and evaluation of the child with attention-deficit/hyperactivity disorder. *Pediatrics*, *105*(5), 1158-1170.

9) American Academy of Pediatrics (2001). Clinical practice guideline: Treatment of the school-aged child with attention-deficit/hyperactivity disorder. *Pediatrics, 108*(4), 1033-1044.

10) 안동현, 강화연, 김붕년, 김지훈, 신동원, 양수진, 유한익, 유희정, 천근아, 홍현주(2007). 주의력결핍-과잉행동장애 한국형 치료권고안(I)-서론, 임상 양상 및 경과-. 소아청소년정신의학, 18(1), 3-9.

(반항적/공격 증상들, 내면화 증상들, 교사가 평가한 사회기술, 부모-자녀관계, 읽기 능력)의 병합치료군에서 집중적 행동치료군과 표준지역사회군에 비해 우수함을 보였다. 하지만 약물치료군은 그렇지 않았다. 표준지역사회군의 2/3에서 연구기간 동안 약물 처방을 받았음에도 불구하고 연구에 참여한 약물치료군은 지역사회치료군보다 우수했다. 그들은 결론적으로 ADHD 증상에 대해서는 주의 깊게 시행한 약물치료가 행동치료 및 약물을 포함한 일반적 지역사회 치료에 비해 우수한 결과를 보였다. 그리고 병합치료군은 핵심적인 ADHD 증상에 대해서는 약물치료군에 비해 유의미한 우수성을 보이지 않았지만, ADHD 이외의 증상들 및 양성 기능적 예후에 대해서는 어느 정도의 장점이 있어 보인다고 했다.

이 논문이 발표된 이후 약물치료와 비약물치료에 대해, 그리고 이 연구의 결과를 해석한 것에 대해 많은 논의가 있었다. 이후 이렇게 무작위로 할당된 그룹을 떠나 자유로운 치료방법을 선택하여 2년, 3년, 그리고 8년이 지나면서 이들의 자연 경과를 추적한 연구들이 발표되었다. 이 연구 및 이후의 추적결과에 대해서 수많은 논란이 있었는데, 이에 대해 책임연구자들은 2편의 논문에 요약하여 발표했다. 그들은 첫째 논문에서는 1999년 1차 발표된 2편의 논문에 대한 재해석, 이어서 1차 추적논문 2편[11) 12)], 그리고 2차 추적논문 4편[13) 14) 15) 16)]에 대해 논의했다. 둘째 논문에서는 이들 8편의 논문에서 추가적인 사항들과 함께 덧붙여 ① ADHD의 일차치료(primary line treatment)가 무엇인가, ② 중추신경자극제는 신체성장을 억제하는가, ③ 약물치료가 장기적인 이득을 주는가, ④ 치료의 유

11) MTA Cooperative Group (2004a). National Institute of Mental Health Multimodal Treatment Study of ADHD follow-up: 24-month outcomes of treatment strategies for attention-deficit/hyperactivity disorder(ADHD). *Pediatrics, 113*, 754-761.

12) MTA Cooperative Group(2004b). National Institute of Mental Health Multimodal Treatment Study of ADHD follow-up: Changes in effectiveness and growth after the end of treatment. *Pediatrics, 113*, 762-769.

13) Jensen, Arnold, Swanson et al. (2007). 3-year follow-up of the NIMH MTA study. *Journal of the American Academy of Child and Adolescent Psychiatry, 46*, 989-1002.

14) Molina, Flory, Hinshaw et al. (2007). Delinquent behavior and emerging substance use in the MTA at 36 months: Prevalence, course, and treatment effects. *Journal of the American Academy of Child and Adolescent Psychiatry, 46*, 1028-1040.

15) Swanson, Elliot, Greenhill et al. (2007). Effects of stimulant medication on growth rates across 3 years in the MTA follow-up. *Journal of the American Academy of Child and Adolescent Psychiatry, 46*, 1015-1027.

16) Swanson, Hinshaw, Arnold et al. (2007). Secondary evaluation of MTA 36-month outcomes: Propensity score and growth mixture model analysis. *Journal of the American Academy of Child and Adolescent Psychiatry, 46*, 1003-1014.

지가 약물의 상대적 우수성의 유지를 가져오는가, ⑤ 선별오류가 약물의 유용한 효과를 상쇄하는가, ⑥ 어떤 하위그룹이 다른 그룹에 비해 더 이득을 가져오는가에 대해 논의했다. 여기서 더 이상의 자세한 논의는 생략하고, 이들 논문을 참고하기 바란다.

3) 기타 논란들

이 외에도 ADHD 혹은 치료와 관련해서 많은 논란이 이어져 왔다. 그중에서도 약물치료와 관련한 많은 논란이 있는데 이는 해당 영역에서 일부 논의하였다. 예를 들어, 약물치료와 관련한 심혈관 부작용 혹은 급사(sudden death)와 관련된 논의, 놀이치료를 포함한 사회심리치료에 대한 논란, 다양한 보완대체치료법들에 대한 논란, 성인기 ADHD에 대한 논란이 논의되고 있다. 많은 연구가 수행되었고 결론이 내려졌음에도 불구하고, 여전히 풀어야 할 여러 문제가 있다. 영국의 NICE 지침에서 몇 가지 질문을 하고 있고, 그 외에도 ADHD가 과잉진단 및 과잉치료가 이루어지고 있는 것은 아닌지, 지나치게 약물치료에 기울어져 있는 것은 아닌지 등 많은 논란은 여전하다.

7. 맺는 글

ADHD 치료에 있어 저자가 제안한 7-모듈 모형은 ADHD가 예전에 아동기에만 국한된 질환이 아닌 성인기에도 지속할 수 있는 만성질환이라는 점, 대뇌기능의 이상에 기반을 두지만 심리사회적 요인이 중요한 생물심리사회적(biopsychosocial) 질병 개념에 기반을 둔다는 점, ADHD 증상을 정상과 구별하는 것이 카테고리 진단에서 매우 어렵고 결국 차원적 개념에 기반한 진단이 매우 중요하다는 점, 그리고 ADHD가 단순히 주의력에만 결함이 국한된 것이 아니라 보다 광범위한 실행기능, 더 나아가 동기까지 영향을 미친다는 점, 따라서 ADHD에 있어서 공존질환을 병합하는 것은 오히려 단순히 ADHD만을 갖는 것보다 더 일상적이라는 점 등을 고려한 경험적 가설에 기반을 둔 이론이라고 할 수 있다. 물론 그 가운데 일부 근거가 다소 부족하거나 연구결과들이 상충되거나 혼재되어 있는 경우도 있지만 저자의 경험에 입각하여 이러한 모형을 제안했다.

최근에는 ADHD 치료에서 약물치료 단독, 행동치료 단독보다는 **통합치료**(multimodal treatment)에 주목하고 있다. 현재 가장 주목받고 있는 연구로 미국 피츠버그대학의 Pelham

I. 적대적 반항장애[1)]

1. 들어가는 글

적대적 반항장애(oppositional defiant disorder: ODD) 아동은 뚜렷하게 반항적이고, 불복종적이고, 도발적인 행동을 보이지만, 규칙을 어기거나 혹은 타인의 권리를 침해하는 반사회적 행동이나 공격적 행동이 두드러지지 않는 특징을 갖는다. 일부 학자들은 품행장애(conduct disorder: CD)와 질적으로 다른 질병이 아니고 품행장애의 가벼운(mild) 형태로 간주하기도 한다. 이런 견해에 따라 세계보건기구(WHO)에서 제정한 국제질병분류(ICD-10; WHO, 1992)에서는 품행장애의 한 아형으로 분류하고 있는 반면, 미국정신의학회(APA)에서 제정한 DSM-5(APA, 2013)에서는 품행장애와 구별되는 독립된 질병 단위로 분류하고 있다.

반항장애는 1980년 DSM-III(APA, 1980)의 개정 시 처음 도입되어, 아직까지도 질병으로의 개념이 명확하게 확립되어 있지 못하기 때문에 그 발생 빈도는 매우 다양하게 보고되고 있다. Boylan 등(2007)이 지역사회에서 수행된 18개의 연구를 검토한 결과를 보면 발생률은 2.6%부터 15.6%까지 매우 다양하다. 하지만 대부분의 연구는 3~6% 사이의 발생률을 보고하고 있다. 학령전기의 발생률은 9~12%로 다른 연령대에 비해 높다. 성별의 차이를 보면 연구마다 많은 차이를 보이지만 가장 대단위로 수행된 자료를 토대로 보면 여자(1.8%)에 비해 남자(3.2%)에서 약 2배가량 높은데, 연령대에 따라 다소 차이를 보여 사춘기 이전에는 남자에서 높은 발생률을 보이지만, 청소년기 동안에는 거의 비슷한 비율을 보인다(Boylan et al., 2007). 여자의 경우 발생빈도는 낮은 데 비해 남자보다 호전되지 않고 지속할 가능성이 더 높다(Loeber et al., 2000). 지역사회 발생률과 달리 클리닉에 의뢰되는 임상군의 경우는 총 6개의 연구에서 28~65%까지 지역사회군에 비해 월등하게 높다. 이 가운데 ADHD클리닉의 경우에서 가장 높은 발생률을 나타낸다(Boylan et al., 2007). 성인에서 과거를 회상하여 조사한 연구를 보면(Nock et al., 2007), ODD의 생애

---

1) 2011년 6월 18일, 〈반항장애 아동을 위한 치료적 전략〉을 주제로 서울에서 개최된 한국아동심리치료학회 2011년 하계학술대회에서 발표된 내용을 일부 수정 · 보완함.

발생률(lifetime prevalence)은 10.2%(남자=11.2%, 여자=9.2%)로 매우 높은 편인데, 청소년기와 유사하게 유의미한 남녀 비율의 차이가 없다. 아동 및 청소년기 연구와 달리 가장 높은 공존병리는 충동조절장애(68.2%), 다음으로 불안(62.3%), 물질남용(47.2%), 기분장애(45.8%) 순이었고, 이러한 공존병리의 동반과 조기발병(8세 이전 발병)이 ODD의 회복을 더디게 하는 요인이었다. 또한 사회경제적 수준이 낮은 가정에서 발생이 더 높고, 품행장애의 경우는 범죄율 및 사회적 비조직화가 높은 지역에서 더 높다. 하지만 반항장애의 경우는 덜 분명하다.

반항장애의 지역 간 발생률에 대한 연구는 많지 않은데 Canino 등(2010)이 전 세계에서 수행된 25개의 연구를 검토한 결과 평균적인 발생률은 3.3%였는데, 지역 간 발생률의 차이는 별로 크지 않고, 연구 방법에 의한 차이가 오히려 두드러졌다. 물론 이 연구에서도 대부분이 미국과 유럽에서 수행되었고, 그 외의 지역(아시아 및 중동 연구는 단 4편)은 매우 적어 일반화하기에는 다소 무리가 있지만 문화적, 지역적 차이는 크지 않은 것으로 결론 내릴 수 있다.

특징적 행동들을 보면, 품행장애와 달리 타인의 권리에 대해 중대한 침해가 없으면서, 따지고 말 안 듣는 행동이 특징적이다. 뻔뻔하고, 부정적이고, 도발적이기도 한데, 이 같은 행동은 특히 교사와 부모를 향하는 수가 많고, 또래관계에서도 나타나지만 강도가 적다. 때로 이들은 논쟁에서 자기-학대적 태도를 취한다. 즉, 부모와의 논쟁에서 지거나 자존심이 손상될 때는 오히려 자기가 원하는 것을 기꺼이 포기해 버린다(예를 들면, "그래, 그러면 내가 안 사면 그만이잖아."). 경한 정도의 수동-공격적이거나 비열한 행동을 하기도 하고, 때로는 지나치게 순종적이거나 완벽하게 행동하기도 한다.

DSM-5에서는 이전과 달리 ODD의 특징적인 증상들을 나타내는 진단기준에 대한 요인분석 연구들에 의해 3개의 차원(dimension)으로 나누어지는 것이 제안되었고(Burke, 2012; Burke et al., 2010; Rowe et al., 2010), 이러한 연구결과물로 인해 진단기준을 3개 차원으로 나누었는데 구체적인 내용은 〈표 8-1〉과 같다. 또한 DSM-5에서는 이전과 달리 ODD를 아동기에 국한한 질병이 아닌, 성인기에도 진단이 가능하도록 연령 제한을 삭제하였다.

표 8-1 적대적 반항장애(ODD)의 진단 기준(DSM-5; APA, 2013)

A. 성난/짜증스러운 기분, 논쟁적/반항적 행동 혹은 보복심이 적어도 6개월 이상 지속되고, 이는 다음 카테고리 가운데 적어도 네 가지 이상 분명히 드러나야 하고, 형제가 아닌 그 누구와의 상호작용에서 보여져야 한다:

• 성난/짜증스러운 기분

1. 자주 참을성(temper)을 잃는다.
2. 자주 성을 잘 내거나(touchy), 약 올라 한다(annoyed).
3. 자주 성내고(angry) 골을 잘 낸다(resentful).

• 논쟁적/반항적 행동

4. 자주 권위적 인물(authority figures)들과 (아동/청소년의 경우 어른과) 언쟁을 한다.
5. 자주 적극적으로 반항하거나, 권위적 인물의 요구 혹은 규칙에 따르기를 거부한다.
6. 자주 고의적으로 다른 사람들을 괴롭힌다(annoy).
7. 자주 자신의 실수나 잘못에 대해 다른 사람들을 비난한다.

• 보복심

8. 지난 6개월 내에 적어도 2번 이상 악의적이거나 보복적인 행동을 하였다.

주의: 이들 행동의 지속성과 빈도는 정상 범위 내의 행동과는 구별되어야 한다. 달리 언급되어 있지 않다면(기준 A8), 5세 이하에서는 적어도 6개월의 기간 동안 대부분의 날에 나타나야 하며, 5세 이상에서는 6개월 동안 매주 1회 이상 이러한 증상이 나타나야 한다. 이 빈도의 기준은 증상을 규정하는 최소 빈도에 대한 지침이므로, 다른 요인(예를 들면, 행동들의 빈도와 심각도가 개인의 발달 수준, 성별 및 문화적 배경에 비추어 볼 때 정상 범위를 벗어났는지 하는 것과 같은)도 고려해야만 한다.

B. 행동 이상이 자신 혹은 가까운 사회적 관계에서 다른 사람들(즉, 가족, 또래집단, 직장동료)에게 고통을 주거나, 사회적, 교육적, 직업적 혹은 기타 중요한 영역의 기능에 부정적 영향을 미친다.

C. 이 행동들은 정신병, 약물사용, 우울증 혹은 양극성장애의 경과 중에만 나타나는 것은 아니다. 또한 진단기준은 파탄적 기분조절장애(DMDD)에 맞지 않는다.

현재의 심각도 특정할 것

경도(mild): 증상이 오직 1개 세팅(집, 학교, 직장, 또래관계)에 국한한다.

중등도(moderate): 일부 증상이 적어도 2개 세팅에서 나타난다.

고도(severe): 일부 증상이 적어도 3개 이상 세팅에서 나타난다.

ODD는 많은 공존병리(comorbidity)를 보인다. 남자의 경우, 까다로운 기질과 활동량이 부산한 아이에서 더 문제가 되기 쉽다. 학교에 들어가서는 자긍심이 낮고, 기분변화가 심하고, 참을성이 적고, 욕을 잘하고, 술이나 담배, 그 외의 불법 약물에 다른 아이들보다 조숙하게 접하기 쉽다. 부모, 교사, 또래들과도 문제를 일으킨다. 양육자가 자주 바뀌거나, 아이를 심하게 다루거나 관심을 제대로 쏟지 않거나, 일관되게 다루지 못하는 가정에서 발생이 훨씬 높다. ODD는 CD와 병발하거나 혹은 발전하는 경우가 가장 많다. 예를 들면, 반항장애가 있으면 CD의 발생위험도가 일반군에 비해 4배가량 높아진다(Loeber et al., 2000). 그 외에 ADHD가 가장 잘 병발하며, 학습장애나 의사소통장애(언어장애)가 관련된다. 그 밖에도 불안장애, 기분장애(특히 우울장애), 신체형장애(somatoform disorder), 물질남용(substance use)과 관련성이 높고, 그 상관관계는 [그림 8-4]에 도식화하였다.

2. 반항장애의 원인론

Barkley(1999)는 불손종, 반항, 사회적 공격성의 주요 원인에 관해 4-요인 모형을 제시하고 설명하고 있다. 이를 중심으로 반항장애의 원인을 살펴본다.

가장 중요한 원인적 요인으로 손상된 부모-자녀 관계를 들고 있다. 부모들이 사용해 온 비효율적, 비일관적, 비변별적 양육 태도 및 방법으로 아동의 행동에 대한 적절한 지도 감독의 부족이다. 아동의 입장에서 보면 반항(defiant behavior)과 불손종(noncompliance)은 '하기 싫고, 지겹고, 힘드는 일에서 도피하거나 회피하게 해주게 되고', 심지어는 어떤 경우에 보상까지 얻게 해주는(예를 들어, 상점에서 떼를 써서 얻는 장난감 혹은 과자) 매우 효과적인 방법이 된다. 물론 모든 반항적 행동이나 불손종이 단순히 부모-자녀관계에서만 학습된 것이라는 것은 아니다. 아동의 이러한 행동 유형, 특성, 심각성은 부모-자녀관계를 포함한 가족 관계와 밀접한 연관을 맺고 있지만, 다음의 다른 세 가지 요인 또한 서로 다른 인과적 영향으로 이러한 행동의 발현에 관여한다.

두 번째 요인으로는 특정한 기질(氣質, temperament)과 인지 특성을 가진 아동이 다른 아동들보다 공격적 행동을 나타내고 불순종을 획득하게 되는 경향이 높다. 아동들이 말을 잘 듣기 위해서는 상황에 따라 적응하는 유연성 및 융통성이 높고, 좌절을 견디는 힘이 있어야 하며, 충동을 억제하는 능력이 필요하다. 그리고 구체적으로 이러한 아동의 기능은 실행기능, 언어 능력 및 기술, 감정조절 능력, 인지적 융통성, 사회적 기술 등이 관련된다. 이 가운데 최근 관심을 끄는 소견으로 아동의 폭력성과 전두엽 기능의 연관성에 대한 연구이다. 대뇌영상술의 발전 등에 힘입어 대뇌당대사의 감소가 전두엽에서 관찰되는데 공격성과 전두엽의 orbitofrontal 영역의 손상(Burke et al., 2002) 또는 ventromedial 영역(vmPFC)의 기능저하(Crowe & Blair, 2008)가 연관된다. 또한 편도체와 전전두엽 피질 간의 연결이 사회적 단서의 해석, 부정적 정서의 억제에 중요한 역할을 하는데 이러한 기능 손상이 관찰되고 있다. 아동의 기능 손상에서 주목받는 원인으로 이미 앞에서 논의한 기질, 애착이 중요한 역할을 하며, 그 외에 학습기능(특히 읽기), 지능, 학습성취도, 신경심리학적 기능 등도 중요하다.

세 번째 요인은 부모의 특성이다. 즉, 반항적이고 불손종적인 아동의 부모를 보면 이들도 유사한 기질적, 인지적 특성을 갖는 수가 많다. 미숙하고, 경험이 부족하고, 충동적이거나, 부주의하고, 우울하고, 적대적이고, 거부적이며 또는 다른 방식의 부정적 기질을 가지고 있는 부모들은 반항적이며 공격적인 자녀를 가지게 되는 경우가 훨씬 많다. 이러한 부모들의 특성은 부정적인 부모-자녀관계로 인해 영향을 미치기도 하지만, 때로는 아동이 그러한 행동을 모방하는 모델이 되기도 한다.

네 번째 요인은 아동과 가족을 둘러싼 더 큰 상황적 사건들을 포함하는 것으로 아동의 반항적, 공격적 행동 및 이후의 비행의 위험성을 증가시키는 데 영향을 미칠 수 있다. 부모들의 사회적 고립, 결혼 상태, 사회경제적 상태, 결혼 불화, 경제적 곤란 및 부모의 직업적 실패 등이 위험성을 높이는 또 다른 요인이 된다.

이들 중 세 번째 요인 및 네 번째 요인과 아동의 반항행동 간의 관계가 [그림 8-1]에 예시되어 있는데, 이 그림은 Patterson의 반사회적 행동을 나타내는 아동과 그 가족들에 관한 체계적인 연구에서 나온 것이다. 이와 함께 첫 번째 요인과 관련하여 부모-자녀관계에서 지시-순종의 대립 동안 부모와 반항적인 아동 사이에 일어날 수 있는 상호작용을 보여 주는 순서도를 [그림 8-2]에 도식화하였는데 이러한 잘못된 상호작용에 의해 더욱 대립될 수도 있고, 그림의 오른쪽에 있는 것과 같은 순기능적 상호작용에 의해 변화할 수도 있다.

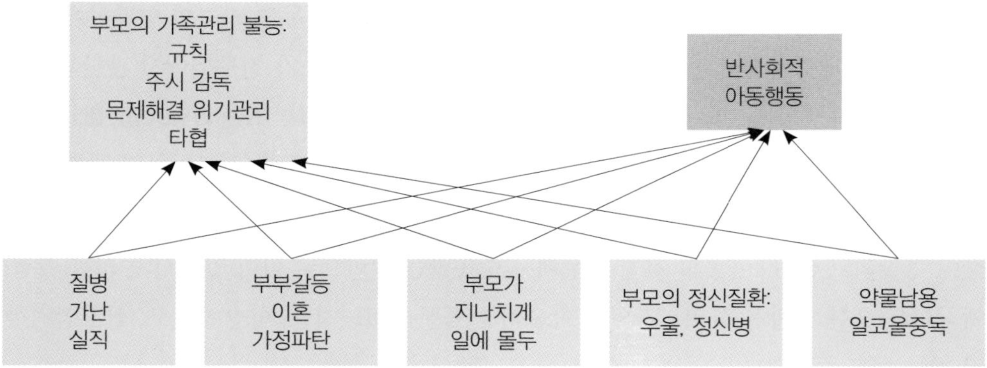

[그림 8-1] **가족의 통제 실제, 위기, 아동의 반사회적 행동 간의 관계**

출처: 안동현, 김세실(1997), p. 64.

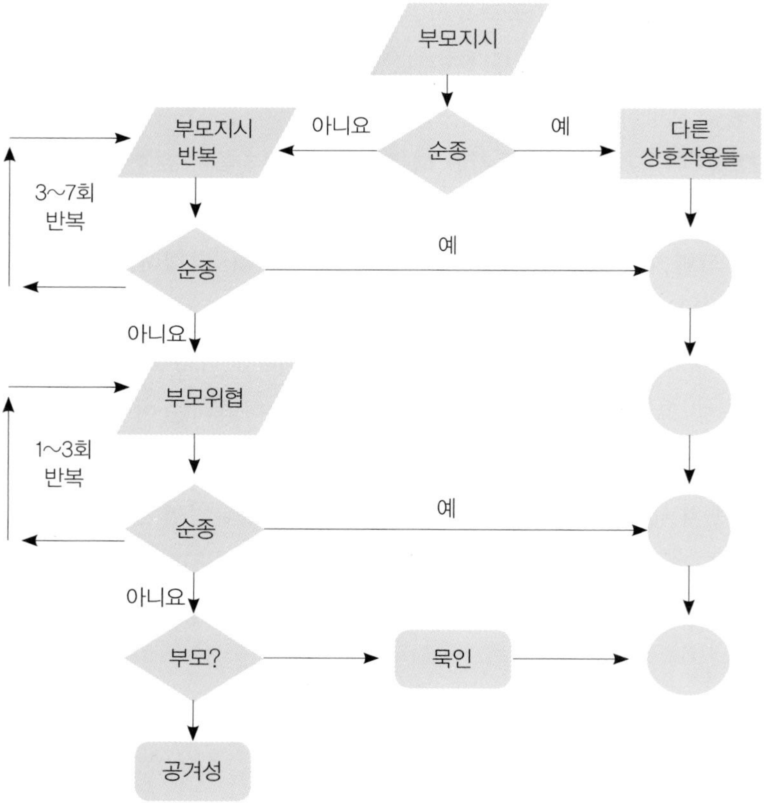

[그림 8-2] **지시-순종의 대립 동안 부모와 반항적인 아동 사이에 일어날 수 있는 상호작용을 보여 주는 순서도**

출처: 안동현, 김세실(1997), p. 50.

3. 발달 경과 및 품행장애와의 연관성

아동의 반사회적 행동은 [그림 8-3]과 같이 그 요인을 분석해 보면 파괴적-비파괴적 차원과 암묵적-외현적 차원의 두 가지 차원으로 구분할 수 있다. 이러한 구분에 의한 4개의 영역에 의한 구분을 보면 반항장애는 비파괴적이고, 외현적 차원에 속한다고 볼 수 있다.

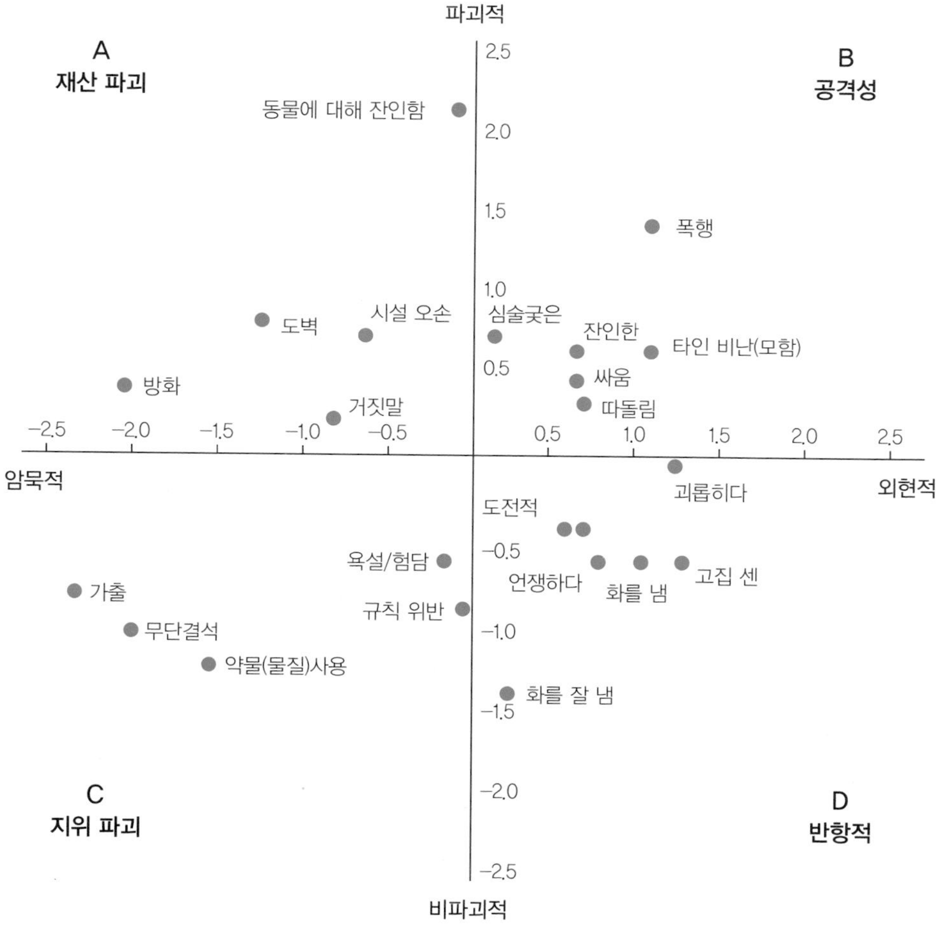

[그림 8-3] 아동의 파탄적 행동의 요인분석에 대한 메타분석의 결과

출처: Frick et al.(1993): Hinshaw, Lee(2003), p. 161에서 재인용.

두 가지 차원에 의한 4개의 영역에 따른 ODD와 CD 증상에 해당하는 반사회적 행동을 부모 보고에 따른 평균 발병 연령으로 살펴보면 〈표 8-2〉와 같다. 이것은 바로 반항적이고 적대적인 행동들이 교정되거나 치료되지 않았을 때 아동에게 끼칠 미래의 부정적인 결과들의 중요한 잠재 영향을 시사하고 있다.

표 8-2 부모 보고에 따른 ODD와 CD 증상들의 평균 발병 연령

평균연령(세)	적대성(D)	공격성(B)	재산침해(A)	신분위배(C)
4.0	고집이 세다			
5.0	벌컥 화낸다			
6.0	반항, 시비건다			
	짜증, 욕한다	악의, 싸움		
6.5	남을 괴롭힌다	동물을 해친다	거짓말	
7.0	분노	위협, 잔인	파괴적 행위	
7.5		공격행위	훔친다	
8.0			방화	
8.5				무단결석
9.0				욕설
10.0				가출
상한평균	6.0세	6.75세	7.25세	9.0세

출처: 안동현, 김세실(1997), p. 55.

적대적 반항장애를 가진 아동 중 대략 20~25%는 3년이 지나면 더 이상은 장애를 보이지 않게 되지만, 52% 이상은 이 기간이 지나도 계속해서 이러한 양상을 보일 것이다. 이같이 계속해서 반항장애를 나타내는 아동 중 약 절반가량(처음 전체 ODD 아동의 25%)는 3년의 추적 기간 내에 품행장애로 이행할 것이라고 하였다. [그림 8-3]에서도 여러 가지 영역의 문제행동을 보여 주지만, 그것들이 〈표 8-2〉에서와 같이 그 증상의 발생 연령을 보면 더욱 잘 알 수 있다. 적대적인 행동은 신체적 공격성, 재산침해, 신분위배와 같은 이후의 단계들과는 일종의 발달적 관계를 갖는다.

그렇다면 ODD는 CD에 선행해 발생하는 일종의 전구 증상 내지 장애인가? 과연 ODD는 어떤 경과를 밟는 것이며, CD와의 연관은 어떠한가? 여기에 관해서는 많은 연구들이 진행되었다.

Diamantopoulou 등(2011)은 ODD와 CD의 발달 경과에 대해 서로의 발달 경과를 후향적으로(prospective) 연구한 11개의 연구를 검토하면서 몇 개의 연구는 ODD가 CD의 발생을 증가시킨다고 하였고, 몇몇 연구는 아동기의 ODD와 후기 CD의 발생은 연관이 없거나 미약함을 발견하였다. 그리고 자신들이 네덜란드에서 2,600명의 아동들을 대상으로 1983년부터 시작하여 약 10여 년에 걸친 추적조사를 통해 초기에 CD 증상을 갖지 않는 ODD 증상은 후기에 CD로 발전하지 않음을 보여 주었다. 이런 점에 대해서 Loeber 등(2009)도 ODD가 CD 발병의 위험요인이기는 하지만, ODD의 매우 적은 비율만이 CD로 발전한다고 하였다. 만일 ODD 아동이 지속적인 신체적 다툼, 부모의 낮은 경제적 수준, 부모의 높은 적개심을 보일 경우 CD 발생과 연관된다고 하였다. 그리고 ODD는 CD 외에도 우울장애, 불안장애와 밀접한 연관을 갖는다고 하였다.

이에 대해 Burke 등(2010), Stringaris 등(2010)은 ODD가 다양한 요소를 갖는 질병이라는 주장을 제기하고 있다. Burke 등(2010)은 ODD의 8개 증상이 3개의 요인으로 나뉘는 것을 발견하고, 부정적 정동과 관련된 증상은 후에 우울장애로, 반항적 행동과 적대적 행동과 관련된 증상은 CD와 연관되는 것을 추적연구를 통해 밝혀냈다(〈표 8-3〉). 한편 Stringaris 등(2010)은 ODD의 정서성, 활동성, 사회성의 3개 기질적 예측요소를 측정하여 사회성은 다른 것과 연관성이 높지 않지만, 정서성은 내재화 증상, 활동성은 ODD+ADHD와 연관성이 높음을 제시하면서 ODD가 다양한 요소를 갖는 질병이라는 것을 주장하였다.

표 8-3 ODD의 4년 추적기간 동안 평균 증상 요인 부하량

	요인 1 반항적 행동	요인 2 부정적 정동	요인 3 적대적 행동
화를 잘 낸다.	0.70		
어른들의 요구를 거부한다.	0.66		
어른들과 언쟁을 한다.	0.84		
고의적으로 사람들을 괴롭힌다.		0.60	
자신의 잘못을 전가한다.		0.56	
쉽게 기분이 상한다.			0.62
성내고 분노한다.			0.74
원한이나 앙심을 품는다.			0.68

출처: Burke et al.(2010), p. 487

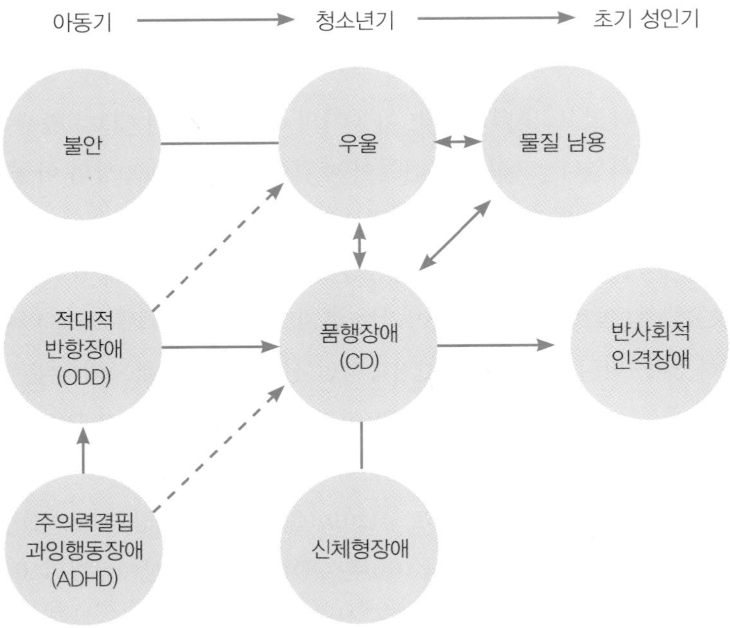

[그림 8-4] **파괴적 행동장애와 동반질환의 발달학적 결과**

* 점선화살표를 보면 ADHD가 CD의 발병과 악화에 영향을 미치지만, ODD의 존재하에서만 그 영향을 나타낸다. 화살표가 아닌 막대표의 경우, 방향성이 분명하지 않은 관계를 표시한다.

출처: Loeber et al.(2000), p. 1480.

4. 진단 및 평가[2)]

적대적이고 반항적인 아동은 대부분이 부모나 교사의 권유에 의해 치료실을 방문하게 된다. 아동들은 스스로는 잘못이 없고 타인(부모, 성인, 또래)의 탓으로 돌린다. 진단에서 가장 중요한 것은 지속적이라는 것이다. "공포의 두 살(terrible two's)"이라는 말이 있듯이 보통은 2~3세의 걸음마기 아동과 청소년들에게는 반항적 행동이 나타난다. 그러나 만일 이 시기라도 이 같은 행동이 6개월 이상 지속적일 때는 적대적 반항장애로 진단내릴 수 있다.

그 외에 품행장애나 기분장애와의 감별이 중요하고, 과잉행동장애의 동반 여부, 정신

2) 진단과 평가 부분은 안동현, 김세실(역)『말 안 듣는 아이: 임상가를 위한 평가 및 부모훈련교재』의 제2장, 반항 아동에 대한 임상적인 평가(pp. 67-107)의 내용을 일부 전제하였다.

지체, 경계선 지능, 학습장애의 동반 여부 등의 감별도 중요하다.

많은 경우, 특히 학령전기 아동들에서 과연 반항장애가 정상적인 떼부림, 불손종 행동과 구별이 되는가에 대한 의구심들이 있다. 이에 대해 사실 구별이 쉽지 않은 점이 있지만 구체적인 연구 결과를 보면 〈표 8-4〉에서와 같이 이 두 집단의 구별은 그리 어렵지 않은 것을 시사한다(Keenan & Wakschlag, 2004).

표 8-4 일반 소아과 진료 환자(N=50)와 행동문제클리닉에 의뢰된 학령전기 아동(N=79)에서의 반항장애 증상의 발생빈도

	의뢰된 군		일반 군		p
	N	%	N	%	
화를 잘 낸다.	57	72.2	2	4.0	〈0.001
어른들의 요구를 거부한다.	57	72.2	4	8.0	〈0.001
어른들과 언쟁을 한다.	50	63.3	1	2.0	〈0.001
고의적으로 사람들을 괴롭힌다.	46	58.2	4	8.0	〈0.001
자신의 잘못을 전가한다.	35	44.3	1	2.0	〈0.001
쉽게 기분이 상한다.	35	44.3	0	0.0	〈0.001
성내고 분노한다.	27	34.2	2	4.0	〈0.001
원한이나 앙심을 품는다.	25	31.6	1	2.0	〈0.001

출처: Keenan & Wakschlag(2004), p. 357.

이들은 더 나아가 ODD가 수년이 지난 추적기간에도 여전히 안정적으로 진단할 수 있는지 여부를 연구하였다(Keenan et al., 2011). 총 223명의 대상자(3~5세) 가운데 89명이 ODD 진단기준에 부합하였고, 3년이 지나 84명이 추적연구가 가능했으며, 이 가운데 69명(82.1%)이 ODD 진단기준에 합당하였고, 7명(8.3%)은 ODD 진단기준 가운데 3개만, 나머지 7명은 3개 미만, 나머지 1명은 아무런 증상도 나타내지 않았다. 이들 연구 결과를 보면 ODD 학령전기 아동들은 분명 일반아동과는 구별되는 증상을 가지며, 3년이 지나서도 여전히 예측타당도를 가짐을 보여 주었다.

1) 평가의 목적과 주의점

구체적으로 반항적인 아동에 대한 평가는 다양한 상황에 걸쳐서 나타나는 아동의 문제점들(그리고 장점들!)의 특성에 관해 다수의 정보제공자들을 통해 정보를 얻는 여러 측정방법을 통합하여 요약한다. 이를 위해서는 부모는 물론 아동, 교사와의 면담을 수행해야 하고, 아동의 행동과 적응 기능에 대한 부모 및 교사의 평정척도를 얻어야 하며, 관련된 정신적 상태와 부모 및 가족 기능에 대한 부모의 자기 보고도 수집해야 한다. 때로는 부모-자녀 상호작용에 대한 직접 관찰뿐만 아니라, 인지 혹은 발달상의 지체나 학습장애 등이 의심될 경우에는 심리검사 등의 평가를 포함하여 여러 가지 측정을 해볼 수도 있다.

아동들의 반항행동을 평가하는 데 있어서 염두에 두어야 하는 몇 가지 목적이 있다. 그러한 평가의 첫 번째 주요한 목적은 ODD, CD, ADHD와 같은 정신 장애들의 존재나 부재를 판정하는 것뿐만 아니라 ODD를 다른 아동기 정신장애들과 감별 진단하는 데 있다. 그러기 위해서는 여러 다른 정신장애에 대한 광범한 임상 지식이 있어야 한다. 두 번째 목적은 측정 과정에서 확인된 정신장애 및 심리적, 학업적, 사회적 손상들을 치료하기 위해 필요한 중재 방법들의 윤곽을 잡기 시작하는 것이다. 이런 중재 방법들에 대해서는 여기서 논의하지는 않겠지만, 개인상담, 부모훈련, 가족치료, 교실 내 행동수정, 약물치료, 특수교육서비스, 필요시에는 입원 및 기숙치료 등이 있다. 세 번째 목적은 공존질병(comorbid) 상태를 확인하고 그것이 예후나 치료 의사 결정에 영향을 미칠지 여부를 결정하는 것이다. 예를 들면, 아동의 심한 신체적 공격행동 여부, ADHD와 병발한 ODD, 심한 불안이나 우울과 같은 내면화 증상의 동반 여부, 그리고 앞에서 논의한 바와 같이 인지 기능의 손상이나 저하, 학습장애, 발달상의 지체, 자폐증상의 동반 등을 확인하여야 한다.

평가의 또 다른 중요한 목적은 아동의 심리적 강점과 약점을 판정하여 그런 것들이 치료 계획에 어떤 영향을 미치게 될지를 고려하는 것이다. 이 목적에는 치료 프로그램을 수행할 부모 자신의 능력, 가족의 사회경제적 상황, 지역사회 내의 가용한 치료 자원을 파악하는 일도 포함된다. 또한 아동이 해당 학군 내에서 특수교육 서비스를 받을 수 있는지 그 적격성에 대한 결정도 내릴 필요가 있을 것이다. 이상과 같이 아동의 반항행동에 대한 평가는 ODD 아동에 대한 임상적 평가의 많은 목적들 중 하나일 뿐이다.

2) 평가의 구체적 방법

(1) 부모 면담

부모(주로 어머니) 면담은, 비록 비신뢰성과 주관성 때문에 종종 비난받기는 하지만, 아동의 임상적 평가에서 여전히 없어서는 안 될 중요한 부분을 차지한다. 만일 단 한 가지

방법만으로 아동의 심리평가를 해야 한다면, 망설일 것도 없이 부모(어머니) 면담을 평가 방법으로 선택해야 할 것이다. 부모의 보고는 그 내용 전부가 정확한 사실인지의 여부를 떠나, 아동의 문제에 관해 생태학적으로 가장 확실하고 중요한 정보를 제공한다. 아동들은 많은 경우 부모의 호소에 의해서 의뢰되며, 그래서 부모 면담은 아동에 대한 부모의 지각과 반응에 영향을 미칠 것이고, 치료를 권고 받을 때의 태도에도 영향을 미칠 것이다. 또한 부모 면담의 신뢰성과 정확성은 면담이 수행되는 방식과 부모에게 물어보는 질문의 구체성에 달려 있다. 특정 장애와 높은 관련성이 있다고 경험적으로 증명된 정신병리의 증상들을 매우 구체적으로 질문하는 면담 방법에 의해서 진단의 신뢰성은 크게 증가한다. 또한 평가에 근거해 심리사회적이고 교육적인 치료 계획을 세우려면, 아동의 심리 적응상의 구체적인 문제점과 그와 관계 있는 기능적인 매개 변수들(유발 사건과 결과 사건들)에 면담의 초점을 맞추어야 한다.

구체적으로 면담에 포함되어야 할 내용으로 첫 번째는 아동 및 가족에 관한 일상적인 신상 정보, 다음으로 부모, 그리고 아동을 의뢰한 전문가의 주요 의뢰 문제에 대한 면담을 진행한다. 여기에는 반구조화된 면담 양식을 따르기도 한다. 두 번째로 부모는 임상가가 아동이 가진 문제들의 상세한 내용과 규명 가능한 문제 발생의 촉진물을 밝히기 위해 묻는 구체적 질문들에 따라 자신이 걱정하고 있는 것들에 대해 전반적으로 기술해야 한다. 그러한 면담에서는 문제행동의 구체적인 특성, 빈도, 발병 연령, 만성화 정도뿐만 아니라, 행동과 그 결과들에 있어서의 상황적 · 시간적 차이점들을 찾는다. 만일 그 문제가 만성적으로 있어 왔다면, 이번에 의뢰를 결심하게 한 것이 무엇이었는가를 알아보는 것은 아동의 문제에 대한 부모의 지각, 문제의 심각성과 관련된 현재의 가족 상황, 부모의 치료 동기 등에 관해 많은 것을 밝혀줄 수 있다. 세 번째로 주요 발달 영역들에 대한 조사가 필요하다. 부모와 함께 아동의 운동기능, 언어, 지능, 사고력, 학업기능, 정서, 사회적 기능의 발달 영역들 상에서 있을 수 있는 잠재적 문제들을 조사해 보아야 한다. 네 번째는 학교, 가족, 그리고 치료 병력을 조사해야 하고, 다섯 번째는 아동기 장애들에 대한 조사로 전반적인 부모 면담의 일부로, 임상가는 반항적인 아동들에게서 나타날 수 있는 주요한 아동기 정신과적 장애들의 증상을 다룰 필요가 있다. 이때는 반항적인 아동들에게 ODD의 진단 기준(〈표 8-1〉)을 참조한다. 그 다음의 부모 면담은 아동들의 긍정적인 특성 및 속성, 그리고 이후 부모훈련의 유관관리(contingency management) 방법에 유용하게 쓰일 아동이 좋아하는 잠재적인 보상과 강화에 대해 이야기하면서 끝맺을 수 있다.

끝으로 부모 면담에서 임상가는 아동의 규칙따르기를 둘러싼 부모-자녀 상호작용의 특성에 대해 더 상세한 것을 알아본다. 부모들에게 아동이 여러 상황에서 만족스러운 방식으로 지시와 요구를 수행하는 능력을 가지고 있는지, 여러 상황에서 행동을 규제하는 규칙들에 따르는 능력을 가지고 있는지, 그리고 지켜보는 성인이 없어도 연령에 적합한 자기통제(규칙 준수)를 발휘하는 능력을 가지고 있는지에 관해 질문해야 한다. 이를 위해서 가정, 공공장소와 같은 다양한 상황들에서 일어나는 부모-자녀 상호작용에 대해 질문할 수 있도록 만들어진 〈표 8-5〉의 양식을 따르는 것이 유용하다. 부모가 〈표 8-5〉의 왼쪽 항목에 대해 문제가 일어난다고 말하면, 임상가는 오른쪽의 질문 목록에 따라 질문을 해나간다. 만일 부모가 평가 과정 중 가정상황질문지(Home Situation Questionnaire: HSQ)를 작성했으면, 그 질문지상의 답변을 이 면담의 출발점으로 이용할 수 있으며, 문제가 된다고 기입된 각 상황에 대해 〈표 8-5〉의 질문들을 해나간다. 이런 접근 방법은 상황에 따른 부모-자녀 상호작용의 특성, 아동이 보이는 비순종의 유형(예를 들면, 교묘하게 시간을 벌려는 지연 전술, 시킨 일을 시작하기는 하지만 끝까지 하지는 않기, 무조건적인 저항

표 8-5 가정과 공공장소에서의 문제행동들을 평가하기 위한 부모 면담 양식

논의될 상황들	문제가 일어난다면, 다음 질문들을 할 것
전반적인 부모-자녀 상호작용 혼자서 놀 때 다른 아동들과 함께 놀 때 식사 시간에 옷을 입을/벗을 때 세수할 때와 목욕할 때 부모가 전화통화 중일 때 TV를 보는 동안에 집에 손님이 계실 때 다른 사람의 집을 방문할 때 공공장소에서(상점, 식당, 교회 등) 아버지가 집에 계실 때 잔심부름을 시켰을 때 숙제를 시켰을 때 잠 잘 때 차에 타고 있을 때 부모가 아닌 다른 사람이 돌봐주고 있을 때 그 밖의 다른 문제 상황들	1. 이 상황이 문제 영역인가? 그렇다면, 다음 2번에 서 9번까지의 질문을 하라. 2. 당신을 괴롭게 만드는 이 상황에서 아이는 어떤 행동을 합니까? 3. 그 행동에 대해 어떻게 반응하십니까? 4. 그럼, 당신의 반응에 아이는 어떻게 행동합니까? 5. 그래도 문제가 계속된다면, 어떻게 하십니까? 6. 그 상호작용의 결과는 대개 무엇입니까? 7. 이 상황에서 얼마나 자주 문제가 일어납니까? 8. 그 문제에 대해 어떻게 느끼십니까? 9. 1(아무런 문제가 없다)에서 9(문제가 심각하다)까 지의 척도 중, 그 문제는 어느 정도나 심각합니까?

출처: 안동현, 김세실(1997). p. 78.

이나 반항 등), 부모가 비순종을 다루는 데 사용하는 특정한 방법, 그리고 아동이 비순종의 일환으로 사용하는 강제 행동의 유형 등에 대한 많은 정보를 얻게 해준다. 이 양식을 사용하게 되면 앞서 기술한 부모 면담이 끝나고 나서도 30~40분가량이 더 걸리기는 하지만, 특히 아이 다루기 부모훈련을 받을 가족이라면 그만큼의 시간을 투자할 가치가 충분히 있다. 만일 시간 제약이 문제가 된다면, 비슷한 유형의 정보를 제공하기 위해 개발된 HSQ 평정 척도를 사용할 수 있다. 부모가 척도를 다 작성한 후에, 한두 가지 문제 상황들에 대해서만 〈표 8-5〉에 나와 있는 질문들을 해볼 수도 있다.

(2) 아동 면담

임상가는 항상 얼마간의 시간은 의뢰된 아동과 직접 상호작용하는 데 보내야 한다. 이 면담의 길이는 아동의 연령, 지능 수준, 언어 능력에 달려 있다. 유아기 아동들의 경우 이 면담을 단지 아동과 낯익히는 시간으로만 이용하고, 아동의 외모, 행동, 발달적 특성들, 전반적인 태도에 주의를 기울인다. 좀 더 나이를 먹은 아동이나 청소년들의 경우, 의뢰와 평가의 이유에 대한 아동들의 관점, 가족 기능에 대한 생각, 자신이 가지고 있을 수 있다고 생각되는 다른 부가적인 문제들, 학교에서의 수행, 또래와 학급 친구들의 수용 정도, 그리고 가족 내에 어떤 변화가 일어나야 가정생활이 더 행복해질 것이라고 생각하는지 등에 대해 물어보면서 이 시간을 유익하게 보낼 수 있다. 부모와 함께라면, 아동들에게 좋아하는 보상과 강화가 무엇인지에 대해 질문할 수 있으며, 이는 나중의 유관관리 프로그램에 도움이 될 것이다.

9~12세 이하 아동들의 파탄적 행동에 대한 자기보고는 신뢰롭지가 못하다. 이 문제는 ADHD를 가지고 있는 반항적인 아동들에게 전형적으로 나타나는 낮은 자아인식 및 충동 통제 능력 때문에도 더욱 그러하다. ODD/ADHD 아동들은 종종 임상가의 질문에 대해 깊이 생각하는 기색을 보이지 않고, 거짓말을 하거나 사회적으로 더욱 호감을 주는 방향으로 정보를 왜곡해 말한다. 어떤 아동들은 그들의 부적절한 행동에 대한 부모와 교사의 호소와는 정반대로, 자신들은 친구도 많고 가정에서 부모와의 상호작용에 전혀 문제가 없으며 학교에서도 잘하고 있다고 말할 것이다. 특히 파탄적 혹은 외현화된 행동들의 영역에서 자기 행동의 심각성을 더 적게 보고하는 ADHD 아동들의 이런 경향 때문에, ADHD나 ODD의 진단은 결코 아동의 보고를 토대로 내려서는 안 된다. 그렇지만 불안과 우울 같은 내면화된 증상들에 대한 아동의 보고는 더 신뢰로울 수 있으므로, ADHD 아동들에게 불안이나 기분장애의 병발을 진단할 때엔 중요한 역할을 할 수 있다.

(3) 교사 면담

아동이 가진 문제의 특성을 좀 더 명확히 하기 위해서, 가족과의 최초 평가 면접 이전에 또는 그 직후에 아동의 담임교사와 접촉을 취할 필요가 있다. 임상가가 아동의 학교 체계 내에서 일하고 있는 경우가 아닌 한 전화 접촉이 가장 손쉬울 것이다. 교사와의 면담은 부모와의 면담이 가지는 것과 동일한 장점을 가지는데, 학교 상황에서의 아동의 심리적 적응에 관한 긴요한 정보를 제공해 주는, 생태학적으로 두 번째로 중요한 정보 출처가 된다. 부모 보고와 마찬가지로 교사 보고 또한 편견에 빠지기 쉬우므로, 정보 그 자체의 타당성을 판단할 때에는 항상 부모든 아니면 교사든, 정보 제공자의 성실성이 가늠되어야 한다.

많은 반항적인 아동들, 특히 ADHD와 병발한 아동들은 학업 수행과 학급 내 행동에 문제를 가지므로, 그런 어려움들의 상세한 내용을 알 필요가 있다. 처음에는 전화로 이루어지긴 하지만, 이후의 학급 내 유관관리 프로그램을 계획하기 위해 병발한 ADHD 행동들을 더 자세히 기록해 두는 일이 필요하다면, 시간과 자원이 허락될 때 학급을 방문해서 아동의 행동을 직접 관찰하고 기록하는 것이 매우 유용할 수 있다. 물론, 학교 체계 밖의, 보충할 수 있는 평가 시간이 매우 제한되어 있는 업무 환경에서 일하고 있는 임상가들에게는 실행 가능하지 못할 것이다. 그러나 학교 체계 내에서 일하고 있는 전문가들에게 있어서, 행동의 직접 관찰은 진단과 치료 계획에 아주 유익할 수 있다.

교사에게도 그들이 할 수 있는 평정 척도들을 보내도록 한다. 이 척도들은 실제 평가가 수행되기 전에 보내서, 거기서 나온 결과들을 부모 면담 동안 함께 이야기해 보고, 전화 접촉이나 학교 방문 동안 교사와의 면담에도 이용할 수 있다. 교사 면담은 행동주의적 형식에 따라서 학교 환경 내에서 보이는 아동 행동들의 구체적인 특성에 초점을 맞추어야 한다. 주요한 행동 문제들이 일어나는 상황들, 특성, 빈도, 결과 사건과 유발 사건도 찾아볼 수 있다. 〈표 8-5〉의 부모-자녀 상호작용에 대한 부모 면담에 사용되었던 질문들이 여기서도 마찬가지로 유용하다(HSQ에 대신해서 학교상황질문지, SSQ가 사용될 수 있다). 그런 아동들에게는 학습장애가 발생할 가능성이 높기 때문에, 교사에게 아동들의 잠재적인 학습상의 어려움들에 대해서도 물어보아야 한다. 만일 그런 장애의 증거가 나타나면, 그 특성과 정도를 파악하기 위해 아동에 대한 평가의 범위를 확장시켜야 한다. 설령 학습장애는 아니더라도, ADHD를 가지고 있는 반항적인 아동들은 엉성한 필체, 경솔한 과제 접근 방식, 서투른 조직화 능력, 검증된 능력에 비해 상대적으로 낮은 학업 성취와 같은 문제를 가지는 경우가 많다.

(4) 부모 및 교사 보고용 아동 행동 평정 척도들

아동 행동 체크리스트들과 평정 척도들은 행동 문제 아동을 평가하고 진단하는 데 있어서 중요한 요소가 되어 왔다. 다양한 연령 범위의 아동을 대상으로 만든 우수한 규준 자료 및 적절한 신뢰도와 타당도를 가지고 있는 여러 척도들을 합쳐 매우 편리하고 유용한 평가 양식을 만들기도 한다. 그와 같은 정보는 아동 문제 행동들의 통계적 이탈도와 다른 문제들이 나타나는 정도를 판정하는 데에 매우 중요하다. 따라서 앞서도 설명했듯이, 평정 척도들을 현실적으로 쉽지 않지만, 예약일 전에 부모에게 우편으로 보내고 평가 당일 또는 그 전에 회신해 달라고 부탁하는 것이 좋다. 그렇게 함으로써 임상가는 부모와 면담하기 전에 그 척도들을 읽어보고 채점할 수 있으며, 애매한 답변이나 아니면 중요한 답변을 골라 면담에서 재차 질문할 수 있고, 척도 문항들에 대한 반응에서 눈에 띌 수 있는 이상 영역들에 면담의 초점을 맞출 수 있게 된다.

무수히 많은 종류의 아동 행동 평정 척도들이 있으므로, 적절한 척도를 사용하는 것이 중요하다. 가능한 한 간편하지만 신뢰도와 타당도가 높은 척도를 선택하여 사용하도록 한다. 행동 평정 척도들은 그 제한점들에도 불구하고, 아동과 몇 개월 혹은 몇 년을 함께 지낸 사람들로부터 중요한 정보를 얻을 수 있는 수단이 된다. 면담은 별도로 하고, 그처럼 최소의 시간만 투자해 그렇게 많은 정보를 얻을 수 있는 방법은 없다. 그런 척도들은 사람들의 생각을 종종 질적인 차원에 따라 수량화하는 수단이 되며, 거기서 얻은 점수를 다수의 아동을 대상으로 하여 수집된 규준과 비교할 수 있다는 사실도 그 도구의 더 큰 장점이 된다. 그렇기는 해도, 행동 평정 척도들은 사람들의 견해를 알아보는 것이므로 오류와 편견에 빠지기 쉽고, 이와 같은 견해들이 가질 수 있는 신뢰성과 타당성에는 한계가 있기 마련이다.

첫 단계에서는, 우울, 불안, 위축, 공격성, 비행 그리고 주의산만 및 과잉행동, 충동성과 같이 알려져 있는 아동 정신병리의 주요 영역들을 모두 포괄하는 '광대역(broad-band)'의 평정 척도를 이용하는 것이 현명하다. 그런 척도들은 부모와 교사가 작성하게 된다. 잘 알려진 것으로는 BASC-2(Reynolds & Kamphaus, 2004)와 CBCL(Achenbach & Edelbrock, 1983)이 있으며, 둘 다 부모용과 교사용이 따로 나와 있고, 만족할 만한 규준 정보도 있다(아쉽게도 국내에는 CBCL만이 표준화되어 있다). 아동성격목록(Personality Inventory for Children; Lachar, 1982)도 편의를 위해 간편 목록을 사용하고 채점 시 최신의 규준을 쓰기만 한다면, 이 목적으로 이용할 수 있다. 그러나 단지 부모만 작성할 수 있는 척도라서, 동일 척도상에서 부모와 교사 보고 간의 정보적인 비교는 할 수 없다. 개정되기 이전의 코너스 부모 및 교사 평정 척도(Conners Parent and Teacher Rating Scales; Conners, 1990) 역시 이 처음의 정신병리 선별 과정(screening)에 사용할 수 있지만, 앞서 말한 척도들만큼 정신병리의 모든 영역들을 광범위하게 포괄하지는 못한다(이는 개정된 코너스 척도들에서 특히 그러하다. 코너스 척도들에 이용된 규준 표본들은 CBCL과 BASC의 표본들보다 훨씬 한정되어 있다). 그 외에 Eyberg Child Behavior Inventory(ECBI; Eyberg & Ross, 1978; Eyberg & Robinson, 1983), Strengths and Difficulties Questionnaire(SDQ; Goodman, 1997), CPSQ(허윤석 등, 2003) 등이 사용될 수 있다.

더욱 세부적으로 들어가서 ODD와 ADHD 증상들의 평가에 초점을 맞추는 '협대역(narrow-band)'의 척도들도 선별 과정에 이용해야 한다. 이런 목적으로, 흔히 ODD, ADHD, CD의 DSM-IV 증상들에 대해 평정할 수 있는 부모 및 교사용 파탄적 행동평가척도(DBDRS)가 유용하다. ODD와 관련된 척도 항목들(19~26번)을 채점하기 위해서는, 2 또는 3에 동그라미 친 응답수를 세기만 하면 된다. 왜냐하면 2 또는 3에 동그라미 칠 경우는 그 장애의 증상이 나타난다는 것을 긍정하는 응답이라고 간주되기 때문이다. 한편, 0 또는 1로 평정된 문항들은 정상이라고 간주된다. 만일 네 가지 이상의 문항들이 2나 3으로 응답되면, 이는 ODD의 임상적 진단을 고려해 볼 수도 있다는 의미이며, 추후에 부모면담을 실시해 본 뒤 진단을 확정할 수 있다. ADHD 증상들을 평정하는 것도 마찬가지의 과정에 따른다. 먼저, 주의산만 문항들(1~9번)에서 2 또는 3에 동그라미 쳐진 문항들의 개수를 센다. 그다음, 과잉활동성—충동성 문항들(10~18번)에서도 같은 식으로 응답된 문항들의 개수를 센다. 만일 주의산만이나 과잉활동성—충동성 문항들 각각에서 적어도 여섯 가지 이상씩의 증상들이 2 또는 3으로 평정된다면, 바로 ADHD 하위 유형 중 한 가지가 존재한다는 징후이며 임상적인 면담을 통해서 확정될 수 있다.

가정과 학교상황 내에서 아동이 나타내는 행동 문제들의 전반성(pervasiveness)도 알아보아야 하는데, 왜냐하면 상황적인 전반성은 앞서 말한 척도들보다 훨씬 더 시간에 따른 안정성을 가지기 때문이다. HSQ와 SSQ(Barkley, 1987, 1990)는 아동 문제 행동의 상황적인 전반성을 측정해 주는 도구로, 규준 자료도 나와 있다(Altepeter & Breen, 1992; Barkley, 1990; Barkley & Edelbrock, 1987; DuPaul & Barkley, 1992). HSQ는 부모들이 가정 및 공공장소를 비롯한 16가지의 각기 다른 상황들에서 나타나는 자녀의 행동 문제들을 평정해야 한다. 역시 동일한 방식으로 SSQ에서는 12가지의 학교상황들에서 나타나는 문제에 대한 교사 보고를 얻을 수 있다. 두 척도 모두 같은 방식으로 채점되고 두 가지 종류의 점수들이 산출된다. 첫 번째 점수는 문제 상황의 수로, "네"라고 응답한 문항들의 수를 세어서 간단히 계산할 수 있다. 두 번째 점수는 평균 심각성 점수로, 각 문항들 옆에 동그라미 쳐진 숫자들을 더한 다음 "네" 응답의 수로 나누어서 계산한다. 자세한 것은 매뉴얼을 참고한다.

DBDRS처럼 ODD와 ADHD의 증상들에 초점을 맞추는 더욱 특수화된 협대역의 척도들과 HSQ, SSQ 같은 척도들을 치료를 시작하기 이전과 끝에 실시함으로써 치료에 대한 반응을 측정해 볼 수 있다. 이 척도들은 또한 각성제 투약이 ADHD 아동의 행동에 미치는 영향을 측정하는 데에도 사용될 수 있다.

반항적인 아동들의 문제 영역 중 하나는 바로 그들의 학업 생산성이다. 특히 ADHD가 병발할 경우 심한데, ADHD 아동들이 학교에서 하는 공부의 양은 대개 같은 시간 동안 또래친구들이 하는 것보다 실질적으로 훨씬 적다. ADHD가 학업 수행 기능에 그처럼 영향을 미친다는 것을 증명하는 일은 ADHD 아동들이 특수교육 서비스의 수혜 대상이 될 수 있는가를 판정하는 문제에 있어서 매우 결정적이다. 이 학업수행 기능이라는 영역을 검사하기 위한 도구로 학업수행 평정 척도(Academic Performance Rating Scale)가 개발되었다.

(5) 아동용 자기 보고식 행동 평정 척도들

Achenbach와 Edelbrock(1987)은 CBCL과 아주 유사하지만 11~18세 사이의 아동 및 청소년들이 직접 작성하는 평정 척도를 개발하였다(청소년용 자기 보고 양식; Youth Self Report, 이하 YSR). 대부분의 문항들은 부모 및 교사용 CBCL의 것과 유사하다. 이 척도의 최근 개정판(Cross-Informant Version; Achenbach, 1991)은 부모, 교사, 청소년용 자기보고의 각 결과들을 직접 비교할 수 있게 만들어졌다. 연구된 바에 따르면, ADHD 청소년들의 자기보고는 그것이 면담이든 아니면 CBCL 자기보고 양식이든, ADHD가 아닌 청소년들의 자기보고에 비해 더욱 비정상적이긴 하지만, 그래도 부모와 교사의 보고보다는 종종 덜 심각한 편이다. 아동이 보는 자신의 파탄적 행동 장애에 대한 관점을 알아보기 위한 수단으로 아동에게 자기 자신에 대해 작성해 보라며(혹은 면담의 기본 정보로 사용하기 위해) DBDRS를 줄 수도 있다. 하지만 그런 자기 평정은 규준이 나와 있지 않은 관계로, 임상적 진단이라는 목적에의 유용성 여부는 확실치가 않다.

불안, 우울과 같은 내면화 증상들에 대한 아동들의 보고는 부모 및 교사의 보고보다 훨씬 신뢰할 수 있으며 더욱 타당한 것 같다(Achenbach et al., 1987; Hinshaw, Han, Erhardt, & Huber, 1992). 이런 연유로, 임상가는 항상 반항적인 아동과 청소년의 자기보고를 수집해야 하며, 그런 보고들은 아동들의 반항 행동 자체보다는 병발 장애들의 진단에 더욱 적합하다고 생각된다. 그런 목적으로 학교에서 중·고등학생들을 대상으로 자기보고형 평정척도로 개발된 AMPQ(정승아 등, 2005)가 국내에서 개발되어 사용되고 있다.

(6) 적응행동 척도

반항과 ADHD의 영향을 받는 주요한 생활기능 영역은 전반적인 적응행동 영역이라는 연구가 나오기 시작했다. 적응행동이란 아동이 더욱 독립적이고, 책임감 있으며, 스스로를 돌볼 줄 아는 인간이 되도록 도와줄 아동의 기술과 능력의 발달을 말하는 것이다. 이 영역에는 종종 다음과 같은 것들이 포함된다. ① 옷입기, 씻기, 먹기, 배변하기, 말하기, 시간 알기, 돈의 개념을 이해하고 사용하기와 같은 자조 기술, ② 공유하기, 협동, 신뢰감과 같은 대인 기술, ③ 소근육 능력(지퍼 여닫기, 단추 풀고 채우기, 그림 그리기, 글씨 쓰기, 가위질하기 등), 대근육 능력(걷기, 뛰기, 계단 오르기, 자전거 타기 등)과 같은 운동 기술, ④ 의사소통 기술, ⑤ 집 안과 집 밖에서 허용되는 자유의 정도, 심부름 하기, 맡은 일 하기와 같은 사회적 책임감 등. Roizen 등(1994)은 ADHD 아동들이 이 영역에서의 손상이 전반적으로 크기 때문에 IQ와 적응행동 점수(표준점수로 나온 것) 간의 유의미한 불일치가 바로 ADHD의 특질일 수 있다고 주장했다.

이 기능 영역을 측정하기 위해서는 여러 가지 도구들을 사용할 수 있다. 바인랜드 적응행동 목록(Vineland Adaptive Behavior Scale-II: VABS; Sparrow et al., 1984/2005)은 적응 기능을 측정하는 데 가장 흔히 쓰이는 도구이다. 그러나 면담 형식인 관계로 실시할 때 상당한 시간이 걸린다. 시간을 절약할 필요가 있을 때면, 실시하기가 훨씬 더 쉬운 NABC(Normative Adaptive Behavior Checklist; Adams, 1984) 같은 도구를 이용할 수 있다. 시간을 좀 더 효율적으로 사용하기 위해, 아동을 만나기 전에 미리 부모에게 보내는 평정척도들 안에 이 도구를 넣을 수 있다. 부모용 CBCL에도 아동의 몇 가지 적응 기능 영역들(활동성, 사회성 그리고 학업)을 대강 조사해 볼 수 있는 간단한 척도들이 들어 있긴 하지만, 바인랜드나 NABC에 의한 광범하고 심도 깊은 평가를 대신해주진 못한다.

(7) 또래관계 척도

이미 언급한 대로, 특히 ADHD와 병발한 ODD 아동들은 종종 또래와의 상호작용에 유의미한 어려움을 나타내며, 그런 어려움들은 그들이 가진 장애의 지속 가능성을 증가시키는 것 같다. 사회적 상호작용의 직접 관찰 및 기록, 또래 지명도 척도, 아동의 사회

표 8-6 반항장애에 대한 부모관리훈련 프로그램

	연령(세)	대상			형태	개발자	연락처
		부모	교사	아동			
Incredible Years	~8	O	O	O	그룹	Webster-Stratton 등(2004)	http//www.incredibleyears.com
Triple P-Positive Parenting program	~13	O				Sander 등(2000)	http//www19.triplep.net
Parent-Child Interactional Therapy	~8	O		O	개별 가족	Brinkmeyer & Eyberg(2003)	http//www.pcit.org
Helping the Noncompliant Child	~8	O			개별 가족	McMahon & Forehand(2003)	mcmahon@u.washington.edu
COPE	~12-14	O			그룹	Cunningham 등(1995)	Charles Cunningham, McMaster University, Canada
Defiant Children	~12	O			개별 가족	Barkley(1997)	The Gulford Press
The Adolescent Transitions Program(ATP)	11~13	O		O	개별 가족 & 그룹	Dishion 등(2003)	http//cfc.uoregon.edu/atp.htm

출처: AACAP(2006), p. 130, 표 1.

6. 맺는 글

반항장애는 DSM-III(APA, 1980) 개정판에서 처음 등장한 질병으로, 아직도 개별 독립 질병으로 논란이 되고 있다. 특히 두 가지 논란에 휩싸이는데, '과연 학령전기 아동에서 기질적 특성과 구별지을 수 있는가' 하는 점과 '품행장애의 전구 증상 내지 경한 형태'라는 논란이다. 하지만 앞에서 논의한 대로 학령전기 아동들에서도 일반 아동과 반항장애 아동들은 확연히 구분되는 진단적 타당성을 가지며, 추후 추적 연구에서도 그 구분은 명확함을 밝혀주고 있다. 또한 품행장애와의 연관에 대해서도 분명히 반항장애가 품행장애의 위험 요인임에는 틀림없지만 품행장애와 연관되지 않는 분명히 개별적인 반항장애가 있음이 속속 밝혀지고 있다. 특히 Burke 등(2010)의 연구에서와 같이 반항장애가 매우 다양한 요소를 가지고 있어 그 가운데 일부는 후에 품행장애가 아니라 우울장애 혹은 불안장애로 발전되는 것을 발견하였다. 따라서 앞으로 반항장애의 다양한 요소에 대해 주목하여 그 경과와 예후에 관한 연구가 진행될 필요가 있다.

반항장애의 진단과 평가는 일반적인 아동기 정서행동장애의 진단 및 평가 방법과 크게 다르지 않다. 하지만 내재화 증상이나 장애와 달리 아동들의 면담에 대한 신뢰도가 떨어질 수 있기 때문에 주의를 기울일 필요가 있다. 그리고 반항장애의 원인과 관련하여 4개-요인모형(four-factor model)에서 제시하고 있는 아동 요인, 부모 특성, 상황적 요인과 함께 특히 중요한 것이 부모-자녀관계와 상호작용에 대한 것을 평가에서 중요하게 다루어야 한다. 이 같은 포괄적인 평가와 진단을 위해서는 상당한 시간이 소요될 뿐 아니라 다중정보원(multiple informant)을 통한 다중방법적 접근이 이루어져야 한다. 그리고 이를 통해 반항장애의 효율적인 치료적 방향과 계획을 설계할 수 있고 높은 성공률을 달성할 수 있다.

이들의 치료 및 예방에 대한 근거-기반 접근은 매우 제한적이다. 또한 일부는 품행장애와 함께 다루고 있어 반항장애에 특정한 접근법은 제한적인 것이 사실이다. 하지만 부모관리훈련을 주로 하는 가족개입을 중점으로 하여 연령 등 다양한 요소들을 고려하여 개별적 접근은 물론 다양한 형태의 치료법들이 적용될 수 있고, 특히 어린 연령일수록 그 효과가 좋은 것으로 알려져 있기 때문에 보다 조기에 적극적인 대처가 필요하다. 이들에 대한 다양한 접근법들이 제시되고 있지만 AACAP(2006) 지침의 권고안 11번에서는 특히 드라마틱하고, 일회성으로, 매우 단기간에 이루어지는 개입은 성공적이기 어렵다는 것을 강조하고 있다. 예를 들면, 단기 캠프(boot camps), 충격을 주기 위한 일시 감금(shock incarceration) 등으로 국내에서 많은 부모들이 청학동과 같은 곳에 며칠씩 단기간 보내는 것을 하나의 예로 볼 수 있다.

II. 품행장애

1. 정의 및 개념

1) 정신의학적 정의

품행장애(conduct disorder: CD)는 정신과 진단 범주로 개인의 정신건강 차원에서 적절한 치료 계획 수립이 목표가 된다. 가장 주된 핵심 증상은 '사회적으로 용납되지 않는 행동을 지속하는 것'이다. 가정이나 가족에만 국한될 수도 있고 학교나 사회까지 확대되기도 한다. 비행을 나타낼 수도 있으며, 폭력이나 공격성을 동반할 수도 있다. 또한 다양한 대인관계의 형태 속에서 나타날 수도 있고, 발생 연령에 따른 차이도 있다.

2) 사회학적 및 법률적 정의

사회학적 용어로는 일탈 행동(misbehavior, deviant behavior), 법률적 정의로는 청소년 비행(juvenile delinquency)에 해당된다. 국내에서는 14세 이상 20세 미만에서 형법 법령에 저촉되는 행위를 했을 때 범죄 행위, 10세 이상 14세 미만[3]은 촉범 행위, 범죄는 아니지만 범죄를 저지를 우려가 있다고 인정되는 행위를 우범 행위로 규정하여 청소년 비행을 다루고 있다.

2. 역학

품행장애의 빈도는 미국의 경우 전체의 약 10% 정도로 알려져 있으나 국내에서는 정확히 알려진 것이 없다(참고로 미성년자 풍기사범 약 17만 건, 소년범죄 약 10만 5천 명으로 이 둘을 합치면 10~20세 인구대비 약 4%를 차지한다; 청소년백서, 1991). 남녀비를 보면 남아에서 대략 4~12배 높은 것으로 알려져 있다. 그 외에 부모가 반사회적 인격장애, 알코올 의존

3) 최근 비행 및 범죄 연령의 하향화로 인해 소년법을 개정하여 만 12세를 만 10세로 개정하였다.

이 있을 때, 가족의 사회경제적 수준이 낮을 때 그 빈도가 높다.

3. 임상 양상

1) 하위 유형

품행장애는 학자들마다 여러 가지로 구분해 왔다. 최근 단독공격형, 집단형, 미분화형(DSM-III-R, 1987)의 구분, 아동기 발병과 청소년기 발병(DSM-IV, 1994), 가정 내 국한형, 비사회화형, 사회화형, 적대적 반항장애와 과잉행동 품행장애, 우울성 품행장애까지를 포함하는 국제질병분류(ICD-10, 1992) 등 몇 가지가 아직 혼용되고 있다. 그만큼 품행장애는 개념, 진단 범위, 유형 분류 등에서 아직 논란이 계속되고 있다. DSM-5(APA, 2013)에서는 발병 연령에 따른 구분(〈표 8-7〉), 심각도 구분과 함께 제한된 친사회적 정서를 수반한(with limited prosocial emotions) 유형을 별도로 제시하고 있다. 이 유형은 과거 흔히 "냉담 및 무감정 특질(callous and unemotional traits)"로 부르기도 했으며, 스릴(thrill) 추구, 두려움을 모름, 처벌에 대해 둔감함 등의 성격 특성으로도 특정되었다. 아동기 발병 유형 및 심각한 수준의 품행장애일 가능성이 높다.

표 8-7 발병 연령에 따른 품행장애의 유형 간 차이점

아동기 발병 품행장애	청소년기 발병 품행장애
• 남자에게 많음 • 신체적 공격성 • 또래관계의 이상 • 사춘기 전에 ODD (+) • ADHD, 기타 신경발달장애 (+) • 예후가 불량 • 성인기에 CD, 범죄행위, SUD (+)	• 남녀비가 비슷 • 공격적 행동이 적음 • 정상적인 또래관계 유지 • 성인기로의 이행이 적음

2) 핵심 증상들

앞에서 언급한 핵심증상 외에 몇 가지 특징적인 행위를 나타내는데, 대개 다음의 네 군으로 나눌 수 있다. 첫째, 타인이나 동물에게 신체적인 해를 입히거나 위협하는 공격 행동, 둘째, 재산상의 손실을 초래하는 비공격적 행동, 셋째, 속임수나 절도, 넷째, 심각한 수준의 규칙 위반이다(〈표 8-8〉).

표 8-8 품행장애(CD)의 진단 기준(DSM-5; APA, 2013)

A. 다른 사람들의 권리를 침해하거나, 연령에 적절한 주요 사회적 규범 및 규칙들을 위반하는 행동을 반복적이고 지속적으로 보인다. 다음 항목들 중에서 특정 범주에 상관없이 세 가지(혹은 그 이상) 이상을 지난 12개월 동안 충족하고, 적어도 한 개의 항목이 지난 6개월 동안 있어 왔다:

사람과 동물에 대한 공격성

(1) 자주 다른 사람들을 괴롭히고, 위협하거나, 협박한다.
(2) 자주 신체적인 싸움을 일으킨다.
(3) 다른 사람들에게 심각한 신체적인 상해를 끼칠 수 있는 무기(예를 들면, 곤봉, 벽돌, 깨진 병, 칼, 총)를 사용하곤 한다.
(4) 사람들에게 신체적으로 잔인한 행동을 한다.
(5) 동물들에게 신체적으로 잔인한 행동을 한다.
(6) 피해자를 대면한 상태에서 물건을 훔친다(노상 강도, 소매치기, 강탈, 무장 강도).
(7) 다른 사람에게 성적 행위를 강요한다.

재산 파괴

(8) 심각한 손해를 끼치려는 의도를 가지고, 고의적으로 방화를 한다.
(9) 다른 사람들의 재산을 고의적으로 파괴한다(방화로 인한 것이 아니다).

사기 행위 혹은 도둑질

(10) 다른 사람의 집, 건물, 차에 무단 침입한다.
(11) 자주 재화나 호의를 얻기 위해서 또는 의무를 회피하기 위해서 거짓말을 한다(즉, 다른 사람들을 속인다).
(12) 피해자와 대면하지 않은 상태에서 값나가는 물건을 훔친다(들치기, 그러나 주거 침입은 하지 않음; 위조).

심각한 규칙 위반

(13) 13세 이전에, 부모의 금지에도 불구하고, 자주 외박을 한다.
(14) 보호자와 같이 살고 있는 동안 적어도 2회 이상 가출을 한다(또는 한 번의 장기간 가출).
(15) 13세 이전에, 자주 학교를 무단결석한다.

B. 이러한 행동장애가 사회적, 학업적, 직업적 기능에 임상적으로 중요한 장해를 유발한다.

C. 18세 이상인 경우에는, 반사회적 성격장애의 진단 규준에 부합되지 않아야 한다.

특정할 것:

- 아동기 발병 유형: 10세 이전에 이미 적어도 한 가지의 진단기준 특성이 발병
- 청소년기 발병 유형: 10세 이전에는 어떠한 진단기준 특성도 보이지 않음
- 특정되지 않은 발병 유형: 품행장애의 기준에는 맞으나, 첫 증상이 나타난 시기가 10세 전후인지 충분한 정보가 없는 경우

특정할 것(만일 해당된다면):

- 제한된 친사회적 정서를 수반함(with limited prosocial emotions): 이것을 특정하기 위해서 개인은 지난 12개월 동안 다양한 대인관계와 장소에서 다음의 특징을 적어도 2가지 이상 보여야 한다. 이러한 특징은 이 기간 동안 개인의 전형적인 대인관계 및 정서를 반영하며, 특정 상황에서 일시적으로 나타나는 것이 아니다. 따라서 이를 평가하기 위해서는 다양한 정보원이 필요하다. 개인의 자기보고에 덧붙여, 긴 기간 동안 개인을 잘 알고 있는 타인(부모, 교사, 직장동료, 확대가족, 또래)의 정보를 고려하여야 한다.
  1) 후회 혹은 죄책감의 결여: 어떤 잘못을 저질렀을 때, 기분이 나쁘거나 죄책감을 느끼지 않는다(잘못이 발각되었을 때나 처벌이 되는 상황에서 보이는 후회는 제외한다). 개인은 그 자신의 행동의 부정적 결과에 대해서 전반적인 걱정이 결여되어 있다. 예를 들면, 개인은 누군가를 다치게 한 후에 후회를 보이지 않고, 규칙을 어겼을 때의 결과에 대해서 개의치 않는다.
  2) 무감각(냉담, callous)-공감의 결여: 타인의 감정을 무시하거나 관심을 기울이지 않는다. 개인은 냉담하거나 무신경한 것으로 묘사된다. 개인은 그의 행동이 타인에게 미칠 영향보다는 그 자신에게 미칠 영향에 대해서 더 걱정한다. 이는 타인에게 중대한 위해를 끼친 경우에도 나타난다.
  3) 수행에 대해 무신경함: 학교, 직장 또는 기타 중요한 활동에서 불량하거나 문제되는 일의 수행에 대해서 걱정하지 않는다. 결과가 명백하게 예상될 때에도 일을 잘 수행하기 위한 노력을 하지 않으며, 전형적으로 자신으로 인한 일의 불량한 결과에 대해 타인을 탓한다.
  4) 피상적이거나 결핍된 정동: 진실하지 않거나 피상적인 방식의 표현을 제외하고 타인에게 느낌이나 정서를 표현하지 않거나(드러난 정서와 다른 행동을 한다; 정서를 재빠르게 나타내거나 감추거나 할 수 있다) 혹은 감정표현을 이득을 얻을 때만(즉, 타인을 조정하거나 협박을 할 때) 드러낸다.

특정할 것(현재 심각도):

- 경도: 증상의 수가 적으며, 품행문제가 타인에게 상대적으로 경미한 해만을 끼친다(거짓말, 무단결석, 외박, 이 밖에 규칙 어기기)
- 중등도: 품행문제의 수와 타인에 대한 영향이 중간이다(물건 훔치기, 기물파손)
- 고도: 진단기준을 충족하는 것 이상으로 많은 품행문제가 존재하며, 이 품행문제는 타인에게 중대한 위해를 유발한다(강요된 성행위, 신체적 잔인성, 무기 사용, 피해자를 대면한 상태에서 물건훔치기, 무단침입)

Kimonis 등(2014)은 반항장애, 아동기-발병 품행장애, 청소년기-발병 품행장애, 냉담 특질(CU traits)의 특성을 〈표 8-9〉와 같이 비교하여 구분하고 있다.

표 8-9 품행문제의 하위구분에 따른 위험요소(risk factors)의 요약

	ODD	아동기-발병 CD	청소년기-발병 CD	CU traits
생물학적				
• 유전	○	○	〉○	〈○
• 대상피질발달				○
• 전전두엽피질반응 이상				○
• 편도체 활성도 감소				○
생리/내분비				
• 정서 반응성 둔화				○
• 코르티솔 반응성 둔화				○
기질적				
• 정서 조절 이상	○	○		
• 고통에 대한 민감성 저하				○
• 두려움 결핍/불안감 낮음				○
• 충동성	○	○		○
인지/신경인지				
• 실행기능 결함		○		
• 언어성 지능 저하		○		
• 적대적 귀인 오류		○		
• 긍정적 예후에 대한 기대				○
• 도덕적 추론의 결함				○
• 비난하는 외현화				○
• 반응조절 결여/반전 학습 결여				○
• 비전통주의/반항(반역) 경향			○	
태내				
• 독성물질 노출	○	○		
가족력				
• 낮은 사회경제적 수준	○	○	○	
• 가족 스트레스/갈등/불안정성	○	○	○	
• 모성 우울	○	○		
• 부모의 분리(별거)	○	○		
• 역기능적 양육(예: 무자비한, 비일관적)	○	○	○	
• 감독/모니터링 불량/낮은 관여	○	○	○	
• 부모의 따듯한 돌봄 낮음				○
• 비조직화 애착		○		○

또래				
• 일탈된 또래 소속(가맹)		○	○	〈○
• 또래들로부터의 배척	○	○		
• 집단따돌림(학교폭력)	○	○	○	〈○
지역(이웃)				
• 폭력에의 노출	○	○		
• 좋지 않은 이웃	○	○		

출처: Kimonis et al.(2014), p.158, 표 3.3.

4. 진단 및 감별진단

품행장애를 진단하기 위해서는 다른 아동, 청소년기 정신장애보다도 더욱 철저한 평가가 시행되어야 한다. 평가 시에도 언어 표현력 부족, 조정하려는 자기 방어적 태도, 의사를 포함한 전문가 혹은 성인과의 대화에 익숙하지 못한 점 등으로 해서 대화로서의 면담이 쉽지 않다. 때로는 일탈행동이나 문제를 숨기기도 하고, 일관되지 못하거나 적개심을 표현하기도 한다. 그러므로 여러 간접적인 방법으로 정보를 보충할 필요가 있다.

〈표 8-10〉에서도 제시되다시피 다양한 원인이나 연관된 요인들이 많기 때문에 다른 동반된 정신장애나 질환 여부, 신경학적 상태, 지능, 학습능력, 사회적 기술, 가족력, 학교 및 교우 관계, 기타 사회생활 적응이나 문제 등을 평가하여야 한다.

5. 원인론

원인은 〈표 8-10〉에서와 같이 매우 다양하게 제기되고 있으며, 이들이 대부분 어느 정도씩 관여되는, 즉 품행장애는 다양한 원인에 의해 초래되는 최종 증상이다. 단지 가정파탄(broken home)이 중요한 것이 아니라 가정불화(family discord)가 중요하고, 특히 '적절하게 적응해 나가는 데 필요한 훈육이나 정서 제공의 결여'가 가장 중요한 위험 요소이다. 어느 한 요인으로 품행장애의 50% 이상을 설명할 수 없으며, 다 합쳐도 70% 이상을 설명하지 못한다. 이 같은 많은 위험요소를 갖는 아동들 중 품행장애를 갖지 않는 건강한(resilient) 경우도 많다.

표 8-10 품행장애의 원인에 기여하는 관련 요인들

- 유전적 요인
  반사회적 인격장애, 약물 남용, 기분장애, ADHD, 조현병, 학습장애
  기질(까다로운), 유전적 소인
- 생물학적 요인
  대뇌손상: 뇌전증(측두엽), ADHD, 두뇌손상
  남성호르몬(테스토스테론)
- 정신장애 및 질환
  지적장애 및 경계선 지능
  정신병, ADHD, 기분장애, 학습장애
- 내적 심리 갈등
  초자아 손상(defective superego, superego lacunae)
  욕구 좌절-공격 가설(John Dallard, 1939)
  사회 학습 이론
- 사회학 이론들
  사회구조론: 문화전달, 아노미 현상, 차별 기회
  사회과정론: 차별연관론(EH Sutherland), 표류이론(drift theory; Matza & Sykes, 1957)
  사회반응론: 낙인론(labelling theory), 갈등론(conflict theory)
- 가족 및 부모의 역할
  가정불화
  부모의 성격장애, 알코올 중독
  가정 내 폭력, 아동학대
  부모의 거부, 유기, 부적절한 양육, 감독 및 한계설정

6. 치료

품행장애의 치료는 여러 형태에서 시행된다. 즉, 법적인 처리, 가족들에 대한 개입, 사회적 지지, 행동수정법, 약물 투여, 그 외의 여러 가지 정신과 치료의 다양한 방법 등이다. 장소도 가정, 학교, 수용시설, 병원, 특별한 기관 등 다양하다. 의사, 특히 정신건강의학과 의사는 어떠한 형태나 장소에서 시행되건 앞에서 언급된 다양한 원인과 연관 요인들을 일차적으로 평가, 진단하는 역할을 담당해야 한다. 한 가지 방법이 아동 및 청소년의 치료에 결정적일 수도 있지만 대부분의 경우 여러 가지 치료적 접근이 광범위하게 요구된다. 가장 중요한 것은 '안전과 안락하게 포용하는 환경을 제공하기 위한 적절한 체계와 효

과적인 한계설정의 확립'이다. 만일 가정에서 이루어진다면 부모 상담 등을 통하여 적절하게 감독하고 한계를 설정할 수 있도록 부모 혹은 전문가나 주변의 협조를 동원한다.

가족의 역기능적 관계를 호전시키는 데 가족치료 혹은 가족기반의 다양한 치료적 접근이 필요하다. 문제행동을 수정하고 효과적인 한계설정과 긍정적 강화에 대해 부모 상담 혹은 부모교육이 도움을 준다. 이와 함께 학교와도 긴밀히 협력하여 행동관리, 개인 상담이나 교육적 배려 등을 통하여 변화를 유도한다. 또한 다양한 지역을 기반으로 하는 예방 혹은 치료적 접근도 다양하게 시도되어야 한다. 이와 함께 아동 및 청소년을 대상으로 개별적 혹은 집단적으로 시행하는 치료적 접근으로 전통적인 정신분석적 치료는 별 효과가 없는 것으로 되어 있지만, 최근에 인지-행동적 문제해결형 치료는 제한적이지만 효과를 갖는다. 사회기술훈련과 같은 행동치료적 접근도 유용하다. 집단치료, 특히 기숙 혹은 입원치료와 같이 집단을 대상으로 할 때는 이 방법이 이용된다. 이때 집단 형성을 허용하고, 이를 통한 긍정적인 변화와 사회화 기술의 증진을 도모한다.

1) 가족-기반 치료적 접근들

사춘기 이전의 품행장애 아동들을 대상으로 하는 가족-기반 치료로 널리 인정되고 있는 것들로는, ① 불순종 아동 돕기(Helping the Noncompliant Child; Forehand & McMahon, 1981; McMahon & Forehand, 2003), ② 부모-자녀 상호작용 치료(Parent-Child Interaction Therapy; Eyberg, 1988), ③ 놀라운 아이들(Incredible Years; Webster-Stratton, 2000), ④ Triple P(Sanders et al., 2003), ⑤ 오레곤 연구소 부모훈련(OSLC Parent Training; Patterson et al., 1975)이 있다. 사춘기 이후의 청소년을 대상으로 하는 것들은 ① OSLC Parent Training (Bank et al., 1991), ② 기능적 가족치료(Functional Family Therapy; Alexander & Parsons, 1982), ③ 단기 전략적 가족치료(Brief Strategic Family Therapy; Robin, Szapocznik, et al., 2003), ④ 문제해결 의사소통 훈련(Problem-Solving Communication Training; Robin & Foster, 1989), ⑤ 다중체계치료(Multisystem Therapy; Henggeler & Lee, 2003) 등이 비교적 근거가 제시된 치료법들이다(Kimonis et al., 2014).

2) 지역-기반 치료 프로그램들

가족 이외에 지역사회 내 존재하는 다양한 환경에서 시행되는 것들로 ① 성취 장소/가족 교육 모형(Achievement Place/Teaching Family Model; Kirigin, 1996), ② 다차원 치료 위탁 가정 돌봄(Multidimensional Treatment Foster Care; Chamberlain et al., 1994, 2003), ③ 사례관리서비스(Case Management Services; Bloomquist & Schnell, 2002; Stroul, 1995), ④ 주간치료 프로그램(Day Treatment Programs; Kolko, 1995) 등이 소개되고 있다(Kimonis et al., 2014).

3) 학교-기반 전략들

가족, 지역을 제외하고 가장 중요한 환경이 이들에게는 학교라고 할 수 있다. 학교에서 교사를 중심으로 품행장애 아동 및 청소년들을 대상으로 시행하는 전략들로, ① 교실 내 관리전략(Classroom Management Strategies), ② 교사훈련 및 자문-보조에 의한 행동치료 프로그램의 시행; Teacher training & consultant-assisted implementation of behavior therapy program, ③ 오레곤 연구소 프로그램(CORBEH: Oregon for Research in the Behavioral Education of the Handicapped): CLASS program, RECESS, ④ 긍정행동지지(PBS: Positive Behavior Support; Sugai & Horner, 1999), ⑤ 가정-기반 강화프로그램(Home-Based Reinforcement Programs), ⑥ 순종증가 및 불순종저하 기법들(Techniques for Increasing Compliance and Decreasing Noncompliance; Walker & Walker, 1991) 등과 그 외에 학교폭력(집단괴롭힘, bullying)에 대해 특별히 고안된 여러 프로그램들이 있다. 이 가운데 가장 전형적이고 고전적인 방법으로 올베우스 치료법(Olweus's intervention: Core Program against Bullying and Antisocial Behavior; Olweus, 1990, 1991, 1996)을 들 수 있는데, 이 프로그램의 핵심 내용을 간략히 살펴보면 다음과 같다.

- 목표: 사회적 환경의 재구조화
- 강조점
  - 교사 및 부모의 긍정적 관여(involvement)
  - 의사소통, 인식 및 지도감독 촉진
  - 받아들일 수 없는 행동에 대한 강력한 제지
  - 규칙 위반에 대한 일관된, 비체벌적 처벌
- 학교 수준에서
  - 무기명 설문지, 공식적 논의, 위원회 및 학생 지도감독 체계 설치
- 학급 수준에서

–학교폭력에 대한 분명한 '봐주기 없기' 규칙 제정, 학생/부모와의 정기 모임

• 개인별 수준에서
  –피해/가해학생, 부모지도/상담지지/보호제공

그 외에 다양한 학교폭력에 대한 프로그램으로 영국에서 제안된 'bully courts' 'the Heartstone Odyssey'(Smith & Sharp, 1994), 캐나다의 Toronto Anti–Bullying Intervention(Pepler et al., 1993, 1994), 벨기에에서의 프로그램(Stevenson et al., 2000)들이 널리 알려져 있다(Kimonis et al., 2014).

4) 기술훈련 접근법

인지행동적, 문제해결적 혹은 사회기술훈련 접근법 등 품행장애 아동 및 청소년을 대상으로 개별적 혹은 집단적 접근법들이 다양하게 시도되고 있다. 제한적인 결과를 얻고 있기는 하지만 앞에서 논의한 가족, 지역 또는 학교–기반 접근법 등과 병행되면 더욱 좋은 효과를 얻는 것으로 알려져 있다.

그 예로 ① 사회기술훈련프로그램(Social Skills Training Programs; Spence & Marzillier, 1981; Michelson et al., 1983), ② 인지행동기술훈련(Cognitive-Behavioral Skills Training; Kolko et al., 1990; Kendall et al., 1990; Guerra & Slaby, 1990), ③ 문제해결기술훈련(Problem-Solving Skills Training; Kazdin et al., 2003), ④ 분노조절훈련(Interventions for Anger Management; Lochman et al., 1985~), ⑤ 대처유능성에 기반한 기술훈련모형(Skills Training Based on a Coping-Competence Model; Blechman, 1996; Prinz et al., 1994; Rhode et al., 2004), ⑥ 다중요소 기술훈련(Multicomponent Skills Training: Aggression Replacement Training; Goldstein et al., 1998; EQUIP (+ "positive peer culture"; Gibbs et al., 1993); Dinosaur School(Webster-Stratton, 2000) 등이 있다(Kimonis et al., 2014).

5) 약물치료

여기에는 여러 가지 정신과 약물이 사용되고 있다. 일부에서 우울품행장애(depressive conduct disorder)라고 불리는 경우, 항우울제를 사용하면 우울 증세는 물론 품행장애의 증상도 호전을 보이기도 한다. 충동적 공격행동이 심한 경우, 특히 기분이 불안정하고 짜

증이 동반된 경우에는 리튬(lithium)을 투여하기도 한다. 만일 이때 뇌파이상을 동반할 경우는 리튬보다 항경련제(carbamazepine)를 사용하기도 한다. 또한 기질적 원인이 의심되면서, 심한 분노발작과 충동적 공격성을 갖는 경우에는 베타차단제(beta-adrenergic blocker)인 프로프라놀(propranolol)이 효과를 보인다.

ADHD가 동반될 때는 중추신경자극제를 사용하고, 그 외에 공격행동, 적개심, 부정적 행동, 폭발 행동을 감소시키기 위해 항정신병약(antipsychotics)을 투여할 수도 있다.

6) 법적 처리

국내에서는 청소년비행(소년법), 불량행위소년(미성년자보호법), 요보호아동(아동복지법) 등의 규정에 의해 범죄뿐 아니라 우범청소년도 포함하여, 처벌보다는 선도 위주로 처리하고 있다. 담당 주체는 경찰(소년경찰 지도담당, 수사전담), 검찰, 법원(가정법원, 지방법원 소년부지원 혹은 소년부) 등이고, 교정기관으로 소년감별소, 보호관찰소, 소년원 및 소년교도소, 그 외 위탁 보호시설 및 복지기관들이 있다.

이들 비행청소년들은 경찰이나 검찰에 의해 일차적으로 처리되며, 그 외는 소년감별소에서 평가된 후, 소년법원에서 판결에 따라 선고유예, 집행유예, 실형선고, 보호처분(1-10호) 등을 받는다.

Child Psychopathology **제9장**

내재화장애: 불안장애 및 우울장애

1. 불안장애

1) 서론

아동 및 청소년에서 불안장애는 가장 흔한 정신질환으로 알려져 있다. 일시적인 두려움(fear), 걱정(worry) 및 불안(anxiety)은 정상적인 발달과정 혹은 일상생활 중에 흔히 나타나는 것이지만, 불안장애란 '지나친 두려움과 걱정, 공포성 회피, 전반적 각성과 예기불안, 공황발작을 갖는 질병군'을 말하며, 학교생활이나 대인관계에서 상당한 기능장애를 일으킨다.

아동과 청소년들의 불안장애에 대해 성인기의 불안장애와 관련지어 관심을 기울이고 있는데, 과거 DSM-III(APA, 1980), DSM-III-R(APA, 1987)에서 이 시기의 불안장애를 성인기와 구분하여 분리불안장애(separation anxiety disorder: SAD), 과잉불안장애(overanxious disorder: OAD), 회피장애(avoidant disorder: AD)를 진단할 수 있도록 하였다가 DSM-IV(APA, 1994)에서는 이들을 맨 처음의 것만 별도로 내버려 두고, 성인기의 범불안장애(generalized anxiety disorder: GAD), 사회공포증(social phobia)으로 포함시켰다. 그 외에 성인기 불안장애로 분류된 공포장애(phobic disorder), 공황장애(panic disorder), 강박장애(obsessive-compulsive disorder: OCD), 외상 후 스트레스장애(posttraumic stress disorder: PTSD) 등은 아동 및 청소년기에 그대로 적용했다. 약 20년이 지나 DSM-5(APA, 2013)에

표 9-1 불안장애의 분류(APA, 2013)

Separation Anxiety Disorder(SAD)	분리불안장애
Selective mutism	선택적 함구증
Specific phobia	특정공포증
Social phobia(Social Anxiety Disorder)	사회공포증(사회불안장애)
Panic Disorder	공황장애
Agoraphobia	광장공포증
Generalized Anxiety Disorder	범불안장애
Substance/medication-induced AXD	물질/약물에 의해 유발된 불안장애
Anxiety Disorder due to a another medical condition	기타 의학적 원인에 의한 불안장애

서는 아동기 정신질환 카테고리 자체가 없어지면서 SAD, 그리고 선택적 함구증(selective mutism)을 아동, 성인 구분 없이 모두 불안장애 속에 포함시켰고, 강박장애와 PTSD는 불안장애 카테고리에서 분리하여 각각 강박관련장애, 그리고 스트레스 및 외상관련 카테고리 안에 별도로 분류했다.

과거 수십 년에 걸쳐 많은 연구자가 이 방면에 대해 연구를 해 왔음에도 불구하고 아직 성인기에 비해 부족한데, 아동 및 청소년기 불안장애의 특성에서 기인하는 몇 가지 이유로 다음과 같은 것을 들 수 있다. 첫째, 불안장애는 이 시기에 가장 흔하고, 정신보건서비스를 이용하는 가장 중요한 문제임에도 불구하고, 기관에 의뢰되는 비율은 그중에 약 20%에도 미달하는 실정이다. 이런 현상에 대한 가장 큰 이유로 추정되는 것이 내재화 증상이기 때문에 부모나 교사의 관심을 덜 받고, 제대로 인지되지 못하기 때문이다. 반대로 외현화 증상, 예를 들면 주의산만, 비행, 반항, 공격성 등은 비교적 쉽게 상담이 의뢰된다. 둘째, 불안 증상이 병적인지, 발달과정에서 나타날 수 있는 정상적인 것인지를 구별하는 객관적이고 명확한 기준이 부족하다. 몇몇 객관적인 측정도구가 개발되어 있지만 객관적으로 구별하는 데는 한계가 있고, 이 같은 점으로 해서 불안이 제대로 인지되지 못하고 있다. 셋째, 불안은 학업수행, 대인관계 등 여러 가지 발달영역에 걸쳐 널리 악영향을 끼치고 있으며, 많은 다른 공존질환과 함께 수반되어 나타나기 때문에 불안장애의 직접적인 영향을 연구하기는 매우 어렵다. 이 같은 점들이 아직 아동 및 청소년기 불안장애의 연구 및 임상을 어렵게 하고 있는 중요한 요인들이다.

2) 불안장애의 원인 및 관련 요인들

(1) 정상 불안

신생아는 물론 사람은 살아가면서 모두 불안을 경험한다. 그것은 대개 막연한 걱정과 함께 두통, 땀 흘림, 두근거림, 답답함, 손발 저림 등의 신체 증상을 동반한다(〈표 9-2〉).

불안(不安, anxiety)은 일종의 경고 신호이다. 위험이 다가오고 있음을 알려 그 사람으로 하여금 다가오는 위협에 대처할 수 있도록 해 준다. 이에 대해 **두려움**은 경고 신호에서는 비슷하지만, 이것은 알고 있는, 외부의, 명확한/비갈등적인(known, external, definite/nonconflictual) 것에 대한 반응이라는 점에서 차이를 보인다. 불안은 이와는 달리 알지 못하는, 내부의, 모호한/갈등적인(unknown, internal, vague/conflictual) 것에 대한 반응이다(Sadock et al., 2015, p. 387). 불안 혹은 두려움이 내부 혹은 외부의 위협에 대한 경고로서

표 9-2 불안의 증상들

1. 심혈관계통 두근거림, 빠른 맥박, 일시적인 혈압 상승, 얼굴 빨개짐 혹은 창백해짐
2. 호흡기계통 숨 가빠짐, 호흡 증가
3. 피부 피부 반점, 발진, 피부 온도 변화, 땀 흘림, 손발 저림
4. 근골격계통 손발 떨림(진전), 몸 떨림, 근육 긴장, 근육 저림(cramp)
5. 소화기계통 설사, 메스꺼움, 복통
6. 다른 신체기관 두통, 흉통, 지나친 각성, 쉽게 놀람, 불면, 악몽, 어지러움, 졸도, 빈뇨
7. 심리적-내적 공포, 긴장, 신경질, 흥분, 초조, 안절부절못함, 골똘히 생각함, 죽을 것 같음, 공황, 생각할 수 없음, 비현실감, 악몽
8. 사회-행동적 매달리는 행동, 의존적, 소심, 위축, 사회적 상황에서 불편함, 반응이 적거나 혹은 지나치게 행동함, 조금이라도 위험한 일을 하려고 하지 않음, 혹은 지나치게 위험한 활동을 함

출처: Livingston(1996), p. 674.

기능하기 때문에 사실은 사람이 살아가는 데 지극히 정상적이고 필수적이다. 또한 스트레스가 주어지면 이것에 대처하기 위해서 불안이 생길 수밖에 없다. 그리고 이때 경험하는 불안은 여러 요소로 구성된다(Kolb & Whishaw, 2009).

이것은 우리가 경험하는 **정서**(emotion)가 신경학적으로 피질 및 피질하 요소로 구성되기 때문이다. 즉, **피질 요소**(cortical components)로서 전전두엽(prefrontal cortex)에서 경험하는 정서의 의미와 집중력, 외현기억(explicit memory)과의 연계 등을 처리한다. **피질하 요소**(subcortical components)로서 주로 변연계(limbic system)가 관여하는데 감각피질에서의 지각(perception), 신체감각피질 및 뇌간에서의 신체감각(somatic sensation), 자율신경계를 통한 신체기능의 조절로 구성된다. 따라서 불안을 느끼게 되면 생리적 현상(두근거림, 땀, 빈뇨, 메스꺼움 등)을 경험하게 된다. 이와 함께 자극에 관련하여 선별적으로 주의집중이 일어난다. 즉, 위험에 대처하기 위해 이와 관련된 것에만 초점을 맞추고, 관련되지 않는다고 판단되는 것은 무시하게 된다. 위험이 사라졌거나 해결되었다고 판단될 때까지 관련한 사항에 대해서만 선택적으로 주의집중을 하게 되는 것이다.

(2) 병적 불안

불안장애는 2011년 18세 이상의 성인을 대상으로 한 국내 역학조사에서 1년 유병률 6.8%, 약 245만 명이 갖는 것으로 조사되었다. 여자 9.8%로 남자 3.7%에 비해 약 2~3배 많다. 하지만 안타깝게도 아동 및 청소년에서 불안장애 발생률에 대한 전국적 단위의 연구는 존재하지 않는다. 자세한 것은 뒤에서 논의한다. 병적 불안의 원인이 무엇인지에 대해서는 여러 학설이 있는데, 크게 심리학적 학설과 생물학적 학설로 대별할 수 있다(Sadock et al., 2015).

① 심리학적 학설

먼저 정신분석학설을 보면, Freud는 불안을 무의식(the unconscious)에서 유래하는 위험의 존재를 알리는 신호로 간주했다. 그는 특히 무의식적 위험으로 성적 혹은 공격적 욕구(sexual or aggressive wishes; id)와 초자아(superego) 혹은 외부 현실 사이에서 발생하는 정신적 갈등에서 유래한다고 했다. 이 신호에 대한 반응으로 자아(ego)는 수용할 수 없는 생각과 감정이 의식적인 인식으로 침투하는 것을 막기 위한 방어기제를 발동하게 된다고 했으며, 이 이론의 상당 부분이 최근 신경과학자들에 의해 뇌신경학 기제에서 사실로 밝혀지고 있다. 따라서 정신분석학에서는 모든 불안을 제거하는 것이 아니라, 불안에 대한 역치(threshold value)를 높이는 것이 치료의 목표가 된다. 대표적인 것이 말(馬, horse)에 대한 특정공포증을 호소하는 꼬마 한스(Little Hans) 사례에서 말로 상징되는 아버지와의 오이디푸스 갈등에서 오는 거세 불안(catrastion anxiety)에 대한 것이 좋은 예이다.

둘째, 행동주의 이론에서는 불안을 특정 환경적 자극에 대한 조건화된 반응으로 간주한다. 예로 고전적 조건화에서 학대하는 아버지에 의해 양육된 소녀가 아버지를 보자마자 불안해하고, 일반화를 거쳐 모든 남성을 불신하게 된다. 사회학습모형에서도 유사하다.

셋째, 실존주의 이론에서는 사람은 목적을 잃은 우주에서의 삶에 대한 감정을 경험하게 되는데, 존재와 의미에서 지각되는 공허(void)에 대한 반응이라고 설명한다.

② 생물학적 이론들

먼저 유전적 요인을 보면, 일부 유전적 요인이 불안장애의 소인임은 분명하다. 예를 들어, 공황장애 환자의 약 1/2에서 적어도 1명의 친척이 같은 병을 앓고 있다. 다른 불안장애는 이같이 높지는 않지만 일반 인구에 비해 이 병을 앓는 집단의 1차 친족(first-degree relatives)에서 분명히 유병률은 높다. 이것은 쌍생아 연구, 입양아 연구 등을 통해서도 입증된 것인데, 그렇다고 단순한 멘델식 법칙의 유전방식은 아니다.

신경해부학적 연구 및 뇌영상 연구를 통해 밝혀진 것을 보면 청반(locus ceruleus)과 홍반(raphe nucleus)이 불안장애를 일으키는 핵심적인 부위이다. 이들 영역에서 신경회로가 변연계로 향하고, 변연계는 노르아드레날린(NE), 세로토닌(5-HT) 및 가바(GABA) 신경회로 및 수용체를 통해 불안장애와 관련된다. 또한 두 기관의 신경회로가 대뇌피질로도 향하는데, 해마(hippocampus), 대상회(cingulate gyrus), 시상하부(hypothalamus) 및 측두엽(temporal lobe)의 일부가 불안장애와 관련된다.

신경생화학적 연구는 위에서 언급한 노르아드레날린(NE), 세로토닌 및 가바(GABA)가 관여되며, 이들과 관련한 약물들이 치료제로 사용되고 있다. 마지막으로 자율신경계(autonomic nervous system: ANS)는 말초신경계로서 대뇌를 포함한 중추신경계로부터의 정보를 하부에서 실질적으로 조정하는 역할을 한다. 이들 기능에 의해 심혈관계(빈맥), 근골격계(두통), 소화기계(설사), 호흡기계(숨가쁨) 등 다양한 증상이 불안장애에서 일어난다.

3) 불안장애의 발달학적 경과 및 유병률

(1) 발달학적 경과

두려움과 걱정(근심)은 정상 아동들에서도 흔하다. 임상가는 아동의 기능에 유의미한 지장을 초래할 정도의 불안장애와 정상적인 발달에서의 적절한 걱정, 두려움 및 수줍음을 구별해야 한다. 신생아기에서는 흔히 큰 소음, 놀람, 후기에는 낯선 사람에 대한 두려움이 있다. 걸음마기 아동들에서는 상상 속 인물들, 어둠, 정상적인 분리불안이 나타난다. 학령기 아동들은 손상과 자연재해(예: 폭풍우)에 대한 걱정을 많이 한다. 더 나이가 든 아동 및 청소년들은 대개 학업수행, 사회성 유능성, 건강에 대한 걱정과 두려움을 가진다(AACAP, 2007).

정신분석학적 관점에서 불안은 **발달학적 위계**(developmental hierarchy)를 가진다[1]. 이것

1) 불안의 발달학적 위계: 붕괴성 불안(disintegration anxiety), 피해 의식적 불안(persecutory anxiety), 분리불안(fear of loss of the object; separation anxiety), 애정대상의 상실에 대한 불안(fear of loss of love), 거세 불안(castration anxiety), 초자아 불안(superego anxiety)(출처: Gabbard, G. O. (1994). *Psychodynamic Psychiatry in Clinical Practice*, Washington DC, American Psychiatric Press, Inc., p. 200.)

은 출생 후 발달과정에서 나타나는 정상적인 공포/불안과도 연관이 있는데 환자의 증상적 불안의 무의식적인 근원을 결정하고 이해하는 데 도움을 줄 수 있다.

(2) 발생빈도 및 유병률

아동 및 청소년기 불안장애의 현재 유병률은 2~4% 정도로 추정하고 있으며, 각각의 하위유형별로 〈표 9-3〉에 요약한다.

표 9-3 불안장애의 발생빈도

유병률	경과 및 예후
범불안장애	
지역 대상군(15~54세)	
적어도 3% 유병률; 일생유병률 4~6%	만성경과
남녀비=2:1	악화와 호전의 경과
과잉불안장애	
아동/청소년	약 1/3은 자연 호전
유병률 2.9~4.6%, 평균 발병연령 8.8세	
특정공포증	
아동/청소년	
유병률 2.6~9.1%; 연구들의 평균 약 5%	시간 경과에 따라 안정적
소년 및 어린 아동들에서 더 흔함	증상은 연령에 따라 감소
공황장애	
지역 대상군(청소년)	발병연령은 후기 청소년기 및 초기 성인기
공황 발작 16~63%; 공황장애 0.6~5%	
사회공포증	
지역 대상군	
일생유병률 8.7~16%; 여성에서 높음	비교적 안정적인 문제
임상 대상군	초기 및 중기 청소년기에 흔히 발병; 어릴수록 나쁨
청소년 및 성인은 비슷함	
선택적 함구증	
지역 대상군	
유병률 0.3~0.76%	3~5세에 발병; 만성 경과
이민 온 학령전기 아동에서 높음	청소년기까지 가면 예후 불량

출처: Connolly & Suarez(2010), pp. 299-323.

양상에 따라 구분할 수 있다. 그리고 다른 유사한 증상을 가져올 수 있는 질병이나 원인들을 감별한다.

(1) 불안 증상을 가져올 수 있는 신체 질병들

몇 가지 경우에는 불안 증상을 가져올 수 있는 신체 질병도 구별할 수 있어야 한다. 이것은 의학적인 것이어서 간략히 소개하자면, 내분비질환(예: 갑상선 기능항진증 및 기능저하증, 저혈당증 등), 심혈관계질환(예: 심부전증, 부정맥 등), 호흡기질환(예: 만성폐색성폐질환, 폐렴 등), 대사이상(예: 비타민결핍증 등), 신경계질환(예: 암, 뇌염 등)에서 나타날 수 있다.

그 외에도 여러 가지 물질이나 약물의 중독상태(술, 암페타민, 카페인, 마리화나, 코카인, 환각제, 흡입제 등)나 금단상태(술, 코카인, 안정제 등)에서도 올 수 있고, 일상적인 복용상태(진통제, 기침약, 인슐린, 갑상선약, 피임약, 항히스타민제, 스테로이드제, 고혈압치료제, 항경련제, 기타 향정신성 약물들)에서도 나타날 수 있기 때문에 이러한 가능성도 염두에 둘 필요가 있다. 특히 청소년들에서는 약물과 관련된 불안 증상이 나타나지 않을 수도 있다.

(2) 구체적인 개별 불안장애들의 구분

분리불안장애는 불안의 대상이 집이나 애착대상으로부터 분리나 분리의 예기에 대해 불안해하는 상황이 국한되어 있다. 따라서 다른 범불안장애나 특정공포증과 구별을 할 필요가 있다. 청소년기에는 광장공포증을 동반하는 공황장애 혹은 사회공포증이 발병할 수 있으므로 이들을 감별할 필요는 있다.

가장 구별이 어려운 것이 광장공포증을 동반한 공황장애, 특정공포증의 상황형, 사회공포증의 구별이다. 우선 사회공포증의 공포나 두려움의 대상은 사회적인 상황에서만 나타난다는 점이다. 또한 예측할 수 없는 공황 발작을 동반하지 않는다는 점이다. 그리고

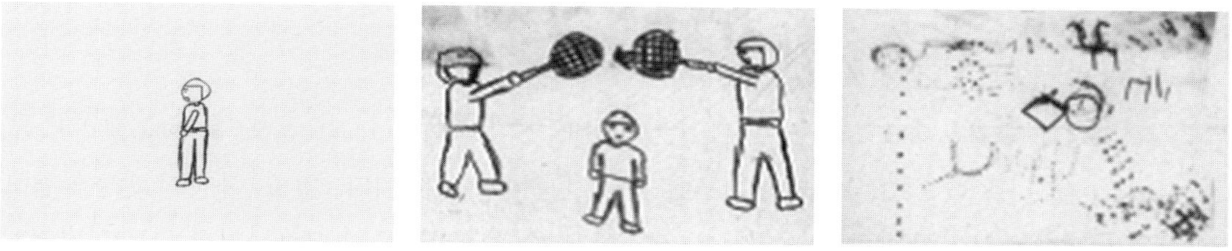

[그림 9-1] **불안장애 아동의 그림**

인물화에서 옆모습은 자신감이 없음을 표현하고, 가족화에서는 평소에 자신이 바라는 화목한 가족들의 모습, 그리고 벤더 게슈탈트 검사에서는 그리고 지우고를 반복하는 자신 없는 모습을 보여 주고 있다.

앞의 둘을 구별하는 것은 공황 발작과 특정 상황의 회피 증상 중 어느 것이 선행인지의 여부가 된다. 물론 임상에서 실제는 구별이 매우 어려운 경우도 있다.

(3) 공존질환

분리불안장애에서는 분리와 관련된 불안만 나타나는 것이 아니라 특정 대상(예: 귀신, 동물, 곤충, 어둠 등)에 대한 공포가 다양하게 나타난다. 또한 약 1/3에서 범불안장애를, 또 1/3에서 우울장애를 동반한다. 이같이 분리불안장애에서는 다양한 불안 및 우울 증상을 동반한다.

특정공포증에서 비행기 타기를 두려워하여 여행을 제한 받는다든지, 무대에 서기가 두려워 활동에 제한을 받을 수도 있다. 그렇지만 다른 동반 장애에 비해 그 정도는 비교적 덜한 것이 보통이고, 흔히 특정공포증에 광장공포증을 동반한 공황장애가 병발하는 수가 가장 많다.

사회공포증은 남의 비판에 대해 지나치게 과민하고, 자기주장을 잘 못하고, 자긍심이 낮고, 열등감이 높다. 시험 보는 것을 매우 두려워하는 수도 많은데(시험불안증), 이런 청소년들은 특히 학교생활에 지장을 많이 받기 때문에 학업수행이 떨어진다. 심한 경우에는 학교 가기를 거부하기도 하고, 집단에 전혀 참여하지 않고, 친구도 사귀기가 힘들고, 바깥 활동을 기피한다. 공황장애, 광장공포증, 강박증, 기분장애, 약물남용, 신체형장애 등이 동반되어 뒤따라오기도 한다.

공황장애는 주요우울증이 잘 동반하는데, 그 비율은 50~65%에까지 이른다. 그리고 술이나 안정제를 통해서 증상이 완화되는 것으로 생각하기 때문에 약물남용이 병발하기 쉽고, 그 외에 다른 불안장애, 그중에서도 특히 광장공포증이 동반된다. 범불안장애는 기분장애(특히 주요우울증, 기분저하증)와 잘 병발한다. 그 외에 다른 여러 가지 불안장애와 약물남용을 수반하기도 한다.

(4) 진단 및 평가

평가는 기본적으로 다음 세 가지 목적을 갖는다(Southam-Gerow & Chorpita, 2007). 즉, ① 발견-선별, ② 선택(triage)-치료 계획, ③ 예후 평가이다. 첫째, 불안이 발달학적으로 부적절한지의 여부를 결정하고, 심각한 고통이나 장해를 초래하는지의 여부도 결정해야 한다. 이를 통해 진단이 내려져야 한다. 둘째, 두려움이나 불안 그 자체가 아니라, 기능적 상황을 평가하는 것이다. 즉, 학교에 결석하는지, 친구가 없는지, 심한 고통을 느끼는지, 학업수행이 어려운지 하는 것으로 치료의 필요성 여부를 정하기 위해서다. 마지막으로 치료나 개입이 이루어진 결과를 평가하기 위한 것으로 일정한 기간을 두고 반복 측정을 해야 하기 때문에 가능한 짧고, 특정한 영역에 초점을 맞추는 것이 필요하다. 가능하면 이러한 여러 목적을 1~2개의 평가도구로 다 수행할 수 있으면 좋겠지만 현실적으로 가능하지 않다.

불안장애의 진단 및 평가는 설문지, 면담(구조화 및 반구조화), 직접 관찰 및 생리기능평가로 이루어진다.

① 설문지

Southam-Gerow와 Chorpita(2007)는 광범위한 조사를 통해 3개의 유형으로 설문지를 구분했다. 첫째, 불안 '기질(trait)'을 측정하는 도구로 Revised Children's Manifest Anxiety Scale(RCMAS; Reynolds & Richmond, 1978)과 State Trait Anxiety Inventory for Children(STAIC; Spielberger, 1973)이다. 전자는 37문항, 총 점수와 3개의 불안관련 하위척도(걱정/과민감정, 집중력, 생리적 불안)와 '거짓말(lie)' 척도를 구성하며, 예-아니요 질문으로 수행된다. 후자는 각각 20개 문항으로 구성된 2개의 척도(상태 및 특성 불안)로 함께 혹은 별도로 수행한다.

둘째, '다차원적(multidimensional)'불안설문지로, Revised Child Anxiety and Depression Scale(RCADS; Chorpita et al., 2000), Screen for Child Anxiety Related Emotional Disorders(SCARED; Birmaher et al., 1997), Spence Children's Anxiety Scale(SCAS; Spence, 1998), Multidimensional Anxiety Scale for Children(MASC; Marsh et al., 1999) 등이 있다. RCADS는 DSM-IV에 기반한 47문항, 4점 척도로 5개 불안관련 하위척도와 1개의 우울장애 척도로 구성한다. SCARED 및 SCARED-R은 각각 41개 및 66개 문항으로 구성되며, DSM-IV에 기반을 두고 있다. 전자는 전체 및 5개 하위척도, 후자는 전체 및 9개 하위척도로 구성되는 3점 척도이다. SCAS도 DSM-IV에 기반을 둔 설문지로 44개 문항, 전체 및 6개 하위척도로 구성되며 4점 척도이다. MASC는 DSM과는 관련되어 있지 않은 설문지로 4점 척도로 채점되는 39문항으로 구성하며, 전체 및 4개 하위척도(위해 회피, 신체 증상들, 분리불안, 사회불안)를 갖는다. 그 외에 불안장애지수(anxiety disorder index)와 10문항의 단축형이 있다.

마지막으로 특정 불안 증상 내지 영역을 평가하는 협대역 척도들이 있다.

표 9-5 다차원적 불안설문지들이 포함하는 DSM 장애들

DSM 질환	RCADS	SCARED	SCARED-R	SCAS
범불안장애	◎	◎	◎	◎
분리불안장애	◎	◎	◎	◎
사회공포증	◎	◎	◎	◎
공황장애	◎	◎	◎	◎
강박장애	◎		◎	◎
외상후스트레스장애			◎	
특정공포증			◎	
학교공포증		◎		
기타 불안장애				◎
주요우울장애	◎			

출처: Southam-Gerow & Chorpita(2007), p. 366.

② 면담법 및 요약

표 9-6 평가목적에 따른 권고

목적	선별	치료 계획	치료 중 예후	치료 후 예후
척도	STAIC	RCADS	증후군 척도	증후군 척도
척도	PANAS-C	SCARED	RCADS	
척도	RCADS	SCAS	SCARED	
면담법		ADIS-C/P	ADIS-C/P	
면담법		K-SADS	K-SADS	
기타 불안장애		과정 측정	표의적인 측정	
기타		표의 측정(예: 공황발작의 수)		

출처: Southam-Gerow & Chorpita(2007), p. 381.

③ 불안장애의 진단과 관련한 몇 가지 주요 논제들

앞으로 해결해야 할 주제들은 다음과 같다.

- 불안장애 아동과 정상 아동과의 구분
- 질병들 간의 구분 및 공존질환의 문제
- 불안장애 내에서의 구분
- 불안과 우울의 구분

- 불안장애와 행동장애의 구분
- 진단의 안정성, 검사-재검사 신뢰도 및 예측타당도
- 아동과 성인 보고의 일치도
- 진단에서 자기보고와 다른 평가방법의 사용 여부

6) 치료

불안장애의 치료는 다른 경우에서도 비슷하지만 다양한 치료 접근이 요구된다. 여기에는 불안장애에 관해 부모와 청소년에게 시행하는 교육 및 개별 상담, 교사들과의 상담이나 자문, 인지행동치료, 정신역동적 심리치료, 약물치료, 가족요법 등이 모두 포함된다.

(1) 인지행동치료

행동치료 혹은 인지행동치료는 노출(exposure)과 같은 행동요법의 원리와 적응적 자기표현(coping self-statement)과 같은 인지치료의 원리를 포함한다.

Albano와 Kendall(2002)은 아동기 불안장애에 대한 인지행동치료의 5개 요소를 기술했다. ① 질병과 인지행동치료에 대해 아동과 부모에게 시행하는 심리교육(psychoeducation), ② 신체적 관리기술훈련(somatic management skills training), 예로 이완훈련, 복식호흡, 자기모니터링 등, ③ 인지 재구성(cognitive restructuring), 예로 부정적 기대에 대한 도전과 스스로 부정적 이야기하기의 변형, ④ 노출법(exposure methods), 예로 두려운 자극에 점진적 탈감작을 통한 상상 및 실제 노출, ⑤ 재발 방지 계획(relapse prevention plans), 즉 추후회기, 부모 및 학교와의 협력이다. 그들은 불안장애에 따라 어떤 요소가 강조되어야 하는가에 차이가 있다고 했다. 그 외에 그들이 제시하는 것들로 긍정적, 유관 관리 스케줄 초기에 불안을 증가시키는 노출을 시도함에 있어 아동의 동기 강화에 도움을 주며, 부모가 이완기술을 배워 인지행동치료의 코치로 기능하도록 한다는 것들이다.

아동기 불안장애에 대해 가장 널리 알려진 인지행동치료로 'Coping Cat' 프로그램(Kendall, 1990), 오스트레일리아에서 변형시킨 'Coping Koala'와 캐나다에서 변형시킨 'Coping Bear'가 있다. 이 프로그램은 분리불안장애, 범불안장애, 사회공포증을 갖는 아동들을 대상으로 여러 연구에서 효과가 입증되었을 뿐만 아니라, 1년 및 장기 추적 연구에서도 효과가 유지되었다.

분리불안장애(학교공포증)에서 학교 가기를 두려워할 때 **체계적 둔감화**(systematic desensitization)를 위주로 하는 행동요법에 의해 좋은 결과를 보고했다. 그 외에 특정공포증에서 모델링, 체계적 둔감화, 인지행동요법을 이용해서 호전을 보였다. 이같이 다양한 방법이 사용되고 있으나, 최근에 공황장애에서도 집단을 상대로 하는 인지행동요법이 시행되어 좋은 결과들이 많이 보고되었다.

(2) 정신역동적 정신치료/놀이치료

정신역동적 정신치료도 시행되는데, 주로 기저에 위치하는 두려움과 불안에 초점을 맞추어 접근한다. 주로 아동으로 하여금 분리(separation), 자율성(autonomy), 자긍심(self-esteem), 연령에 적합한 행동(age-appropriate behavior)을 수행해 나가면서 호전되도록 한다. 이때 부모들도 함께 상담하여 안심시키고, 청소년이 좀 더 독립적이 되도록 도와줄 수 있도록 한다.

(3) 약물치료

약물치료는 다양하게 시도되지만, 실제 엄격하게 시행된 연구결과는 부족하다. 흔히 사용되는 것으로 삼환계 항우울제(tricyclic antidepressants: TCAs), 벤조디아제핀(benzodiazepines) 계열의 항불안제, 최근에 선택적 세로토닌 재흡수 차단제(selective serotonin reuptake inhibitor: SSRI), 그 외에 몇 가지 약제들이 있다. 앞에서 이미 언급했듯이 여러 가지가 처방되고 사용되지만 연구결과는 적은 편이다. 어떻든지 약물치료는 포괄적이고 다양한 치료 전략의 일부분으로 간주되어야만 한다. 특히 심한 증상을 갖는 경우에 빠른 증상 완화를 가져오는 효과를 가진다.

불안장애에서 사용하는 약물은 1980년대 이전에는 주로 벤조디아제핀 계열의 약물을 주로 사용하고, TCAs 등은 우울장애에서만 주로 사용해 왔다. 하지만 SSRI 계열의 약물이 항우울제로 개발된 이후, 이들이 항우울 효과뿐 아니라, 항불안 효능도 있음이 밝혀졌고, 최근에 이들 약물이 항우울제뿐만 아니라, 항불안제, 나아가 다양한 적응증에 사용되고 있다(윤진상, 김성완, 2009). 그러다 보니 전통적으로 사용해 오던 벤조디아제핀 계열 약물이 오히려 2차 약물 혹은 보조제로 처방되기도 한다.

항불안 효과를 갖는 약물들을 다양하게 부르고 있어 혼란을 일으키는데, 항불안제(anti-anxiety drug 혹은 anxiolytics), 안정제(sedatives), 수면제(hypnotics), 소신경안정제(minor tranquilizer)[3] 등 다양하게 부른다. 이것은 항정신병 약물(antipsychotic drugs)을 과거에 대신경안정제(major tranquilizer)로 부른 것에 대비해서 관습적으로 부른 것과 이들 약물이 안정 및 수면 효과를 가져오기 때문에 이를 지칭해 각각 안정제 혹은 수면제로 불리기도 했다. 최근에는 통칭하여 항불안제로 불리는 경우가 많다. 하지만 항우울제로 처음 분류되었던 SSRI 계열의 약물들[4)]이 항우울은 물론 항불안의 이중 효과를 갖는 것이 밝혀지면서 이들의 분류가 최근 다소 애매해졌다. 항불안제 가운데 일부는 수면 효과가 강하기 때문에 수면제로 사용되기도 한다.

(4) 학교에서 아동청소년 불안에 대한 전략

① 예방 전략

청소년들의 불안을 감소시키는 데 교사들의 역할은 매우 중요하다. 이 가운데 가장 중요한 것이 학교가 학생들을 환영하고, 안전하고 편안한 곳이라는 생각이 들도록 하는 것이다. 학교 자체가 불안을 유발하거나 가중시키는 경우는 물론, 학생들 내적인 갈등으로 인해 불안해하는 경우에, 학습은 말할 것도 없이 학생들의 학교생활 적응이 사회적으로 혹은 정서적으로 어렵다. 학생들이 각각 개인적 문제를 편안하고 솔직하게 교사와 상의할 수 있도록 기회를 제공하는 효율적인 상담체계를 갖추는 것이 필수적이다.

② 조기 발견

불안한 청소년들을 조기 발견하는 것은 쉽지 않다. 대개 학생들은 소극적이거나 예민하여 눈에 쉽게 띄는 경우도 있지만 순종적이고 예의 바르게 행동해서 교사들이 전혀 눈치채지 못할 수도 있다. 얼마 전 저자가 한 초등학교에서 불안 및 우울 경향의 학생들을 선별한 것에 대해 담임교사들의 항의를 받은 적이 있다. 결국 평가가 다 끝난 후 교사들의 오해는 풀렸지만 일부 학생들은 겉으로 드러나지 않아 간과되고 있었다.

3) 항불안제로 가장 자주 사용해 왔던 벤조디아제핀계 약물로 국내에서 시판되는 것은 alprazolam(Xanax), bromazepam, brotizolam, chlordiazepoxide, clobazam, clonazepam, clorazepate, clotiazepam, diazepam (Valium), ethyl loflazepate, estazolam, etiazolam, flunitrazepam, flurazepam, lorazepam(Ativan), mexazepam, midazolam, pinazepam, triazolam, tofisopam 등이다(윤진상, 김성완, 2009, p. 206).

4) fluoxetine(Prozac), fluvoxamine, paroxetine, sertraline, citalopram, escitalopram

③ **대책**

이미 앞에서도 논의했지만, 불안장애 혹은 불안은 그 대상, 특성, 원인에 따라 많은 차이를 보인다. 우선 학교와 관련하여 발생하거나 영향을 받는 경우가 있다. 예를 들어, 학교 운영방침, 교사들의 교수태도, 지도 등과 관련하여 학생들의 불안이 유발 혹은 악화되는 경우가 있다. 또한 학업성취, 또래관계, 학교폭력 등과 관련해 불안해하기도 한다. 그 외에 학교와 별 관계가 없는 학생의 내적 갈등이나 정신의학적 원인에 의해 발생하기도 한다. 따라서 불안장애가 있거나 불안한 학생에 대한 대책은 불안의 특성, 원인 및 대상에 따라 보다 개별적인 접근이 필요하다. 보다 심한 경우에 학교 교사 단독으로 해결할 수 없는 경우도 있기 때문에 이런 경우는 보다 전문적인 치료를 받도록 하고, 그 가운데 일부는 약물 복용을 할 수도 있다.

2. 우울장애

우울(depression)은 병(disease/disorder; 우울장애)이기도 하고, 증상(symptom; 우울증)이기도 하다. 또한 그 어느 것도 아닌 일반적인 상태(mood state; 우울, 우울한 기분)로도 쓰인다. 흔히 **슬픔**(sadness)이나 불행감(unhappiness)도 비슷한 개념으로 혼동되지만, 이것은 일시적으로 슬픈 기분과 상태를 말하며, 분명한 이유와 대상이 있고, 지나치게 병적으로 지속되지 않는다. 예를 들어, 가족의 갑작스런 죽음에 대해 슬퍼하는 것은 자연스런 심리반응이라고 할 수 있다. 그렇지만 슬픔이 몇 달을 계속되는 경우는 드물고, 슬프기는 하지만 제대로 잠을 자지 못하고, 먹지를 못하고, 자기 할 일을 하지 못하는 경우는 드물다. 슬픔과 불행감으로 자살을 생각하거나 시도하는 경우는 더욱 드물다.

아직 우울과 슬픔을 구분하는 명확한 기준은 없지만, ① 이같이 슬프고 우울한 기분에 덧붙여 비관적이고 부정적인 생각이 동반하는지, ② 불면, 식욕 감퇴, 피곤함, 성욕 및 의욕 감퇴 등의 생리적 혹은 행동적 변화가 동반하는지, ③ 이 같은 상태가 일시적인 것이 아니라 상당 기간 지속하는지 여부를 고려한다. 따라서 우울증은 슬픔이나 일시적인 우울한 기분과 달리 명확한 질병 단위로 존재한다. 우울증은 사실 의학에서 가장 오래된 명백한 질병 단위이며, 다른 질병이나 상태에 동반한 증상으로 우울증이 존재하기도 한다.

과거에는 아동에게서는 미성숙한 초자아와 성격 구조로 인해 우울증이 생길 수 없다는 생각에서 아동기나 청소년기의 우울증에 대해 부정했으나, 점차 이 질병이 이들 시기에도 존재함이 알려졌고, 결국 유럽소아정신의학자연합(The Union of European Pedopsychiatrists, 1971), 미국 국립정신보건원(NIMH, 1975)에서 아동기 우울증을 주요 연구 과제로 선정하게 되었고, 지금은 아동기에도 존재하는 독립된 질병으로 인정하고 있다.

1) 우울증의 정의 및 구분

질병으로 우울증은 신경성-정신병, 반응성-내인성, 일차성-이차성, 단극성-양극성 등 많은 개념이 혼란스럽게 있어왔기 때문에 매우 복잡하다. 최근에 정리된 견해들은 다음과 같다.

(1) 신경성-정신병 우울증

정신병적(psychotic) **우울증**은 흔히 내인성 우울증, 심한 우울증, 환청이나 망상을 동반한 우울증과 동일한 것으로 사용되었다. 이에 반해 **신경성**(neurotic) **우울증**은 반응성, 성격적, 만성, 외인성, 경한, 망상이나 환각을 동반하지 않는 우울증으로 불렸다. 물론 아직도 이 개념과 용어가 흔히 사용되지만 신경성 우울증은 모호하고 너무 광범위하게 쓰이고 있어 최근에는 경우울증[혹은 기분부전장애(dysthymic disorder: DD)]이라고 명명되면서, 반드시 신경성이거나 성격적인 우울이 아닌 단지 만성 경과와 덜 심한 우울증이라는 의미로만 사용되고 있다. 정신병적 우울증은 주요우울장애라는 포괄적인 병명으로 통일해 그중에서 정신병적 증상을 갖는 심한 우울증으로 소구분한다.

(2) 반응성-내인성 우울증

내인성(endogenous) **우울증**이란 생물학적 원인에 의해서 생활사건이나 정신적 갈등과 무관하게 발병하는 우울증이라는 개념이다. 최근 우울증을 악화시키는 유발요인의 존재 여부와는 관계없이 체중 감소, 불면, 운동 저하, 죄책감의 증상이 나타날 때 사용하며, 주요우울증에서 멜랑콜리 형태(melancholic subtype)로 소구분한다. 이에 대해 **반응성**(reactive/exogenous) **우울증**이란 환자에게 스트레스를 주는 생활사건에 따르는 우울증이라는 의미로 쓰였다. 그렇지만 그 후의 많은 연구에서 사업 실패, 실연, 진학 좌절 등의 스트레스 사건과 우울증, 또 사건의 심각도와 우울증 정도 사이의 관련성이 예전에 생각했던 것보다 적다는 견해들이 제기되어 최근에 이 같은 개념이 퇴조하고 있다.

(3) 일차성-이차성 우울증

일차성(primary)은 다른 정신질환이나 신체질환과 관련이 없는 순수한 우울증을 말하며, 이차성(secondary)이란 불안증, 조현병, 알코올중독, 성격장애 등 다른 정신질환 혹은 신체질환에 병발하는 우울증을 일컫는다. 이런 구분이 연구자들에 의해 제기되면서, 임상에서도 유용한 개념으로 사용되었지만, 아직 치료 반응도나 원인에서의 차이 등을 구별하지 못하고 있다.

(4) 단극성-양극성 우울증

현재 가장 분명한 구분을 인정받고 있는 것이 바로 단극성-양극성(unipolar-bipolar)의 이분법이다. 조증 삽화(manic episode)가 있는 우울증(흔히 조울증의 우울증)과 없는 우울증이 서로 다르다는 견해가 Leonhard(1957)에 의해 제기되었으며, 이후 수많은 연구가 진행되어, 현재 이들은 별개의 경과나 특성을 갖는 다른 질병으로 인정되고 있다. 그 증거들로 유전적 요인, 인구사회적 변인, 질병 경과, 생물학적 소견들, 증상, 치료에 대한 반응들에서 분명한 차이를 보이고 있다. 물론 아직 두 우울증의 차이가 양극성에서 좀 더 뚜렷한 유전적 경향을 보이는 것 이외에 두드러진 차이를 밝히지는 못했지만 앞으로 두 가지 형태의 우울증 차이가 명확해질 것으로 기대된다.

2) 전형적인 특성들

주요우울장애란 진단명은 1980년 미국정신의학회(APA)에서 새롭게 규정하기 시작해 앞에서 언급한 과거의 정신병적 우울, 갱년기 우울, 내인성 우울, 단극성 우울 등을 모두 포함하고 있다. 이것은 대개 한 번 발병하면 일단은 호전되는데, 그 후에 재발하는 경향이 높다. 나중에 우울신경증(경우울증)에 겹치기도 하지만, 주요우울장애는 양극성장애(과거의 조울증)와 달리 조증을 동반하지 않는다. 따라서 우울증이 처음 발병했을 때는 이것이 주요우울장애인지, 양극성장애의 우울상태인지 구별할 수가 없다. 그것은 과거 병력, 가족력, 앞으로 경과를 보는 수밖에 없다. 주요우울장애는 다음의 특징적인 증상을 가진다(〈표 9-7〉).

(1) 기분저하

가장 기본적인 증상은 우울한 기분(depressive mood)으로, 슬프고 울적하고 비관적이다. 불유쾌한 기분도 있을 수 있으며, 청소년들은 예민하고 짜증스러워하기도 한다. 또한 정상적으로 즐거워야 할 때도 즐거움을 느끼지 못한다.

(2) 생리기능이상

주요 증상으로 식욕이나 수면과 같은 **정신생리기능**(psychophysiologic function)과 관련된 것들이다. 입맛이 없기 때문에 먹지를 못하고 체중이 감소하는 수가 많다. 드물지만 억지로 먹어서 체중 감소가 별로 없을 수도 있고, 반대로 너무 지나치게 먹어서 체중이 증가하는 수도 있다. 우울증에는 불면증이 예외 없이 동반하는데, 잠이 들기 어렵고, 잠이 들더라도 중간에 자주 깨기를 잘하고, 새벽에 일찍 잠이 깨서 뒤척이는 수가 많다. 이 환자들에서 수면검사를 해 보면 여러 가지 이상 소견이 발견된다. 식욕과 마찬가지로 보통의 우울증과 반대로, 항상 피곤해서 계속 눕고 싶고 잠이 많은 경우도 있다. 운동이나 활동의 저하로 자꾸 처지거나, 혹은 지나치게 안절부절못해 객관적 관찰이 가능하다.

(3) 정신운동저하

아무에게도 말을 건네지 않고 몇 시간씩 가만히 앉아 있거나 허공을 바라보고 있기도 한다. 대화를 한다고 해도 귀찮다는 듯이 겨우 몇 마디만 하고, 내용도 빈약하고, 말소리도 느릿느릿하다. 그러나 반대로 안절부절못해 매우 신경질적이 되고, 심하게 짜증을 내기도 한다. 특히 청소년들은 이 같은 증상이 심하여 우울증보다는 오히려 다른 증상으로 오인되는 수가 있다. 심하면 한자리에 오래 있지 못해 서성대기도 한다. 이같이 운동기능이 저하하면서 의욕도 떨어지고 에너지도 감소해 쉽게 피곤함을 느끼기 때문에 우울증 초기에 이런 문제로 상담을 많이 온다.

(4) 인지기능저하

마지막으로 생각과 사고의 저하와 장애를 초래한다. 실제로 집중력이 떨어지고, 생각이 저하되며, 기억력도 감소한다. 따라서 평소 잘하던 것도 수행 능력이 떨어진다. 심해지면서 '나는 더 이상 쓸모가 없다' '나는 아무것도 할 수가 없다. 내가 살아서 가족들 짐만 된다' '모든 것이 내 잘못으로 정말 죄가 많다' 등의 무가치한 생각, 죄책감이 흔하다. 자신감이 없기 때문에 일을 피하게 되고, 학교나 직장을 그만두려고 한다. 극단적인 경우가 바로 죽음과 자살에 집착하는 것으로 '차라리 내가 없어지는 것이 모든 사람을 위한 길이다'라고 하면서 자살을 생각하거나, 심지어 실행에 옮기기도 한다. 물론 그렇다 해서 자살

하는 사람들 모두가 우울증에 의한 것은 아니다. 더 심한 경우에는 '너 같은 놈은 차라리 죽어 버려라'와 같은 환청이 생기거나, '내가 몹쓸 병에 걸렸다. 내가 과거에 큰 죄를 저질러 그것을 회개해야 한다'와 같은 죄책감이나 허무감이 주제가 되는 망상까지도 나타난다. 청소년들에서 이 같은 일종의 정신병적 상태(특히 환청)가 약 절반(40~70%)까지도 나타난다.

그 외에 분리불안, 공포증, 여기저기 아프다고 하는 신체증상 호소, 일탈행동들이 청소년기 우울증에서 흔히 나타날 수 있다.

표 9-7 주요우울장애의 진단기준(APA, 2013)

1. 거의 매일, 하루 종일 우울한 기분이다.
2. 흥미, 즐거움, 활동이 뚜렷하게 떨어져 있다.
3. 체중이 줄고, 식욕저하가 심하다(반대로 체중 증가, 식욕항진의 경우도 있다).
4. 거의 매일 불면증이 있다(반대로 지나치게 잠을 많이 자는 수도 있다).
5. 안절부절못하거나, 혹은 반대로 거의 꼼짝하지 않는다.
6. 피곤하고, 기운이 없다.
7. 허무한 마음, 지나친 죄책감에 시달린다.
8. 생각이 잘 나지 않고, 집중이 어렵고, 결정을 잘 못 내린다.
9. 계속해서 죽는 생각에 사로잡히거나, 자살 생각 혹은 시도를 한다.

3) 역학

우울증의 빈도, 특히 아동 및 청소년기의 빈도는 성인보다 덜 명확하게 알려져 있지만, 그동안 시행된 여러 연구를 보면 주요우울장애의 경우 아동은 0.4~2.5%, 청소년은 0.4~8.3%의 발생빈도를 보인다. 기분부전장애도 비슷해 아동은 0.6~1.7%, 청소년은 1.6~8.0%의 발생빈도를 보고한다. 주요우울장애의 일생동안의 발생빈도(lifetime prevalence)는 15~20%로 알려졌다.

성별에 따른 빈도는 성인과 다소 다른 양상을 보이는데, 아동(사춘기 이전)의 경우 남녀 발생빈도가 거의 동일한데, 청소년기가 되면 성인과 유사하게 여성에서 남성에 비해 약 2:1의 비율로 높게 발생한다.

4) 공존병리

우울증 아동 및 청소년의 40~70%에서 공존병리를 가지며, 적어도 20~50%는 2개 이상의 병리를 보인다. 가장 흔한 것으로는 경우울증(DD)과 불안장애(합쳐서 30~80%), 파탄장애(10~80%), 물질남용(20~30%) 순이다. 일반적으로 공존병리는 재발 위험도, 삽화의 지속기간, 자살 시도, 기능적 예후, 치료에 대한 반응, 정신건강서비스의 활용도에 영향을 준다.

소위 '**이중 우울증**(double depression: MDD+DD)'은 단독 우울증보다 증상이 더 심하고, 더 오랫동안 지속하며, 공존병리가 많고, 자살율이 높고, 기능장애가 많다. 마찬가지로 우울증과 불안증이 공존할 때도 비슷하다. 우울증과 품행장애와의 공존병리에 대해서는 근본적으로 DSM-5과 ICD-10에 차이가 없으나, 그 처리에 있어서 보는 시각이 다르기 때문에 전자에서는 공존질환으로, 후자에서는 '**우울품행장애**(depressive conduct disorder)'라는 진단을 내린다. 어떻게 진단하든지 이 둘이 공존할 때는 단기 예후가 불량하고, 기분장애의 가족력이 낮고, 성인기 범죄의 빈도가 높고, 자살 시도가 많고, 가족 간의 비난 수준이 높고, 위약(placebo)에 대해 잘 반응하는 소견으로 단순한 우울증과는 다르다는 주장들이 제기된다.

5) 발달 경과

임상 증상에서 몇 가지 발달상 차이를 보인다. 내인성/멜랑콜리아, 정신병, 자살 시도, 자살 시도의 치명률, 기능장애는 연령 증가에 따라 증가한다. 반대로 분리불안, 공포, 신체증상, 행동 문제는 오히려 아동기에 더 자주 관찰된다. 그 외에 앞에서 논의한 바와 같이 발생빈도에 있어 성비의 차이가 발달 경과에 따라 달라진다.

아동 및 청소년기 주요우울장애의 평균 지속기간은 약 7~9개월로 알려졌다. 이들 중 90% 정도는 1.5 내지 2년이 지나면 호전되고, 약 6~10%만이 지속한다. 재발의 위험성이 높은데, 2년까지 40%, 5년까지 70%가 재발한다. 청소년기에서 성인기로 이행한 후에 재발률은 대략 60~70%로 추정되는데, 이것은 단극성 우울증 성인의 5년 후 재발률인 70%와 거의 일치한다. 그 외에 우울증 청소년의 20~40%가 초기 발병 후 5년 이내에 양극성장애로 발전된다. 조기 발병 기분부전장애는 만성 경과를 밟는데, 평균 지속기간은 약 4년이며, 주요우울장애(70%), 양극성장애(13%), 물질남용(15%)의 위험도를 갖는다.

우울증 삽화기간 중 이들은 학업수행, 대인관계의 손상을 초래하지만, 우울증에 특징적이지는 않다. 이 외에도 자살 위험성, 타살 사고, 흡연, 음주 및 기타 물질남용의 위험도가 증가한다.

6) 원인

여러 가지 원인이 제기되는데, 간략히 요약하면 다음과 같다. 먼저 ① 유전적 요인을 보면, 적어도 우울증 원인의 약 50%를 설명할 수 있다. 부모 가운데 한쪽이 우울증을 앓은 경우, 적어도 약 3배가량 발병 위험도가 증가한다. ② 가정환경 요인에 대해서는 아직 확실하게 알려진 바가 없다. ③ 생활스트레스 요인을 보면, 개인은 우울장애와 관련하여 많은 스트레스를 경험하는데, 그 가운데 특히 '상실(loss)'을 동반하는 경우가 많고, 약 60~70%가 우울증에 선행해 상실을 경험한다. ④ 부정적 인지유형(negative cognitive style) 요인으로, 특히 이것은 '**인지-소인모형**(cognitive-diathesis model)' 가설을 뒷받침한다. ⑤ 마지막으로 생물학적 요인으로 여러 생물학적 인자들이 우울증 발병의 위험인자로 알려졌는데, 호르몬, 수면 등이 주요 인자로 거론되고 있다.

7) 진단 및 감별

우울증의 진단에서 중요한 것은 ① 우울 증상의 철저한 평가, ② 다른 공존질환의 여부, ③ 연관된 사회심리 및 학업수행의 평가, ④ 의학적 진찰과 검사 등을 시행하는데, 진단은 DSM-5 혹은 ICD-10의 진단 지침과 기준을 적용하여 몇 가지 표준화된 면담에 의해 이루어진다.

그 외에 벡우울검사(Beck Depression Inventory: BDI), **아동용우울검사**(Children's Depression Inventory: CDI) 등의 평가척도들이 개발되어 사용되었다. 그러나 이들의 타당도가 낮기 때문에, 우울증 진단에는 사용되지 못하고, 우울증의 선별, 우울 증상의 심각도 평가, 호전 정도의 평가에서만 사용된다. 또한 우울증을 진단하기 위해서 특별히 사용되는 생물학적 검사는 아직 개발되지 않았다.

8) 치료

(1) 일반적 원칙들

아동 및 청소년기 우울증은 본질적으로 성인기와 동일하거나 매우 유사하다. 따라서 치료도 이에 준하여 시행되지만, 인지기능의 미숙, 내분비계통의 발달 미숙, 학교나 부모 역할의 중요성 등 몇 가지 치료 시 고려해야 할 사항이 있다. 일차적으로 앞에서 언급한 대로 정확한 진단과 포괄적인 평가가 선행되어야 한다. 특히 자살 사고와 위험도에 대한 평가, 증상의 악화를 초래할 수 있는 심리사회적 스트레스 요인에 대해서 주의를 기울여야 한다. 일반적인 치료 외에 약물치료, 정신치료 및 인지행동치료, 가족치료 등이 요구되며, 심한 경우는 입원을 필요로 한다.

무엇보다도 예방이 중요하지만, 일단 우울증이 시작되면 그 증상의 심각도에 따라 어떤 치료가 우선해야 할 것인지 결정한다. 우선 식사, 수면 등 기본적인 생리기능의 유지에서 시작하는데, 초기에는 가급적 환자의 내재된 갈등이나 감정을 파헤치는 것은 피한다. 상담은 정해진 시간에, 자주, 너무 길지 않은 시간을 하는 것이 좋고, 심하지 않을 때는 가능한 정상 생활을 유지하도록 하는 것이 좋다. 만일 증상이 심해지면 약물 투여를 해야 하고, 입원이 필요한지, 자살의 위험도가 높아지지는 않았는지 자세히 평가한다. 회복기에는 자살의 위험이 더 높아지기 때문에 잘 감시해야 하고, 충분히 회복되기 전에 너무 빨리 평소에 하던 업무에 복귀하는 것은 피하도록 한다. 어느 정도 회복했더라도 너무 급하게 병전에 하던 업무의 전부를 하지 않도록 권유한다.

표 9-8 우울증 치료의 일반적 원칙과 지침들

1. 초기 면담에 희망적이고 낙관적인 태도로 임한다.
   * 우울 증상의 심각도를 평가한다.
   * 심리적 근원이나 갈등은 깊게 캐지 않는다.
   * 자살 위험도는 초기에, 그리고 자주 정기적으로 평가한다.
2. 심리사회적 스트레스 요인이 있는지 평가한다.
   * 스트레스 평가 및 대처방식에는 개인적 및 문화적 차이를 고려한다.
3. 정신치료, 특히 인지행동치료를 시행한다.
   * 환자들은 부정적이거나 자기비하적인 태도를 취하기 쉬우므로 이를 교정하도록 한다.
4. 중등도 이상의 심각도를 가질 경우에는 생물학적 치료를 우선한다.
   * 심하거나, 자살 위험도가 높을 경우에는 즉시 입원을 권유한다.
   * 약물치료의 경우도, 1주에 2회, 10~15분 정도 방문을 유지하고 지지를 해야 한다.

* 첫 발병 이후 적어도 16~20주는 치료를 해야 한다.

5. 입원을 필요로 하는 경우(입원 적응증)
   * 자살을 기도했거나, 자살의 위험도가 높을 때
   * 증상-불면증, 초조감, 절망감, 감정 변화, 식욕저하, 망상 및 환각 등-이 심할 때
   * 일을 포기하거나, 직장(혹은 학교)을 그만둘 정도로 기능상실이 있을 때
   * 환자 자신이 치료를 거부하거나, 치료에 협조가 되지 않을 때
   * 신체적 합병증이 있거나, 신체적으로 지나치게 허약해졌을 때
6. 우울증의 예방 전략
   * 가능한 규칙적인 일상생활(수면, 운동, 식사 등)을 매일 지속적으로 유지한다.
   * 평소 가장 즐기는 활동에 참여하여 대인관계를 계속 유지한다.
   * 힘든 일, 마음속의 생각을 신뢰할 수 있는 가족, 친구와 자주 상의한다.
   * 과도한 음주 및 습관성 약물, 수면(낮잠 등)을 피한다.
   * 의욕 저하, 우울한 기분이 2주 이상 지속하면 곧바로 전문가의 도움을 받는다.

(2) 약물치료

약물치료는 우울증 치료에서 매우 중요한데, 흔히 전통적으로 사용해 오던 **삼환계 항우울제**(TCAs)를 사용한다. 아동 및 청소년기 우울증에서 이 약물 치료의 효과는 개방형 연구(open trials)에서는 60~80% 효능이 있다고 보고되지만, 이중맹검법에 의한 연구에서 위약과 효능에 있어서 차이가 확인되지 못했다. 성인 우울증에서는 분명한 효과가 입증되었음에도 불구하고, 이같이 차이가 없다고 하는 것은 여러 가지로 추정되는데 연구방법의 문제를 포함해, 청소년기 우울증의 특징까지 앞으로 좀 더 규명되어야 할 과제이다.

그 외에 제2세대 항우울제, 모노아민 산화효소 억제제(MAOI) 등 새로운 약물들이 개발, 사용되었으나, 아동 및 청소년기 우울증에서는 거의 연구되지 않았고, 몇몇 연구에서도 그 결과가 미흡하다. 최근에 **선택적 세로토닌 재흡수 차단제**(SSRI)에 속하는 몇 가지 항우울제가 개발되어 우수한 효능, 매우 적은 부작용, 광범위한 적응증으로 각광을 받고 있다. 이에 따라 우울증을 포함한 다양한 경우에 청소년 환자들에서 사용되는데, 개방연구에서 70~90%, 이중맹검법에서 56%의 호전을 보여 위약(33%)에 비해 우수한 효능을 보이는 것으로 연구되었다. 아직 충분한 자료가 부족하기는 하지만, 삼환계 항우울제에 비해 장점이 많고, 효능도 높은 것으로 연구되기 때문에 앞으로 많은 효과가 있을 것으로 예상된다.

(3) 정신치료

우울증의 정신치료는 최근에 인지행동요법이 가장 효과적이라는 견해가 우세하다. 인지치료는 자신과 세계에 대한 부정적, 소극적 태도를 버리고 긍정적, 적극적 태도를 가지며, 심리적 고통, 증상에 수반되는 역기능적 사고의 직접적 수정을 통해 증상을 완화시킨다. 우울증은 자신의 과거, 현재는 물론 미래에 대한 부정적 견해를 가지기 때문에 Beck은 이를 우울증의 인지왜곡의 3요소(cognitive triad)라고 명명했다. 대개 12~16주 기간 동안 약 15~25회의 면접을 시행했는데, 각 면접 전에 환자와 치료자는 우선적인 문제에 대한 안건을 만들고 심리교육적 접근을 시도한다. 치료자는 환자가 자기 문제를 대처할 수 있도록 이해시키는 안내자 역할을 하며 환자 스스로가 숙제 등을 통해 문제해결을 해 나가도록 돕는다. 이와 함께 환자 스스로의 행동을 통하여 만족과 보상을 얻는 방법과 우울증에 이르도록 한 행동 양상을 교정하는 행동치료적 방법을 습득하도록 한다. 드물지만 역동적 정신치료에서는 아동기의 상실과 연관된 심리적 갈등을 해결하는 데 중점을 두어 시행했지만 적극적으로 추천되지는 않았다.

(4) 유지치료

우울증은 잦은 재발을 특징으로 하는 질병으로 예방과 호전 후 재발 방지가 중요하기 때문에 유지치료(maintenance treatment)가 요구된다. 특히 기분장애의 가족력을 가질 때, 우울 삽화의 조기 발병(20세 이전), 증상이 아주 심할 때는 주의를 요한다. 이와 함께 아동 및 청소년, 부모를 포함한 가족, 교사, 그리고 지역사회에 우울증의 조기 발병과 예방, 유지에 대해 교육하는 것이 필수적이다.

9) 정서조절장애

정서(emotion)는 흔히 기분(mood)과 혼동되어 사용된다. 정서 혹은 기분 조절의 이상은 다양한 형태, 즉 불안 혹은 우울, 조울 등으로 나타난다. 여기서 이들을 정의하고 다루는 것은 주제의 범위를 벗어나는 것으로 DSM-5(APA, 2013)에서 새롭게 등장한 **파탄적 기분조절장애**(disruptive mood dysregulation disorder: DMDD)를 소개하는 것으로 대신한다. DMDD는 만성적으로 심하며 지속적인 자극과민성(irritability)이 핵심으로 DSM-5에서 새롭게 등장한 병명이다. 심한 자극과민성(severe irritability)이란 두 가지 특징적인 임상 증상으로 나타난다. 첫째, 잦은 분노 발작으로 대개 좌절 상황에서 자기 발달 수준에 맞지 않는 언어적 혹은 행동적(재물, 타인 및 자신에 대한 공격성 형태로) 형태로 나타낸다. 둘째, 심한 분노 발작 사이에 존재하는 만성적이고 지속적인 과민하거나 분노에 찬 기분(irritable or angry mood)을 특징으로 한다. 이러한 기분은 거의 하루 종일, 거의 매일 나타난다.

표 9-9 DMDD의 진단기준(APA, 2013)

1. 심하고 반복적인 분노 발작이 언어 혹은 행동으로 표출되는데, 이는 상황이나 자극 정도에 비해 현저하게 벗어나는 수준의 강도와 지속기간을 갖는다.
2. 분노 발작은 발달 수준에 맞지 않는다.
3. 분노 발작은 평균적으로 1주일에 3회 이상 발생한다.
4. 분노 발작 사이의 기분은 하루 중 대부분, 거의 매일, 지속적으로 과민하거나 화가 나 있는 상태로, 타인(부모, 교사, 또래)이 관찰할 수 있다.
5. 1~4의 진단기준이 12개월 이상 존재한다.
6. 1과 4 진단기준은 세 가지 상황 중 최소한 두 가지 이상에서 있어야 하며, 이 중 최소한 한 가지에서는 심각해야 한다.
7. 진단이 6세 미만에 처음 내려지거나, 18세 이후에 내려져서는 안 된다.
8. 병력이나 관찰상 1~5 진단기준의 발병연령은 10세 미만이다.
9. 조증이나 경조증 삽화가 지속기간을 제외한 전체 진단기준을 충족한 경우가 1일 이상 있어서는 안 된다.
10. 증상은 주요우울장애의 삽화 동안에만 발생해서는 안 되며, 다른 정신질환으로 더 잘 설명되지 않아야 한다.
11. 증상은 물질의 생리학적 영향이나 다른 내과적/신경과적 상태에 기안한 것이 아니다.

DSM-5에서 추가된 DMDD에 대해서는 논란이 많은데, 아직 이에 대한 연구가 부족하여 유병률도 정확하지 않다. 아동청소년정신과 클리닉에서는 흔하다지만, 지역사회에서는 대략 2~5%의 유병률을 추정하고 있다. 다른 질병과의 구별이 쉽지 않은데 먼저 양극성장애와의 구별은 경과를 살펴봐야 가능하다. 양극성장애는 삽화적 경과를 취하는 데 비해 DMDD는 지속적이다. 다른 차이점은 양극성장애에는 자극과민성뿐 아니라, 기분고양(elavation or expansion)과 과대망상(grandiosity)이 나타나는데, 이는 DMDD와 구별된다. 둘째, 분노 발작이나 분노에 찬 기분 등으로 인해서 반항장애(ODD)는 감별이 필요하다. 이 둘의 감별 기준으로는 기분 증상의 존재 여부, 여러 상황에서 발생하는 점, 경과로서 우울장애 혹은 불안장애로의 전이 여부 등이 거론된다. 그 외에 간헐적 폭발장애(intermittent explosive disorder), ADHD, 우울장애, 불안장애, 자폐스펙트럼장애 등과의 감별도 필요하다.

DMDD는 현재 우울장애의 한 하위유형으로 분류된다. DMDD가 양극성장애로 이행되는 비율은 매우 낮은 것으로 알려졌고, 대신 이들에게서 우울장애 혹은 불안장애의 발병이 높다. 이들은 **낮은 좌절내성**(low frustration tolerance)으로 인해 학교적응, 가족관계 혹은 또래관계에서 많은 곤란을 겪게 된다. 아직 이들에 대한 치료 지침은 알려지지 않았다.

3. 기타 내재화장애들

1) 강박관련장애

(1) 강박장애(obsessive-compulsive disorder: OCD)

핵심 증상은 환자에게 심각한 고통을 주거나, 장시간 계속하거나(적어도 하루에 한 시간 이상), 학교나 사회생활을 방해할 정도의 반복적인 강박생각(obsession)이나 강박행동(compulsion)이다. 강박생각이란 자아이질적(ego-dystonic)이며, 침습적이고(intrusive), 대부분은 쓸데없는 것이라는 것을 알고 있는 반복적이고 지속적인 생각, 이미지, 충동으로 정의된다. 강박행동은 생각에 반응하여 행해지는 반복적이고 목적지향적인 행동으로 손씻기, 계산하기, 점검하기 등과 같은 행동이 흔하며, 강박생각에 수반되는 불유쾌한 감정을 완화시키는 기능을 한다. 청소년들에게 흔한 강박생각 및 행동으로는 〈표 9-10〉과 같은 것들이 있다. 강박장애가 있는 청소년들 중 50~60%에서 심각한 기능장해를 초래하며, 어린 연령일수록 강박사고가 없는 행동이 흔하고, 나이가 들수록 강박행동 없이 생각만 한다.

보통 청소년기나 성인기 초기에 시작하는데, 남자가 다소 일찍 시작한다. 남자는 평균 6~15세 사이에, 여자는 20~29세 사이에서 발병한다. 대개 서서히 생기는데, 일단 발병하고 나면, 만성적으로 호전과 악화를 반복한다. 스트레스를 받으면 증상이 악화되는데, 약 5%는 평소에는 멀쩡하다가 증상을 나타내는데, 약 15%는 직업상 혹은 사회기능 수행능력이 점차 저하된다.

강박장애에서는 우울증이 매우 흔하게 동반한다. 그 외에 다른 불안장애들(특정공포증, 과잉불안, 분리불안)도 자주 동반되며, 가장 특징적으로 투렛장애를 동반하는데, 강박증의 약 5~7%에서, 투렛장애의 35~50%에서 강박증을 동반한다. 그 외에 흔히 강

표 9-10 강박스펙트럼장애의 특징적 증상들

강박생각	강박행동
더러운 것이 묻거나 옮는다	(손)씻기
자신 혹은 타인이 다친다	반복하기
공격적인 내용	점검하기
성에 관한 내용	만지기
양심적/신앙적 내용	계산하기
숨겨진 생각들	서열/배열하기
좌우 대칭이 되어야 한다	저장하기
말하기, 물어보기, 고백하기	기도하기

출처: March & Leonard(1996).

박스펙트럼장애(obsessive-compulsive spectrum disorder)라는 개념에 포함되는 **발모광**(trichotillomania), **신체이형장애**(body dysmorphic disorder), **습관성 질환**(habit disorder; 손톱깨물기) 등이 있는데 공존하는 경우는 비록 많지 않지만, 드물지도 않다.

강박증도 뚜렷한 경우에는 진단이나 감별진단이 어렵지 않지만, 구별이 어려울 때도 있다. 우울증이 심하거나, 범불안장애에서 불안이 매우 심할 때, 사회공포증에서 특정공포증과도 감별이 어려울 때가 있다. 강박사고가 현실 판단력을 상실하고, 망상 수준으로 발전했을 때 오히려 망상장애(delusional disorder)로 진단하는 것이 바람직하고, 경우에 따라서는 좀 더 괴이하거나 비현실적일 때는 조현병을 생각할 수도 있다. 병에 대한 공포만으로 국한될 때는 강박증보다는 오히려 건강염려증(hypochodriasis)을, 체형이나 외모에만 집착할 때는 신체이형장애를 진단한다. 그 외에도 강박증세를 나타내는 질환은 예컨대, 발모광, 성도착(sexual deviation), 병적도박(pathological gambling), 알코올이나 약물 의존(dependence), 거식증(anorexia nervosa) 등 여러 경우에서 관찰된다. 이 같은 질환이 아닌 강박성격장애도 있는데, 이는 두드러진 강박 사고나 행동 대신에 정리정돈이나 완벽에 집착하는 성인기 초기에 시작한다.

(2) 그 외에 강박관련장애들

그 외에 DSM-5(APA, 2013)에 강박스펙트럼장애로 분류되는 여러 장애가 있는데, 이는 〈표 9-11〉에 제시하였고, 자세한 것은 생략한다.

표 9-11 강박스펙트럼장애의 분류(APA, 2013)

Obsessive-Compulsive Disorder(OCD)	강박장애
Body Dysmorphic Disorder	신체이형장애
Hoarding Disorder	저장장애
Trichotillomania	발모광(모발뽑기장애)
Excoriation(Skin-Picking) Disorder	피부뜯기 장애
Substance/medication-induced OCRD	물질/약물에 의해 유도된 강박장애
OCRD d/t a another medical condition	기타 의학적 원인에 의한 강박장애

2) 외상 및 스트레스 관련 장애

(1) 외상 후 스트레스장애(post traumatic stress disorder: PTSD)

직접적으로 죽음이나 손상의 위협 혹은 실제 경험에 해당하는 정도의 극심한 스트레스(예: 유괴사건, 폭력, 강간이나 살인의 목격, 학대, 심각한 사고나 손상, 심각한 질병, 자동차 사고, 심각한 재난, 전쟁 등)에 노출되어 극심한 두려움, 절망감, 공포심(아동인 경우에는 대신 와해된 혹은 안절부절못하는 행동으로 대신 나타날 수 있다)을 보인 이후, 다음과 같은 특징적인 증상들을 나타낸다.

첫째, 스트레스 사건을 계속 자기도 모르게 회상하거나, 악몽을 꾸거나, 마치 그 사건이 다시 일어날 것처럼 행동하거나 놀라는 등 지속적으로 재경험한다. 둘째, 사건과 관련된 생각, 느낌, 화제를 피하려고 하거나, 사건을 회상시킬 수 있는 장소나 사람 등을 피하거나, 중요한 활동에 관심을 잃어버리거나 빠지는 등 사건과 연관된 자극을 피하고 일반적인 반응이 마비되는 증상(psychic numbness)을 보인다. 셋째, 잠들기가 어렵거나, 자주 화를 터뜨리거나, 깜짝깜짝 놀라는 등 지나친 경계(과각성, hypervigilance)를 나타낸다. DSM-5(APA, 2013)에서는 네 번째 특징적 증상으로 외상성 사건과 연관되어 인지 혹은 기분의 부정적 변화의 발생이나 악화(예, 해리 증상, 인지 왜곡 등)가 추가되었다.

어느 연령에서도 발병이 가능하고 대개 외상 후 첫 3개월 이내에 시작한다. 물론 때로는 수개월 혹은 수년이 지나 발병하는 경우도 있다. 처음 외상 직후에는 급성스트레스장애에 해당하여, 재경험, 회피, 과각성 등의 증상이 두드러진다. 증상의 지속기간은 다양하지만 대략 1/2 정도는 3개월 이내에 회복하고, 나머지는 1년 이상 지속하는 수도 많다. 외상에 노출된 정도, 기간, 근접성이 얼마나 이런 증상을 일으키는가를 결정짓는 데 중요한 요소가 된다. 그 외에 사회적 지지, 가족 역동, 아동기 경험, 성격적 요소, 이미 선행하는 정신질환 유무가 이 장애의 발병에 주요 변수로 작용한다. 그렇지만 스트레스가 극심할 경우에는 이러한 선행조건이 없더라도 발병할 수 있다.

PTSD는 적응장애(adjustment disorder)와 구별해야 한다. PTSD에서는 스트레스가 반드시 극심해야 하는 데 반해, 적응장애에서의 스트레스는 반드시 극심한 것은 아니다(예: 배우자의 가출, 실직, 청소년의 입시실패, 실연 등). 또한 적응장애에서는 증상이 특징적이지 않고, 심하지 않다.

표 9-12 외상 및 스트레스 관련장애의 분류(APA, 2013)

Reactive Attachment Disorder(RAD)	반응성 애착장애
Disinhibited Social Engagement Disorder	탈억제성 사회관계장애
Post traumatic Stress Disorder	외상 후 스트레스장애
Acute Stress Disorder	급성스트레스장애
Adjustment Disorder	적응장애

(2) 급성스트레스장애

급성스트레스장애(acute stress disorder: ASD)는 개인에게서 하나 이상의 외상 사건(traumatic events)에 노출된 후 사흘에서 한 달 이내에 스트레스와 관련한 특징적인 증상이 나타날 때를 말한다. 외상 사건에는 전쟁, 위협적인 혹은 실질적인 폭력(예: 성폭력, 공격행동, 전투, 유괴, 납치, 아동기의 신체 혹은 성 폭력, 테러 등), 자연 혹은 인위적 재해들(예: 지진, 태풍, 비행기 추락) 및 심한 사고들(예: 심한 교통사고, 산업재해 등)이 있다. 이 외에도 이러한 외상 사건을 목격하는 경우도 해당될 수 있는데, 보통 가까운 친척 혹은 친구에 국한하고, 보통 개인에 가해지는 폭력, 자살, 심각한 사고 혹은 손상 등을 포함한다.

이들이 겪는 특징적인 스트레스 관련 증상은 5개 카테고리로 나눈다. ① 침습적 증상(intrusion symptoms; 외상 사건에 대한 반복적, 비자발적, 침습적인 고통스런 기억들, 반복적인 꿈, 해리반응, 심하거나 지속적인 심리적 고통 혹은 극심한 생리반응들), ② 부정적 기분(negative mood; 긍정적 정서를 경험할 수 없는 상태의 지속), ③ 해리성 증상(dissociative symptoms; 자신 혹은 자기 주변 환경의 실제에 대한 감각의 변화, 해리성 기억상실), ④ 회피 증상(avoidance symptoms; 외상 사건과 관련한 기억, 생각, 감정을 회피하려는 노력, 외상 사건과 관련한 기억, 생각, 감정을 떠오르게 하는 외부 회상물을 피하려는 노력), ⑤ 각성 증상(arousal symptoms; 수면이상, 과민 행동 및 분노 폭발, 지나친 경계, 집중력 저하, 놀람반응의 증가) 등이 해당된다. 증상은 외상 사건 직후 발생할 수 있지만, 정신질환의 기준에 해당하려면 적어도 3일 이상 1개월까지 지속해야 한다.

미국의 경우, 대인관계에서의 폭력이 아닌 경우에는 20% 미만으로 ASD가 발생한다. 교통사고 후에는 13~21%, 경도의 외상성 두뇌 손상 14%, 폭행(assault) 19%, 심한 화상 10%, 산업재해 6~12%로 나타난다. 이에 비해 폭행, 강간, 집단총격사건의 목격 등 대인관계에서의 외상 사건에서는 더 높은 비율(20~50%)로 보고되고 있다(APA, 2013, p. 284). 이들 가운데 약 절반 정도에서 PTSD로 발전하게 된다.

(3) 적응장애

외상 혹은 스트레스와 관련하여 DSM-5에서 반응성 애착장애를 포함시켰는데 이러한 카테고리 분류가 적절한 것인지에 대해서는 여전히 논란이 있다. 이를 제외하고 전통적으로 외상 혹은 스트레스에 의해 다음과 같은 세 가지 정신질환이 발생하는 것으로 알려져 왔다. 첫째, 급성스트레스 반응(acute stress reaction)의 예로, 심각한 교통사고, 강간 직후 나타나는 다양한 심리행동 반응을 들 수 있다. 둘째, PTSD로 이미 불안장애에서 논의했는데, 아동기 초기 학대후유증 등에서 볼 수 있다. 마지막으로 **적응장애**(adjustment disorder)가 있는데, 이사, 전학, 가족의 죽음 등과 같은 생활 속에서 부딪치는 다양한 스트레스를 겪고 3개월 이내 발생하는 스트레스 관련 정서 혹은 행동장애를 말한다. 적응장애의 진단기준은 다음과 같다. ① 스트레스원(stressor)이 존재해야 한다. ② 증상의 심각도(severity) 및 양상에 영향을 미칠 수 있는 외적 맥락 및 문화 요인을 고려하여, 스트레스원의 심각도 혹은 강도를 벗어나는 심각한 고통(marked distress), 혹은 사회적, 직업적, 혹은 다른 중요한 영역에서의 기능에 상당한 장해를 갖는다. ③ 스트레스 관련 이상이 다른 정신질환 기준에 맞지 않아야 하고, 기존의 정신질환이 악화된 것은 아니다. ④ 증상이 정상 애도반응(normal bereavement)은 아니다. ⑤ 스트레스원 혹은 그 결과가 끝난 후 증상이 6개월을 넘으면 안 된다.

스트레스원은 단일사건(애인과의 결별)일 수도 있고, 복합사건(예: 심각한 사업상 어려움, 결혼 문제), 혹은 반복사건(계절관련 사업상 곤란, 성적 미충족), 지속사건(장애로 인한 지속적인 통증, 이웃 간 불화)일 수도 있다. 때로 사랑하는 사람의 죽음 이후 애도반응이 지나쳐 발생할 수도 있는데 특별히 이런 경우 지속성 복합애도장애(persistent complex bereavement disorder)라고 부르기도 한다(DSM-5에서 '더 많은 연구가 필요한 상태'에 포함됨). 규정상 6개월이 넘으면 적응장애를 진단하기 어렵지만, 스트레스원 혹은 그 결과가 지속한다면 적응장애는 지속할 수 있고, 지속형으로 갈 수도 있다. 적응장애로 인해 주관적 고통 혹은 기능의 장해는 흔히 작업이나 학업의 수행을 저하시키고, 대인관계의 변화를 가져올 수 있다. 또한 질병과 연관될 때 치료를 잘 따르지 않거나 입원기간이 길어질 수도 있다.

(4) 반응성 애착장애

반응성 애착장애 진단명은 1980년 발간된 DSM-III에서 처음 소개되었다. 이후 개정되는 과정에서 몇 가지 변화가 일어났다. 먼저, DSM-III(APA, 1980)에서는 성장실패(failure-to-thrive), 사회적 반응의 부재가 주 증상이었으며, 생후 8개월 이전에 증상이 나타나야 한다고 하였다. 이후 부분 개정판인 DSM-III-R(APA, 1987)에서 성장실패 관련규정이 삭제되었고, 증상 출현시기도 생후 5세 이전으로 변경되었으며, 억제형과 탈억제형의 하위유형 구분이 제시되었다(정성훈, 신윤오, 2014). DSM-5에서는 **반응성 애착장애**(Reactive Attachment Disorder: RAD)와 **탈억제성 사회관계장애**(Disinhibited Social Engagement Disorder: DSED)의 다른 두 개의 질병으로 구분하였고, 이미 앞에서 언급했지만, 이 진단을 외상 및 스트레스 관련 진단 카테고리에 포함시켰는데, 이 카테고리에 포함되어야 하는 것에 대해서는 여전히 논란이 있다.

DSM-5에서 이 두 장애는 극단적인 불충분한 양육(예: 사회적 방임 내지 양육결핍, 일차 양육자의 잦은 교체, 양육자의 수가 극히 부족한 시설 양육과 같은 애착형성이 어려울 정도의 특수한 환경에서의 양육)이 진단을 내리기 위한 원인의 필수요건이 된다. 하지만 RAD는 성인 양육자에 대해 지속적으로 억제되고, 정서적으로 위축된 행동을 나타내는 것에 비해, DSED는 아동이 낯선 성인에게 능동적으로 다가가고, 상호작용하는 행동패턴을 보여 상반된 모습을 나타낸다. 특히 RAD는 자폐성장애로 오진될 가능성이 있어 주의를 요하는데, ICD-10(WHO, 1992)에서 다음과 같은 점을 자폐증과의 구별하여 제시한다. 즉, ① 이 장애를 갖는 아동들은 근본적으로 사회적 반응의 능력은 정상이다. ② 적절한 환경이 주어지면, 상당한 정도로 호전할 수 있다. ③ 의사소통의 장애가 뚜렷하지 않다. ④ 지속적이고 심한 인지기능의 결함이 없다. ⑤ 지속적인 제한된, 반복적, 상동증적 패턴이 없다 등이다. 이 두 질환 모두 선택적 애착을 형성하기 이전의 유아에서 진단해서는 안 되기 때문에 진단기준에 최소한 9개월 연령은 되어야 한다는 단서조항을 달고 있다. 이 진단명이 탄생하게 된 근거로 ① 공중 보건(public health)의 중요성 때문으로, 이 같은 부모의 적절한 양육 부재에 대한 새로운 인식이 필요하게 된 점, ② 존재의 인정으로 단순히 모성결핍 등으로 간주되었던 것이 아동에게 질병을 유발할 수 있다는 점의 인식, ③ 다른 진단준거와 다른 점이 분명하게 존재한다는 점 등이다.

Child Psychopathology **제10장**

생리기능장애

1. 식사(섭식, 식음, 식이)장애

흔히 식사장애(Eating & Feeding Disorders)라 하면 거식증(신경성 식욕부진증), 대식증(신경성 폭식증, 거식증), 폭식증, 그 밖에 이식증, 반추장애 및 기타 식사장애가 포함된다. 그 밖에 영아기 및 청소년기 섭식 및 식사장애에 이식증, 되새김장애, 영아기 및 초기 아동기의 식사장애가 포함된다.

1) 식사장애의 역사적 개요

의학에서 체중, 식욕, 섭식 이상에 관해서 관심을 가진 것은 아주 오래전부터 간헐적으로 언급되던 것이 1868년 William Gull에 의해 이 질병이 재조명되면서부터이고, 처음에는 'apepsia hysterica'로 명명되었다가 1874년 'anorexia nervosa'로 재명명되었다. 동시에 프랑스에서 Laseque도 'anorexia hysterique'라고 하는 상태를 기술하면서 정신상태 이상에서 유래하는 것으로 추정했다. 이같이 이 질환의 원인이 정신적인 것으로 추정되면서 Charcot나 Janet와 같은 19세기 말의 초기 정신의학자들은, 잠재적인 성적 갈등의 증상으로 나타나는 히스테리의 일종으로 간주하기도 했다. 그 후 뇌하수체(pituitary gland)가 발견됨에 따라 뇌하수체의 이상과 이 질환의 관련성을 찾으려는 연구가 활발해지면서 심리적 연구는 다소 주춤하게 되었다. 그러던 중 1960년 Bliss와 Branch가 공동으로 저술한 『신경성 식욕부진증: 그 역사, 심리 및 생물학(Anorexia Nervosa: Its History, Psychology, and Biology)』이 발간되면서 이 질병에 대해 다시 정신의학에서 관심을 갖게 되었고, 그 후 이 질병에 대한 진단기준이 마련되고 미국정신의학회에서 1980년 DSM-III에서 공식적으로 진단명에 포함함으로써 확실한 질병 단위로 인정을 받기에 이르렀다.

대식증(bulimia)은 영어에서 어원적으로 '소같이 먹는(canine 혹은 ox hunger)'이란 뜻을 지니는데, 신경성 식욕부진증(거식증, 拒食症)과는 별개의 경로로 관심을 끌어 왔다. 예를 들면, 과거 로마제국 말기에 귀족들이 잔치를 벌이면서 지나치게 많이 먹은 후 토하고 위를 비우고 나서 다시 먹는 'Roman vomitorium' 현상, 그 후 이와 비슷한 개념의 'bulimia emetica' 등이 있었다. 영국의 William Cullin이 『Methodological System of Nosology』(1772)라는 문헌에서 대식증을 식욕장애의 하나로 기술했으나, 최근까지도 대개 다른 질병의 증상으로 취급되었다. 그 후 1975년 미국정신의학회의 진단 분류 개정 시안(DSM-III draft)에 독립된 질병 단위로 등장하기까지 의학 문헌에 거의 등장하지 않았다.

2) 식사장애의 공통점과 차이점

현재는 거식증과 대식증을 묶어서 식사장애(eating disorder: 섭식, 식이, 식음 장애 등 다양하게 번역되어 아직 용어가 통일되어 있지 않다)로 분류하는데, 두 질환 모두 환자들이 자신의 몸매와 체중에 집착하며, 음식 섭취를 조절하는 데 어려움을 느끼는 공통점을 갖는다. 그렇지만 이 둘은 앞에서 살펴본 것과 같이 전혀 다른 배경으로 의학에서 관심을 갖게 되었고, 비록 상당히 많은 환자가 두 가지 질병을 공유하기도 하지만, 서로 다른 특징을 가지고 있었다.

거식증(신경성 식욕부진증, Anorexia Nervosa)은 '최소한의 정상 체중 유지를 거부하는 것'이 특징인데 비해, 대식증(신경성 폭식증, Bulimia Nervosa)은 '반복되는 폭식(binge eating)과 이에 따른 부적절한 보상 행동(purging), 즉 구토유발, 이뇨제나 하제의 사용, 단식 및 다이어트, 지나친 운동이 특징이다. 따라서 거식증은 폭식을 겸하는 폭식형과 반복적인 폭식이나 보상 행동 없이 음식 섭취를 거절하여 체중 감소를 가져오는 제한식사형의 두 가지 형태가 있다. 대식증 환자에서는 반복적인 폭식과 보상 행동 유무가 중요하고, 저체중이나 기타 거식증의 특징은 문제가 되지 않는다. 식사장애의 공통점과 차이점을 〈표 10-1〉에 정리했다.

표 10-1 식사 관련 장애의 공통점과 차이점

특징	거식증	대식증	폭식증	비만
1. 체중	저체중 (정상의 20% 미만)	다양함	정상-비만	과체중 (정상의 20% 이상)
2. 신체상 왜곡	있다	있다	없다	없다
3. 폭식	간헐적	특징적	특징적	간혹
4. 식사 후 불안	있다	있다	없다	없다
5. 폭식에 대한 심리적 영향	있다	있다	있다	있다

6. 체중 조절 방법	극심한 단식	보상 행동	잦은 식사 제한	잦은 식사 제한
7. 정신병리 유무	심하다	중등도-심함	중등도	정상-중등도

표 10-2 급식 및 식사장애의 분류

Pica	이식증
Rumination Disorder	반추장애
Avoidant/Restrictive Food Intake Disorder	회피성/제한성 음식섭취장애
Anorexia Nervosa	거식증(신경성 식욕부진증)
Bulimia Nervosa	대식증(신경성 폭식증)
Binge Eating Disorder	폭식장애
Other Specified/Unspecified Feeding or Eating Disorder	기타/비특정 급식/식사장애

출처: DSM-5(APA, 2013).

2. 대식증

1) 원인 및 발생빈도

이같이 대식증(bulimia nervosa: BN)은 거식증과 공통점을 갖는데, 한편으로 다르다는 것을 최근에 이르러 독립된 질병 단위로 인정을 받았고, 최근에 〈표 10-3〉에 제시된 바와 같이 진단기준이 마련되기도 했다. 대식증의 원인에 대해서는 아직 명확하지 않다. 날씬함을 추구하는 사회적 가치 기준의 변화에 따른다는 설, 굶은 것에 대한 신체적 · 심리적 결과로 폭식을 초래하고 보상 행동을 함으로써 폭식 후의 불안감과 스트레스를 완화시킨다는 설, 엔도르핀 생산의 증가에 의한다는 설, 가족 내의 부적응과 정신적 갈등에 의한다는 설 등 아직 논의가 분분하다.

그 발생빈도도 명확하지 않은데 미국에서의 예를 들면, 청소년기 및 청년기 여성의 약 1~4% 정도로 추정되고, 환자의 대부분이 여성이다. 횡문화적으로 최근에 식사장애의 빈도가 점차 증가하고 있는 것을 보여 주는데, 무엇보다 일본에서의 급격한 증가가 보고된다. 그 외에 유럽 여러 나라, 혹은 아프리카, 아시아 각국 등에서는 아직 두드러지지 않지만, Fairburn에 의하면 최근 스페인, 체코 및 헝가리 등 민주화를 겪는 유럽 국가들에서 대식증을 포함한 대부분의 식사장애가 급격히 증가한다고 했다.

표 10-3 대식증의 진단기준

A. 반복적인 폭식 삽화: 폭식은 다음의 두 가지 특징을 갖는다.
  (1) 특정한 기간(대략 2시간 내)에 통상적인 것보다 훨씬 많은 양의 음식을 먹는다.
  (2) 삽화 중 먹는 것을 자제할 수 없다.
B. 체중 증가를 막기 위한, 반복적으로 부적절한 보상 행동
  -예: 자발적 구토, 이뇨제나 하제의 오용, 단식, 지나친 운동 등
C. 폭식과 부적절한 보상 행동이, 평균 1주일에 1회 이상, 3개월 이상 지속한다.
D. 체형(body shape)과 체중에 의해 자기평가가 지나치게 영향을 받는다.
E. 이런 증상은 거식증(AN) 삽화 중에 나타나는 것이 아니다.
  *부분 관해, 완전 관해를 특정함.
  *보상 행동 횟수에 따라, 경도(1~3/주), 중등도(4~7회/주), 고도(8~13회/주), 최고도(>14회/주)로 중증도(severity)를 특정함.

출처: DSM-5(APA, 2013).

2) 임상 양상

대식증은 〈표 10-3〉에서 제시한 바와 같이, ① 반복적인 폭식 삽화, ② 체중 증가를 막기 위해 반복적으로 부적절한 보상 행동(예: 자발적 구토, 이뇨제나 하제의 오용, 단식, 지나친 운동 등), ③ 체형(body shape)과 체중에 의해 지나치게 영향을 받는 자기평가 등 세 가지 특징이 나타난다. 대개 이들은 부드럽고, 칼로리가 높은 단맛의 음식을 폭식하는 경향이 많다. 폭식에 대해 수치스럽게 생각하는 경향이 많아 대개 비밀리에 섭취하고, 폭식 후에 죄책감, 우울한 기분, 자기혐오 등이 수반되기 때문에 구토 등 보상 행동을 하게 된다.

신체상에 집착하여 외모(체형 및 체중), 성적 매력에 관심이 많다. 체중 변동이 많지만, 대개 정상 범위 혹은 과체중이 흔하고, 거식증 환자와 같이 저체중은 드물다. 성적으로 적극적인 경우가 많고, 때로 충동적이다. 공존하는 문제로 알코올 의존, 약물남용, 도벽, 자해/자살기도 등이 드물지 않고, 성격 특성은 흔히 정신병적 경향 혹은 중독성 경향을 나타낸다. 거식증과 달리 무월경은 적고, 보상 행동(purging)과 관련한 신체증상들(〈표 10-6〉)이 나타난다.

3) 합병증

식사장애는 여러 가지 신체적 합병증을 초래하는데, 거식증(AN)에서는 체중 감소와 관련한 전신적인 합병증을 초래하는 데 비해, 대식증(BN)에서는 주로 폭식과 보상 행동에 관련된 합병증을 초래한다. 예를 들면, 폭식과 관련해 급격한 위 확장에 의해 쇼크를 초래할 수 있고, 구토 유발에 의해 식도 파열, 탈수, 대사성 알칼로시스, 전해질 부족, 허약, 탈진, 부정맥, 치아 에나멜 부식과 충치가 초래되며, 침샘 확장, 혈중 아밀라아제 증가, 구토제 사용에 의한 저혈압, 빈맥, 심전도 이상, 간효소 증가 등이 초래된다.

4) 진단

대식증을 포함한 식사장애에서는 먼저 충분한 평가를 거쳐야 한다. **식사장애검사**(Eating Disorders Examination: EDE)와 같은 반구조화된 면담도구를 이용하거나, 그 외에 **식사장애질문지**(Eating Disorders Questionnaire: EDQ), 식사장애진단적조사(Diagnostic Survey for Eating Disorders: DSED), 스탠퍼드식사장애질문지(Stanford Eating Disorders Questionnaire: SEDQ), **식사장애도구**(Eating Disorders Inventory: EDI) 등의 질문지를 이용하여 초기 평가를 시행한다.

이 같은 초기 평가 후 식사장애와 관련된 증상들—체중, 월경, 식습관, 약물 사용을 포함한 **보상 행동**, **신체상**(body image), 기호 음식 등—을 평가한다. 이것과 함께 정신과 병력 여부, 신체건강, 가족 사항을 평가한다.

5) 치료

치료는 외래 통원 치료와 입원치료로 나누어 시행하는데 자살의 가능성, 심각한 알코올 혹은 약물 남용, 심각한 신체 합병증 혹은 정신과 병력을 동반한 경우에는 입원치료를 우선으로 한다.

이것이 결정되면 영양 상담, 인지행동치료, 그 외 행동요법 혹은 정신치료, 가족요법 및 약물치료를 필요에 따라 처방한다. 대식증의 치료에서 가장 중요하게 간주되는 인지행동치료의 원리를 간단히 소개하면 〈표 10-4〉와 같다. 이 치료법은 외래치료로 대개 약 5개월 정도가 소요되며, 전체는 3단계로 구성되며 총 19회이다.

표 10-4 인지행동치료의 핵심 구성요소

1단계(주 2회로 4주간: 인지행동치료의 원리 설명, 안정적이고 규칙적인 식생활습관 획득)
- 식사 시간에 발생하는 모든 것을 기록, 이때 생각 및 감정도 기록한다.
- 폭식을 대신하여, 규칙적인 식사 형태를 갖도록 한다.
- 폭식하고자 하는 갈망에 대해 저항할 수 있는 대체행동을 사용한다.
- 음식, 식사, 체형 및 체중에 관하여 교육을 받는다.

2단계(주 1 회로 8주간: 1단계 과정 지속 + 식사 행동 문제를 야기하는 환자의 인지적 왜곡 수정)
- 잘 안 먹는 음식을 먹도록 하고, 여러 가지 형태의 엄격한 다이어트를 점차 줄여 나간다.
- 폭식을 유발하는 문제들을 다루는 기술을 습득, 발전시킨다.
- 왜곡된 인지 구조를 인식하고 변화시킨다.
- 폭식의 근원과 가족 및 사회의 역할을 이해한다.

3단계(2주에 한 번씩 6주: 치료 효과 유지를 목표)
- 현실적 기대를 포함한 장래 계획
- 재발 방지 계획

약물치료를 보면 1984년 미국 하버드대학의 Harrison과 James의 『New Hope for Binge Eating』이라는 저서에서 항우울제의 사용이 유용하다는 보고 후에 많은 관심이 집중되었다. 결과는 폭식의 빈도를 평균 50~60%까지 감소시켰고, 구토 및 음식에 대한 집착도 감소시켰다. 마지막으로 이 약물의 효과는 환자의 우울상태와 관계없이 나타났다. 그러나 그 이후 약물치료의 제한점이 점차 대두됨에 따라 최근에는 명백하게 우울 증상이 동반하거나, 인지행동요법이 실패한 경우에 사용할 것을 권고했다. 대개 삼환계항우울제나 모노아민 산화효소 억제제(MAOI)는 항우울제로 사용할 때와 비슷한 용량을 사용하고, 플루옥세틴(fluoxetine)은 약 60mg/d을 사용한다. 그 외에 다른 치료들은 환자의 상태에 따라 시행 여부를 결정한다. 예후는 아직 장기적인 것은 알려져 있지 않고 대략 50% 이상에서 호전을 보이는 것으로 보고된다.

3. 거식증

1) 정의

거식증(Anorexia Nervosa: AN 혹은 신경성 식욕부진증)은 세 가지 핵심 증상을 갖는다. 즉, ① 지속적인 에너지 섭취의 제한, ② 체중 증가 혹은 살찌는 것에 대한 극도의 두려움, 혹은 체중 증가를 방해하는 지속적인 행동들, ③ 체중 및 체형에 대한 자기지각의 이상이다.

지속적인 에너지 섭취 제한으로 나이, 성별, 발달단계, 신체건강을 고려했을 때 유의미하게 낮은 체중을 갖는다(진단기준 A). 여기서 '유의미하게 낮은 체중'은 DSM-IV에서는 '기대체중의 85% 이하의 체중 감소'라고 했었는데, DSM-5에서는 **체질량지수**(Body Mass Index: BMI)[1]로 변경되었다. 미국 질병관리본부(CDC)와 세계보건기구(WHO)는 성인의 경우 정상체중의 하한선을 BMI 18.5 kg/m^2를 적용하고 있다. 따라서 이 수치 이상인 경우 특별한 경우를 제외하고 유의미하게 낮은 체중이라고 간주하지 않는다. 반면, BMI 17 이하는 중등도 내지 고도의 마른 상태(thinness)로 WHO에서 규정하고 있어, 통상적으로 BMI 17 이하를 '유의미하게 낮은 체중'이라고 간주한다(DSM-5; APA, 2013, p. 340). 아동 및 청소년은 발달단계에 있기 때문에 이보다는 연령-대비-체질량지수 백분위수(BMI-for-age percentile)를 이용하는데, 5%tile 이하를 저체중으로 간주한다.

이들은 체중 증가 혹은 살찌는 것에 대한 극도의 두려움을 보인다(진단기준 B). 이들이 보이는 두려움은 심한 저체중임에도 불구하고 나타나는 것으로 체중이 줄어들고 있는 중에도 나타난다. 또한 이들은 **신체상**에 대한 이상을 가지고 있어(진단기준 C), 자신의 체중 및 체형을 경험하는 방식의 이상, 자기평가에 대한 체중 혹은 체형의 지나친 영향, 혹은 현재 저체중에 대한 심각성을 인식하지 못한다. 대식증과 마찬가지로 미국정신의학회에서 제시하는 진단기준은 〈표 10-5〉와 같다.

표 10-5 거식증(AN)의 진단기준

A. 나이, 성별, 발달단계, 신체건강을 고려했을 때 유의미하게 낮은 체중을 갖는 지속적인 에너지 섭취 제한

B. 유의미하게 낮은 체중임에도 불구하고, 체중 증가 혹은 살찌는 것에 대한 극도의 두려움, 혹은 체중 증가를 방해하는 지속적인 행동들

C. 자신의 체중 및 체형을 경험하는 방식의 이상, 자기평가에 대한 체중 혹은 체형의 지나친 영향, 혹은 현재 저체중에 대한 심각성을 인식하지 못함

* 단식형(restricting type), 폭식/정화형(binge eating/purging type) 여부를 특정
* 부분관해, 완전관해를 특정
* BMI에 따라, 경도(≥17), 중등도(16~16.99), 고도(15~15.99), 최고도(<15)로 특정

출처: DSM-5(APA, 1994).

1) 체질량지수(BMI)=체중(kg)/키(m)^{2}으로 계산한다.

2) 원인과 빈도

대부분 다른 정신질환들과 마찬가지로 명확한 원인은 밝혀지지 않았지만, 생물학적 요인으로는 대뇌의 시상하부(hypothalamus)에 위치하는 내분비계의 이상과 관련이 높은 것으로 논의된다. 가족력으로 우울증, 강박증 등의 발병비율이 높아 서로 관련이 있지 않은지 추정되기도 한다. 심리적 요인으로 사춘기의 신체적 변화에 의해 증가된 성적 및 사회적 욕구와 독립심에 대한 긴장으로부터 유래되는 일종의 회피반응으로 보이기도 한다. 또한 역동적으로 부모와의 갈등관계에 대한 죄책감이 음식 섭취에 대한 거부를 유발한다는 주장도 있다. 사회적 요인으로는 날씬한 모습, 젊음, 운동을 강조하는 사회적 분위기에 의해 유발되거나 악화되기도 한다. 특히 무용수, 경마기수, 운동선수들처럼 체중 조절이 요구되는 집단에서 발병할 위험도가 높아진다.

미국의 경우, 빈도는 대략 일반인구의 0.1~0.7% 정도로 추정하지만, 사춘기 소녀에서는 0.5~1.0%, 특히 학생군에서는 약 1%로 다소 높게 발생한다. 중상류층에 많고, 여성에서 호발하여 90% 이상이 여성이다. 대개는 10~30세 사이에 발병하는데, 13~14세와 17~18세에 가장 높은 빈도를 보인다. 과거에는 중상류계층의 백인 여성들에 국한된 병으로 생각했으나, 최근 연구에 의해 여러 지역, 여러 종족, 다양한 계층에서 보고된다.

3) 임상 양상과 진단

이들은 체중이 심하게 감소했기 때문에, 전신 쇠약, 심장기능의 약화, 위장관 장애, 무월경 및 호르몬 이상, 신생아들에게서 보는 것과 같은 솜털 출현 및 부종, 백혈구 감소 및 빈혈, 골다공증 등과 같은 신체증상이 나타난다. 그러나 이러한 체중 감소와 전신 쇠약에도 불구하고 의도적이고 강박적으로 활동하여, 일을 중단하는 경우는 매우 드물다.

심리적으로나 행동이상으로 강박행동, 불안, 우울 증상이 흔하고, 성격 특성으로는 고지식하고 완벽주의를 고집하며 신경증적 경향이 높다. 이 외에도 자살시도, 자해, 도벽, 약물남용 등의 충동적 행동을 수반하기도 하고, 성에 관해서 미숙하고, 성에 관한 흥미도 적고, 발달도 늦다. 우울증, 신체화장애, 조현병, 대식증 등과의 감별이 필요하지만 특징적인 경우에는 쉽게 구별할 수 있다. 그 외에 심한 체중 감소를 가져오는 여러 가지 신체질병들을 감별해야 하지만, 거식증에서 볼 수 있는 것과 같은 특징적인 신체상에 대한 왜곡, 그리고 음식과 체중 증가에 대한 두려움이 없는 것을 확인하면 구별하기 어렵지 않다.

표 10-6 거식증 및 대식증의 신체적 합병증들

A. 체중 감소와 관련된 의학적 합병증들(주로 거식증의 합병증)
  1) 전신 쇠약
  2) 심장기능 저하
  3) 위장관 장애
  4) 무월경 및 호르몬 이상
  5) 잔 솜털 및 부종
  6) 백혈구 감소
  7) 골다공증
B. 보상 행동과 관련한 증상들(주로 구토 및 하제 사용; 주로 대식증의 합병증)
  1) 대사 이상: 저칼륨증, 알칼로시스, 저마그네슘증
  2) 위장관 이상: 침샘 및 췌장의 염증/비대, 위장관 손상
  3) 치아 이상: 충치와 치아 에나멜층의 손상
  4) 신경정신계: 발작, 신경장애, 피로감, 인지기능 저하

4) 치료

치료는 우선 환자로 하여금 자발적으로 치료프로그램에 참여하도록 하는 것이 급선무이다. 이러한 노력과 함께 체중 증가를 촉진하고, 영양의 균형을 회복시키는 것에 힘을 기울여야 한다. 환자가 치료에 대해 저항하거나, 체중 감소가 심하거나, 의학적인 합병증을 갖거나, 외래치료로 호전되지 않을 때는 지체없이 강제로라도 입원시켜 치료해야 한다. 다음은 입원치료를 예로 치료과정을 제시한다.

(1) 제1단계: 평가(assessment)

제1단계는 평가로서 입원 첫 주에 이루어진다. 평가의 의학적 요소는 신체검사, 검사실 검사로 이루어지며, 체중을 측정하는 것이 포함된다. 영양학적 요소를 평가하기 위해서는 표준화된 질문지를 이용할 수도 있다. 정신의학적 요소를 평가하기 위해서는 일반적인 것에 덧붙여 신체상, 학대, 식사, 가족환경을 평가한다.

(2) 제2단계: 영양회복(nutritional rehabilitation)의 세 시기

처음에는 아주 엄격하게 외부에서 통제하다가 점차 자율적으로 진행한다. 목표는 최소한의 목표 체중에 도달하는 것이다. 이것이 도달되면 다음에 생리가 회복되고, 그 후에 식욕 회복, 음식에 대한 공포심이 소실되고, 신체상 왜곡의 정상화가 이루어진다. 마

지막으로 근본적인 성격과 갈등의 해결이 이루어진다. 칼로리는 중요치 않고, 체중증가율은 1/4~1/2lb(113~226gm)/일, 1~3lb(0.45~1.35kg)/주가 되어야 한다. 목표 체중은 평상시 체중 혹은 연령-신장 대비 평균체중이 목표가 된다. 음식물 섭취는 식사를 하면 속이 불편하고, 경우에 따라서는 신체적 합병증도 초래할 수 있기 때문에 처음에는 대개 1,200~1,500kcal(30~40kcal/kg)/일로 시작해 3일에 한 번씩 300kcal씩 증가해 2,500~4,500kcal(40~60kcal/kg)/일을 유지한다.

- 제1시기(지지기): 토하거나 폭식을 막기 위해 24시간 감시를 한다. 주어진 음식은 모두 먹어야 하고, 이때는 '음식은 약이다(Food is medicine)'. 체중은 매일 재고, 운동은 허용하지 않는다. 만일 음식을 남기거나 토하면 그만큼의 양을 보충한다. 이때 분명히 할 것은 절대로 굶어서는 안 된다는 것이고, 이것을 매우 분명히 할 필요가 있다. 이때 환자가 부당하게 취급받거나, 혹독하다고 느낄 수도 있는데, 특히 다시 음식물을 섭취하면서 생기는 트림, 속 답답함, 붓는 것, 변비 등을 줄이기 위해 미리 준비를 한다면 다소 호전될 수 있다. 그러나 음식물 섭취가 너무 빠르면 부작용이 생길 수 있다.
- 제2시기(안정기): 식사장애 증상으로부터 연속해서 3일 이상 벗어났을 때, 목표 체중의 70%보다 적어도 3lb(1.35kg) 이상일 때를 말한다. 이때는 병원 내에서 자유롭게 돌아다닐 수도 있고, 체중도 주 3회만 재어도 된다. 하지만 아직도 식사 후 1시간 이내와 화장실(목욕탕)에 갈 때는 감시의 대상이다. 이때는 음식물도 비교적 자유롭게 선택해서 먹을 수 있다. 또한 체중이 최소한 범위 내에 있다면 적당한 운동도 가능하다. 그러나 운동이 절대로 체중조절로 이용되어서는 안 되고, 단지 즐기고 기분전환의 범위로 제한된다.
- 제3시기(유지기): 토하거나 폭식으로부터 벗어났다는 것을 스스로 인식할 수 있다. 스스로 모든 음식을 선택하여 먹을 수 있다. 동료들과 같이 먹도록 권장하고, 1주에 두세 번 식단에 대해 의논한다. 체중은 주중에 1회 자유로이 재면 된다. 이때는 병원 밖 외출도 허락된다.

(3) 제3단계: 정신치료(psychotherapy)

환자관리 및 개인별 치료는 주 3회 개인정신치료를 갖는다. 건강한 방법으로 자기감정을 표현할 수 있도록 하고, 가치와 힘을 느끼도록 한다. 음식과 체중에 관한 이야기는 제한하고, 환자가 느끼는 것을 이해하고 있다는 것을 공감해 주도록 한다.

가족치료 및 지지그룹은 주 1회 시행한다. 비난하지 말고, 적절하게 도울 수 있는 길을 찾도록 한다. 집단치료는 여러 형태가 있지만 국내에서는 극히 드물다. 이 같은 특별한 형태 외에도 일반적인 자기주장훈련, 이완훈련, 오락모임 등을 이용하기도 한다. 약물은 우울증, 강박증 등이 심할 때 등을 포함해 제한적으로 사용한다.

(4) 제4단계: 퇴원계획(discharge planning)

몇 가지 퇴원기준이 있는데, 이를 참고로 퇴원계획을 세운다. 먼저, 의학적으로 안정되고, 체중이 적절한 수준까지 도달한다. 둘째, 심리적, 가정 내 요인이 앞으로 적절하게 해결될 수 있도록 준비한다. 셋째, 앞으로 목표로 하는 계획을 수립하고, 착수할 수 있어야 한다. 마지막으로 장기적 목표인 기분, 성격, 대인관계, 사회 수행에서의 문제를 증진할 준비가 되어야 한다. 경과는 자연 회복되기도 하고, 회복과 재발을 반복하다가 악화하여 사망하기도 한다. 현재까지 사망률은 5~18%로 보고된다. 전반적으로 예후는 좋지 않다.

4. AN과 BN에 대한 발달학적 관점에서의 조망

1) 사춘기로의 전환과 도전

식사장애와 식사 관련 문제행동들은 두 가지 전환, 즉 청소년기 과정과 청소년기에서 성인기로의 전환 동안 발생하는 것으로 알려졌다. 이 같은 전환과 도전에서 초기 및 중기 청소년기에는 체형/신체상, 2차 성징과 관련된 변화, 내적인 부모상으로부터 점차 독립하여 자율적인 존재로의 이동, 신뢰하는 관계의 발전, 이성관계의 성립, 성취하고자 하는 목표의 내재화, 기분, 충동 및 자긍심을 조절하는 데 있어서 안정적이고 통합된 내적 구조의 조직화가 이루어진다. 후기 청소년기에는 친밀한 관계를 성립하고, 교육과 직업 과정을 좇아가며, 자기 자산의 가치와 목표를 통합하며, 가정으로부터 독립해 정체성을 발전시킨다(Attie & Brooks-Gunn, 1997). 식사장애는 바로 청소년기의 이러한 전환과 도전에서 자신의 경험을 통합하는 능력이 적절하게 기능을 하는지에 따라 이해할 수 있다.

체중 감량에 대한 관심은 초기 청소년기에 매우 높은데, 이는 신체 구성의 사춘기 변화와 관련이 있다. 여자 청소년들은 2차 성징이 성숙해 감에 따라 피하조직에 많은 양의 지방이 축적된다. 소녀들에게 이러한 '지방 축적'은 사춘기와 관련된 가장 두드러진 신체 변화 가운데 하나이다. 사춘기에 신체 지방의 증가와 좀 더 날씬해지고자 하는 바람은 매우 밀접한 연관이 있다. 사춘기 변화가 빠른지 여부도 체중 감량 여부에 영향을 미치는데, 조기 성숙군(early maturers)은 식사 문제에 대해 위험도가 높다.

Attie와 Brooks-Gunn(1989)은 식사 문제의 발생과 사춘기 변화에 관한 연구를 시행하였는데, 193명의 중1에서 고1 사이에 있는 중상류층 백인 소녀와 그 어머니들을 조사한 후, 2년 후에 추적했다. 이 연구에서는 학년, 신체 성숙도, 신체상, 정신병리, 가정환경이 식사 문제를 어느 정도 예측할 수 있는지 여부를 조사했다. 결과는 식사 문제는 사춘기의 신체 변화, 특히 체지방 축적도 및 이와 관련된 신체상에 대한 불만족과 관련이 있었다. 이러한 변인을 통제한 결과, 정신병리가 연관되었고, 가족관계는 관련이 없었다. 2년 후, 이들의 사춘기 변화가 끝났을 때, 이러한 관련성은 변했다. 발달학적 변인들(예: 학년, 신체 성숙도)은 더 이상 관련이 없는 반면에, 심리적 차원 변인들—즉, 부정적인 신체상, 정신병리—이 식사 문제를 설명했다.

신체상이 식사 행동의 장기적 변화를 예측하기 때문에, 초기 청소년기 소녀들에게 있어서 신체상의 의미와 그것이 식사 행동에 어떻게 영향을 미치는지를 아는 것은 매우 중요하다. 신체상의 이상에 관한 연구가 주로 신체상에 관한 두 가지 측면, 즉 지각적 차원(perceptual dimension; 크기 과추정, 이미지 왜곡)과 정서적 차원(affective dimension; 체형 불만족과 경멸)에 초점을 맞추었다. 이러한 것에 관한 연구를 종합하면, 살찌는 것에 대한 두려움, 체중에 대한 공포, 날씬함의 추구와 같은 신체에 대한 태도와 감정이 크기 과추정과 같은 지각적 차원의 변인보다 식사장애의 정신병리를 이해하는 데 더 적절하고 중요하다. 여자 청소년들의 날씬함에 대한 선호도와 체중에 대한 불만족은 신체적인 미에 대한 사회문화적인 가치를 습득하는 발달과정의 연속선상에 있음을 많은 연구에서 지적하고 있다. 따라서 식사장애나 식사 문제의 발생과 사회문화적 차이는 매우 밀접한 관련을 갖는다.

초기와 중기뿐 아니라 후기 청소년기에서도 학교의 영향은 중요한 위치를 차지한다. 청소년이 다니는 학교 유형에 따라 식사장애의 빈도가 어떻게 다른지는 확실히 알려져 있지 않다. 하지만 일반적인 기대와 달리, 전통적인 성역할(육체적 미와 남녀 교제에 대한 강조)을 강조하는 경쟁적 환경의 여자 청소년에게서 식사장애가 더 많이 발생하지 않았다(Striegel-Moore et al., 1991). 또한 후기 청소년들이 집을 떠나 정체감을 형성하는 것과 관련해 식사장애에 대한 연구도 시행되었다. Striegel-Moore 등(1989)은 대학 신입생들을 대상으로 입학 직후와 1학년 말에 질문지를 통해 조사했다. 그들은 대학생활의 학업과 사회적 압력이 날씬함에 대한 강조를 촉진할 것이라고 가정했다. 결과는 입학 직후 질문지 평가에서 대식증(BN) 기준을 충족하는 신입생이 매우 적어 남학생에서 0.2% 이하, 여학생에서 3.8%에 불과하였다. 1년이 지나 대식증으로 발전한 학생은 매우 적었지만, 상당수에서 식사장애에 해당하는 증상이 한두 가지 늘었음을 보고했다. 약 1/4에서 처음으로 다이어트를 하였고, 여대생의 약 15%에서 처음으로 폭식을 시작했다. 이같이 1학년 중에 식사 행동이 나빠진 것은 스트레스에 대한 높은 지각, 비효능감(sense of ineffectiveness), 체중에 대한 부정적 감정과 관련이 있다. 이들 변인과 다이어트의 연관은 확실하지 않지만, 스트레스가 비효능감과 체중에 대한 걱정을 초래하고, 다이어트와 폭식을 유도하는 것으로 추정된다.

2) 구체적 내용들

(1) 성별 차이

초기 청소년기 동안 성별에 따른 역할의 차이에 대해서 다음과 같은 것들이 기대된다. 첫째, 소녀들이 소년에 비해 자기중심적이고, 불안해하고, 불안정하며, 순응하고 부정적인 상호작용을 피함으로써 새로운 것에 대처하는 경향이 있다. 둘째, 청소년기 동안에 남녀 청소년 모두 전통적으로 규정된 성별에 따른 성취 기준을 따르지만, 소녀에게서 학업 성취, 위험한 행동, 교육적 열망 모두가 감소한다. 셋째, 자긍심이 소녀들에서 점점 덜 안정적이 된다. 그 이유의 일부는 소녀들이 또래들의 평판이나 보여지는 것에 민감하기 때문이다. 넷째, 소녀들은 소년들에 비해 친밀감과 상호성에 근거하여 우정을 찾는 경향이 높다. 다섯째, 분노와 공격성의 표현이 소녀들에서는 점차 억제되고, 부모와 또래들도 잘 받아들이지 않는다(Hill & Lynch, 1983).

이러한 청소년기 발달에서 성별의 차이와 식사장애의 발생 간에는 몇 가지 주목할 만한 관련성들이 있다. 예를 들어, Steiner-Adair(1990)는 여자만 다니는 고등학교에서 여고생들을 면접하였는데, 자신을 '슈퍼우먼(superwoman)'으로 그리고 있는 여학생들이 자율성, 성공, 독립적인 성취와 날씬함이 연결되어 있고, 식사태도검사(EAting Attitude Test: EAT)에 근거하여 식사장애의 위험이 높은 것을 발견했다. 반대로 현대의 슈퍼우먼형을 거부하는[현모양처(wise women)] 여학생들은 점수가 낮았다. 이와 비슷한 견해로 Levine

과 Smolak(1992)은 '스트레스 축적모형(cumulative stress model)'을 주장했는데, 청소년기 소녀에게서 여러 가지 스트레스가 동시에 발생해 자신을 슈퍼우먼으로 생각하는—즉, 전통적인 여성 및 전통적인 남성의 역할 모두에서 성공해야만 하는—여성들에서 식사장애의 위험도가 높다고 했다. 그는 사춘기 체중 증가, 이성관계, 성취 지위에 대한 위협이 상호작용하여 신체 불만족, 고민, 자제력 상실감을 촉진한다고 가정했다.

(2) 또래관계

청소년기에 친구관계, 즉 우정은 매우 중요한 발달학적 주제이다. 하지만 사회적 자신감, 사회적 지지와 식사 및 체중 관련 문제의 관련성에 대해서는 아직 체계적으로 연구되지 못했다. 현재 청소년기 적응, 식사 및 체중 관련 고민과 가장 많은 관심을 끌고 있는 주제는 친구들의 놀림(teasing)이다. Fabian과 Thompson(1989)은 외모에 대한 놀림과 우울, 식사 문제, 신체 불만족 간에 상당한 연관이 있는 것을 발견하였다. 그 밖에도 사춘기 이전에 발병한 거식증(AN)에 관한 연구에서도 병의 발병과 체중에 관한 친구들의 지적이 관련된 것을 보고했다(Walford & McCune, 1991).

몇몇 임상연구에서는 식사장애 환자에서 성적 및 사회적 부적응이 보고되었다. 거식증(AN)을 중심으로 한 식사장애 청소년 환자에서 오퍼 자아상질문지(Offer Self-Image Questionnaire)를 이용한 조사에서도 비슷한 양상을 보였는데, 특히 사회적 관계와 성적 정체감에 관한 항목에서 두드러졌다. 일반인구집단에서 Attie(1987)는 폭식군과 단순 다이어트군(EAT-26의 다이어트 척도와 폭식 척도 점수로 구분)을 가장 잘 구분해 주는 것이 사회적 자신감, 데이트임을 밝히고 있다. 나머지 데이트 경험이 적은 것, 높은 우울 증상, 긍정적 신체상에서 낮은 점수, 충동조절력의 저하 등은 비교적 변별력이 떨어졌다. 젊은 청년기 대식증(BN) 환자의 3년 추적조사에서도 여러 명의 좋은 친구를 갖는 경우 회복률이 높았다(Keller et al., 1992). 아직 또래관계에 대한 구체적인 관련에 대한 연구는 부족하지만, 여러 간접적인 증거들이 많이 제시되는데, 또래관계가 매우 중요한 청소년기에서 식사장애와의 관련성에 대한 연구가 기대된다.

(3) 가족관계

대상관계론에서 청소년기는 아동기 초기의 발달과제에 비유하여 제2차 분리개별화가 일어난다(Blos, 1967). 아동기의 분리개별화 시기는 안정된 애착관계를 통하여 대상영속성 또는 대상항구성(object permanence)을 획득하는 것과 달리, 내적 표상으로부터 정서적으로 독립하는 과정—즉, 부모 및/혹은 가족 이외의 관계를 발전시키는 것이 허용되는 과정—이다.

Johnson과 Connors(1987)는 AN과 BN이 분화와 정체감 형성이라는 청소년기의 요구에 직면하는 것과 같은 자기조절과 대인관계의 조절에 결함이 일어나면서 초기 대상관계가 혼란하여 발병하는 것으로 보고, 각각 부모의 과잉간섭과 소홀의 관점에서 해석하고 있다. 즉, 초기 양육의 두 가지 차원—관여 정도(과잉간섭과 소홀), 정서적 톤(부정적 및 긍정적 양육)—이 아동의 자기조절에 기여하는 것으로 간주한다. 저자들은 식사장애에서 금식형 AN과 폭식증상을 부모의 과잉간섭과 소홀에서 기인하는 것으로 해석했으며, 또한 부모의 정서적 톤이 AN 혹은 BN이 되는 성격 구조를 결정하는 데 기여한다고 주장했다. 금식형 AN 환자들은 어머니를 침투적, 과잉보호, 분리개별화를 방해하는 존재로 지각하고 있으며, 그들이 사춘기에 도달했을 때, 내부 상태를 분화시킬 수 있는 능력의 결함, 분리와 연결의 감각 부족, 자기조절능력의 부족에 직면하게 된다. 따라서 그들이 보여 주는 금식은 '자율을 찾고, 더 이상 어머니의 침투를 거부하여, 성인기로 옮겨 가는 데 필요한 정신생물학적 요구로부터 허약한 자아를 보호하려는 몸부림'으로 이해해야 한다. 이와 반대로 폭식 및 대식증 환자들은 어머니를 정서적으로 멀게 느낀다. 어머니로부터 편안함을 찾을 수 없기 때문에, 아동들은 음식과 같은 대체물을 찾게 된다. 따라서 그들의 식사 행동은 '부모로부터 채워지지 못한 공허감을 보상하기 위한 몸부림'으로 간주된다. 때로 금식을 하는 수도 있지만, 결국 이들은 공허감이 너무도 강렬하기 때문에 금식을 계속할 수가 없다. 이 같은 Johnson과 Connors(1987)의 이론적 모형은 임상적으로 유용하고 적절한 설명이라고 하더라도 아직 실증적으로 검증된 것은 아니다.

최근에 초기 부모-자녀관계에 대한 연구가 애착이론에 근거하여 관심이 커지고 있다. 애착의 안정성과 식사장애의 위험도의 관계에 대해서 아직 체계적으로 연구된 것은 별로 없다. 물론 영아 및 아동기 초기 섭식장애를 애착과 관련시킨 논의는 다음에 하기로 하고, 일반적인 식사장애(AN, BN)는 이 정도로 제안하고 넘어가기로 한다. 그 외에 부모결합척도(Parental Bonding Instrument: PBI; Parker et al., 1979)를 이용하여 식사장애 환자들에서 분리에 대한 것을 연구한 논문들이 여러 편 있다. 예를 들면, Palmer 등(1988)은 여러 식사장애와 양육 방식 간의 관련을 찾지 못했고, 반면에 Rhodes와 Kroger(1991)는 어머니가 감정 없이 조정하는 항목에서 높게 나왔으며, 그 외에 아버지를 과잉보호(Calam et al., 1990) 혹은 공감적 돌봄(Steiger et al., 1989)으로 지각하기도 했다. 다른 연구(Russell et al., 1992)에서는 식사장애 청소년들이 다른 정신과 환자군에 비해 비교적 적절하게 양육된 것으로 지각하기도 했다. 이런 다양한 결과들은 결국, 식사장애 환자들의 애착관계가 아주 다양하거나, 혹은 PBI가 이런 환자들의 애착관계를 평가하는 데 민감하지 않기 때문이다.

이 같은 초기 부모-자녀관계뿐 아니라 가족을 하나의 체계로 다루는 가족이론에는 크게 대표적으로 두 가지가 있다. Minuchin 등(1978)이 제안한 정신신체가족모형(psychosomatic family model)과 Humphrey(1991)의 양육결손모형(nurturance deficit model)이다. 전자는 구조적 가족모형에서 거식증(AN) 환자의 가족은 상호작용에 특징적인 결함이 있는데, 바로 곤란에 빠짐(enmeshment), 과잉보호(overprotectiveness), 경직(rigidity), 갈등해결능력 결여(lack of conflict resolution), 삼각화(triangulation)이다. 이 모형을 기본으로 Schwartz 등(1985), Selvini-Palazzoli(1974)가 비슷한 특징들을 보고했다. 물론 벨기에에서 Kog 등(1989)은 이 모형을 검증하는 데 실패하기도 했고, 다소 다르지만 스웨덴에서 Rastam과 Gillberg(1991)는 FACES를 이용하여 AN군과 대조군을 비교했는데, 결속, 과잉보호, 경직의 특징을 찾지 못했다. 하지만 이 개념은 아직 임상에서 매우 유용하다. 그 외에 Humphrey(1991)는 가족체계이론과 대상관계이론을 통합해 식사장애를 이해하려고 시도하며, 식사장애 환자의 가족들이 부모의 '감싸는 환경(holding enviornment)'의 제공과 건강한 대상관계를 발전시키는 데 결함을 갖는다고 가정하고, 사회적 행동의 구조분석(Structural Analysis of Social Behavior; Benjamin, 1974)를 이용하여 가설을 검증하려고 했다. 이 가설은 주목을 받고는 있지만 아직 충분한 검증을 필요로 한다.

3) 사춘기 이전 발병 식사장애

아동기(혹은 사춘기 이전) 발병 식사장애(특히 AN)는 아직 청소년기 혹은 성인기 발병 장애에 비해 충분히 알려지지 않았다. 최근 몇 개의 역학조사연구 혹은 임상사례연구를 통해 일부가 밝혀졌지만 매우 부족한 형편이다. 따라서 이들과 청소년기 및 성인기 장애와의 관계를 논의하는 것은 아직 부족하고 불충분한 점이 많지만 현재까지 연구된 자료를 토대로 몇 가지 관점, 특히 발달학적 관점에서 논의한다.

먼저 발생빈도를 보면, 전체 AN의 4~8%가 아동기 발병으로 알려져 있다. AN 자체의 발생빈도가 낮기 때문에, 아동기 발병은 매우 드물다. 그리고 임상 양상에서도 아동기 AN에서는 폭식형이 적고, 금식형이 더 많은 것으로 알려져 있다. 또한 성별에서도 소년의 발생빈도가 비교적 높아서 약 26~28%를 차지한다(Casper, 1995). 이들에게는 유발요인이 매우 중요한 역할을 하는 것으로 알려졌는데, 생활사건이 발병 전에 선행하는 수가 많다. 다양한 생활사건이 선행하는데, 공통적인 것은 불안과 우울을 초래하고 이것이 자제력과 안정감을 위협하고 아동으로 하여금 식욕저하를 초래하는 것으로 믿는다. 식사장애와 관련된 선행요인으로 AN과는 유행하는 음식(food fads), 깨작거림(picky eating), BN은 이식증(pica)과 식사와 관련된 가족 갈등이 거론되고 있다. 또한 신체 성숙도와도 관련이 있는데, 조기 성숙군이 신체에 대한 관심이 증가하면서 AN의 위험도가 높아진다.

Pugliese 등(1983)은 비만에 대한 두려움과 관련해 자기 스스로 열량 섭취를 제한하여 왜소증과 사춘기가 늦어지는 일련의 아동들을 보고하면서, 아동기 AN과 구별하고 있다. 이들에게는 신체상에 대한 왜곡이 관찰되지 않고, 소년의 비율이 높고, 구토, 지사제 사용 및 운동에 대한 집착이 없었다. 그리고 소아과 내분비센터에서 영양 및 정신의학적 상담에 잘 반응했다. 이들의 주장과 같이 아동기 식사장애는 AN과 다소 다른 양상을 보이는 또 다른 질병군이 존재하는지, 혹은 아동기 AN이 성인기 AN과 불연속선상에 있는 것인지는 아직 확실치 않다. 하지만 앞에서 논의한 몇 가지 임상적 및 역학적 차이점이 관찰되고 있는 것은 사실이다. 이 점에 대해서는 앞으로 좀 더 연구가 될 것이다.

5. 비만

1) 비만의 정의

비만(Obesity)[2]은 개인이 지나친 지방 조직(fat tissue 혹은 adipose tissue)을 갖는 상태를 말한다. 이것을 정확하게 측정하는 데에는 여러 방법이 있고, 이 방법에 의해 비만을 정의한다. 예를 들어, 연구 목적으로는 이중에너지 방사선 흡수계측법(dual energy X-ray absorption: DEXA)을 이용하여 신체 구성을 직접 측정하는 방법이 있고, 이보다 간단한 방법으로 생체전기저항측정법 혹은 허리둘레 및 피부두께측정법 등이 있다. 하지만 이런 방법들의 정확도, 신뢰도 및 편의성 등에서 문제가 있기 때문에 실제 비만을 정의하는 데 가장 널리 사용되는 방법으로 체질량지수법(body mass index: BMI)이 있다. 이것은 다음과 같이 체중(kg)을 신장의 제곱미터(m^2)로 나누는 공식에 의해 계산된다.

2) obese는 라틴어 'obedere to devour(게걸스럽게 먹다)'에서 유래하였다(Haugaard, 2008, p. 634).

$$BMI = weight(kg)/height(m^2)$$

성인의 경우, BMI 19~24는 건강한 체중으로 간주하고, 25~29는 **과체중**(overweight), 30 이상인 경우는 비만(obese)으로 간주하고, 40 이상인 경우는 고도비만이라고 한다. 이것은 전 인구집단에서 과체중은 85%tile 이상의 경우, 비만은 95%tile 이상, 고도비만은 99%tile 이상을 뜻한다. 아동의 경우, 지속적인 성장 과정에 있기 때문에 이 기준을 그대로 적용하기가 어려워 많은 논란이 있지만, 국제 비만 추진팀(International Obesity Task Force: IOTF)의 제안을 채택해 성인과 같이 BMI 25, 30을 절단점으로 간주한다.[3] 이는 체지방과 연관성이 높을 뿐 아니라 간편하고, 여러 국가 간 비교도 가능하여, 현재 가장 널리 사용되고 있다.

2) 비만과 관련한 동반질환

비만과 연관한 질환이나 문제는 정신적이고 심리적인 문제는 물론 전신적으로 나타난다. 가장 중요한 것은 예민한 청소년기에 이로 인한 위축, 자신감 저하 등과 함께 〈표 10-7〉과 같이 다양한 신체 및 정신질환이 수반될 수 있다는 것이다.

표 10-7 비만에 동반할 수 있는 신체적 및 정신적 동반질환들

A. 신체적 동반질환
1) 심혈관계: 고혈압, 지방대사이상(콜레스테롤, 중성지방, LDL/VLDL 증가, HDL 감소)
2) 내분비계: 대사증후군, 당뇨(II형), 염증, 갑상선기능저하, 조숙(빠른 사춘기)
3) 위장관장계: 지방간, 위식도역류증, 담석, 변비, 복통
4) 호흡기계: 폐쇄성수면무호흡증, 천식, 피크위크(Pickwickian) 증후군
5) 근골격계: 외반슬, 블라운드 질환, 골관절염, 손상률 증가 등
6) 신경계: 반복성 두통, 가성종양

B. 정신적 동반질환
1) 우울
2) 식사관련 행동들: 폭식 등

3) 국내의 경우, 학생신체검사에서 비만도(=비만지수)를 오랫동안 사용해 왔다. 이는 계측한 체중을 성별과 연령에 맞는 표준체중과 비교하여 110% 이상은 과체중, 120% 이상이면 비만으로 간주한다. 하지만 비만도가 체지방과의 연관성에 대한 보고는 없다. 비만도=[(실측체중−표준체중)/실측체중×100] (출처: 이종국 외, 2009, pp. 112-113)

3) 자긍심 저하
4) 신체에 대한 불만족(부정적 신체상)
5) 또래 희생자화
6) 삶의 질 저하
7) 낙인(stigma)의 경험

출처: 이종국 외(2009), p. 106(표 IV-9) 참조; Lowry(2010), p. 384(〈표 25-1〉)

3) 역학, 경과, 예후

아동들에서 비만이 얼마나 많은지 구체적인 사항에 대해서 여러 견해가 있지만, 한 가지 분명한 것은 소위 '서양식' 혹은 '미국식' 생활방식의 영향이 비만을 높인다는 것이다. 즉, 여기에는 비만과 관련해 크게 두 가지 특징적인 소견이 있는데, 하나는 높은 칼로리의 음식 섭취와 신체활동이 적어지는 것이다. 이것은 미국의 예로 든다면, 1960년대 비만율이 5% 정도였는데, 2004년에는 약 16%가량으로 높아졌다. 이 비율은 프랑스 15%, 이탈리아 11%, 싱가포르 13%, 일본 12% 등으로 소위 '산업화된 국가들'에서 비슷하게 나타난다(Guillaume & Lissau, 2002: Haugaard, 2008 재인용).

국내 경우도 [그림 10-1]과 같이 1979년부터 2002년까지 지난 23년간 약 5~10배 정도의 비만도 증가를 보여 준다. 앞에서 비만의 정의에 논란이 있는데, 국내에서는 특히 학교보건에서 오랫동안 비만 여부를 판정하는 데 비만도를 사용해 왔다. 하지만 최근 BMI를 사용하면서 과거 자료 혹은 외국 자료들과의 비교에 어려움이 있을 수 있다. 다른 자료인 BMI를 사용한 자료를 보면, 1998년 과체중 비율 13.0%, 비만 5.8%에서 10년이 지난 2008년 과체중 19.0%, 비만 9.7%로 증가했다.

영유아기 비만은 아동기, 청소년기를 거쳐 성인기 비만으로 이어질 수 있다. 출생 시 BMI와 성인기 BMI의 상관관계는 매우 낮다. 하지만 10세 때 BMI와 성인기(35세) BMI의 상관관계는 0.35, 후기 청소년기와의 BMI 상관관계는 0.7로 높아진다(Hebebrand, 2007, p. 605). 미국 노스캐롤라이나의 농촌 아동 및 청소년들을 대상으로 종단적 연구를 시행한 Mustillo 등(2003)은 아동기에서 청소년기로 거치는 변화하는 비만의 네 가지 유형을 관찰했다. 대부분(73%)은 비만을 나타내지 않는 유형이었고, 흔히 다음으로 높은 비율(15%)의 유형으로 9세부터 16세까지 지속적으로 비만이 유지되었다. 다음으로는 비만이 청소년기에 시작하는 유형(8%)과 아동기 때는 비만이었지만 청소년기에 더 이상 비만이

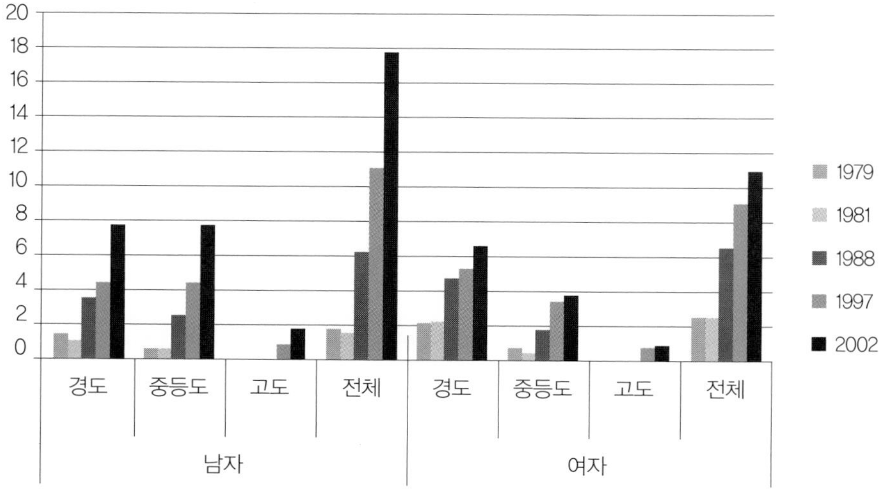

[그림 10-1] 23년간 소아 비만의 증가: 1979년~2002년: 1998년 성장표 기준(비만도)

*비만도는 성별, 신장별 표준체중에 대비하여 120~129%는 경도 비만, 130~149%는 중등도 비만, 150% 이상은 고도 비만으로 규정한다.

출처: 박영신 외(2004), pp. 247-257.

표 10-8 소아 비만의 증가: 2007년 성장표 기준(BMI)

		과체중(BMI ≥ 85)	비만(BMI ≥ 95)
1998	남	12.4%	6.1%
	녀	13.8%	5.5%
	전체	13.0%	5.8%
2008	남	19.7%	11.3%
	녀	18.2%	8.0%
	전체	19.0%	9.7%

출처: Oh et al.(2008), pp. 950-955.

아닌 유형(5%)이었다. 이들 연구에서 눈에 띄는 소견은 많은 아동이 12세에 체중 변화의 전환기를 맞이했다는 것이다.

4) 원인, 기전 및 위험 요인들

비만은 지방이 체내에 지나치게 많아지는 것을 말한다.[4] 지방 조직은 지방세포(fat cell, adipocytes)로 이루어지는데, 이 세포는 수태된 지 15주가 지나면 태아에서 발견되고, 임신 중기를 지나 말기가 되면 급격하게 증가한다. 출생 후 신생아기 동안 지방조직은 급격하게 증가해 흔히 'chubby baby(토실토실한 아기)' 모습을 나타낸다. 이것은 지방세포의 수가 증가한 것이 아니라 대개는 세포 크기가 커진 것이다. 이후 2세부터 10세까지 대부분의 아동들에서 지방세포의 수 및 크기의 변화는 거의 이루어지지 않는다. 이런 중에 이 시기 동안 아동들의 키가 자라기 때문에 아동들은 상대적으로 날씬해진다. 하지만 일부 아동들은 이 시기 동안 지방세포의 크기는 물론 수도 증가해 지방조직이 지나치게 증가한다. 이렇게 지방조직이 지나치게 증가하는 기전으로 시간 경과에 따른 불균형적 에너지 섭취 및 소비(positive energy balance)를 들 수 있다. 이러한 불균형적 에너지 섭취 및 소비, 그리고 지나친 지방조직의 증가가 곧 비만의 원인인데, 여기에는 유전을 포함한 부모의 비만, 활동 수준, 식사, 심리 행동적 요인 등이 관여한다.

(1) 의학적 · 유전적 요인들

비만과 연관되거나 비만을 초래하는 의학적 요인은 모든 비만의 10% 미만이다. 하지만 이들은 다양한 의학적 결과, 특히 내분비 및 대사 이상 등을 초래하기 때문에 구체적인 것들을 밝히는 것이 필요하다.

비만의 유전적인 영향에 대해서는 아직도 밝혀지지 않은 것이 많다. 1970년대 이전까지만 해도 비만의 원인으로 주로 활동 수준, 식사, 심리 행동적 요인에 대한 것들이 주로 거론되었지만, 1980년부터 1990년대 들어서면서 비만의 유전 연구와 함께 1994년 렙틴(leptin) 유전자의 발견으로 많은 생물의학적 연구와 유전 요인에 대한 연구가 수행되었다. 그 가운데 몇 가지를 살펴보면 우선 부모의 비만(parental obesity)이 중요한 관련 위험 요소로 거론되고 이에 대해서는 광범위한 합의가 이루어지고 있다. 예를 들면, Reilly 등 (2005)[5]의 연구에서 부모의 BMI와의 연관성을 보면 양쪽 부모 모두 BMI≤30의 경우 자녀

4) 이 기전은 Haugaard(2008)의 설명을 요약하여 소개한다(pp. 642-643).

5) Reilly, J. J., Armstrong, J., Dorosty, A. R., Emmett, P. M., Ness, A., Rogers, I., Steer, C., & Sherriff, A.(2005). Avon longitudinal study of parents and children study team: Early life risk factors for obesity in childhood: Cohort study. *BMJ, 330*, p. 1357.

의 아동기 비만율 6.2%에 비해 아버지의 BMI≥30은 16.2%, 어머니의 BMI≥30은 23.6%, 양쪽 부모 BMI≥30은 43.8%로 그 영향력이 매우 크다. 특히 아버지에 비해 어머니의 BMI가 영향력이 더 큰 것을 보여 주고 있다. 하지만 부모의 비만은 유전적 영향과 함께 부모들의 식사습관, 선호하는 음식, 활동 수준의 저하 등 부모의 모델링과 같은 영향도 있을 것으로 추정한다.

여러 유전율(heritability)에 대한 연구들이 있는데 대상, 방법 등에 따라 차이를 보인다. 쌍생아 연구에서는 BMI를 기준으로 대략 0.6~0.9의 비율을 보인다. 이에 비해 입양 및 가족 연구에서는 0.25~0.7 정도의 낮은 비율을 보여 준다(Hebebrand, 2007). 지난 십수 년간 분자유전학의 발전으로 렙틴을 포함해, 렙틴수용체, PC1(prohormone convertase 1), POMC(proopiomelanocortin)의 돌연변이가 열성유전으로 비만에 관여하는 것으로 거론되었다. 그 외에도 비만과 관련하여 연구가 진행되고 있지만 아직 결론에 이르기는 갈 길이 멀다.

(2) 환경적 요인들

시계열적 변화 추이를 보면 에너지 섭취와 소비에 따라 비만이 영향을 받는 것을 알 수 있다. 비만과 관련한 환경적 요인에 대한 연구 중에서 몇 가지 중요한 것을 제시하면 다음과 같다. 첫째, TV 시청과 비만과의 관련성이다. 앞에서 거론되었던 Reilly 등(2005)의 연구에서도 TV 시청시간에 비례하여 비만율이 증가했다. 그 외에도 일일 TV 시청시간이 2시간 이하인 경우에 비해 5시간이 넘으면 비만율은 5배 이상 높아진다. 둘째, 활동 수준이 적을수록 비만율이 높아진다는 사실은 매우 일관되게 나타나고 있다. 셋째, 아동 비만에 대한 식사(diet)의 영향에 대해서는 활동 수준과 같이 그 영향력이 분명하지 않다. 물론 에너지 섭취, 지방 및 탄수화물 섭취의 증가, 과일 및 야채의 섭취 감소, 음료 소비의 증가 등이 비만의 증가와 영향이 있다. 하지만 앞에서 제시된 것과 같이 분명한 근거는 아직 제시되지 못하고 있다. 넷째, 그 외에 임신 중 임신부의 흡연과 비만의 관련성, 모유수유에 의한 비만 억제 효과, 아동기 수면시간의 감소와 비만의 연관성 등이 제시된다.

(3) 심리행동적 요인들

우울 증상과 비만의 관련성은 매우 높은 것으로 알려져 있다. 몇몇 연구에서 아동 및 청소년기 우울증의 치료로 비만이 감소되는 것을 실증적으로 보여 주기도 했다.

그 외에 몇 가지 관련 요인들이 있는데, 자기 보고에 의한 것으로 지나친 식사제한 및 체중조절, 지각된 부모의 비만은 비만과 관련이 높지만, 이에 비해 높은 지방이 함유된 음식 섭취, 폭식 및 운동 횟수는 비만을 예측하지 못했다. 다른 연구로는 아동의 식사에 대한 부모의 지나친 통제가 과체중과 관련이 높다는 연구도 있다.

5) 비만의 심리적 문제점들

이미 앞에서 언급했지만, 비만 아동 및 청소년들과 관련한 심리적, 정신적 문제는 다음 몇 가지로 요약할 수 있다. 조주상 등(1995)의 국내 문헌에서도 보고하듯이, 일부 비만 환자에서 심리적 요인이 관여하고 그들의 치료에서도 고려해야 하기 때문에 관심을 가질 필요성이 있다.

첫째, 우울 및 불안의 비율이 높다는 점이다. 체중조절을 위해 클리닉을 찾은 임상군에서는 분명하게 이러한 소견을 나타낸다. 또한 우울을 치료했을 때 비만이 감소하는 소견도 있다. 하지만 지역사회에서 역학조사를 했을 때는 비만 아동 및 청소년군에서 불안 및 우울을 포함한 정신병리의 증가가 관찰되지 않는다.

둘째, 비만 아동 및 청소년들에서 식사관련 행동들, 특히 폭식 및 대식증의 위험이 높아진다. 하지만 식사장애 가운데 거식증(AN)과는 관련성이 거의 없다. 최준호 등(1996)의 조사에서, 특히 남학생의 경우 비만도와 식이습관의 이상이 밀접한 관련을 갖는 것은 비만 환자의 잘못된 식사습관을 시사하고 있다. Stunkard(1992)는 비만 환자에서 발견되는 두 가지 형태의 잘못된 식습관을 제시하는데 약 5%가 대식증을, 약 10%는 밤에 먹는 습관(night-eating syndrome)으로 저녁에 많이 먹고, 잠 못 자고, 아침에 안 먹는 특징을 가진다고 하였다. 이 같은 형태의 식사 형태를 동반한 비만 환자는 치료에 더욱 어려움을 겪고, 예후도 불량하다고 알려져 있기 때문에 이 같은 식사 행태의 동반 유무를 평가하고 이해하는 것은 중요하다.

셋째, 외모로 인한 자긍심의 저하가 BMI와 역상관관계를 나타낸다. 하지만 상관의 정도는 중간 정도이다. 이와 함께 자긍심 저하가 비만을 예측하지는 않는다. 이와 함께 신체에 대한 불만족(부정적 신체상)이 매우 높은 것으로 알려져 있고, 부정적인 신체상은 비만의 중요한 위험 요소로 알려져 있다.

넷째, 5~18세 아동 및 청소년을 대상으로 한 연구에서 BMI가 34.7±9.3 kg/m^{2}인 대상자들의 삶의 질 점수가 대조군의 83±14.8에 비해 67±16.3으로 매우 낮음을 보여 준다.

이것은 소아 암환자의 수준과 매우 비슷한 수준이다.

다섯째, 이들은 또래들로부터 편견(stigma)를 경험하고, 심지어 또래 희생자화(victimization)를 당하기도 한다. 이것은 부정적인 자아상을 포함한 여러 심리적, 정신적 문제로 인해 더욱 가중될 수 있다.

6) 식사습관과 체중조절

앞에서 설명한 대식증(BN), 거식증(AN)을 포함한 식사장애도 문제이지만 실제로 더 문제가 되는 것은 이같이 정상체중을 가지면서 체중조절을 하는 청소년들이 더 문제가 될 수 있다.

앞에서 언급한 것과 같이 체중조절은 단지 체중에 관련된 것이 아니라, 오히려 신체상과 더 밀접한 관련이 있다고 한다. 이같이 살찐 것(fatness)과 날씬한 것(thinness)은 생물학적, 심리적, 사회문화적 과정의 결과로 생각할 수 있다. 반면에 체중은 열량 섭취와 소모 사이의 차이에 의해 결정된다. 이 차이는 직접적인 요소, 근접적인 요소, 멀리 떨어진 것에 의해 영향을 받는다. 식사나 활동은 음식 습관이나 운동 형태에 의해 열량 섭취와 활동 수준을 결정함으로써 체중에 대해 직접적으로 영향을 주는 요소이다. 근접적인 요소들로는 지식이나 태도는 물론 동기나 수행 능력과 같은 개인적인 성향에서 보여지는 것과 같이 식사와 활동을 결정짓는 개인적인 요소들이다. 대인관계, 역할, 가치기준 등도 개인적인 요소의 작동에 영향을 줄 수 있다. 마지막으로 체중에 관련된 간접적 요소로 문화 가치, 경제 자원, 사회적 요인들이 행위나 개인적 요소에 영향을 미치게 된다.

체중조절의 방법으로 여러 가지가 포함되는데, 현재 가장 중요한 구성요소로는 식사의 변화, 신체활동의 증가, 생활습관을 변화시키는 행동요법들이 있다. 식사 처방에는 포화지방을 적게 섭취하고, 탄수화물의 섭취를 늘리는 것을 권장하며, 전체 열량 섭취는 대체로 제한한다. 이러한 치료 프로그램들이 단기간의 효과는 비교적 좋아서 약 2/3에서 효과를 보지만, 5년이 지나면 거의 대부분에서 원래대로 돌아가는 것으로 보고된다.

이러한 체중 감소와 증가가 반복하는 형태를 체중 사이클(weight cycling, 'yo-yo dieting')이라 부른다. 대개는 급격히 체중이 빠졌다가 급속하게 다시 회복하는 것을 말하는데, 서서히 감소했다가 1년 이상 걸려서 서서히 증가하는 것과는 분명히 구분 짓고 있다. 그런데 이 같은 체중 사이클은 몇 가지 위험 요소를 내포하는데, 예를 들면 더 살이 찐다는 것, 살이 빠지기가 더 어려워진다는 것, 심혈관계 질환의 위험률이 높아진다는 것 등이다. 그

(3) 걸음마기의 깨작거리며 먹기

생후 2세가 되면 아동은 편식을 하게 되며 식사량도 줄게 된다. 부모는 먹는 것에 대한 보상을 주거나, 보상으로 음식을 이용하면 안 된다. 특히 또래가 좋아하지 않는 음식을 즐기는 것을 보게 하거나 다양한 음식을 제공하며 강요하지 않고 매우 적은 양을 제공하며 식사 사이의 스낵 양을 제한하는 것이 좋다. 불필요한 다툼을 피하기 위하여 융통성이 있는 시도를 한다(과일 대신에 주스, 빵의 껍질을 잘라 주는 등). 아동이 부모의 급한 마음을 알아차리면 음식 회피는 감정적으로 부담이 되는 문제가 된다.

(4) 학령전기 비정상적인 먹이기 투쟁들

드문 경우에서 취학 전 아동은 부모의 과도한 통제(overcontrolling), 통제 부족(under-controlling), 거부적 양육(rejecting parenting)에 대한 반응으로 제공된 음식을 거부하거나 음식을 계속 요구한다. 탐식은 과거나 현재의 상실을 의미한다. 음식과 관계된 행동은 양육자가 음식을 제공하며 결과에 대한 반응을 삼간다면 관계의 문제가 해결될 수 있을 것이다. 과일, 과자 등 영양가 있는 손으로 먹을 수 있는 음식을 아동이 접근할 수 있는 접시에 항상 놓아두고 아동의 앞에서는 음식에 대해서 의논하지 않는다. 식사시간에는 식탁으로 아동을 데려와 적은 양을 주지만 머무르거나 먹도록 요구하지 않는다. 아동이 음식을 쉽게 먹을 수 있는지에 대하여 편안하게 음식의 사회적 측면에 좀 더 관심을 갖게 한다.

(5) 아동기 및 청소년기 식사관련 주제

8세 후에 아동은 대부분 식욕의 문제보다는 식사시간의 태도가 문제가 된다. 합리적이고 일관성이 있는 제한이 필요하다. 식사시간에 논쟁이나 TV 같은 주의산만함을 야기시키는 대상을 피해야 하며 아동은 음식을 준비하고 상을 차리고 적절한 예의를 갖도록 권장해야 한다. 아동은 자신의 음식량을 측정하기 어렵고 불규칙한 식욕을 가지므로 적당량을 준 후 좀 더 먹을 수 있도록 하며 음식을 깨끗이 비우게 강요해서는 안 된다. 사춘기의 급성장 시기가 되면 식욕은 끝이 없으므로 영양가 있는 스낵을 자유롭게 먹을 수 있도록 하며 쇼핑과 설거지, 음식 준비를 돕는 등 책임감을 갖게 하는 것이 좋다.

(6) 음식 공포증(Food phobia)

어떤 음식이나 감촉은 불안이나 회피를 일으킨다. 때때로 그러한 공포증은 음식을 먹은 후 질식이 유발되었거나 아픈 후에 일어나기도 한다. 중요한 영양적, 사회적 결과를 유발시키지 않는다면 두려워하는 음식은 회피하는 것이 가장 간단한 방법이며 필요하다면 행동요법을 쓴다.

2) 영유아기 및 아동기 섭식/식사 장애

아동기, 특히 영유아기에서의 **섭식장애**(**먹이기장애**, feeding disorder)는 청소년기 혹은 성인기의 식사장애와는 다소 차이가 있고, 이를 이해하는 데 문제점으로 지적되는 것들이 몇 가지 있다. 즉, ① 이들을 섭식(feeding) 장애로 볼 것인가 혹은 식사(eating) 장애로 볼 것인가, ② 식사장애와 성장(growth) 장애와의 관련성은 어떠한 것인가, ③ 영아와 아동을 대상으로 하는 연구들의 윤리적, 기술적 문제들을 어떻게 할 것인가, ④ 진단의 혼란, 특히 비기질성 성장실패(NFTT) 대 심리사회적 왜소증(psychosocial dwarfism), 되새김증(rumination) 대 식도역류(gastroesophageal reflux: GER)는 어떠한 관계인가, ⑤ 영아기 장애와 청소년기 장애의 연관성, 특히 되새김증과 대식증, NFTT와 거식증은 어떠한가? 하는 점 등이다(Woolston, 1999). 이들은 아직 규명되지 않은 주제들이지만, 이들 장애를 이해하는 데 반드시 앞으로 연구되어야 할 중요한 내용이다.

영유아기/아동기 초기 섭식장애(feeding disorders of infancy or early childhood)는 섭식 중에 생길 수 있는 문제행동, 식욕저하, 음식거부, 편식, 이식증, 반추 및 구토까지 다양한 상태를 포함한다. DSM-5에서 섭식장애의 일반적인 정의는 섭식과 성장 문제의 다양성을 설명하지 못해 치료에 적용하기가 어렵다. 따라서 여러 학자는 구분하려고 노력했는데, Mayes와 Volkmar(1993)는 이 문제에 대해 광범위하게 토의하면서 대부분 ① 발병연령, ② 발달상 결함 유무, ③ 영아와 부모의 상호작용 행동의 차이를 고려해야 한다는 점에서 의견이 일치되고 있다고 지적했다. 이 가운데 가장 대표적인 두 사람, Joseph Woolston과 Irene Chatoor의 분류를 설명한다.

Woolston(1983, 1988)은 영유아기 및 아동기 초기 섭식장애를 비영양물질섭취장애(이식증), 과체중장애(단순비만), 불충분한 성장 및 체중증가장애(심리사회성 왜소증, 반추장애, NFTT)로 구분하고, 다음에 NFTT를 세 가지 형태로 세분하고 있다. 그는 이 구분을 어머니의 심리사회적 특성, 영아의 행동/발달적 장애, 모-자 상호작용의 이상 등 세 축에 의해 세분함으로써, NFTT Type 1(영아기 반응성애착장애), NFTT Type 2(단순칼로리-단백질영양결핍), NFTT Type 3(병리적 음식거부)로 명명했다.

이에 대해 Chatoor(1997)는 섭식장애를 Greenspan과 Lourie의 초기 아동기 발달단계와 Mahler 여사의 분리개별화 개념을 기초로 하여 세분화하여 제시했으며, 크게 두 유형으로 분류했다. 첫째, **발달성 섭식장애**(developmental feeding disorder)로 연령 발달에 따라 항상성(0~2개월), 애착(2~6개월), 분리의 단계로 나누어 각각 항상성 섭식장애, 애착성 섭식장애, 분리성 섭식장애(영아 식욕부진증)로 구분한다. 둘째, 외상성 섭식장애(post-traumatic feeding disorder)로 식사 조절의 보다 급성적인 붕괴가 특징적이며 다양한 나이와 다양한 단계로 나타낼 수 있다. 여기서 주로 Chatoor의 분류에 근거해 논의한다.

영아와 어린 아동의 35%에서 식사 문제가 나타난다. 이렇게 흔한 섭식/식사의 어려움에는 너무 많이 먹거나, 적게 먹거나, 편식, 혼자 먹는 습관의 지연, 이상한 식사습관 등이 포함된다. 편식은 2세부터 점차 증가하여 3세 때 정점에 도달한다. 이러한 어머니의 40%가 자신의 아이가 성장에 필요한 만큼 먹지 않는다고 한다. 먹기를 거부하거나 토하는 등 심한 식사 문제는 영아의 단지 1~2%에서만 보고된다.

Dahl과 Sundein(1992)은 특별한 내과적 원인 없이 적어도 4주 이상 먹는 것을 거부했던 3~12개월의 영아는 2세가 되었을 때 대조군에 비해 식이패턴, 행동, 성장에서의 문제와 감염에 더 예민하였으며 4세가 되면 71%의 아동이 여전히 식사 문제를 보고했다. Marchi와 Cohen(1990)은 초기 아동기부터 후기 아동기, 청소년기까지 10년간을 관찰한 800명 이상의 아동을 보면 초기 아동기의 섭식 문제는 청소년기의 식사장애와 연관이 있음을 보고했다. 초기 아동기의 위장관계 증상들과 깨작거리며 먹기는 청소년기의 식욕부진 행동, 식사시간의 문제행동과 이식증은 청소년기의 대식증과 각각 연관이 깊은 것으로 보고했다.

영아기의 섭식장애의 원인, 증상, 치료를 이해하는 데는 다음 세 가지 요인에 의해서 제한을 받는다. 첫 번째 요인은 섭식장애의 표준화된 분류의 부재로 인하여 영아기와 걸음마기의 섭식장애가 다양한 분류와 서술적인 명명으로 이루어지고 있다는 점이다. 두 번째 요인은 섭식장애와 성장실패(FTT) 사이의 중첩이 있으므로 이 용어들은 서로 교대로 쓰일 때가 많다는 점이다. 그러나 이러한 연관성의 빈도는 성립이 안 되었다. 세 번째 요인은 조사자의 각 그룹이 섭식장애와 FTT의 다른 측면을 제기하며 다른 진단적 근거와 방법을 사용하므로 비교하기가 어렵다는 점이다.

Bithany와 Dubowitz(1985)는 영아의 특성과 심리사회적 부모 요인 사이의 복잡한 양방향 상호작용을 통합한 생물심리사회 모형(biopsychosocial model)을 제안하였다. 앞에서 이미 논의했듯이 Woolston(1985)은 FTT의 진단을 다축체계를 이용하여 분류를 제안했다. 섭식장애의 진단은 ① 영아와 양육자 관계, 특히 섭식, 놀이, 수면/배설 조절 등의 여러 영역에서의 상호작용, ② 영아 및 양육자 특성, 즉 영아의 기질, 영아의 기질적 문제 유무, 양육자의 심리적인 기능 및 과거력, ③ 가족지지 및 스트레스원, 예를 들어 가족의 사회심리적 기능, 가족 문제 및 사회경제적 스트레스 등을 포함하여 이루어진다.

치료는 영아와 양육자와의 첫 만남에서부터 시작한다. 양육자와의 치료적 동맹의 설정이 성공적인 치료에서 결정적이다. 특정한 정신역동을 설정하는 것과 치료계획을 세우는 게 중요하다.

(1) 항상성 섭식장애(Feeding Disorder of Homeostasis)

구체적인 자료는 없지만 신생아와 영아에서 조절기능의 곤란이 흔하다. 소아과에서 흔하게 사용되는 병명은 영아산통(colic)이며, 성장실패와 연관되어 심한 경우에 **항상성 섭식장애**(Feeding disorder of homeostasis)로 고려된다.

표 10-9 항상성 섭식장애

모성과 영아 간의 상호성 결함과 부적절한 음식 섭취가 특징이다.

1. 출생부터 생후 3개월 사이에 발병한다.
2. 불규칙한 섭취 형태와 불량한 음식 섭취
   가. 양이 불규칙하다.
   나. 시간이 불규칙하다.
3. 영아는 상태조절이 불량하다.
   가. 자극과민성 혹은 쉽게 피곤해함
   나. 수면 불량 혹은 지나치게 잠
   다. 불규칙한 수면 형태
4. 부모 불안/우울, 정신병리 혹은 영아의 문제를 알아채지 못할 정도로 심한 스트레스
5. 성장실패
6. 기질적 문제가 자주 동반함
   가. 미숙, 성숙불량
   나. 심장 혹은 폐질환
   다. 구강인후 혹은 위장관계 이상(구개열, 위식도역류, 식도부전 등)

원인은 영아와 어머니의 특성이 섭식 조절의 어려움에 영향을 미치는 것으로 보인다. 영아는 출생에서부터 상태조절의 어려움을 가진다. 영아는 날카롭거나, 섭식 시 깨어 있는 것이 어렵다. 어떤 영아는 쉽게 피곤해하며 섭식 중에 산만하며 충분히 먹지 않고 섭식을 끝낸다. 어떤 어머니는 섭식 중에 환경 및 자극을 조절하여 이러한 영아의 취약성을 보

상하는 것을 배운다. 그러나 다른 어머니들은 불안해하고 피곤해하며 우울하여 결국 영아의 섭식 문제를 강화시키게 된다.

출생 후부터 섭식의 곤란과 성장 지연을 보인 영아는 이 진단을 필요로 한다. 어머니의 임신력 및 분만력, 영아의 섭식, 발달 및 병력을 알아야 하며, 어머니의 기능 및 사회지지 체계를 탐색할 필요가 있다. 또한 섭식 중에 모와 영아를 관찰하고 놀이 중에 영아의 특성을 관찰해야 하며, 영아의 상태와 섭식 행동의 조절, 영아의 신호를 읽고 반응하는 모의 능력을 읽어야 한다. Chatoor(1991)는 이 장애를 가진 모와 영아가 대조군에 비해 상호작용이 적은 것을 발견했다.

생애 처음 몇 달 동안에 섭식, 수면, 감정조절의 기초가 생긴다. 이러한 첫 몇 개월 동안의 섭식 문제를 가진 영아는 대개 어머니에게 불안을 일으키며 생후 2세 때 자기 스스로 먹기로의 전환 시에 자기조절의 어려움을 갖는다. Dowling(1977)은 섭식의 조절(regulation of feeding)을 중요시했는데, 식도부전(esophageal atresia)을 가진 영아는 위절제(gastrostomy)를 해 영양을 공급받으므로 빨기(sucking), 씹기(chewing), 삼키기(swallowing)를 배우지 못하며 배고픔과 포만감을 알지 못한다. 이런 아동은 언어 및 운동발달의 지연, 정서 및 자발성의 둔화를 보인다. 이런 영아는 영양을 공급받는 동안은 모조급식(sham feeding)을 하며 이런 문제를 피할 수 있다.

치료는 영아, 모, 모-자관계에 대해 이루어져야 한다. 심한 경우 영아의 성장이 심하게 제한될 때 관을 통한 먹이기(nasogastric tube feeding)가 필요하다. 이런 경우 영아의 성장에 필요한 영양소가 공급되므로 어머니가 안정이 된다. 안정이 된 어머니는 영아와 잘 조화되므로 긴장의 대립관계가 깨진다. 중재는 어머니의 불안, 피로감, 우울감에 일차적으로 맞추어지기도 하는데 어머니로 하여금 좀 더 효과적으로 영아를 다룰수 있게 도와준다. 쉽게 날카로워지거나 자극에 쉽게 과부하되는 아동은 전화나 다른 방해요소가 없는 조용한 방에서 수유를 해야 한다. 치료자는 어머니로 하여금 아동의 신호에 효과적으로 반응할 수 있도록 중재해야 한다.

(2) 애착성 섭식장애

애착성 섭식장애(Feeding Disorder of Attachment)는 흔히 문헌상 모성박탈(maternal deprivation), 박탈 왜소증(deprivation dwarfism)으로 설명되었다. 이러한 영아의 성장실패와 발달지연은 영아의 불완전한 애착을 이끄는 아동의 방임과 학대의 연장으로 고려된다. 다양한 명명으로 인하여 역학을 검사하기는 어렵다. Chatoor(1993)는 낮은 사회경제적 계층에서 증례가 많음을 보고했다. 성장이 안 되고 애착장애를 보이는 환자의 어머니에 대한 문헌—성격장애, 정동장애, 알코올 및 약물 남용—이 많다. Glaser 등(1968)은 어머니의 필요가 영아의 필요를 우선할 때 위험이 높다고 했다. Fraiberg 등(1975)은 아이를 양육하는 어머니의 어려움은 본인이 어렸을 때 어머니의 끝없는 요구에서 기인한다고 했다. 가족문제와 힘든 부부관계는 많은 성장실패(failure-to-thrive: FTT) 연구에서 보고된다. 즉, FTT를 가진 영아의 어머니는 남편이나 부모에게 흔하게 학대를 받는다고 보고하였고, 또한 FTT 영아의 45~93%는 대조군에 비해 불완전하게 애착된 것으로 보고되었다. Benoit 등(1989)은 성인애착면담(adult attachment interview)에 의해 측정된 FTT 영아의 모는 대조군에 비해 그들의 부모에게 불완전하게 애착된 것으로 보고했다. FTT 영아는 생후 첫해 동안에 모-자관계에서의 손상을 보고했다. 불안정한 애착의 세대 간 전이형태는 아이에게 몰두하기 어려운 모의 어려움의 원인이 되어 결국 감정적, 신체적 양육의 실패를 가져온다.

표 10-10 애착성 섭식장애

모성과 영아 간의 상호 참여 및 즐거움의 부족이 특징이다.
1. 생후 2~8개월 사이에 발병한다.
2. 연령에 적합한 사회적 반응이 부족하다.
   가. 눈을 마주치지 않음, 사람이 떨어져 있으면 과각성, 가까이 다가가면 눈 맞춤 회피
   나. 미소 반응 부족
   다. 음성 상호작용 부족
   라. 안으려고 할 때 다가오는 반응의 부족(5개월 이상에서)
   마. 안았을 때 안기는 반응의 부족
3. 부모 우울 혹은 성격장애, 심한 스트레스, 약물 혹은 알코올 남용
4. 성장실패
5. 발달 문제
   가. 운동발달 지연
   나. 근긴장 불량-안을 때 지나치게 뻐침, 안았을 때 푹 꺼지는 자세
   다. 인지발달 지연

진단은 다음의 경우를 통해 이루어진다. 첫째, 영아가 영양상태가 급격히 안 좋아져서 소아과에 급성입원이 되면, 입원기간 동안 정신과 자문을 통해 영아의 성장과 발달 문제에 대한 진단과 치료를 돕는다. 검사는 영아의 섭식, 발달력, 임신 및 출산, 가족 사항, 사회적 지지 등에 대해 이루어진다. 둘째, 많은 어머니들이 의심이 많고 개입이 힘들기 때

문에 모의 심한 정신질환, 우울증, 술이나 약물중독을 배제하기 위해 약식의 정신상태검사를 하는 것이 좋다. 어머니들이 전문가를 피하므로 모-자의 상호작용을 관찰해 간접적으로 얻는다. Chatoor(1991)는 대조군에 비해 모-자관계가 빈약한 상호반응성과 영아의 신호에 대해 어머니가 불연속적으로 반응한다고 했다. 셋째, 영아를 직접적으로 관찰하고 검사한다. 특징적으로 입원 첫 며칠간은 기운이 없고, 제대로 먹지 못하며, 눈길을 피한다. 안아 일으켰을 때 건강한 아이처럼 꼭 껴안아지지 않는다. 그러나 집중적인 간호를 받으면 쾌활해지는 것으로 보인다. 점차 반응을 하며 웃기 시작하며 잘 먹으며 체중이 는다. 이러한 급격한 변화는 기질적인 문제가 있는 아동과 구별이 가능하게 된다. 기질성 성장실패(Organic FTT)를 보이는 영아는 어머니에게 반응이 제일 좋으며 시선회피나 일반적인 위축을 보이지 못한다.

일반적으로 만성 영양부족은 인지적, 행동적 문제와 연관이 된다. Hufton과 Oates(1977)는 영아에서 비기질성 성장실패(Non-organic FTT: 이후 NFTT)로 진단이 내려졌던 21명의 아동이 6세가 되었을 때 아동의 반수가 이상 성격을 보이며, 2/3에서 읽기가 느렸으며, 2명의 아동은 의심스럽게 죽었다. Drotar와 Sturm(1992)은 47명의 건강한 아이와 과거 NFTT 병력이 있었던 48명의 취학 전 아동을 비교하여 대조군에 비해 행동조정, 자아조절에 문제가 있었다고 했다. Black 등(1995)은 NFTT를 보이는 102명의 아동과 67명의 대조군을 비교했다. 양육형태로 비교할 때 환자군의 어머니가 대조군의 어머니보다 방임적이다.

다양한 치료적 시도가 가정 내 치료부터 입원까지 제안된다. NFTT의 원인이 다양하므로 환자에 따라 특정한 중재가 요구된다. Schmitt와 Mauro(1992)는 영아가 12개월 이상이며, 부모가 지지체계를 갖고 있으며, 선행된 질환으로 의학적인 도움을 찾은 적이 있으며, 모에게서 박탈 행동의 증거가 보이지 않는 경한 방임의 경우 외래치료를 고려하도록 했다. 그러나 영아가 손상과 관련되었거나, FTT가 심각하거나, 위생이 심각하게 방임되었거나, 모가 심각하게 불안정하거나, 약물이나 알코올이 남용되었거나, 어머니가 혼돈된 생활방식으로 살거나, 스트레스에 압도되어 있다면 즉각적인 입원이 필요하다고 했다.

Harris(1982)는 성장실패로부터 회복이 부모-자녀관계가 적절하다는 것을 제시하는 것이 아니라 어머니가 자신의 아이에게 관여하며 치료과정에 참여할 수 있는 능력이 치료계획의 핵심이라고 했다. Ayoub와 Milner(1985)는 부모의 자각과 협조가 결과의 예측요인이 되는데, 많은 어머니들이 자신이 어렸을 때 방임과 학대를 경험하였으므로 의심이 많고 전문가들을 피한다고 한다. Fraiberg 등(1975)은 영아를 양육할 수 있는 능력을 촉진하는 치료가 첫 단계라고 했다. Drotar와 Sturm(1987)은 가족이 스트레스를 완충시키는(stress-buffering) 또는 스트레스를 발생시키는(stress-producing) 체계로 작용함을 지적했으며, 입원기간 동안은 어머니가 치료에 참여해야 할지 다른 대안을 찾아야 할지 검사하는 것에 중요한 시기라고 했다. 또한 Fraiberg 등(1975)은 간호사나 사회복지사가 집으로 찾아가서 규칙적인 만남을 갖는 것은 병원으로 오기 싫어하는 어머니에게 대안으로 고려될 수 있다고 했다.

(3) 분리성 섭식장애

분리성 섭식장애(Feeding Disorder of Separation)는 영아거식증 또는 영아 식욕부진증이라고도 한다. Chatoor와 Egan(1983)은 분리개별화 시기에 발병하는 섭식거부를 하는 아홉 가지 증례를 발표하였다. 이를 분리장애로 불렀으나, 후에 신경성 식욕부진증과 유사하여 영아기 신경성 식욕부진증(infantile anorexia nervosa)으로 불렀으며, 결국은 영아 식욕부진증(infantile anorexia)으로 개칭했다. 영아 식욕부진증은 흔히 자기 스스로 먹는 것으로 전환하는 시기인 9~18개월 사이에 흔히 시작된다. 어머니의 강한 노력에도 불구하고 아동은 음식 거부와 성장실패를 나타낸다. 아동에게 먹이려고 하는 어머니의 강한 노력은 결국 갈등의 원인이 되며 양자관계의 상호성이 적어진다. 어머니와 상호관계의 반응으로 걸음마기의 아동은 먹거나 먹는 것을 거부하게 되어 섭식이 내부적으로 조절되는 것이 아니라 외부적으로 조절되는 것이 된다. Dahl과 Sundelin(1986)은 스웨덴에서 1세 미만 영아의 1~2%가 먹는 것을 거부하거나 토하는 것과 관련된 심한 섭식 문제가 있으며, 4세가 되면 이들 중 71%가 여전히 음식 거부를 보인다고 보고했다. 이런 아동은 중상층에서 많다고 보고된다.

원인으로 Chatoor는 상호교류 모형(transactional model)을 제안하였는데, 이 모형에 따르면 아동의 성격이 어머니의 취약성과 반응하여 부정적인 반응을 가져오며 상호관계의 갈등을 가져온다. 아동은 강한 대인관계의 예민성, 배고픔 신호가 부실하고, 고집을 보이며, 어린시절 부모로부터 과잉 조절과 감정적 비효용성을 경험한 어머니는 과잉 조절과 제한을 하게 됨으로써 갈등을 일으키게 된다. 한계설정과 양육 사이에 모는 불안정하게 되어 모의 반응이 일정치가 않음으로써 아이와 갈등되게 한다. 생후 9~18개월 사이에 분리개별화의 일반적인 발달과업은 섭식 관계에서 특별한 의미를 가져오게 된다. 아이의 입에 누가 스푼을 넣는지에 대한 자율성 대 의존성의 문제로 어머니와 아이는 홍정하게 된다. 어머니는 아이가 자신의 입을 벌리는 것을 왜 거부하는지, 아이가 스스로 먹기

표 10-11 분리성 섭식장애(영아 식욕부진증)

영아의 음식 거부와 양육자의 적절한 한계설정 부족이 특징이다.

1. 생후 6개월에서 3년 사이–특히 자기 스스로 먹는 전환기–에 발병한다.
2. 영아의 음식 거부
   가. 음식 간에 차이가 많다.
   나. 양육자에 따라 차이가 많다.
3. 영아의 음식 거부에 대한 부모의 불안은 다음과 같다.
   가. 어떻게 해서든지 더 먹이려고 영아를 구슬린다.
   나. 아이를 먹게 하려고 장난감이나 놀이로서 영아를 혼란스럽게 한다.
   다. 시간에 맞추어(심지어 밤에도) 아이를 먹이려 한다.
   라. 아이가 먹지 않으면 다른 음식을 먹이려고 한다.
   마. 억지로 먹인다.
4. 성장실패
   가. 처음에는 체중 감소 혹은 체중 증가가 나타나지 않는다.
   나. 점차로 성장 속도가 감소하여 왜소증이 된다.
5. 발달 문제
   가. 극심한 경우, 영양부족으로 운동발달 지연
   나. 일부 영아의 경우, 먹지 않는 것과 같이 말하려고 하지 않아 표현언어 지연
   다. 인지발달 지연

를 원하는지, 배가 부른지를 생각할 필요가 있다. 어머니가 아이의 신호를 바르게 알아차리고 반응한다면, 아이는 배고픔의 생리적인 느낌과 감정적인 경험으로부터 오는 충만감을 배울 수 있게 될 것이다. 이러한 경우 아이의 음식 섭취는 배고픔과 배부름의 생리적인 신호를 통해 내부적으로 조절될 수 있을 것이다. 다른 한편, 아이가 감정적으로 지쳐 있을 때 먹게 하거나 장난감으로 아이의 집중력을 흩트려 놓고 음식을 아이의 입에 집어넣는 등 어머니가 반응을 부적절하게 한다면 아동은 섭식과 감정을 연관시키는 것을 배우게 된다. 이러한 경우 아이의 섭식은 양육자와의 감정 경험과 연결되어 외부적으로 조절된다.

이러한 영아는 NFTT의 문제로 정신의학적 평가를 받기 위해 의뢰된다. 소아과의사는 발달이 지연되어 있는 애착성 섭식장애 아동과 비교하여 이 환자의 전반적으로 좋은 발달을 보고 놀라게 된다. 또한 식욕부진증 영아의 어머니는 환아의 음식 거부와 체중 증가의 실패에 불안해한다. 검사는 아동의 섭식, 발달력을 포함한다. 대개의 아동이 출생 시부터 잘 먹지 않는 아이(poor feeder)라고 보고될지라도, 음식 거부와 체중이 늘지 않는 것

이 대개 스스로 먹기로의 전환시기와 고형 음식의 섭취시기와 연관이 되는지를 살펴본다. 몇몇 아동은 편식이 심한 것으로 보고된다. 그러나 외상성 섭식장애를 앓는 영아에 비해서 이러한 영아의 음식 선택은 주기적으로 변하며 모든 생소한 음식이 포함되는 것은 아니다. 모의 아이에 대한 지각, 가족환경, 아동기의 지지체계, 자신의 음식 습관, 제한에 대한 태도 등이 관찰되어야 한다. 이러한 어머니는 자신의 부모에 대해 조정하고, 침습적이라고 여기며 부모의 양육습관을 되풀이하지 않으려고 노력한다.

경과에 대해서 아직 체계적인 연구가 부족하다. 어떤 어른들은 자신이 어렸을 때 어머니와 식사 때문에 갈등했으며 잘 자라지 않았고 마르고 작았으나 동료로부터 음식섭취를 자극 받고 성장이 많이 되었음을 보고한다. 정신치료적 중재의 주된 목표는 아이가 식사에 대해 내적 조절을 하게끔 촉진하는 것이다. 중재는 다음 세 가지로 이루어진다. ① 아이의 기질적 특성과 발달상의 갈등을 조사하고, 모에게 설명하여 기대되는 배고픔 신호가 없음과 식사 상황에서 조절에 대한 아이의 노력이 있음을 이해시킨다. ② 모의 유아기 훈육을 탐색하여 자신의 아이에 대한 영향을 이해시킨다. ③ 식사의 내적 조절과 외적 조절 개념을 설명하여, 어머니로 하여 한계를 정하게끔 도와주고 배고픔을 자각하도록 도와줘 내적 조절을 이끄는 식사 규칙(mealtime routine, food rule)을 발달시킨다. 그 외에 〈표 10-12〉와 같은 식사규칙을 지키도록 한다.

표 10-12 식사 규칙

가. 식사와 간식을 3~4시간 간격으로 규칙적으로 하며, 그 사이에 먹지 않도록 한다.
나. 식사시간을 30분으로 제한한다.
다. 자기 스스로 먹을 때 아이를 칭찬해 주며, 아이가 적게 먹건 많이 먹건 중립적인 태도를 갖는다.
라. 식사시간에 장난감이나 텔레비전으로 산란하게 하지 않는다.
마. 보상으로 간식이나 사탕을 주지 않으며 정규 식사에 포함시킨다.
바. 식사 때 부적절한 행동(예: 음식을 뱉기 등)을 하면 일시 격리시킨다.

(4) 외상성 섭식장애

Chatoor 등(1988)은 질식(choking)경험이 있은 후 음식을 거부하며, 질식될 것이라는 공포에 마음을 빼앗겨 질식되어 죽는 꿈을 꾸고, 음식을 주었을 때 그 음식이 치워질 때까지 강한 불안과 공황 현상을 보이는 유아들을 **외상성 섭식장애**(Post-traumatic Feeding Disorder)라고 기술했는데, 다른 표현들로서 음식 거부, 음식 공포, 음식 혐오, 섭식 저항 등이 있다. 정확한 유병률에 대해서는 알려지지 않았으나, 심한 의학적 문제를 가진 환자들의 생존이 증가함에 따라 이들 질환이 증가되었을 것으로 추정된다.

표 10-13 외상성 섭식장애

전적으로 음식을 거부하거나 혹은 씹히는 음식을 먹거나 삼키기를 거부하는 것이 특징이다. 영아는 음식을 먹이려고 하면 야단하지만, 그 외에는 모-자 상호관계가 좋다.
1. 비교적 갑자기 발병한다.
가. 사레 들린 후
나. 식도역류, 튜브 삽입과 같은 인후 통증과 관련된 병이나 처치 이후
2. 영아는 통증을 동반한 식사와 관련하여 다음의 특징을 보인다.
가. 전적으로 음식 거부(극심한 경우)
나. 젖병이나 음식을 입에 대는 것에 대해 미리 불안해한다.
다. 억지로 먹이려고 하면, 울거나 캑캑거리거나 사레 들거나 토한다.
3. 영아는 씹히는 음식을 삼키면서 통증을 동반하여 다음의 특징을 보인다.
가. 물은 마시지만, 씹히는 음식은 거부한다.
나. 씹히는 음식을 받아들이지만, 입 속에 넣고 있다가 조금 지나 뱉는다.
다. 억지로 먹이려고 하면, 울거나 캑캑거리거나 사레 들거나 토한다.
4. 영아의 음식 거부에 이차적인 부모 불안
5. 탈수와 급격한 체중 감소(극심한 경우)
6. 먹지 않아서 이차적으로 구강 운동발달 지연
7. 이차적인 행동상의 섭식 문제

원인은 심한 구토, 사레 들림, 질식, 인후 부위에 대한 처치(튜브 삽입 등) 등이 유아에게 고통 또는 놀란 경험이 되어 음식에 노출이 되었을 때 강한 불안을 보이는 것으로 추정된다. 또한 이들은 아픈 경험 뒤에 섭식장애뿐만 아니라 수면장애도 보였다.

몇몇 유아들은 유동식이든 고형식이든 어떤 종류의 음식도 거부한다. 음식에 대한 그들의 공포는 어떤 배고픔도 잊게 한다. 이들 유아들은 심한 탈수에 빠질 수 있으므로 응급처치를 요한다. 더 흔하게는, 우유병을 사용하여 우유를 먹는 것을 거부하는 유아가 다른 유아식은 받아들이는데 이는 우유를 먹은 후 심하게 토한 경험과 연관되는 것으로 생각된다. 또 다른 유아들은 우유병으로 먹는 것은 받아들이나 숟가락을 사용하여 먹는 것은 거부하는데 이는 숟가락을 사용해 먹다가 심한 구역 증상이 나타났던 경험과 유관한 것이다. 어떤 유아들은 유아식을 잘 먹지만 조그만 덩어리가 있으면 모두 뱉는 경우도 있다. 이러한 음식 거부에 빠진 유아들은 제한적인 섭취로 인해 대개 체중이 줄거나 어떤 종류의 영양소가 결핍되게 된다. 음식 거부가 발생한 시기, 의학 및 발달력 등에 대한 전반적인 문진에 더하여 음식을 먹을 때 유아와 엄마를 관찰하는 것은 이 질환과 다른 종류의 질환(영아 식욕부진증, 깨작거리며 먹기)을 구별하는 데 필수적이다. 이때 아기 엄마로 하여금 유아가 받아들이지 않는 음식과 받아들이는 음식을 여러 종류 가져오게 하는 것이 도움이 된다. 외상성 섭식장애를 가진 유아들은 특징적으로 음식이 눈앞에 보이지 않는 한 엄마 품에서 편안해 보인다. 몇몇 유아들은 식사용 의자에 앉혀 놓았을 때 보채기 시작하며 빠져나오려고 한다. 또 다른 아이들에서는 공포스러운 음식이 나오기 전까지는 매우 잘 먹는다.

외상성 섭식장애를 가진 유아들에서 보이는 음식에 대한 선험적 공포는 식욕부진증 영아에서 보이는 무작위 음식 거부 및 모-자관계의 문제들과는 잘 구별된다. 어떤 종류의 음식에 대해 심한 혐오를 보이는 식성이 까다로운 사람들 역시 음식을 강요받을 때 곤란함을 보이지만, 이들은 음식 거부를 일으켰을 만한 아픈 사건들에 대해 기억하지 못하며, 대개 어떤 종류의 음식물(녹색 콩, 당근)에 대해서는 거부하지만 비슷한 다른 종류의 채소나 과일은 거부하지 않는 경향이 있다.

이들에 대한 체계적인 추적 관찰 자료가 없지만 몇몇 유아들은 나중에 위루술(gastrostomy)로 생명을 유지했고, 다른 몇몇 유아들은 학령기에 이르기까지 우유로만 살았다. 흔히 장기화되는 경우에는 아동의 음식 거부가 어떻게 시작되었는지 부모들이 기억하지 못하기 때문에 더 많은 긴장이 발생할 수 있다. 치료는 이 질환의 복잡성으로 인해 이들 유아들과 부모에게는 다학제적 팀 접근이 필요하다. 정신과적인 치료 전에 의학적, 영양학적 평가가 필요하다. 심한 경우에는 일시적인 관을 통해 먹이기를 할 것인지 위루술을 시행할 것인지 결정해야 한다. 덜 심한 경우에는 정신과적 치료 전 식사습관에 따라 어느 영양소가 결핍되었는지에 대해 평가해야 한다. 이러한 질환의 정신과적 치료는 탈감작(desensitization)으로서 먹는 데 대한 두려움을 없애 주는 것이다. 이때 가장 중요한 것은 부모들이 외상 후 음식 거부에 대해 그 역동을 이해하고 치료에 적극적으로 참여하게 하는 것이다. 두려움을 일으키는 대상(식탁용 높은 의자, 젖병, 어떤 형태의 음식 등)에 대해 파악한 후 천천히 또는 빠르게 노출시켜 탈감작을 일으키게 한다. 그러나 이의 효과에 대한 체계적인 평가는 없는 상태이다. 또한 유아의 구강근육조절(oral motor coordination)에 대한 전문적인 평가는 매우 중요한데, 왜냐하면 상당기간 동안 음식을 거절함으로 인해 구강근육발달이 저하되기 때문이다. 탈감작 과정 동안 유아는 음식물을 삼키기 위해 강화받게 되는데, 일단 환자가 음식을 먹는 것에 편안해지면 스스로 배고프고 배부른 데 대해 반응하는 내적 조절을 회복하게 된다.

3) 기타 영유아기 섭식장애

(1) 이식증

① 정의

영양가가 없고, 음식이 아닌 물질을 먹는 정신질환이다. 특징적으로 이들 어린이들은 석고, 종이, 페인트, 옷, 머리카락, 곤충, 동물의 대변, 모래, 조약돌, 먼지 등을 먹는다.

표 10-14 이식증(Pica)의 DSM-5 진단기준

A. 적어도 1개월 이상 영양가 없고, 음식이 아닌 물질을 지속적으로 먹는다.
B. 음식이 아닌 것을 먹는 것이 발달단계상 부적절하다.
C. 식사 행동이 문화적으로 용인되거나 사회규범에 맞는 행동이 아니다.
D. 식사 행동이 다른 정신질환(예: 지적 장애, 자폐성장애, 조현병)의 일부거나, (임신을 포함한) 신체 상태와 관련하여 나타난 경우, 추가적인 임상적 관심을 받기에 충분할 정도로 심해야 한다.

② 역학

이식증은 대개 12~24개월 사이의 유아에서 발생한다. 이 연령의 유아는 대개 구강 대상(mouth object)이기 때문에 진단을 내리기가 쉽지 않다. Chatoor 등(2002)은 소아과에 방문한 다양한 인종과 사회경제적 수준을 가진 12~36개월 사이의 유아를 가진 어머니들을 조사한 결과, 22%에서 먹을 수 없는 물건을 입에 넣는 것을 어머니들이 관찰하였다고 보고했다. 이들 행동은 나이에 거의 비례하여 감소하는 소견을 보였다. 12개월의 유아 중 75%가 음식물이 아닌 물건을 입속에 넣는 데 반해 3세에서는 평균 15%만이 그와 같은 행동을 보였다. 대부분의 이들 아동은 잘 먹었고(88%), 그들의 어머니들은 자녀들의 성장에 대해 큰 관심이 없었다. 지능저하 아동에서의 이식증 유병률은 10~33%로 조사되었다.

Robinson 등(1990)은 이식증이 있는 1.5~10세 사이의 환아 108명을 같은 연령의 정상 아동 50명과 임상 양상에서 비교하였다. 이식증을 가진 환자의 85%가 5세 이하였고, 29%는 1.5~2세 사이였다. 남녀비는 1:1.4였다. 이식증의 가장 흔한 경우는 토식증(geophagia; 진흙, 먼지, 모래 등을 먹는 것)이었다. 이식증의 가족력은 41%에서 보였다. 이들은 이식증을 가진 아동들이 영양실조, 빈혈, 설사 또는 변비, 기생충 감염 등에 걸리기 쉽다고 결론지었다. Millican 등(1962)은 서로 다른 세 집단에서 1~6세 사이의 이식증 유

병률을 조사했는데, 흑인 저소득 계층군에서 32%, 백인 중상류층에서 각각 10%였다. 이는 또한 중독 사고로 입원한 환자들에서 가장 높았고(55%), 이식증을 가진 환자의 어머니가 이식증이 있었던 경우는 63%였다.

③ 원인

기질적, 정신역동적, 사회경제적, 그리고 문화적 요인 등이 원인으로서 관련되어 있다. 몇몇 전문가들은 철분과 칼슘의 섭취 부족이 이식증을 일으킨다고 가정했다. 이는 철분과 칼슘을 인위적으로 없애거나 낮추어 투여한 실험동물에서 이식증이 유발됨으로써 이러한 가설을 지지했다. 다른 전문가들은 심리사회적 스트레스, 모성 결핍, 부모의 방임 및 학대, 빈곤 및 혼란스런 가정환경 등에서 발생한다고 했다. 어느 인구집단에서는 이식증이 문화적으로 용납되기 때문에 이 또한 이식증의 중요한 원인이 된다.

Millican 등(1979)은 다요인 원인론(체질, 발달, 가족, 사회경제, 문화 요인)을 제안했다. 이들은 이식증을 가진 환자가 부모들과 빈번하게 분리되었으며 빠르게 다른 사람들로 대치되어 고통스럽게 될 때마다 먹을 것을 강요받았던 적이 있었음을 밝혀냈다. 이들은 또한 이러한 아동에서 다른 구강 활동(손가락 빨기 혹은 손톱 물어뜯기)이 높음을 관찰했다. 이들은 이러한 이식증이 부모로서의 역할과 양육이 결여된 것을 보충하는 만족의 왜곡된 형태라고 설명했다.

④ 진단

1~2세 사이의 아동에서 물건을 입에 넣는 행동은 매우 흔한 것이나 이식증의 진단은 반드시 그 행동이 지속적이고 그 아동의 발달과 맞지 않는 경우에만 내려져야 한다. 환자의 발달력 및 급식에 관한 병력이 반드시 평가되어야 하며 다른 구강 활동(손가락 빨기 혹은 손톱 물어뜯기)이 자신을 달래기 위한 방법인지에 특별히 주의를 기울여야 한다. 또한 아이를 돌볼 수 있는지, 양육상태는 어떤지를 알기 위하여 가정환경과 부모 사이의, 아동과의 관계가 조사되어야 한다. 무엇보다도 어머니와 아동이 식사시간 동안, 그리고 노는 동안 그들 사이의 관계를 이해하기 위해, 또한 이들 증상이 관계라는 맥락에서 어떻게 이해될 수 있는지 알기 위해 반드시 관찰되어야 한다. 만약 이식증이 진단되면 다른 합병증이 동반되었는지에 면밀한 주의가 필요하다(철분 결핍과 같은 영양부족, 납 중독, 기생충 감염, 위석 등).

⑤ 경과

많은 경우에 이식증은 자연적으로 몇 달 내에 회복되는 것으로 알려져 있다. 그러나 Millican 등(1979)은 몇몇 아동에서 심한 발달장애가 동반됨을 지적했다. 어린 아동들에서는 다소 그들의 언어 사용이 지체되었으며, 그들의 의존 욕구에 갈등을 보이고 공격성 감정을 가졌다. 청소년에서의 과반수는 다소 우울감을 보이고 몇몇에서는 수동-의존 또는 경계성인격장애, 다른 구강 활동(손가락 빨기 혹은 손톱 물어뜯기)을 가지며, 담배, 술, 마약 등의 남용을 보였다. Marchi와 Cohen(1990)은 아동기에서의 이식증과 청소년기에서의 대식증(BN)과 강한 연관관계를 가짐을 증명했다.

⑥ 치료

이식증이 있는 아동과 가족을 사회심리적 치료에 도입할 뿐만 아니라 해당 아동에 대한 의학적 치료가 매우 중요하다. 아동의 어머니는 이식증의 위험성에 대해 경각심을 가져야 하며 어린아이에게 안전한 환경이 무엇인지 알아야 한다. 여기에는 오래된 물건의 페인트칠로부터 납이 제거되어야 한다는 것과 애완용 동물에게 구충제를 먹여야 한다는 것이 반드시 포함되어야 한다. Lourie(1971)는 어머니의 교육에 더하여 아동의 안전한 환경을 위해 사회적인 지원이 필요하다고 했다. 다른 치료자들은 행동치료(혐모 혹은 비혐오), 신체구속, 그룹 혹은 개별놀이를 포함하는 풍성한 환경조건, 그리고 타임아웃 및 과잉교정(overcorrection) 등의 방법을 사용한다. 결론적으로 포괄적인 평가는 어떤 종류의 치료가 각 아동과 가족에게 적절한지 반드시 결정해야 한다.

(2) 되새김증(Rumination disorder, 반추장애)

① 정의

- 적어도 1개월 이상 반복적으로 음식을 역류시킨다. 역류시킨 음식은 다시 씹거나, 삼키면서 뱉는다.
- 반복되는 되새김은 위장질환 혹은 다른 신체 상태(예: 위식도역류, 위문협착증)로 설명이 되지 않는다.
- 식사 문제가 거식증, 대식증, 폭식장애 혹은 회피성/제한성 음식섭취장애의 경과 중에만 국한해서 나타나서는 안 된다.
- 증상이 다른 정신질환(예: 지적 장애 혹은 다른 신경발달장애)와 연관하여 나타났다면,

추가적인 임상적 관심을 받기에 충분할 정도로 심각해야 한다.

② 역학

되새김증은 흔하지 않은 질환으로 소녀보다는 소년에서 조금 더 잘 발생하며, 또한 지적 장애 아동에서 볼 수 있다.

③ 원인

여러 가지 학설이 있다. 그 가운데 몇 가지를 보면, 첫째, 만족스럽지 못한 모-자관계로 인해 자극 결핍 혹은 방임, 부모의 어려운 생활상황, 특별한 관심에 의해 지속되는 학습된 행동으로 나타난다. 둘째, 위식도역류 증상의 하나로서 나타난다. 셋째, 저하된 아편성 수용체 혹은 엔도핀성 전달에서 기인한다. 넷째, 생물심리사회 모형(Chatoor et al., 2002) 때문에 되새김증을 연속체로서 이해하여, 한쪽 끝은 열공헤르니아(hiatal hernia) 혹은 역류 그리고 경미한 정신질환이 있고 다른 한쪽 끝은 역류가 없으며 심한 정신질환을 가지는 연속선상을 생각할 수 있다. 역류나 구토와 연관된 질환은 되새김증에 선행하여 발생할 수 있다. 어떤 시점에서, 유아는 구토를 발생시키는 방법을 배우게 되고 그것은 자기조절을 성취하기 위해 되새김증으로 바뀌게 된다. 이는 유아가 돌보아 주는 사람으로부터 관심을 끌거나 긴장이 해소되지 않으면 되새김증을 스스로를 달래는 목적으로 사용하는 것처럼 보인다. 일단 아이가 자기조절의 방법으로 되새김증을 보이면 이는 고치기 매우 어려운 습관(머리 찧기, 머리카락 쥐어 뜯기)처럼 된다.

④ 진단

대부분 되새김증을 보이는 유아들은 잦은 구토와 체중 감소로 인해 전문가들의 주의를 받아 왔다. 몇몇 유아들은 혼자 남았을 때 잠들면서 되새김증을 보이며 이러한 되새김 행동은 처음에는 뚜렷하지 않다. 하지만 이들 유아들은 종종 토물 가운데서 발견되며 이때 되새김이 있는지를 의심해 보아야 한다. 또 다른 유아들은 엄지손가락 또는 손 전체를 빨기 위해 등을 구부리고 있는데, 리드미컬하게 혀로 빨면서 음식물을 게워 낸다. 처음엔 게워 낸 대부분의 음식을 토하지만 차츰 음식물을 입 안에 넣고 다시 씹고 다시 삼키는 행동을 익히게 된다. 매우 숙련되게 되새김을 하는 아동들은 반복된 혀의 운동을 통해 음식을 꺼낼 수 있으며 외부로 음식을 흘리지 않고 다시 씹고 삼킬 수 있다. 이들의 되새김은 단지 뺨의 운동과 입의 토한 냄새로만 추정할 수 있다.

전반적인 의학상태에 대한 파악과 함께 구토가 언제부터 발생했는지, 그 증상이 발현한 사회적 상황은 무엇인지 발견해 내는 것은 매우 중요하다. 질병 또는 환자의 삶 중 스트레스가 흔히 구토의 시작과 연관된다. 모-자 관계에서 스트레스 원인을 밝힐 때 어머니와 소원하게 되거나 관계상 또 다른 스트레스를 주지 않도록 주의해야 한다. 여러 가지 환경에서 어머니와 함께, 또는 다른 아기 돌보는 이와 함께, 그리고 아기가 잠들 때 관찰하는 것이 가장 좋다. 이러한 관찰은 반추가 얼마나 심한지, 상황적인지, 전반적인지를 이해하는 데 도움이 된다. 몇몇 유아들은 혼자 있을 때 또는 스트레스가 심할 때 되새김을 보이며 어떤 유아들은 음식을 먹은 후 지속적으로 '중독된 양상'의 되새김을 보이고 이를 금하면 매우 보챈다. 되새김하는 유아를 평가하는 것에 더하여 모-자관계와 어머니의 삶의 환경이 평가되어야 할 필요가 있는데, 왜냐하면 아기를 달래고 자극 주는 어머니의 능력이 성공적인 중재에 필수적이기 때문이다.

⑤ 경과

지연발달을 보이는 아이를 제외하고 되새김증의 시작은 대부분 생후 첫 1년간이다. 대식증(BN)이 있는 어른에서도 되새김증이 있는 것이 보고되었다. 몇몇 유아와 어린이들은 자연적으로 회복되는 것으로 알려졌다. 하지만 되새김으로 인한 전해질 이상, 체중감소, 탈수, 그리고 사망까지 보고되어 이는 반드시 신중하게 다루어져야 한다.

⑥ 치료

원인에 대한 다양한 가설로 인해 여러 가지 치료방법이 제안되었다. 역류를 방지하기 위한 수술적 치료 및 초기에 사용하는 기계적인 억제장치 외에 기본적으로 행동요법과 정신역동 또는 두 가지 모두를 사용한다.

되새김증은 토해 내기(regurgitation)를 위해 증가된 주의력에 의해 강화된 학습된 습관이라는 가정에 근거하여 역조건화에 의한 무학습(unlearning)이 제안되었다. 어떤 이들은 다른 치료방법이 실패한 후 전기자극요법을 사용했고, 또 다른 이들은 벌주는 방법들로서 혐오스러운 미각 자극(레몬 주스 또는 매운 소스)을 사용했다. 그러나 Lavigne 등(1981)은 이러한 자극 요법의 어려움을 지적했는데, 아이들은 대개 돌보는 이들이 멀리 떨어져 있을 때 되새김을 시작했고, 또한 나중에는 이러한 자극들에 적응하는 것처럼 보였다. 따라서 이들은 유아가 되새김을 시작하였을 때 소리치지 않고 야단친 후 아이를 내려놓은 다음 2분간 아이를 떠나 있는다. 그런 후 되돌아왔을 때 아이가 되새김을 하지 않았으면 아이를 안고 씻긴 후 보상으로서 놀아 주는 방법을 제안했다.

Whithead 등(1985)은 되새김의 두 가지 행동 원인을 구별했다. 첫 번째 원인은 역류를 위해 증가된 주의력을 통한 보상된 학습이기 때문이고, 두 번째 원인은 사회적 박탈 때문이다. 중간 휴식을 가지는 벌이 첫 번째 원인에 필요한 데 반하여 두 번째 원인의 치료에는 식사 전, 식사 동안, 식사 후 아이를 10~15분간 안고 있는 것이 필요하다. Richmond 등(1958)은 되새김증이 모-자관계의 이상에서 온다는 가정하에 정신역동학적 접근을 일찍이 제안했다. 되새김하는 유아의 어머니는 흔히 그들의 사생활에 눌려 있는 것이 발견되었고 이것이 그녀와 그들의 아이 사이의 관계에 긴장을 일으킨다. 어머니에 대한 정신요법과 환경의 변화가 치료에 제안되었다. 치료를 시작하기 전 아이와 어머니를 개개인적으로 살펴보아야 한다고 Chatoor 등(1984)이 제안했다. 아이의 되새김이 상황적인지 전반적인지 또는 이것이 모-자관계의 스트레스를 감소시키는 한 방법으로서 아이가 사용하는지 아니면 어머니로부터의 작은 자극 또는 만족감으로부터 오는 것인지 조사해 볼 필요가 있다. 어머니의 환경을 이해한 후 모-자관계의 개선을 위해 정신역동 및 행동 중재를 사용하여 개인적으로 적용하는 것이 가장 좋다.

(3) 성장실패

체중 증가의 현저한 감소, 감정적 · 사회적 발달의 지연이 특징적이다. 성장실패(FTT)는 소아과입원의 1~5% 발생하는 흔한 장애이다. 1차 진료기관을 방문하는 저소득층 아동의 연구에서 거의 10%가 연령에 비해 5% 미만으로 보인다.

FTT는 많은 문헌에서 병원증(hospitalism), 이별 우울증(anaclitic depression, institutionalism), 환경성 지체(environmental retardation), 모성박탈증후군(maternal deprivation syndrome), 심리사회박탈 왜소증(psychosocial deprivation dewarfism), 박탈성 왜소증(depivational dwarfism), 환경성 성장실패(enviromental failure to thrive) 등 혼용하여 쓰이는 용어가 많다. 이러한 혼돈의 첫 번째 이유는 증후군이 시기에 따라 성장실패는 체중 증가의 둔화, 선형 성장지연 및 발달지연이 강조되어 이렇게 불린다. 두 번째 원인은 FTT의 원인에서 사랑(love) 대 음식(food)의 중요성에 대한 이론적 논쟁이 있다. FTT는 신체적(체중 증가와 성장 감소) 요소뿐 아니라, 행동/정서적(발달지연) 요소를 가진 증후군이다.

FTT는 3세 이전에 발병하는 장애이다. 전형적으로 2세 전에 발생하는 경우는 음식이 박탈되었거나 영양이 흡수가 잘 안 되는 일차적 생리장애이다. 걸음마 시기에 발생해 FTT는 아이와 양육자 사이의 상호작용에 어려움에서 기인한다. FTT의 결과는 다양하며 이는 증후군의 이질성 때문이다. 위험 요소는 영양부족의 정도와 만성도, 발달지연의 정도와 만성도, 영아와 양육자 간의 역기능 관계의 심각도와 기간, 내과적 질환의 심각도이다. 결과에 영향을 주는 일반적인 요인은 사회경제적 위치, 모의 교육 정도, 부모의 정신질환, 가족의 사회적 기능 등이다.

기질적 요인을 찾기 위해 소아과적검사, 기본선별검사실검사(CBC, 자유 적혈구 포르피린산, 결핵 피부검사, 소변검사 및 소변배양) 등을 한다. 기질적 요인의 검사 시 가장 중요한 것은 FTT와 공존하는 질병이 연속적이라는 것이다. 질병은 영양불량의 원인이 되기도 하며(예: 흡수 불량), 영양불량에 의해 생기기도 한다(예: 면역억제).

영양불량의 정도에 대한 계산은 FTT의 임상적 중재에 중요하다. 흔히 영양불량의 정도는 내과적 합병증의 정도에 영향을 미치며 영양 상태를 교정하는 데 중요하다. 키와 머리둘레의 성장둔화 정도는 영양불량의 만성도와 심각도에 대한 중요한 자료이다. 일반적으로 그러한 소견은 예후가 나쁜데 이는 오래 지속된 심리사회적 박탈과 연관된다. 머리둘레의 성장둔화는 뇌 크기의 구조적 변화를 반영한다. 성장둔화의 계산에서 중요한 점은 태내 성장지연과 미숙에 대한 고려이다. 태내 성장지연은 체중과 키가 잉태연령의 10백분위(%tile) 미만이다. 예후는 출생 전 외상에 따라 다양하다. 키와 머리둘레에 비해 체중이 적은 태내 성장지연 영아는 예후가 좋으며, 그러한 경우는 임신 말에 영양이 좋지 않았으며 적절한 영양공급이 주어지면 좋아진다. 반면에 키와 체중이 동등하게 지연된 경우는 중재에도 불구하고 작다. 이러한 영아는 기형 발생원(teratogen), 감염, 염색체이상을 포함한 태내 병리적 사건에 의해 영향을 받았다.

7. 배설(배뇨 및 배변)장애

1) 유뇨증

아동들은 정상적으로 2~3세경이 되면 대소변을 가리게 되는데, 먼저 주간 및 야간에 대변을 가리기 시작한다. 그다음으로 낮에 소변을 가리게되고, 마지막으로 밤에도 소변을 참고 조절하게 된다. 이렇게 적절한 발달시기에 따라 적절하게 대소변을 가릴 수 있게 되는데, 이러한 발달과제가 이루어지지 못할 때 배설장애라고 하며, 유뇨증(enuresis)과 유분증(encopresis)으로 나누어진다.

(1) 유뇨증의 진단기준

유뇨증의 진단은 다음과 같은 기준에 의한다. ① 적절하지 못한 장소에, 알게 혹은 모르게 일어나는 배뇨이어야 한다. ② 만 5세 이상으로 주 2회 이상, 3개월 이상 연속으로 이와 같은 배뇨가 일어난다. ③ 이러한 배뇨이상으로 인하여 중요한 영역에서 심각한 장해를 동반한다. ④ 이것이 약물 혹은 신체질환(당뇨병, 척수이분증, 경련성질환 등)의 생리효과로 인한 것이 아니어야 한다.

(2) 하위유형의 구분

먼저, 일차성과 이차성으로 발병 형태에 따라 구분할 수 있다. 일차성이란 생후 현재까지 분명한 기간 동안 소변을 가려 본 적이 없는 경우를 말한다. 이에 대해 이차성은 적어도 6개월 이상 소변을 가린 적이 있었던 경우를 말한다. 하지만 임상적 중요성이 점차 사라지면서 DSM-IV부터는 이러한 구분이 사라지게 되었다.

이와 함께 유뇨의 형태에 따라 야간 유뇨증, 주간 유뇨증, 그리고 복합형으로 나누는데, 야뇨증 형태가 제일 흔하여 전체 유뇨증의 약 70~80%를 차지하고, 주간 유뇨증은 5세 이하 어린 아동에서 더 흔하다.

(3) 역학

유뇨증의 80% 이상이 일차성인데, 별다른 치료를 하지 않더라도 1년에 10~20%씩 자연 치유되어, 연령이 증가해 감에 따라 그 발생빈도는 점차 감소한다. 따라서 그 발생빈도를 보면, 만 5세에서는 15~20%, 10세는 5%, 12~14세에서는 2%로 감소해 간다. 하지만 성인에서도 약 1% 정도의 발생빈도를 보고한다.

남아에서 여아에 비해 발생빈도가 높아 약 2:1의 비율로 나타나고, 60% 이상이 주 1회 이상의 유뇨증을 나타내며, 야뇨증만 있는 형태가 제일 흔하다. 주간 유뇨증 형태는 만 6세에서 3% 정도밖에 되지 않는다.

유뇨증에서 정신질환이 동반되는지는 최근에는 덜 강조되고 있지만, 일반 인구에 비해 비교적 경한 정서-행동 문제가 많이 동반되는 것으로 보고된다. 흔히 유분증, 발달지연, 수면이상이 잘 동반한다. 그 외에 치료하지 않고 내버려 두었을 때, 아동은 자긍심에 손상을 초래하거나, 또래나 형제들로부터의 놀림, 고립을 초래하거나, 부모와의 관계 손상(신경질, 거부, 부정적 훈육 등)이 초래되기 쉽다.

이 외에 유뇨증의 위험 요소로 여겨지는 것에는 낮은 사회경제적 수준, 부모의 낮은 교육수준, 수용 시설에서의 양육, 부적절한 배변 훈련, 출생 순위(첫아이) 등이 있다.

(4) 원인

아직 원인은 명확하게 밝혀져 있지 않지만, 다음의 여러 가지 요인이 기여하는 것으로 알려져 있다. 그 외에 지금은 일차성 혹은 이차성을 구분하지는 않지만, 일부 이차성 유뇨증의 경우, 스트레스가 원인이 될 수 있다. 특히 만 4~6세 아동들에서, 이사, 동생 출산, 입원, 학대 등 다양한 원인에 의해 아동이 일시적으로 퇴행하면서 유뇨증이 나타날 수 있다.

첫 번째 원인은 발달지연이다. 신생아의 방광용적(bladder capacity)은 약 30~60ml, 사춘기가 되면 250~550ml가 된다. 신생아는 의식적인 대뇌조절(conscious cortical control)과는 관계없이 대부분 반사적으로 소변을 본다. 대략 2세가 되면 소변 마려운 느낌을 완전히 갖게 된다. 만 4세 아동에서는 일부라도 방광이 차야만 소변을 볼 수 있다. 하지만 일반적으로 4~6세가 되면 언제라도 소변을 볼 수가 있다. 바로 이러한 조절기능의 지연이 있다고 추정된다.

두 번째 원인은 신체적인 이상이다. 그러나 이로 인한 유뇨증은 매우 드물어서 전체 유뇨증 환자의 2~4%에 해당한다. 그 원인으로 ① 비뇨생식기 계통의 기형으로 주로 주간 유뇨증과 연관이 있으며, ② 감염(이 가운데 약 15%), ③ 기타 원인들(당뇨병, 요붕증 등)이 있다. 유뇨증의 원인 가운데 상당히 중요한 것이 유전적 요인이다. 〈표 10-15〉와 같이 가족력이 있는 경우 그 발생비율이 높아진다.

표 10-15 유뇨증의 가족 내 발생빈도

가족 관계	유뇨증 비율(%)
일란성 쌍생아	67.9
양쪽 부모-자녀	77.3
아버지-자녀	42.5
어머니-자녀	43.5
이란성 쌍생아	35.7
형제	25.2
일반 부모-자녀	15.2

출처: Bakwin(1961, 1971).

그 외에도 심리적 스트레스나 부적절한 배변훈련이 원인으로 거론되는데, 대략 2~4세 경에 흔하다. 흔한 요인으로 가족과 떨어짐, 부모의 죽음, 형제 출생, 새집으로 이사, 결혼 불화, 아동 학대 등이 있다. 대개는 일시적인데 만일 지속한다면 부적절한 대소변 훈련 경험과 관련이 높다. 마지막으로 수면과 관련된 이상이라는 설이 제시된다. 하지만 야경증, 잠꼬대 등과 같이 어느 특정 수면주기와 관련해 발생하지는 않는다.

(5) 진단 및 평가

① 의학적 검사

기본적으로 소변검사는 필요하다. 소변검사에서는 소변의 비중, 그 외에 아세톤, 당, 단백질, 잠혈(occult blood) 여부를 보기 위한 화학선별검사와 세포 및 이물질을 찾기 위한 현미경 검사를 시행한다. 그 외에 필요하면 소변에서 균배양검사, 방광을 포함한 비뇨생식기 계통의 이상 여부를 보기 위한 X-선 조형술을 시행한다(신장초음파 등). 그리고 10세 이상의 아동에서 이차성 유뇨증인 경우는 보다 더 광범위한 검사를 시행한다.

② 임상면담

면담에서는 ① 유뇨증의 형태(낮, 밤 여부, 일차, 이차 중 어느 것인지, 횟수 등), ② 유뇨증에 대한 부모의 태도, 가족역동, ③ 과거의 대소변 훈련과정, ④ 치료를 찾게 된 부모의 이유, ⑤ 가족의 의학적 병력(당뇨, 신장질환, 유뇨증 등), ⑥ 간단한 발달력 및 다른 행동 문제를 살펴본다.

③ 기초선 행동기록

이것은 반드시 시행하는 것은 아니지만, 가능한 시행하도록 한다. 첫째, 소변의 세기와 속도 등을 관찰한다. 둘째, 유뇨증의 형태를 기록한다. 마지막으로, 방광의 용적을 계산한다. 평균적인 방광 용적률은 다음의 공식으로 계산할 수 있다. 보통 1~2주 가량 소변을 모아서 총 소변 본 횟수로 나누어 평균 소변량을 측정한다. 대강의 공식(출생부터 11세까지는 연령과 정비례의 관계를 가지므로 간단히 계산할 수 있다)에서 계산한다. [방광 용적(ml)=연령(세)×32] 혹은 [(온스)=연령(세)×2]로 평균치를 얻는다.

(6) 치료

① 일반적인 치료 지침

다음과 같은 일반적 지침을 부모(혹은 아동)에게 설명하고 시행하도록 한다. 즉, ① 도표(Star Chart) 작성을 통한 아동에게 문제해결을 위한 협력, 동기부여 → 실수하지 않은 날에 상을 준다. 아동(혹은) 부모에게 야뇨 여부를 기록하도록 한다. 한 번 혹은 두 번(혹은 일주일에 3~5회 등) 성공에 대해 토큰 혹은 보상을 주고, 점차 늘려 나간다. ② 아동에게 젖은 속옷(혹은 이부자리)를 세탁실에 가져가거나 혹은 세탁하도록 한다. ③ 저녁식사 이후에는 물을 먹지 않도록 한다. ④ 자러 가기 전에는 반드시 화장실을 다녀온다. ⑤ 자다가 깨우는 것은 대부분 필요 없다. ⑥ 야뇨증에 대해 처벌 혹은 비난 등은 피하도록 한다. ⑦ 가능한 기저귀는 채우지 않고, 비닐커버 등을 사용한다.

약물치료는 이미프라민, 옥시부티닌, 미니린이 주로 사용되고 대개 70%에서 호전, 하지만 중단한 후에 재발하는 비율이 약 1/2 정도 되기 때문에 전체적으로는 약 40%의 완쾌율을 보인다. [그림 10-2]에서 보여 주는 것과 같은 야뇨증 치료기(urine alarm, bell-and-pad method)는 대개 70~90%의 호전율을 보이는 것으로 보고된다. 약 5~12주 치료 후 75%에서 호전되지만 6개월 내에 41%가 재발한다. 이차 사용에서 68%가 재호전된다(Doleys, 1977).

소변 참기 훈련 및 괄약근 조절운동도 있는데, 소변 참기 훈련은 물을 많이 먹고, 소변을 오래 참는 훈련이다. 괄약근 조절운동은 소변 보는 도중에 3~5회 중단하는 것을 연습

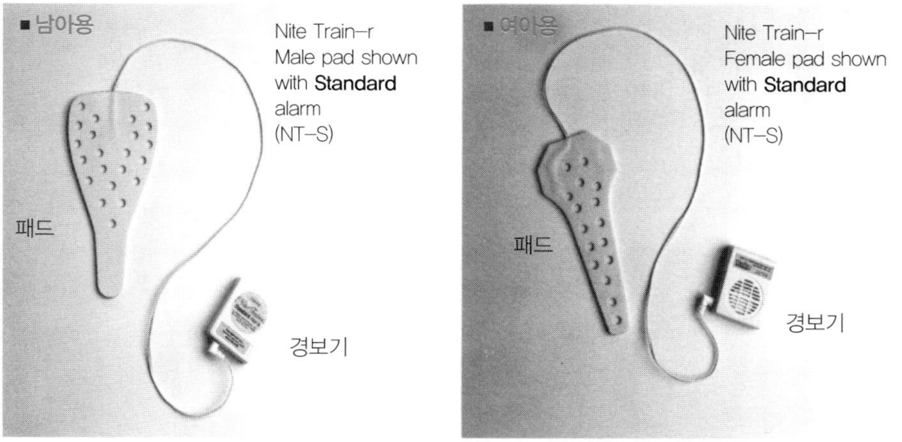

[그림 10-2] 야뇨증 치료기(urine alarm)

한다. 그 외에 (놀이)정신치료, 최면요법 등을 시행할 수 있다.

병합 치료로는 Himls와 Hurwitz(1991)의 제안을 보면 한 달간 유뇨증 치료기를 시도해 보고 → 안 되면, 한 달 쉬고 → 다시 한 달간 시도한다. 그래도 안 되면 항콜린제제를 저녁에 투여하고 → 이것이 실패하면 다음 두 가지 방법 중 선택하는데, 6~12개월을 기다려 보거나, 아니면 이미프라민 혹은 옥시부티닌을 투여한다.

② 약물치료

- 이미프라민(Imipramine)
  - 작용기전은 불확실하고, 6세 이전에는 사용하지 않는 것이 좋다. 대개 투여 후 1주 이내에 50%가 호전된다. 그러나 재발률이 40~60%이고, 완쾌율은 30~60% 이다.
  - 대개 10mg/d를 투여하여, 1주간에 25mg/d로 증량, 소아에서는 75mg/d(혹은 2.5mg/kg/d), 청소년에서는 100mg/d 이내에서 투여한다. 잠자기 1시간 전에 투여하고, 경우에 따라서는 오후와 자기 전에 반분하기도 한다.
  - 감량이 중요한데, 점차로 끊는 것이 좋다고 하기도 한다. 호전된 후, 약 2~3개월간 유지하고, 그 후 3~4개월간에 걸쳐서 감량한다. 일부는 4~6주에 걸쳐 하루 건너 한 번씩, 그 후에는 3일에 한 번씩 투여하는 식으로의 감량을 권고하기도 한다. 만일 중단 후 재발하면 다시 약을 사용할 것인지 여부는 두 달 정도 기다려 본 후 결정한다.
  - 부작용으로 맥박 증가, 혈압 증가, 신경질, 수면장애, 피곤함, 가벼운 위장관 장애, 변비, 드물게 경련, 불안, 졸도, 저혈압, 심전도 변화 등이 나타날 수 있다.
- 염화옥시부티닌(Oxybutinin chloride, 상품명 Ditropan)
  - 5세 이상에서 5mg 두 차례 분복(최대 허용치 5mg 세 차례 분복)
  - 작용기전은 평활근에 직접 작용하거나 혹은 평활근의 아세틸콜린에 대한 무스카린 작용(muscarinic action)을 억제하여, 항경직 작용(antispasmodic action)으로 추정한다.
  - 다른 항콜린제와 마찬가지 작용을 가지며, 2주간 시도해 본다.
- 데스모프레신(Desmopressin, 상품명 minirin)
  - 저녁에 자기 전에 코로 10mg을 1회 투여한다(9세 이후는 40mg 이상 가능). 최근에는 정제로 복용할 수 있는 형태도 개발되었다.
  - 성공률 41%, 부작용이 거의 없다.

- 기전은 수분 보유(water retention) 및 방광 내 소변량 감소로 추정하며 효과는 사용 즉시 나타난다.

2) 유분증

(1) 정의

유분증은 다음과 같은 기준으로 진단할 수 있다. ① 적절하지 못한 장소에, 알게 혹은 모르게 일어나는 배변이어야 한다. ② 적어도 3개월 이상 연속해서, 한 달에 한 번 이상의 배변이 있어야 한다. ③ 아동의 생활연령(혹은 발달 수준)이 만 4세 이상이어야 한다. ④ 신체질환(예: 무신경성 거대결장)에 의한 것이 아니어야 한다.

(2) 하위유형 구분

몇 가지 유형으로 구분할 수 있다. 우선 유뇨증과 마찬가지로 일차성과 이차성으로 구분할 수 있다(Bellman, 1966). 그 외에 연속형과 비연속형(Anthony, 1957; Easson, 1960) 등의 구분이 있지만 최근 변비 동반 여부에 따른 구분(DSM-5; APA, 2013)이 가장 널리 사용된다.

(3) 역학

유분증은 유뇨증에 비해 발생빈도가 매우 적다. 일반 아동의 0.3~8%로 추정되고 있고, 연령 증가에 따라 감소하여 7세 이후에 매우 적다. 남녀 발생비율은 약 4~5:1로 남아에서 훨씬 높다. 유형별로는 50~60%가 2차성 유분증이다. 다양한 문제행동이나 문제들을 동반하는 수가 많은데, 만성변비(5배 이상), 복통과 커다란 변(60%), 유뇨증(25%, 역으로 유뇨증 환자에서 8%만이 유분증을 겸함)을 동반한다.

대부분은 정상이지만 일부에서는 학습 및 행동장애(주의산만, 참을성 저하, 과잉행동, 운동조절기능 지연, 지적 장애 등), 혹은 정서적 문제(손톱 물어뜯기, 틱, 자위행위, 수면장애, 식사거부, 두통), 문제행동(도벽, 땡깽이, 감정 폭발, 수동적 혹은 공격적 행동)이 동반하기도 하지만, 이들 모두가 유분증의 특징적인 병리 현상은 아니다.

(4) 원인

유뇨증과 마찬가지로 명확하게 원인이 밝혀지지 않았지만 먼저 배변훈련과 관련된 문제들이 많이 거론되고 있다. 즉, 지나치게 가혹한 배변훈련, 지나치게 빠르고 완벽한 배변훈련, 방임하거나 혹은 비일관성 있는 배변훈련 등이다. 두 번째로 기질적 문제들이 거론되지만, 엄격한 의미에서 유분증은 아니다.

유분증의 정신분석학적 설명들로는 ① 타고난 소인에 부적절한 배변 경험을 통한 항문기설(Freud, 1942), ② 참았다가 반항으로 싸 버리는 유아기적 즐거움을 유지하려는 아동의 시도, 즉 고전적인 전환 증상(Fenichel, 1945; Klein, 1932; Stier, 1925), ③ 변을 자기 신체의 일부로 받아들여, 변기에서 사라지는 것에 대해 두려움을 느끼기 때문에 기인하다는 설, ④ 스트레스와 불안에 대한 비특이적인 증상이라는 설 등이 있다.

(5) 진단 및 평가

유분증을 진단하기 위해서 다음 사항을 점검한다. ① 기질적 요인이 있는지 여부, ② 유분증과 관련하여 병력 청취, ③ 복부진찰 및 직장 항문검사, ④ 복부 X-선 촬영 및 조영촬영술, ⑤ 심각한 정신병리가 동반하는지 여부, ⑥ 배변훈련, 양육방법, 부모와의 관계에 대한 평가, ⑦ 어떤 형태의 유분증인지 여부 등이다.

(6) 치료

① 치료방법(I)-통상적인 방법

- 변이 딱딱하게 막고 있으면, 1~2회 관장을 해 준다.
- 식습관을 변화시킨다(채소, 과일 섭취 권장).
- 변을 묽게 해 준다(변 연화제 투여).
- 도표(star chart) 작성을 해서 변을 보는 것 여부에 상관없이 매일 규칙적으로 변기에 앉는 것만으로 보상을 준다.
- 변을 보는 연습을 최소 하루 두 번하고, 점차 횟수를 줄여 나간다.
- 만일 2~3주에 호전되면, 대개 12~16주에 완쾌된다.
- 두 달간 잘 되면 유지한다.
- 식습관 변화, 일정한 배변 습관은 꾸준히 계속한다.

② 치료방법(II)-좀 더 적극적인 방법

- 변이 딱딱하게 막고 있으면, 1~2회 관장을 해 준다.

- 식습관을 변화시킨다(채소, 과일 섭취 권장).
- 변을 묽게 해 준다(변 연화제 투여).
- 아침에 일어나면 변을 보게 하고, 성공하면 칭찬과 상을 준다.
- 만일 변이 너무 적으면, 등교 전에 글리세린 좌약을 사용한다. 이때도 성공하면 상을 준다. 만약 안 되면 관장을 하고, 이때는 상을 주지 않는다.
- 자기 전 속옷 검사를 해서 괜찮으면 상을 준다. 변이 묻어 있으면 약한 벌을 준다.
- 이상의 방법을 정해진 시간에, 꾸준히 일정하게 지속한다. 이때 기록을 남기는 것이 좋다(예: 도표 작성).
- 2주 동안 성공을 하면, 이 방법을 줄여 나가기 시작한다. 1주에 1회 설사약 혹은 좌약 사용을 줄인다. 1주일간 괜찮으면 2일을 뺀다. 차례로 매주 해 나가며, 만일 한 번이라도 실패하면 거꾸로 다시 하루를 추가한다. 이렇게 해서 약을 완전히 끊을 때까지 계속한다.
- 약이 완전히 끊어지면, 상-벌 프로그램을 중지한다. 대개 이것이 15~20주 정도 걸린다. 이 정도 되면 대개 적절한 배변 습관이 이루어지며, 그 변화가 유지된다.

③ 보상과 처벌

- 상을 무엇으로 하는가? 하는 문제가 치료에서 중요하다. 아이가 행동에 동기를 불러일으킬, 가장 강력한 것을 찾는 것이 좋다.
- 상은 2단계로 세 가지 바람직한 행동에 대해 주어진다. 이때 가장 큰 상은 약이 없이 화장실에서 배변이 이루어졌을 때, 작은 상은 좌약을 넣고 배변이 이루어졌거나, 자기 전 속옷 검사에서 별 일이 없었을 때 각각 이루어진다.
- 속옷 검사에서 변이 묻었을 때, 가벼운 벌을 준다. 그러나 절대로 심해서는 안 되고, 때려서도 안 된다.

④ 치료에서의 주의점

가장 주의해야 할 점이 '부모가 게을러지는 것'이다. 병원에 정해진 진료 시간을 지키지 않거나, 집에서 실천을 꾸준히 못하는 것이다. 가장 좋은 방법은 '부모를 자주, 정해진 진료시간에 만나는 것'이다.

8. 수면장애

1) 정상수면과 관련된 개념들

잠(수면, sleep)은 아동·청소년이 정상적으로 발달을 해 나가는 데 있어 필수적이다. 흔히 낮 시간대에 깨어 있고 밤에 잠을 자는데, 이를 **수면-각성주기**(sleep-wake cycle)라고 하고, 가장 중요한 **생체주기**(biological rhythm) 가운데 하나로 보통 24시간을 주기로 한다.

(1) 비렘수면과 렘수면

수면은 오래전부터 알려져 온 **비렘수면[비급속안구운동**(non-rapid eye movement sleep: NREM) **수면]**과 비교적 최근에 그 존재가 밝혀진 렘수면[**급속안구운동**(rapid eye movement: REM) **수면**]으로 나눈다. 이 두 수면의 특성이나 의미 등에 대해서는 〈표 10-16〉에 비교하여 제시했고, 이 두 수면은 하루 밤에 약 4~5회 정도 일정한 주기[수면주기(sleep cycle)]로 반복한다. 그리고 일반수면은 각성(깨어 있는 상태)에서 1단계 수면(가볍게 조는 단계)을 거쳐 2 → 3 → 4단계 수면을 거쳐 깊은 수면으로 빠지고, 다시 역순으로 가벼운 수면으로 변화하고, **렘수면**을 거쳐 반복한다. 이 수면 구조에 대해 [그림 10-3]에 제시하는데, 발달단계(연령)에 따라 많은 차이를 보인다.

수면은 여러 가지 생리 변화를 일으킨다. 따라서 수면을 연구하고 이해하기 위해서는 이와 관련한 몇 가지 주요한 생리기능을 이해해야 한다. 수면과 연관된 주요 생리 변화는 근육톤(peripheral muscle tone), 안구운동(eye movement), 맥박 및 호흡, 뇌파(electroencephalograms: EEG), 혈중 산소 및 이산화탄소 포화 정도 등이 있고, 이러한 여러 생리기능을 수면 중에 **다면수면검사법**(polysommnography)을 통해 측정한다.

표 10-16 수면의 형태 및 특성

	렘수면	비렘수면
조절 기제	뇌교(pontine)에 위치한 도파민계 신경세포	전뇌(forebrain)의 세로토닌계 신경세포
생리기능	생리적 활성화	조절된 억제활동

의미 및 기능	정보처리 및 기억저장	동화작용성 대사 (anabolic metabolism)
뇌파 소견	낮은 전위, 빠른 주파수 뇌파 유형	동위상(synchronous)의 고전위 서파
안구운동	양 안구 동위상(binocularly synchronous)의 급속안구운동	안구운동이 없음
운동 및 활동도	말단근육활동 및 몸 움직임의 억제	강직성 휴지기 근육상태 및 드물고 제한적인 몸 움직임
맥박 및 호흡	불규칙적, 가속화된 심장 및 호흡 활동	느리고 규칙적인 심장 및 호흡

(2) 각성-수면 주기의 발달

수면은 아동의 발달과정에 따라 변화해 간다([그림 10-3]). 각성-수면 주기(Sleep-Wake Cycle)의 연령별 변화를 보면 신생아기에서 성인기로 변화하면서 ① 총 렘수면 시간이 출생 직후 8~9시간에서 1~2시간으로 감소한다. ② 잠들 때 수면형태가 렘수면으로 시작하던 것이 비렘수면으로 변화한다. ③ 렘 수면주기 길이가 50~60분에서 90~100분으로 길어진다. ④ 수면 중의 렘-비렘 수면주기의 시간적 분포가 수면 초기의 긴 렘수면에서 수면 초기의 짧은 렘수면과 새벽녘의 긴 렘수면으로 변화한다. ⑤ 비렘수면의 네 가지 형태 변화가 일어나는데, 생후 6주에 2단계 수면형태가 출현하고, 생후 2개월경에 3~4단계 수면의 델타(delta)파가 출현하고, 생후 2년경에 방추파(spindles) 및 K-복합체가 성숙되고, 3~4단계 비렘수면의 상대비율이 연령 증가에 따라 감소한다.

마지막으로 보통 3~4기 수면은 초저녁에 국한되는데, 사춘기 이전에서는 늦은 밤에도 적지 않다. 전체 수면형태의 변화를 보면 신생아는 하루 종일에 걸쳐 수면시간이 수면 3~4시간과 각성 1~2시간이 골고루 분포된다. 또한 깨지 않고 자는 시간은 생후 2주에 4시간, 5개월이 되면 7시간으로 증가한다. 또한 전체 수면시간을 보면, 돌이 되면 14시간을 자고 한두 번의 낮잠을 자게 된다. 만 2세가 되면 12~13시간을 자고, 한 번의 낮잠이 요구되고, 2~5세가 되면 11시간 정도 자고 별도의 낮잠을 필요로 하지 않는다.

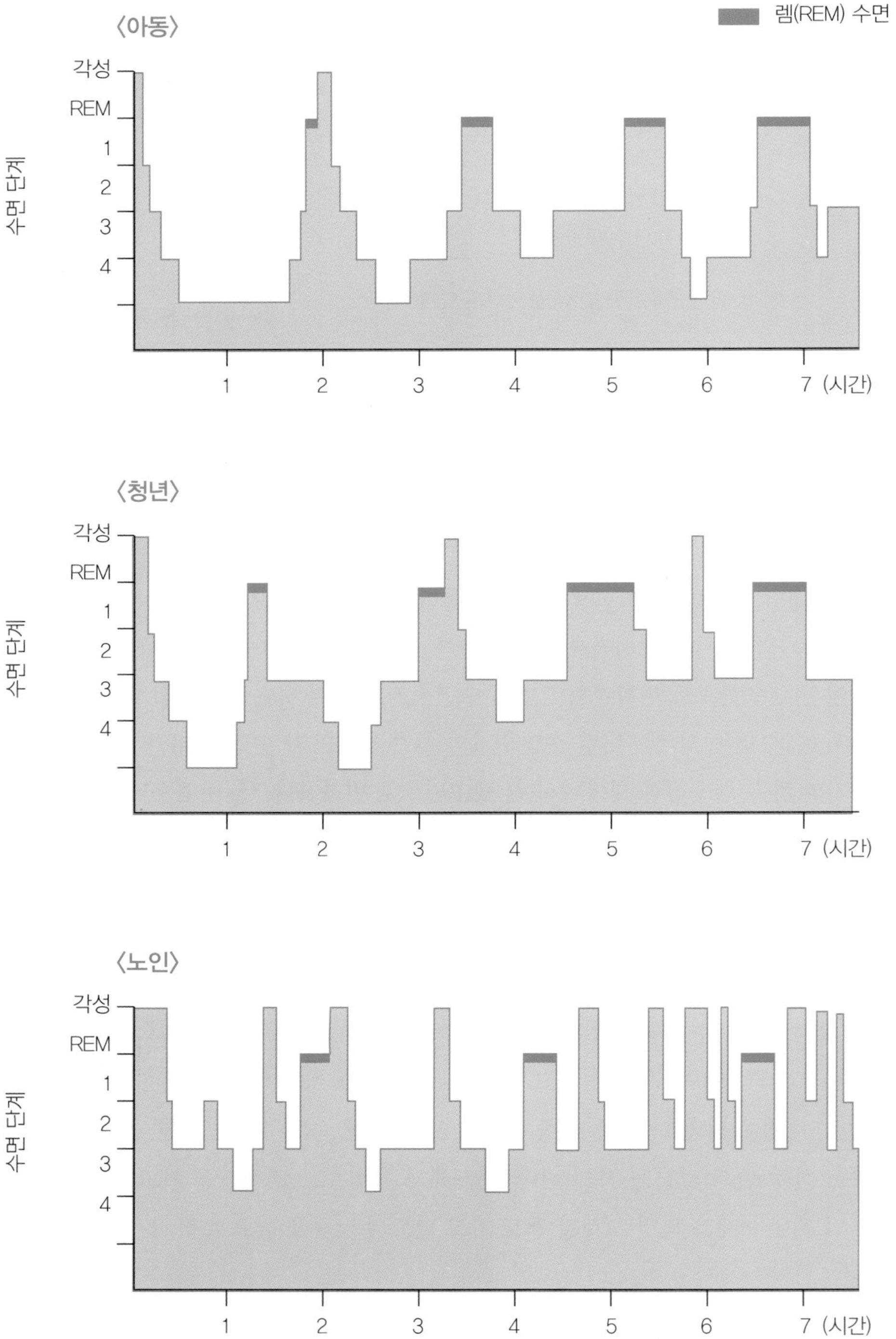

[그림 10-3] **수면구조(histogram)의 발달단계별 변화 및 비교**

출처: Kales & Kales(1974), p. 487.

(3) 수면에 영향을 미치는 요인과 편안한 잠

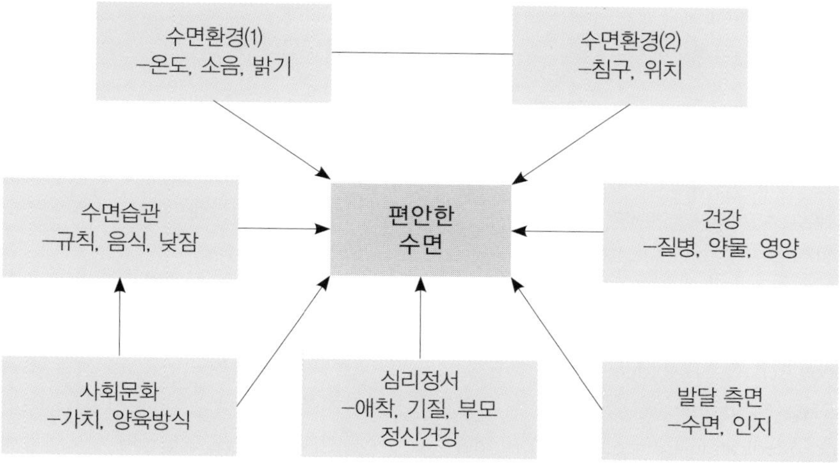

[그림 10-4] 아동청소년에서 수면의 질에 미치는 요인들

출처: Owens(2009), p. 620.

2) 수면장애

(1) 정의

수면장애(sleep disorders)는 정신질환 혹은 신체질환에 수반하여 발생할 수도 있다. 예를 들면, 우울증이나 불안장애와 같은 정신질환에서, 혹은 심한 통증이나 고열에 수반하여 초래될 수 있다. 하지만 이러한 원인과 별개로 수면 자체에서 기인하는 것을 흔히 일차성 수면장애라고 이야기하고, 앞에서 언급한 것은 이차성 수면장애로 분류한다.

일차성 수면장애 가운데 가장 흔한 것으로 **불면증**(insomnia)이 있는데 이것은 ① 잠들기가 어렵거나, ② 자다가 자주 깨거나, ③ 새벽에 일찍 깨거나, ④ 잠을 자고도 잔 것 같지 않을 때를 말한다. 두 번째로 과도하게 잠을 많이 자는 **과수면증**(hypersomnia)이 있는데, 대표적으로 **기면증**(narcolepsy)과 같은 것이 여기에 속한다. 세 번째는 각성-수면주기장애에 이상이 있는 것으로 청소년 혹은 청년기에 흔한 **수면위상지연장애**(delayed sleep phase disorder)가 있다. 그 외에도 다양한 수면장애가 있지만, 여기서는 생략하고 아동기에 흔한 **수면수반증**(parasomnias)으로 수면주기나 수면구조에서 직접 기인하는 것이 아니고, 수면에 수반하여 일어나는 현상이나 증상을 말한다. 흔히 악몽, 야경증, 몽유병, 잠꼬대 등이 있다.

표 10-17 수면장애의 분류(DSM-5; APA, 2013)

Sleep-Wake Disorder	수면-각성장애
Insomnia Disorder	불면장애
Hypersomnolence Disorder	과다수면장애
Narcolepsy	기면증
Circadian Rhythm Sleep-Wake Disorder	일주기리듬 수면-각성장애
Parasomnias	**사건수면(수면수반증)**
NREM Sleep Arousal Disorders	비렘 수면각성장애
Sleepwalking	몽유병
Sleep Terrors	야경증
Nightmare Disorder	악몽장애
REM Sleep Behavior Disorder	렘수면 행동장애
Restless Legs Syndrome	하지불안 증후군
Substance/Medication-induced Sleep Disorder	물질/약물-유도 수면장애

(2) 영유아기 수면이상 및 수면장애

① 잠깨기(night waking)

영유아기에 밤 12시부터 새벽 5시까지 깨지 않고 자는 것을 정착(settling)이라 한다. 하지만 아이가 자다가 깨도 부모는 모르는 수가 많다. 대체로 그 빈도를 보면 생후 2개월에서 15~44%, 9개월에서 33~78%가 자다가 깨는 것으로 알려져 있다. 나이가 들면서 자다가 깨는 것은 점차 감소해 대개 12개월경에는 20%, 3세 14%, 4세 8% 정도의 빈도를 보인다.

아동기 수면의 문제를 진단하기 위해서 다음과 같은 것을 평가한다(수면에 영향을 미치는 요소들; [그림 10-4] 참조). ① 잠자기 위한 의례적 행사, ② 부모들의 반응과 걱정, ③ 가족들에 미치는 영향, ④ 다른 행동이상의 존재 여부, ⑤ 가족 내 스트레스 혹은 정신질환 여부 등이다.

② 수면 관련 문제들

밤에 먹기, 자다가 울기, 심한 잠버릇-머리 박기, 머리 흔들기, 몸 흔들기 등이 있다.

(3) 걸음마기 수면장애

이 시기에 나타나는 흔한 문제로 잠자리 투정, 악몽을 들 수 있다.

(4) 학령전기-학령기에 나타나는 수면장애

이때 중요한 수면장애는 **비렘수면수반증**(이하 NREM parasomnias)과 야뇨증이 있다. 비렘수면수반증은 **야경증**(nightterror), **몽유병**(somnambulism; night walking), **잠꼬대**(somniloquy; night-talking)를 합쳐서 부르는 것이다. 이들은 다음과 같은 공통점을 갖는데, ① 잠들고 70~120분 사이, 3~4 단계 비렘수면의 끝 무렵에서 렘수면 직전에 나타난다. ② 한 아동에서 다 함께 나타날 수 있다. ③ 동일한 가족력을 갖는다. ④ 남녀 발생비율이 4:1로 비슷하다. ⑤ 새벽에 잠을 깨면 기억이 없다.

이들의 치료는 ① 대개 일시적이기 때문에, 별다른 치료가 필요하지 않음을 알려 주고 안심시킨다. ② 사고나 손상으로부터의 보호 조치를 취한다. ③ 규칙적인 수면습관, 충분한 수면시간을 갖도록 한다. ④ 필요하면 낮잠을 짧게 자도록 한다. ⑤ 소량의 안정제를 복용하도록 한다.

야경증과 매우 흡사한 현상으로 **악몽**이 있는데, 야경증이 NREM 수면수반증인 것에 비해 악몽은 렘수면 중에 발생하는 것으로 〈표 10-18〉과 같이 구분된다.

표 10-18 야경증과 악몽의 특성 및 감별점

특징들	야경증	악몽
소리 지름	심하게 소리 지름	적음
자율신경(맥박, 호흡, 혈압)	심하게 증가함	약간 증가함
깨우기	깨우기 어려움	쉽게 깨워짐
활동성	심하게 움직임	거의 꼼짝 안 함
기억	기억이 없음	생생하게 기억함
수면주기	비렘수면	렘수면

출처: Kales et al.(1987).

(5) 청소년기 수면장애

① 기면증

주간에 심한 졸림을 특징으로 하는 병이다. 렘수면의 이상에서 초래되는 수면장애로 ① 탈력발작(cataplexy), ② 입면기 혹은 출면기 환각(hypnagogic/hypnopompic hallucination), ③ 수면마비(sleep paralysis), ④ 입면초기 렘수면(sleep-onset REM: SOREM)을 특징으로 한다. 진단은 수면다원검사에서 렘수면 잠재기가 15분 이내, 다중수면잠복기검사(Multiple Sleep Latency Test: MSLT)에서 평균 입면시간이 8분 이내이고 2회 이상의 SOREM이 나타나는 것으로 진단한다. 최근 뇌척수액 내 히포크레틴-1 면역반응수치에서 히포크레틴 결핍이 낮아지는 것으로 진단하기도 하며, 치료는 모다피닐(modafinil) 혹은 각성제를 투여한다.

② **수면위상지연장애**(delayed sleep phase disoder: DSPD)

이것은 [그림 10-5]에서 보는 바와 같이 지나치게 잠을 늦게 자고, 아침에 늦게 일어나는 소위 '올빼미 수면'을 말한다. 이것은 수면 자체보다도 이로 인한 학교생활이나 사회생활에서 발생하는 장해로 인하여 문제가 된다. 종종 이로 인한 학교적응의 문제(잦은 지각, 등교 거부 등), 학업저하 등이 발생한다.

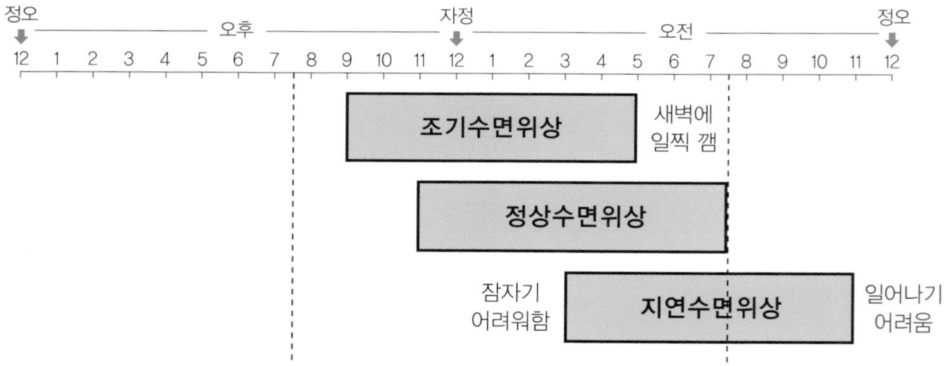

[그림 10-5] 수면위상지연증후군(올빼미 수면; delayed sleep phase syndrome)

9. 성 관련 장애

1) 성주체성(성정체감)의 정의

성주체성(혹은 성정체감)이란 출생 후 아동의 발달과정에서 얻어지는 개념으로 자신을 남성 혹은 여성으로 인식하는 것을 말한다. 인간의 성은 세 가지의 결정인자가 있다. 즉, 정자와 난자로부터 받은 염색체에 의해 수태(contraception) 시 결정되는 **염색체 성**(chromosomal sex), 이후 태내에서 자궁이나 고환 및 기타 생식기의 발생과정을 통해 신체적으로 결정되는 **생물학적 성**(biological sex) 혹은 **해부학적 성**(anatomical sex), 그리고 마지막으로 출생 후 정해진 성과 함께 아동 양육과정에서 결정되는 **성정체감**(gender identity)이 그것이다. 핵심적 성정체감(core gender identity)은 만 1~2세경에 형성되어, 대략 2세 반에 확립되며, 이후 학령전기 중에 사회화 과정을 통해 **성역할**(gender role)을 획득한다.

성관련장애를 이해하기 위해 앞에서 언급한 성정체성 이외에도 필요한 **성**(性, sex)에 관한 여러 개념이 있다. 먼저, ① **성별**(性別, sex)은 흔히 남자, 여자를 구분하여 지칭하는 것으로 대개 생물학적 성을 말한다. ② **성**(sexuality)은 성적인 행위뿐 아니라, 이를 포함하는 인격의 포괄적 차원을 일컬으며 흔히 성성(性性)이라고도 번역된다. ③ **성지남력**(**성방향성**, sexual orientation)이란 동성(homosexual), 이성(heterosexual) 혹은 양성(bisexual)의 성 생활을 말한다. 흔히 동성애자를 부르는 용어로 게이(gay), 레즈비언(lesbian) 등이 있다. ④ **성역할**(gender role)은 성주체성(정체감)과는 대개 일치하지만 반드시 그런 것은 아니다. 어떤 특정한 시대, 사회, 계층, 가족에 따라 성역할은 많이 달라질 수 있다. 예를 들어, 최근 남성이 가사, 육아를 담당하거나 여성이 군인, 선원 등의 일에 종사하는 것은 성역할에 많은 변화가 일어나고 있음을 보여 준다. ⑤ **성행동**(sexual behaviors)은 성적 욕구의 해소 혹은 성적 쾌감을 얻기 위한 관련 여러 행동을 지칭한다. 이성 간의 포옹, 입맞춤 등 통상적인 것에서부터 성폭력, 성도착행위 등 병적 혹은 불법적 행동 등 넓은 스펙트럼을 보인다. 이런 모든 것이 일치하는 경우가 많고 통상적인 범주 내에 위치하는 경우가 대부분이지만, 여러 가지 요인으로 하여 일치하지 않거나 정상적인 범위를 벗어나는 경우도 많다.

2) 성의 발달

(1) 영유아기

영유아기(출생부터 만 1세 반까지)의 어린 나이에는 가장 중요한 것이 부모와의 애착관계를 얼마나 안정적으로 적절하게 형성하는가 하는 것이다. 이때 피부접촉, 포옹, 입맞춤 등 애착증진 행동을 통하여 안정된 부모-자녀의 애착관계를 형성하는 것은 후일 안정적인 부모됨(parenthood)의 기반이 된다. 바로 이러한 것들이 적절한 사랑의 표현이나 친밀감 형성의 중요한 기반을 이루는 것이다.

(2) 걸음마기

걸음마기(만 1세 반부터 3세까지)가 되면 아동들은 자신의 신체에 대한 관심이 높아지며 성기를 자극하면 기분이 좋아진다는 것을 경험하게 된다. 이때 때로는 성기를 자극하는 자위행동(masturbation)이 관찰되는 수가 있다. 이러면서 아동은 자기 신체의 중요성도 배우게 되고, 스스로 남자 혹은 여자에 대한 정체성을 획득한다. 이 시기의 발달과제와 맞물려 사랑(혹은 귀여움)을 받고 사랑스러운 행동이 어떤 것이라는 것을 알게도 되고, 한편으로는 성기 자극이나 남을 괴롭히는 것과 같은 부정적인 행동이 허용되지 않는다는 것을 배우게 된다. 또한 성기 자극과 같은 것은 비록 쾌락을 주기는 하지만 용납되지 않기 때문에 스스로 '억제해야 되는구나' 하는 자기통제의 능력을 체득하게 된다. 이것은 후일 지나치거나 혹은 잘못된 성충동은 억제하거나 승화시킬 수 있어야 하지만 한편으로는 적절한 사랑의 표현이나 즐거움을 누릴 수 있는 능력의 기반을 이룬다. 이 시기에 획득된 성 정체감의 핵심은 장차 성정체감의 혼란으로 야기될 수 있는 성전환증이나 성도착, 동성애 등과 밀접한 관련이 있다.

(3) 학령전기

학령전기(만 3세부터 만 6세까지)가 되면 Freud가 주장하는 오이디푸스 갈등기에 이른다. 아동들은 '아이가 어떻게 만들어지나?' '아이가 어떻게 나오나?' 하는 질문들을 하여 부모를 당황하게 만든다. 또한 이성에 대해 노골적으로 관심을 보인다. 이것은 자신의 성 정체감에 따라 나와 다른 존재에 대한 관심으로 받아들이면 된다. 이러한 성정체감의 확립 과정과 함께 성역할을 배우게 된다. 이때 소꿉놀이, 병원놀이 등을 통해서 자연스럽게 성에 대한 관심을 습득, 해결하게 되고 이때 주위 어른들의 성역할을 모방한다. 아동들은 오이디푸스 갈등이 증가됨에 따라 이성의 부모에 대해 관심을 보이고, 동성의 부모에 대해 경쟁적이 되기도 한다. 만일 부모들의 부부관계가 갈등상태인 경우, 아동들은 성역할이나 성에 대한 태도 등에 있어 부정적이 되기 쉽고, 반대로 부모들의 다정한 모습 등을 통해 갈등을 해소하고 동성의 부모를 동일시하게 된다.

(4) 학령기

학령기(만 6세부터 초등학교 졸업까지)에 이르면 더 이상 소꿉놀이 등은 줄어들게 된다.

대신 새로운 환경, 즉 학교생활에 적응하기 위해 공부를 열심히 한다든지, 또래들과 어울려 놀이를 한다든지 하는 면에 몰두하게 된다. 이제는 더 이상 부모에 매달리지 않는다. 그리고 초등학교 고학년이 되면서 남자애들은 남자애들끼리, 여자애들은 여자애들끼리 동류의식이 급격하게 증가하게 된다. 그리고 동성과 이성을 구별한다. 이때 여전히 남자-여자 짝을 이루어 친하거나 혹은 조숙하여 이성에 눈 뜬 학생들을 주위에서는 놀리거나 따돌리는 경우가 있다. 이성 간의 사랑보다는 동성 친구 간의 우정이 강조되는 시기이다.

(5) 청소년기

청소년기는 흔히 사춘기 변화에서 시작하는 것으로 규정한다. 사춘기 변화는 크게 신체 급등(growth spurt)과 이차 성징의 발현으로 특징지워진다. 즉, 청소년들은 신체적으로 급격하게 자라기 시작한다. 그리고 여자는 유방의 발전을 시작으로 초경, 신체 변화(엉덩이가 커지고, 체형이 바뀜), 치모(恥毛, pubic hair) 출현 등이 나타나고, 남자는 변성, 골격의 변화, 몽정, 마찬가지로 치모 출현 등이 나타난다. 사춘기 변화를 맞이하는 청소년들은 자기 신체 변화에 매우 예민해지면서 외모에 대한 관심이 집중된다. 이와 함께 청소년들은 사춘기를 거치면서 점증하는 성 충동, 이성에 대한 관심, 신체 변화, 이차 성징의 출현 등으로 성에 관해서 매우 관심이 높아지며, 정서적으로도 매우 혼란을 느낀다.

이들에게서 다음과 같은 몇 가지가 논의된다.

- **성에 관한 환상, 공상**: 청소년기에는 성에 관한 관심이 매우 증가되어 있기 때문에 상상이 많아진다. 또한 친구들과의 대화에서도 매우 주요한 주제가 된다. 그러므로 이 같은 성적 환상이나 공상에 대해서 언급하고 승화시킬 수 있는 방법을 모색하는 것도 중요하다.
- **독립, 자립심**: 청소년들은 발달과정 중 부모로부터 심리적인 독립을 하려고 노력하는 단계에 있다. 그러므로 성에 관해서도 마찬가지인데 친구들의 영향과 부모의 영향을 놓고 볼 때, 대개 친구들은 성에 대해 개방적이고 허용하는 태도를 나타낸다. 그러나 좀 더 깊은 관계에 이르면 부모의 인정이나 부모들의 교육관이 많은 영향을 준다. 특히 여자에서 심한데, 대개 이때 영향을 주는 요소들로 첫째, 심리적인 준비성(마음가짐, psychological readiness), 둘째, 자신의 가치관 · 도덕관념 · 결과(성병 · 임신 · 관계지속 · 평판 등)에 대한 두려움, 셋째, 관계의 지속성 정도가 있다. 영향을 주

는 또 다른 요소로 성에 대한 태도와 행동의 차이가 있다. 즉, 태도는 빠르게 변하지만 행동은 아직 이중기준을 적용한다든지, 또는 태도는 덜 개방적인 데 비해 행동은 충동 자제가 부족하여 태도보다 훨씬 개방적인 행동을 보이는 것이다.

- **부모의 영향**: 대부분의 부모들은 자신의 성생활이 어떻건 간에 관계없이 자녀들의 혼전 성관계에 대해서는 대부분 엄격하고, 제한적인 태도를 보인다. 또한 이 같은 부모의 태도가 청소년들이 덜 허용적인 태도를 개방적인 행동으로 옮기는 데 억제력으로 작용하고 커다란 영향을 주고 있다. 따라서 청소년들의 성적 방종이나 성 충동의 조절에 있어서 부모나 기타 성인들의 태도는 매우 중요하다.

대다수의 청소년들은 이러한 혼란을 자위행위와 같은 방법 혹은 기타 대체 혹은 승화 행동을 통하여 슬기롭게 극복하지만, 일부 청소년들은 성에 대해 실제적인 경험을 시도하거나, 성 비행을 일으키기도 한다. 이러한 혼란을 거쳐 청소년기 후기에 이르면 부모로부터 심리적으로 독립하여 스스로 장래에 대해 계획도 세우는 등 자아정체감 확립에 몰두한다.

3) 사춘기 변화에 대한 적절한 대처와 지도

(1) 이성 친구

아이들은 자라면서 다음의 5단계 또래관계의 변화 단계를 거친다.

- **1단계(성적 길항의 시기)**: 이전까지는 비교적 남녀를 구별하지 않고 함께 놀다가, 동성끼리 공통의 관심이나 욕구를 바탕으로 집단을 이루고, 이성에 대해 버티고 대항한다.
- **2단계(성적 혐오의 시기)**: 신체적 성숙이 진행되면서, 이러한 변화에 대해 불안해지고 특히 이성에 강한 수치심을 느끼기도 하고, 일시적으로 이성에 대해 심한 혐오감을 갖기도 한다.
- **3단계(애착의 시기)**: 또래 가운데 조숙한 청소년들이 개인적으로 이성관계(흔히 연장자, 교사나 상급생, 때로는 대중 스타 등)를 갖기 시작한다. 이때는 동성 또래집단과 이성 또래집단 양쪽에 걸쳐 있는 것이 특징이다.
- **4단계(풋사랑의 시기)**: 연장자에게 향한 동경과도 비슷한 감정이 이윽고 또래의 이성에

게로 바뀐다. 이같이 이성에 대한 관심은 강해지지만 그것을 적절하게 표현하지 못하여 일부러 괴롭히거나 장난을 거는 등의 미숙한 행동을 보인다.

- 5단계(낭만적인 사랑의 시기): 전 단계에 이성 또래로 구성되던 큰 무리가 깨지기 시작하는 단계이다. 집단에서의 교제로부터 두 사람만이 보다 친밀한 행동을 추구하게 되고, 일부는 개인적인 이성교제를 지속하거나, 약혼 등 보다 발전된 형태로 나아간다.

대개 초등학교 고학년은 1～2단계(드물게 3 혹은 4단계)에 해당하기 때문에 이성 친구에 대해 관심을 갖지만, 그것보다 동성끼리 뭉쳐서 이성에 대해 서로 대항하거나, 혐오하는 행동을 보이는 경우가 많다. 결국 이러한 일시적인 변화 단계에서 지나치지 않도록 지도하는 것이 필요하다. 주로 성적 길항기나 성적 혐오기에 해당하는 초등학교 고학년에서는 가정이나 학교에서 부모나 교사가 자녀나 학생들을 남녀 차별 없이 평등하게 대해 주고, 부모 혹은 남녀 교사가 상호 존중하고 협동하는 모습을 보여 주는 것이 제일 중요하다. 요사이는 대부분이 남녀합반이므로, 함께 생활하면서 이성 간에 상호 존중하고 협동할 수 있는 기회를 제공하는 것이 중요하다.

비록 드물지만 단짝 친구로 인해 문제가 생기는 수가 있다. **단짝 친구**(best friend)는 보통 남학생보다는 여학생들에게서 더 많은데, 이들은 어려울 때 서로 도와준다. 서로 가까운 사이를 나타내는 증표로 옷이나 물건을 서로 스스럼없이 빌려주거나 주고받으며, 서로 비밀을 나눈다. 그들은 시간을 같이 보내고, 단짝으로 부여받은 특별한 지위가 있으며, 다른 친구와는 다른 대접을 받는다. 따라서 한 아이가 다른 친구를 만나거나, 그러한 대접을 받지 못하면 질투와 화를 내게 된다. 이같이 단짝 친구관계는 아주 밀접한 관계를 바탕으로 하기 때문에 긍정적인 면도 있지만 때로는 배타적이기 때문에 강렬한 감정을 일으킬 수도 있다. 심리적으로 동성의 부모에 대한 감정이 무의식적으로 작용하기 때문에 단짝 친구관계는 후에 연애, 결혼, 부모로서의 관계와 관련될 수 있다. 이런 관계가 자라면서 성숙하게 발전되면 바람직하지만 때로는 동성애 관계로도 발전할 수 있는 부작용도 갖는다.

(2) 사춘기 변화에 대한 지도

사춘기 시절은 흔히 '질풍노도'의 시기라고 하는 말이 있듯이 신체적으로, 심리적으로 또한 사회적으로 많은 변화가 일어나는 시기이다. 이 시기는 때로는 문제를 일으키는 수도 있기 때문에 위험하게 생각하기도 하지만 사실은 어린아이에서 어른으로 성숙해 가는 소중한 때이기도 하다.

이때 가장 중요한 것은 사춘기를 맞이하면서 '성숙한 성인이 된다'는 의미를 생각해 보는 것이다. 어른이 되면 어린아이와 달리 상당히 자유롭고, 자기 마음대로 할 수 있는 일들이 많아지기 때문에 좋아지는 대신, 독립적인 결정과 그것에 따른 책임 있는 행동이 필요하다는 사실이다. 두 번째는 사춘기를 거치면서 특징지어진 '성역할(gender role)'과 '성정체성(gender identity)'을 재확립하고 적절한 행동을 하는 것이 필요하다. 사회에서 요구하는 올바른 남성다움과 여성다움이 어떤 것이며, 그에 따른 적절한 행동은 어떤 것인가를 알고 올바르게 행동하도록 한다. 세 번째는 '성인으로서 그 이후의 이성교제를 어떻게 하면 좋을까' 하는 점과 '성적 활동이 인간의 생활 속에서 어떤 위치를 차지하고 있는지'에 대해 이해하도록 한다. 즉, 올바른 이성교제란 과연 어떤 것이고, 적절한 이성교제를 갖지 못했을 때 어떤 어려움을 가질 수 있는지에 대해 생각해 보도록 한다. 그리고 이성교제를 포함한 성적 활동이 인간 생활에 얼마나 중요한 것인지를 깨닫도록 하는 것이 필요하다. 그리고 마지막으로 '성 충동과 성적 호기심을 어떻게 적절히 차단하고, 발산 및 승화시키고, 억제시키는가' 하는 것이 중요하다. 성 충동은 본능적인 것으로 누구든지 일어나는 생리적인 현상이지만 그것을 적절히 자제하고, 때로는 운동이나 예술 활동, 학업을 통해 승화시키거나, 때로는 몽정이나 자위행위를 통해 발산되기도 한다. 그리고 이러한 성 충동을 자제하지 못하고 성행위를 했을 때, 어떻게 해결하고 필요하다면 누구에게서 어떻게 도움을 청해야 하는지에 대해 알아야 한다.

4) 젠더(성정체성)불쾌증

젠더(gender; 성, 사회적 성 혹은 획득성 등으로 번역됨)와 관련하여 몇 가지 새로운 용어 혹은 개념을 소개하면, 먼저 '젠더부여(gender assignment)'가 있는데, 이는 남성 혹은 여성으로의 지위를 부여하는 것으로 보통 출생 시 결정되기 때문에 흔히 '선천성 젠더(natar gender)'라고 한다. '비정형 젠더(gender-atypical)'는 동시대에 통상적으로 부여받은 젠더를 갖는 개인의 비정형적인 모습이나 행동을 일컫는 용어이고, 'gender-noncomforming' 이라고도 한다. '젠더불쾌증(gender dysphoria)'은 부여받은 젠더에 대해 정서적/인지적 불만족을 갖는 경우를 지칭하고 있어, 과거 성정체성장애(gender identity disorder)보다 오히려 폭넓게 범위를 설정하고, 구체적으로 DSM-5에서 진단명으로 채택하였다. 그 밖에 '트

1. 조현병 및 그와 유사한 질환들

1) 정의

(1) 정신병이란?

'**정신병적**(psychotic)'은 매우 다양한 의미로 사용되어 왔는데, 가장 최근에는 **망상**(妄想, delusion), 두드러진 **환각**(幻覺, hallucination), **와해된 언어**(disorganized thinking/speech), 뚜렷하게 와해된 혹은 긴장증을 포함한 **이상행동**(grossly disorganized or abnormal motor behavior), **음성증상**(negative symptoms)을 핵심으로 하는 정신질환을 지칭한다(DSM-5; APA, 2013, pp. 87-88).

이 같은 좁은 의미와 달리, 과거 DSM-II(APA, 1968), ICD-9(WHO, 1969)에서는 '정신병적'이라는 용어를 정신질환에 의해 '일상생활을 영위하는 데 요구되는 능력에 방해가 되는 장해를 초래하는' 것으로 넓게 적용했다. 또한 개념적으로 '자아경계선의 상실(loss of ego boundary)' '현실 판단력의 뚜렷한 장해(gross impairment in reality testing)' 등으로 정의했다. 넓은 범위의 정신병적 정의는 지나친 진단상의 혼란을 가져왔고, 최근에는 앞의 두 가지 범위에 국한하여 사용하려는 경향이다.

(2) 정신병적 질환의 분류

조현병 및 그와 유사한 정신병에는 다음의 몇 가지를 포함되는데, 그중 몇 가지는 청소년기에는 거의 발병하지 않는 유형도 있기 때문에 간단한 정의와 개념만을 설명하고 대부분은 조현병만을 설명한다.

조현병(schizophrenia)은 적어도 한 달 이상 다음과 같은 활동기 증상(망상, 환각, 와해된 언어, 심하게 와해된 행동이나 긴장증적 행동, 음성증상) 중 두 가지 이상을 포함해 6개월 이상 지속하는 정신질환이다. **조현형장애**(schizophreniform disorder)는 기간을 제외하고는(적어도 1개월에서 최대 6개월 이하) 조현병과 증상에서는 동일하고, 기능저하를 초래하지 않는 질병이다. **조현-정동장애**(schizoaffective disorder)는 조증 삽화(manic episode)와 함께 조현병 활동기 증상이 함께 나타나는데, 뚜렷한 기분관련 증상이 없음에도 불구하고 적어도 2주 이상의 망상이나 환각 증상이 선행하거나 혹은 따라오는 경우를 말한다. **망상장애**

(delusional disorder)는 괴상하지 않은 망상을 제외하고, 조현병의 다른 활동기 증상을 최소 1개월 이상 지속한다. 이것은 대개 성인기 중반 이후에 발병하기 때문에 청소년기에는 해당하지 않는다. 이 중 가장 흔한 형태가 소위 의처증(혹은 의부증)이다. **단기 정신병적 장애**(brief psychotic disorder)는 1개월 미만의 짧은 기간 동안 정신병적 증상을 갖는 경우이며 완전히 회복되는 경우이다. 출산 후 나타나거나, 혹은 심한 스트레스에 노출된 이후 발병하는 수가 있고, 때로는 지적 장애 청소년에서 발병하는 수도 있다. 기타 정신병적 장애의 하나로, 일반적인 신체질환이나 약물 혹은 정신활성물질에 의해 유발되는 정신병적 장애, 그 외에 어떤 특정한 범주에 속하지 않는 기타 정신병적 장애가 있다. 기타 정신병적 장애의 예로, **공유정신병**(shared psychotic disorder)은 이미 비슷한 내용의 망상을 갖고 있는 사람의 영향을 받아 발생하는 정신병을 말한다. 대개 부모 중 한 사람이거나 형제 중 한 사람이 이미 발병하여 정신병적 증상을 가지고 있고 그 사람의 영향을 받아 비슷한 내용의 망상을 갖게 된다. 사회적으로 혹은 지역적으로 고립되어 있을 경우에 이러한 가능성이 더욱 높아진다. 그 외에 약물에 의해 유발되는 정신병적 장애가 청소년기에 높은 비율로 발생하는데, 암페타민, 마리화나, 각종 환각제, 흡입제 등에 의해서 급성 중독 상태에서 정신의 혼란, 지남력 상실, 불안, 초조, 지각 및 판단 장애를 초래할 수 있다.

표 11-1 조현병 관련 장애의 분류

Schizotypal (Personality) Disorder	조현형 (성격)장애
Delusional Disorder	망상장애
Brief Psychoric Disorder	단기 정신병적 장애
Schizophreniform Disorder	조현형장애
Schizophrenia	조현병(정신분열병)
Schizoaffective Disorder	조현-정동장애
Substance/medication-induced Psychoric D.	물질/약물 유도 정신병적 장애
Psychotic D. d/t a another medical condition	기타 의학적 원인에 의한 정신병적 장애
Psychotic Disorder not elsewhere classified	기타 정신병적 장애
Catatonia	긴장장애

출처: APA(2013).

2) 전형적인 특징들

(1) 사고(思考, thought)장애

사고기능에는 기억, 지각, 정보의 통합과 분류와 같은 여러 가지가 포함되는데, 그중에서도 조현병에서는 일차적으로 사고의 형태와 내용에서 보이는 장애를 특징으로 한다. 사고 내용(content)의 이상은 현실과 상상 혹은 가상을 구분하지 못하는데, 심하지 않을 때는 건강에 대한 지나친 염려나 추모(醜貌)에 대한 생각으로 나타나기도 한다. 또는 다른 사람들이 자신에 대해 생각하거나 이야기하는 것에 대해 지나치게 예민하거나 집착하는 수도 있다. 좀 더 심해지면, 관계사고(idea of reference)나 망상, 심지어는 환각과 같은 지각의 이상도 나타나는데 이것은 조현병의 핵심 증상으로 간주된다. 이러한 관계사고나 망상이 심할 때는 누구든지 이상하다는 것을 느낄 수 있고 분명하지만, 심하지 않을 때는 청소년기에 예민해지면 그럴 수도 있겠다고 무시해 버릴 수도 있다. 환각은 존재 여부가 망상과는 달리 좀 더 분명한데, 대개는 청각(환청)과 시각(환시)으로 나타난다. 후각이나 촉각 등도 나타날 수는 있지만 조현병에서는 드물고, 만일 이러한 환각이 나타난다면 신체질환이나 약물에 의해 유발된 정신병적 장애를 우선 생각해야 한다. 환청은 대개 한두 명 혹은 여러 사람이 환자에 대해 지시하거나 코멘트 하는 것(commanding hallucination)이 가장 특징적이다. 그 외에 언론이나 방송 매체를 통하여 어떤 메시지를 받고 있다거나, 누군가가 자신의 머릿속에 어떤 생각을 집어넣고 있거나 나를 조종하고 있다고 생각하거나(thought insertion, 사고 주입), 여러 사람들이 내 생각을 읽고 있거나 모두 알고 있다고 생각하거나(thought broadcasting), 주위 사람들이 어떤 이유로 나에 대해 수군거린다는 등 여러 가지 사고장애를 갖는다. 이런 증상으로 인하여 다른 사람에게 갑자기 화를 내거나, 시비를 걸거나, 사이가 멀어지기도 한다.

사고 형태(form) 장애는 대화 시 초점을 잃는 정도에서부터 무슨 말인지 전혀 알아들을 수 없는 횡설수설까지 여러 가지 형태를 가질 수 있다. 초기에는 대개 다소 부적절한 대답을 하거나, 비논리적이거나 혹은 불합리한, 혹은 앞뒤 말이 연결이 잘 안 되거나 하는 수가 많다. 증상이 심해지면 전혀 엉뚱한 동문서답을 하거나, 대화를 하다가 갑자기 중단되거나 혹은 전혀 앞뒤가 맞지 않는 말을 하거나, 혹은 전혀 말이 안 되는 횡설수설에다가 의미 없는 말을 하거나 혹은 전혀 새로운 의미의 신조어(neologism)를 만들어 내기도 한다.

(2) 기분과 정동

조현병은 기분이나 정동의 변화가 일차적이지는 않다. 왜냐하면 근본적으로 이것은 기분장애 등 다른 질병에서 나타나는 것이기 때문이다. 그렇지만 사고장애에 수반하여 나타날 수 있다. 특히 청소년기 조현병에서는 더 잘 나타나는 경향으로, 감정의 둔화나 무감각이 일어나기도 하고, 혹은 심한 불안감과 짜증이 나타나기도 한다. 때로는 친구의 죽음을 이야기하면서 미소 짓는 식의 부적절한 기분이나, 한 사람에 대해 사랑과 증오의 두 가지 감정을 동시에 나타내는 양가감정을 보이기도 한다.

(3) 사회기능의 상실과 그 외의 증상들

조현병에서는 학업수행이나 사회활동, 대인관계 수행의 상실이 반드시 수반된다. 점차로 혹은 급격히 또래들로부터 멀어지고, 학교생활이나 가족들과의 거리도 멀어져서 결국은 고립된다. 이 같은 기능 상실은 일부분 이들의 사회적 부적절함에서 기인하는데, 주위 시선이나 유행, 환경 변화에 신속하게 대응하지 못하기 때문이다. 세수나 목욕을 게을리하거나, 옷차림에 신경을 쓰지 않거나 혹은 괴상하거나 혹은 부적절하기도 하고, 때로는 위생상태가 불량해지기도 한다. 그 외에 청소년들에게 이유가 설명되지 않는 신체증상의 호소가 많다.

(4) 기타 특성들

조현병은 일반 인구에서 대략 0.3~0.7% 정도의 평생유병률(lifetime prevalence)을 갖는다. 이러한 발생빈도는 시대 변천이나 지역 간 차이가 거의 없는 것으로 알려졌으며, 그 외에 사회계층이나 개인의 지능 수준, 학력 등의 영향도 거의 받지 않는다. 남녀비는 약간 남성에서 발생률이 높거나 비슷하고, 조현병의 약 60% 이상이 25세 이전에 발병하며, 일부에서 호전되어 완쾌되는 수도 있지만 대부분 일생을 지속한다.

3) 공존병리

조현병을 앓는 환자들이 가끔 부적절하게 웃거나 뜻 모를 미소를 짓는 수가 있다. 관심이나 즐거움을 상실해 감정이 메말라 버린 것 같은 무쾌감증(anhedonia), 우울이나 불안, 분노의 형태로 나타나는 불유쾌한 기분 등도 흔하다. 낮에 자고 밤에 깨어 활동하는 수면이상, 어떤 이상한 생각에 사로잡혀 음식을 거부하는 식사 형태의 이상, 몸을 꾸부정하게 하고 있거나 꼼작하지 않는 행동이상도 나타난다. 어떤 내적인 자극이나 생각에 사로잡혀 제대로 집중하지 못하기 때문에 마치 인지기능의 저하와 같이 보이기도 하지만, 근본적으로 조현병에서 인지기능은 정상적으로 유지되는 것이 보통이다. 가장 문제되는 것은 병식(insight)이 없는 것인데, 이런 경우 치료에 순응하지 않기 때문에 예후가 불량해진다.

자살이 조현병의 경과 중에 매우 중요한데, 약 10% 정도가 자살로 생을 마감하는 것으로 알려져 있으며, 위험 요소로 남자, 30세 미만, 우울증 동반, 무직, 최근에 정신병원에서 퇴원한 것이 중요하다. 그리고 일반 인구에 비해 이들이 난폭행동을 더 자주 나타내는가 하는 문제에 대해서는 논란이 많이 있어 왔다. 하지만 아직 확실치 않아도 최근 국내 조사연구에서는 난폭행동이 더 많지는 않지만 폭력행위의 심각도는 더 큰 것으로 조사되었다.

이들에게서 약물남용(특히 니코틴중독을 포함하여)이 매우 자주 동반하며, 인격장애(조현성, 조현형, 편집성)가 발병 전에 선행하는 수가 많아 단순히 조현병에 선행하는 것인지 혹은 별개의 것인지 여부는 아직 명확하지 않다.

4) 발달 경과

사춘기 이전(즉, 13세 이전)에 발병하는 조현병은 매우 적다. 그런 경우는 조기 발병군(very-early-onset schizophrenia: VEOS)이라고 명명해 별도로 취급할 정도로 드물다. 이때는 환청이 흔하고, 덜 체계적인 망상이 나타난다. 청소년기 후기가 되면 인지기능의 발달과 병행하여 성인과 거의 같은 증상을 나타낸다. 그렇지만 다른 정신질환의 발병도 증가하기 때문에 감별진단이 어려워진다. 기분장애에서도 환각이나 망상이 나타나는 비율이 높고, 그 외에 약물 사용을 포함한 불안정한 증상이 두드러지기 때문이다.

최근에 조현병의 임상 증상을 양성 증상(positive symptoms)과 음성 증상(negative symptoms)으로 구분한다. 양성 증상은 환각, 망상, 와해된 언어와 행동을 말하며, 음성 증상은 대개 위축(withdrwal), 감정둔화(blunting of affect), 언어의 빈곤(poverty of speech and content), 비사교성(asociality), 무기력(anhedonia), 의욕저하(avolition) 등을 말한다. 이러한 음성 증상은 질병 경과의 후기에 더 많이 나타나며, 좀 더 만성적인 경과를 밟는 경향이 있다. 후기 발병군보다는 조기 발병군에서 더 많이 나타나며, 조현병의 경과에 선행하는 조건, 즉 대뇌의 전두엽 이상과 관련이 있는 것으로 추정되고 있다. 이 증상들로 인해 조현병 환자들이 사회기능을 회복하는 데 어려움이 초래되는 것으로 판단되며, 양성 증상에 비해 항정신병약물에 대한 반응도 낮다.

예후를 보면 조기 발병, 발병전 적응수준이 낮은 것, 음성 증상의 존재, 남성 등은 예후가 불량한 것과 밀접한 관련을 갖는다. 따라서 아동기 발병의 경우 예후가 나쁜 수가 많다. 그리고 경과 중에 자살의 위험도가 높기 때문에 주의해야 하는데, 전체 조현병 환자의 약 1/4이 자살을 시도하고, 결국 8~10%가 자살로 생을 마감한다.

5) 진단 및 감별

일단 조현병이 의심이 되면 기질성 정신질환의 가능성을 배제해야만 한다. 특히 급성 증상으로 정신이 혼란스러워지거나 심하게 안절부절못할 때는 더 주의 깊게 살펴보아야만 한다. 두뇌 손상에 의한 것, 뇌염이나 그 외의 감염성 질병, 뇌전증(=간질), 약물에 의한 것인지 여부를 감별하기 위해 의식의 혼탁 여부, 열이 있는지 여부, 대뇌의 국소 병변에 의한 증상이 있는지 여부를 찾아본다.

일단 이것이 배제되면, 조현병과 유사한 증상을 나타낼 수 있는 다른 정신질환과 구별하여야 한다. 특히 심한 불안장애, 강박증, 우울증, 품행장애를 구별한다. 그러고 나면, 앞에서 언급한 조현병과 유사한 정신병적 장애를 진단기준에 따라 감별하도록 한다. 만일 이 같은 과정을 통하여 진단이 되면, 발병전 적응, 사회기능 상실 정도, 기타 치료나 예후에 기여하는 요인들에 대한 평가가 이루어져야 한다.

진단을 위해서 현재까지 결정적인 검사실 검사나 심리검사는 존재하지 않는다. 가장 결정적인 것은 철저하고 명확한 병력 청취와 임상면접에 의해서만 내려질 수 있다. 따라서 임상가는 조현병의 임상 특징과 특징적인 증상들에 대해 익숙해야 한다. 청소년 조현병 환자들을 처음 면접할 때는 부모를 동반하는 것이 좋은 수가 많은데, 그 이유로 몇 가지가 있다. 첫째, 그들이 정신병 증세로 인하여 임상가와 단둘이 만나는 것을 감당하기 어려워 대화하기가 힘들 수 있다. 둘째, 의심이 심해서 부모와 임상가가 별도로 만나는 것을 감당하기 어려울 수 있다. 셋째, 환자의 입을 통해서 구체적인 병의 특징적인 증상들을 부모가 확인하는 계기를 마련해 줄 수 있다.

신체검사나 신경학적 진찰은 감별진단에는 필요하지만, 조현병 자체의 진단에는 도움이 되지 않는다. 그렇지만 동반된 문제나 기타 손상 등을 확인하기 위해 반드시 시행하여야 한다. 일반 검사에서는 특별히 이상 소견이 있지는 않지만, 위생 상태가 불량하고 정상적인 대화가 불가능하여 신체질병이 확인되지 못하는 수가 있기 때문에 검사실 검사를 진단의 기본 과정에 포함시켜야 한다. 그 외에 뇌파검사(EEG), 두뇌 CT 스캔, MRI 등 뇌 구조나 기능의 이상 여부를 측정하는 검사들은 감별진단이나 연관 요인을 위하여 시행하기도 한다. 심리검사로는 미네소타다면성인성검사(MMPI)를 포함한 객관적 검사, 지능검사(K-WISC), 주제통각검사(TAT)나 로르샤흐검사(Rorschach Test) 등 여러 가지가 시행되는데, 조현병의 사고장애에 해당하는 특징적인 소견들을 보여 준다. 그렇지만 이 검사에서 특징적인 소견이 보여졌다고 해서 단정적으로 조현병을 진단해서는 안 된다.

6) 치료

초기에 진단하여 적절한 치료를 빨리 받도록 하는 것이 예후를 좋게 하고, 만성화 경과로 이행되는 것을 예방하는 가장 중요한 것임을 명심해야 한다. 청소년들에서는 더욱더 중요한데 발병전의 기능 수준으로 회복시키는 것도 필요하지만, 덧붙여 정상적인 발달과정에서 이탈하지 않도록 하는 것도 필요하기 때문이다. 따라서 기능회복과 더 이상의 붕괴예방이 목표가 되고, 이것을 달성하기 위해서 약물치료와 병행하는 심리사회적 접근이 필수적이다.

치료를 시작할 때 우선 환자, 가족과의 협력이 필요하다. 조현병의 청소년들은 자기 병에 대한 인식(병식)이 부족하고, 타인에 대한 의심이나 피해 의식이 많기 때문에, 또한 자신이 혼돈되고 불안정하다는 것을 받아들이기 어렵기 때문에 자발적으로 치료에 참여하는 것이 힘들 때가 많다. 부모들도 이같이 자녀들의 병을 받아들이기가 어렵고, 또한 병에 대한 이해 부족으로 치료를 지연하는 수가 많다. 따라서 치료를 시작하는 데 있어서 이러한 점에 많은 주의와 노력을 기울여야 한다. 만일 자신이나 남을 해칠 위험이 있거나, 아주 뚜렷한 활동기 증상을 가지고 있거나, 전혀 치료를 받아들이지 못하거나, 약물 투여와 그 조절을 필요로 할 경우에는 할 수 없이 응급으로 강제입원을 시켜야만 한다. 최근에 개정된 「정신보건법」에서는 환자 스스로의 결정에 의해 입원하는 자의입원 외에도 가족 등의 동의에 의한 강제입원(동의입원), 응급상황에서 임시로 입원시키는 응급입원, 가족의 동의가 없더라도 위험한 경우에 강제로 입원을 시키는 시 · 군 · 구청장에 의한 입원 등의 규정이 있다.

약물치료는 현재 조현병의 치료에 반드시 필요한 것으로 인정받고 있다. 그렇지만 청소년기 환자들은 약을 복용하는 것에 대해 자신의 자율성에 대한 위협으로 간주하는 경향이 높기 때문에 이에 대한 세심한 주의가 필요하다. 1950년대 초부터 클로르프로마진

(chlorpromazine)을 시작으로 여러 가지 약제가 사용되어 그 효능을 인정받아 왔는데, 최근에 소위 **비정형 항정신병약물**이라는 새로운 약제들—클로자핀(clozapine), 리스페리돈(risperidone), 올란자핀(olanzapine), 아리피프라졸(aripiprazole) 등—이 개발되어 그동안 문제가 되어 왔던 부작용들을 감소시켰을 뿐 아니라, 음성 증상의 개선에도 탁월한 효능을 발휘해 조현병의 약물치료에 획기적인 전기를 마련했다. 물론 청소년기 조현병의 치료에서 이들의 구체적인 효능은 연구의 제한점으로 성인에 비해 부족한 형편이다. 하지만 성인에 대한 많은 연구결과가 축적되어 가고 있음으로 인해서 청소년기에도 사용이 가능해지고 있다. 일단 호전이 되고 나면 가능한 적은 용량으로 약을 줄여서 유지해야 한다. 얼마나 긴 기간 동안 유지를 해야 하는지에 관해서는 명확한 기준은 없지만 대략 첫 발병인 경우 최소한 1년, 재발한 경우에는 적어도 5년을 복용해야 한다. 약을 끊을 때가 되면 점차로 약을 줄여서 재발하는지 여부를 신중하게 살펴본 후에 약을 중단한다.

심리사회적 치료 접근에서 가장 중요한 것은 안정되고 지속적인 치료관계를 유지하는 것이다. 이러한 관계를 통해서, 자신과 타인에 대해 보다 현실적인 것을 성취하기 위해 자신에 대한 객관적 관찰, 판단, 이성적인 생각을 할 수 있도록 도와주어야 한다. 회복기에 있는 청소년들에게는 집단치료가 매우 유용하다. 다른 사람으로부터 지지도 받을 수 있고, 타인과의 교류 경험도 가질 수 있고, 고립되어 있다는 느낌을 경감시켜 줄 수 있기 때문이다. 학교나 직업 적응도 매우 중요한데, 만일 병을 오래 앓았다면 적절한 선택을 하도록 도와주는 것이 필요하다. 만일 급성기 증상이 잘 호전되어 치료가 조기에 종결되거나 기능 수준의 회복이 빨랐다면 별 문제가 없겠지만, 서서히 만성화된 경과를 밟았거나 회복이 늦어질 경우에는 지나치게 높은 기대 수준을 조정할 필요가 있다. 이러한 기대가 좌절될 때는 추가로 스트레스를 유발하게 된다. 그렇지만 이런 조치들이 비록 현실적인 선택은 될 수 있을지 모르지만, 환자나 가족들에게는 희망과 꿈을 포기하는 것으로 받아들여질 수도 있기 때문에 매우 조심스러운 접근이 필요하다. 이러한 여러 가지 치료와 함께 가족들을 지지하는 것도 필요하다. 조현병의 회복에 있어 가족들의 협력이나 가족들의 감정상태, 병리 여부, 갈등 수준이 상당한 영향을 미치기 때문이다.

2. 기분장애: 양극성장애

1) 정의

우울증과 마찬가지로 아동기 및 청소년기 **양극성장애**(bipolar disorder)에 대한 인식과 연구는 비교적 최근의 일이다. 과거에 조증(mania)은 우울증에 대한 방어로 간주되어 왔기 때문에, 아동기에 초자아의 기능이 발달되지 못해 우울증이 발생하지 못하고 따라서 조증도 일어나지 않는다고 간주되어 왔었다. 그렇지만 최근에 현상학적 연구가 진행되면서 성인기 양극성장애의 발병이 아동기와 청소년기까지 거슬러 올라간다는 것과 실제로 그 시기에서 발병하는 환자들이 관찰되면서 이에 대한 관심이 높아지고 있다.

20세기 초 Kraepelin이 처음으로 '**조울정신병**(manic-depressive insanity: MDI)'이라고 명명하면서 기분의 들뜸(elevation in mood), 자신감 증가나 과대망상, 잠을 안자는 것, 말이 많아짐, 생각이 끊이지 않음, 주의산만, 활동이 많아짐 등의 증상이 특징적으로 나타난다. 양극성장애란 이 같은 조증과 우울증이 한 개인에게서 일정한 혹은 불규칙한 간격을 두고 발병하는 병을 말한다. 이에 비해 주요우울증(major depressive disorder: MDD)은 조증 삽화의 발병 없이 우울 삽화만 나타낸다. **기분장애**(mood disorder)란 이같이 양극성장

표 11-2 기분장애의 분류

양극성 관련 장애	
Bipolar I Disorder	I형 양극성장애
Bilopar II Disorder	II형 양극성장애
Cyclothymic Disorder	순환성 기분장애
Substance/medication-induced BRD	물질/약물 유도 양극성장애
BRD d/t a another medical condition	기타 의학적 원인에 의한 양극성장애
우울장애	
Disruptive Mood Dysregulation Disorder	파탄적 기분조절장애
Major Depressive Disorder	주요우울장애
Persistent Depressive Disorder(Dysthymia)	지속적 우울장애(기분부전증)
Premenstrual Dysphoric Disorder	월경전 불쾌감장애
Substance/medication-induced Depressive D.	물질/약물 유도 우울장애
Depressive D. d/t a another medical condition	기타 의학적 원인에 의한 우울장애

출처: DSM-5(APA, 2013).

애와 주요우울증을 대표로 하는 기분 변화를 가져오는 정신질환을 포괄하는 범주로, 이 외에도 **순환성기분장애**(cyclothymic disorder), **기분저하증**(dysthymic disorder) 등이 포함된다. 하지만 양극성장애를 제외한 다른 기분장애는 생략한다(우울장애는 앞에서 논의함).

2) 역학 및 전형적인 특성들

성인 인구에서 일생 동안의 평생유병률(lifetime prevalence)은 1.0%이다. 14~15세 청소년들에서 조사된 것을 보면 시점유병율(point prevalence)이 0.7%로 조사되었다(Kashani et al, 1987). 성인기 연구를 보면 약 20% 정도는 20세 이전에 증상이 발현한 것으로 되어 있고, 대개 15세에서 20세 사이에 발병한다. 사춘기 이전의 증상 발현은 매우 적은데, 그 이유는 여러 가지로 추정된다. 조증이 심해지면 진단하는 데 어려움은 없다. 그렇지만 발달 수준이나 연령에 따라 증상 발현이 다소 다르게 나타나기 때문에 실제 임상에서 진단이 정확하게 내려지기는 매우 힘들다. 나이가 어릴수록 더 자극에 예민하고, 감정 변화가 심하며, 우울증과 마찬가지로 인지발달의 수준에 따라 조증에서도 사고기능과 관련된 증상이 다르게 나타날 수 있다.

양극성장애의 임상 양상은 뚜렷하게 증상을 나타내는 삽화(episode), 그리고 삽화와 삽화 사이에 비교적 안정적으로 지내는 안정기(interval)의 두 시기로 나눌 수 있다. 삽화는 조증 삽화와 우울 삽화가 있고, 조증은 중증도에 따라 경조증(hypomanic)과 조증(manic)으로 나누기도 한다. 경조증 혹은 조증은 반드시 비정상적으로 지속하는 들뜨고, 팽창되고, 예민한 기분 및 지속적으로 증가된 활동 혹은 에너지를 나타내는 적어도 1주일 이상의 삽화를 갖는다. 기분이 매우 좋고, 지나치게 쾌활하고, 들떠 있다. 때로는 기분 변화가 너무 심해 이를 '불안정성(lability)'이라고도 한다. 이와 함께 자신감이 지나치게 넘치기도 하고, 특징적으로 잠을 자지 않아도 별로 피곤한 줄을 모른다. 말이 빨라지고, 말이 많고, 목소리가 커지고, 대화하면 중간에 말을 끊기가 어렵다. 심한 경우 말이 두서가 없고 지리멸렬해지는 수도 있다. 아이디어가 많아져 학업량이 갑자기 많아지기도 하고, 새로운 과제를 시작하기도 한다. 이런 경우 주변에서 설득하거나 말리게 되면 언쟁이 생기거나 갈등을 빚기도 한다. 때로는 폭력적으로 발전하기도 한다. 그 외에 낭비를 하거나, 성적인 행동을 무분별하게 탐닉하거나, 술을 지나치게 마시는 등 위험한 행동을 하기도 한다. 이런 증상으로 인해 대인관계, 학업 혹은 직업 기능은 물론 경제적 손실을 초래하거나 때로는 법적인 분쟁이나 범법 행위를 하기도 한다. 우울 삽화는 이와는 반대의 증상을 보이는데 이는 우울장애에서 나타나는 것과 동일하다.

이 같은 기분과 관련된 증상뿐 아니라 다른 증상이 더 두드러지게 나타날 수도 있는데, 거식증, 학교공포증, ADHD, 품행장애 등으로 잘못 진단된다. 또한 이들에게서 환각과 같은 정신병적 증상이 두드러져 조현병으로 오진되는 수도 많아, 장기 추적조사에 의하면 약 1/2 정도가 처음에 조현병으로 진단받기도 했다고 한다.

3) 공존병리

특별히 공존하는 병리는 두드러지지 않지만, 성인에게는 도박, 반사회적 행동(난폭 행동, 싸움질, 난잡한 성행위 등)이 동반하는 수가 있고, 청소년들에게서도 비행, 약물남용, 학교 부적응 등이 수반되는 수가 많다.

4) 발달 경과

앞에서 살펴본 바와 같이 20세 이전 발병이 약 20% 정도이지만, 평균 발병연령은 20대 초반이다. 물론 50대 이후에 발병하기도 한다. 대개 증상은 갑자기 발병하여 며칠 사이에 점점 심해지는데, 흔히 어떤 스트레스를 받은 후에 잘 생긴다. 조증 삽화는 보통 수 주에서 수개월간 지속하는데(보통 4~13개월) 우울증보다는 지속기간이 대체적으로 짧다. 청소년기에 발병하는 경우에는 정신병적 증상을 갖는 수가 더 많고, 그 외에 무단결석, 반사회적 행동, 약물남용 등을 수반하는 수가 많다.

5) 진단 및 감별

진단은 앞에서 언급한 기분 변화가 적어도 1주일 이상 지속하면 쉽게 내려질 수 있지만, 그 외에 다른 증상으로 나타나거나 수반할 때는 매우 어렵다.

여러 가지 것들과 감별해야만 하는데, 신체질환, 약물에 의해 유발된 기분 변화가 흔하기 때문에 반드시 살펴봐야 한다. 그 외에 ADHD, 품행장애 등과 구별하기 위해 경과 중 증상을 주의 깊게 살펴보고, 때로는 조현병과의 감별도 쉽지 않을 때가 많다.

6) 치료

양극성장애의 치료는 기본적으로 의학적 치료가 우선된다. 제일 먼저, 조증이나 우울 삽화의 증상 완화를 목표로 하는 급성기 치료와 회복 후 증상의 재발을 막는 유지 치료로 나눌 수 있다. 그리고 이때 사용하는 방법에 따라 물리적 치료와 정신치료로 구분하고, 특히 급성기 치료는 입원치료와 외래치료로 구분할 수 있다.

급성기 치료는 대부분 입원치료, 약물 투여를 위주로 하는 물리적 치료가 우선이다. 이때는 주로 사고 예방, 증상 완화, 부작용의 처리, 기능이나 경제적 손실의 최소화, 질병에 대한 교육 등이 주목적이 되는데, 사용되는 약물로는 리튬(lithium)을 포함한 기분안정제(mood stabilizer), 항우울제, 항정신병약물, 전기충격요법(electroconvulsive therapy: ECT) 등이 주로 사용된다.

유지요법에 대해서는 몇 가지 비판도 있지만 양극성장애가 대부분 재발이 잦기 때문에 상당기간 유지치료를 받는다. 그리고 이 같은 급성기 치료, 물리적 치료뿐 아니라 이들의 기능적 예후를 높이기 위해서 정신치료와 질병에 대한 정신의학적 교육(psychoeducation)이 환자뿐 아니라 가족들에게도 시행되어야 하는데, 이때 포함되어야 할 사항은 〈표 11-3〉과 같다.

표 11-3 양극성 기분장애 치료에서 교육시켜야 할 기본적 사항들

기본 원리
1. 교육은 교육적 · 문화적 · 동기적 요소에 목표를 맞춘다.
2. 질병에 관한 일반적인 내용과 그 개인에 구체적으로 어떻게 영향을 주는지 모두를 포함한다.
3. 낙인을 찍는 것과 미신적인 것을 타파할 수 있도록 특별한 주의를 기울인다.
4. 투병해 나가는 데 있어서 환자와 가족의 역할이 중요함을 강조한다.
교육 내용
1. 생물학적 기초(1): 유전적 요인(특히 가임연령에 있을 때)
2. 생물학적 기초(2): 현재 원인론으로 설명되고 있는 대뇌 기전
3. 경과와 예후(1): 빈도
4. 경과와 예후(2): 병이 재발하는 형태와 그 유형
5. 경과와 예후(3): 재발하는 데 기여하는 요인들
6. 경과와 예후(4): 공존질환과 합병증

출처: Bauer(1997), p. 979.

3. 신체증상 및 관련 장애, 해리장애

1) 정의 및 분류

신체질환 모두는 심리적인 측면을, 모든 정신질환은 생물학적 요인을 가지고 있다. 신체(soma, body)와 정신(psyche, mind)의 연계는 확실하게 관련이 있지만 매우 복잡하고, 그 관련성은 아직 완전히 밝혀지지 않았다. 여기 DSM-5(APA, 2013)에서 사용하는 신체증상 및 관련장애(Somatic Symptoms and Related Disorders)는 두드러진 신체증상을 나타내는 질환들이라는 특징이 있다. 이 진단체계는 다음과 같은 7개의 진단명을 포함한다.

(1) 신체증상장애(somatic symptom disorder)

신체증상장애를 앓는 사람은 다양한 신체증상으로 인해 고통받거나 혹은 일상생활에 중대한 지장을 초래한다. 예전과 달리 신체증상에 대해 의학적으로 설명되지 않는 것보다는 양성 증상 및 증후에 기반하여 진단을 하도록 변경되었다. 즉, 신체증상 여부보다는 그것을 해석하는 방식에 초점을 맞추었다. 따라서 '의학적으로 설명되지 않는 증상(medically unexplained symptoms)'이 가장 중요한 진단기준이었으나, 현재는 의학적 질병이 진단되어도 가능하도록 변경되었다.

(2) 질환불안장애(illness anxiety disorder)

자신이 심각한 병에 걸려 있다는 공포에 집착한다. 예전에 건강염려증(hypochondriasis)으로 진단되었던 사람의 75%는 DSM-5의 새로운 진단체계에서 신체증상장애로 변경되고, 나머지 25%가 이 진단에 해당한다. 어떤 나이에서도 발병할 수 있지만 대개는 성인기 초기이다. 흔히 불안, 우울, 강박적이고 자기애적인 성향과 관련되기도 한다.

(3) 전환장애(conversion disorder)

신경학적 질환을 의심하게 하는 감각이나 운동 기능의 상실이 나타나는데, 그 원인이 심리적 갈등이나 스트레스에서 기인한다. 흔히 팔다리의 마비, 감각 소실, 운동조절장애, 눈이 안 보임, 경련 등이 흔하다.

(4) 기타 의학적 원인에 의한 심리적 요인

핵심적인 것은 임상적으로 중대한 심리적 혹은 행동적 요인이 신체질병에 악영향을 미쳐 고통을 증가시키거나 사망, 장애를 초래할 위험이 높아진다는 것이다. 흔한 예로, 불안으로 악화되는 천식, 급성흉통의 치료 필요성에 대한 부정, 체중조절을 위해 당뇨 환자가 인슐린을 자의로 조작하는 경우 등이 있다. 이것의 원인은 우울 혹은 불안, 스트레스성 생활사건, 대인관계 스타일, 성격 특성, 대처스타일 등이다.

(5) 인위성(가장성) 장애(factitious disorder)

자신 혹은 타인에게 신체적 또는 심리적 증상이나 증후를 거짓으로 유발하는 상태로, 뚜렷한 외부적 보상 없이 질병이나 상처의 증상을 만들거나 모방하는 것이 핵심이다. 꾀병(malingering)이 개인적인 이득(금전, 휴식 등)을 위해 의도적으로 증상을 보고하는 것과 달리 인위적 장애 환자는 뚜렷하게 이득을 얻는 것이 없음에도 불구하고 병을 거짓으로 만들어 낸다.

(6) 기타 특정 신체증상 및 관련 장애 및 비특정 신체증상 및 관련 장애

기타 특정 신체증상 및 관련 장애는 특정 질환의 진단기준을 충족하지 못할 때 진단내려진다. 그 구체적인 예로 단기 신체증상장애(증상이 6개월 미만일 때), 단기 질환불안장애(증상이 6개월 미만일 때), 과도한 건강 관련 행동이 없는 질환불안장애, 상상임신(psudocyesis) 등이 있다.

표 11-4 신체증상 및 관련 장애 그리고 해리장애의 분류

Somatic Symptoms and Related Disorders	신체증상 및 관련 장애
Somatic Symptom Disorder	신체증상장애
Illness Anxiety Disorder	질환불안장애
Conversion Disorder	전환장애
Psychological Factors Affecting Other Medical Conditions	기타 의학적 원인에 의한 심리적 요인
Factitious Disorder	인위성(가장성) 장애
Other Specified/Unspecified	기타 특정/비특정 신체증상장애
Dissociative Disorders	해리장애
Dissociative Identity Disorder	해리성 정체감장애
Dissociative Amnesia	해리성 기억상실증
Depersonalization/Derealization Disorder	이인증/비현실감장애

출처: DSM-5(APA, 2013).

2) 전형적인 특성들

가장 전형적인 두 가지 예를 들면, 먼저 신체증상장애가 있는데, 과거에는 여러 가지 '설명되지 않는 신체증상'이 오랫동안 지속하는 것을 핵심으로 했는데, 이미 앞에서 논의한 바와 같이 신체증상 여부보다는 그것을 해석하는 방식에 초점을 맞추었다. 그래서 고통을 주거나 혹은 중대한 일상생활의 지장을 초래하는 한 가지 이상의 신체증상의 존재와 함께 신체증상과 관련한 지나친 생각, 감정, 행동(예: 증상의 심각도에 대해 지나치고 지속적인 생각, 건강 혹은 증상에 대한 지속적으로 심한 수준의 불안, 이들 증상 혹은 건강에 대한 걱정에 지나치게 많은 시간과 노력을 쏟는 행위)을 나타내는 것이 특징이다. 여자에게 많은데, 종종 히스테리 성격, 물질남용, 우울증, 자살행동과 연관된다. 대개 청소년기에 시작하는데, 보고에 의하면 20% 정도가 사춘기 이전에 발병한다고 한다. 아동 및 청소년기에 신체증상(특히 반복적인 복통, 두통, 피곤함, 구역질 등)이 매우 흔한데, 이 진단기준 때문에 실제로 이 질병으로 진단을 받는 경우는 거의 없다. 왜냐하면 이들이 '질병(illness)' 자체에 대해 걱정하는 수가 거의 없기 때문이다.

둘째로는 전환장애가 있다. 신체질병과 비슷한 여러 가지 증상이 나타날 수 있는데, 흔히 '팔다리에 기운이 없다' '마비가 온다' '말을 못한다' '걸음을 못 걷는다' 등 운동기능의 이상이 온다. 감각기능의 상실이나 이상도 가져올 수 있는데, '한쪽 혹은 양쪽 눈이 보이지 않는다' '귀가 안 들린다' '시야가 좁아졌다' '감각이 없다' 등의 증상이 나타난다. 통증(흔히 두통, 복통)도 나타나는데 단독으로 혹은 다른 전환 증세를 동반하여 나타난다. 그 밖에 빈도는 낮지만, 뇌전증과 비슷한 가성경련(pseudoseizure), 구토나 딸꾹질, 전체 사지의 마비나 강직 등도 나타날 수 있다. 대부분의 증상은 갑자기 발생하는데, 뚜렷한 심리사회적 스트레스 후에 발생하는 수가 많다. 그것은 종종 성적인 의미를 내포한 것이 많고, 가족 갈등이나 의사소통의 곤란함에서 기인하는 것이다. 그래서 흔히 '기능성(functional)' 혹은 '심인성(psychogenic)'이라고 부르기도 한다. 이들은 이런 증상에 대해 걱정하는 태도를 보이지 않는 수가 많은데(증상 무관심, la belle indifference), 이것이 진단 여부를 결정하는 데 핵심적이지는 않다.

3) 공존병리

신체증상장애 환자들은 많은 공존병리를 갖는데, 불안과 우울이 두드러져서 정신과 상담을 오는 수가 많다. 충동적이고 반사회적인 행동, 자살 위협이나 시도, 결혼 불화가 심하고 특히 성격 문제를 갖는 경우에 삶이 매우 혼란스럽다. 또한 약을 많이 처방을 받다 보면 약물남용이나 약물의존에 빠지기 쉽고, 전환장애와 비슷하게 주요우울장애, 공황장애, 약물과 관련된 정신질환이 흔하다. 그 외에 히스테리성, 경계성, 반사회성 인격장애가 자주 동반한다.

전환장애에서는 피암시성이 높기 때문에 어떤 외부 자극에 의해 증상이 쉽게 변형되거나 혹은 호전될 수 있다. 치료 경과 중에 의존성과 환자 역할을 즐기기도 하기 때문에 주의해야 하고, 다른 신체증상의 호소도 흔하다. 그 외에 해리장애, 주요우울장애, 인격장애(히스테리성, 반사회성, 의존성) 등을 동반하는 수도 많다.

4) 경과

아동기에 신체증상과 통증 표현은 발달 경과를 따르고 처음에는 단일 증상에서 시작한다. 사춘기 이전의 아동들은 정서적인 고통을 신체적인 감각으로 경험한다. 반복적인 복통(recurrent abdominal pain: RAP)과 뒤이어 따라오는 두통은 사춘기 이전의 아동들에서 가장 흔한 신체증상으로 학령기 아동과 청소년들의 약 10~30% 정도가 일주일에 한 번 정도 호소하는 것으로 알려졌다. 팔다리 통증, 근육통, 피곤함, 그 외의 신경학적 증상들이 연령에 따라 증가한다. 일부에서는 신체증상장애를 지속적인 경과, 만성 이환기간, 조기 발병 등으로 인하여 인격장애와 밀접한 관련을 갖는다고 주장한다.

전환장애가 10세 이전에서는 보통 걸음걸이 이상이나 경련에 국한하는 것이 보통이다. 그리고 도시보다는 농촌지역, 소득이 낮은 계층, 의학이나 심리적 개념에 대한 지식이 부족한 계층에서 더 자주 발병해, 약 2:1에서 심하면 10:1의 비율로 여성에게서 많이 나타난다. 그리고 남자의 경우에는 반사회적 인격장애와 연관되는 수가 많다.

5) 진단 및 감별

전환장애는 오래전부터 의학에서 많은 관심을 끌어오던 질병이고, 증상도 여러 가지 신체질환에서 올 수 있는 다양한 형태로 나타나기 때문에 진단이 매우 어렵다. 개별적인 신체질환의 특성과 합당한지 여부를 잘 판단하여 진단해야 한다. 그리고 가장 중요한 것이 꾀병과의 구별인데, 전환장애에서는 소위 2차 이득이 있기는 하지만, 증상 발현에서의 의식적인 고의성과 명백한 현실적 이득 추구(예: 보상금, 책임회피, 형사처벌 감면, 약물 획득 등)가 없다.

표 11-5 꾀병, 인위적 장애, 전환장애의 개념적 구분

진단명	증상에 의한 이득	목적에 대한 인식
전환장애	무의식적 갈등 해소	없음(무의식적)
인위적 장애	환자 역할	있음(의도적)
꾀병	외부 보상	있음(의도적)

출처: 안동현(2010), p. 316(〈표 22-2〉).

신체증상장애도 감별진단이 매우 어렵다. 이것도 호소하는 증상에 따라 유사한 증상을 가져올 수 있는 가능성이 있는 신체질환을 모두 감별해야 한다. 그뿐만 아니라 불안장애, 통증장애, 우울장애 등 각종 정신질환과도 감별해야 하고, 또한 이들이 수반되는지 여부도 평가해야 한다.

6) 치료

나타나는 증상이 우선 신체적인 것이기 때문에 일차적으로 의사의 진찰을 받아야 한다. 여기 속하는 신체형장애의 성공적인 치료 여부는 초기 진찰 및 평가, 진단, 우선적인 처치가 어떻게 선행되는가 하는 것과 더불어 심리적인 치료가 잘 이루어지는가 하는 것이 중요하다.

우선은 철저한 병력 청취와 함께 신체검사, 정신상태검사가 시행되어야 하고, 신체적인 원인과 함께 심리적인 원인을 찾는 것이 중요하다는 것을 인식시켜야 한다. 비록 심리적인 요인이 원인으로 추정되더라도 섣부르게 결론지어서는 안 된다. 신체적인 것과 심리적인 것이 서로 어떻게 영향을 미치는지, 예를 들면 증상 발현과 환경에서의 스트레스(예: 이사, 학업저하, 부모님과의 불화 등)와의 연관에 대해 지적해 주어야 한다. 만일 심리적인 치료 시행 시 신체증상이 계속된다면 정기적으로 의사의 검진을 받도록 하는 것도 권고할 수 있다.

신체증상장애의 치료에서는 모든 수단을 다 동원해야 한다. 개인정신치료에서는 청소년이 무의식적 갈등(예: 전환장애에서 의존 욕구나 오이디푸스 갈등)에 대한 통찰을 얻도록 도와주고, 심리적인 요소가 증상 발현과 지속에 어떻게 영향을 주는지 이해할 수 있도록 도와주어야 한다. 이때 중요한 것이 증상을 강화할 수 있는 2차 이득을 알아내고, 그것을 차단하는 것이 필수적이다.

그 외에 이들은 수줍고, 나서기를 싫어하는 수가 많기 때문에 자기감정을 잘 표현하지 못한다. 따라서 자긍심을 높이고, 자기주장을 할 수 있도록 격려하고, 괴로움을 신체증상이 아닌 다른 경로를 통해서 표현하도록 가르치는 것이 필요하다. 부모상담과 가족치료가 반드시 포함되어야 하는데, 가족역동이 신체화(身體化, somatization)를 부추긴다는 것(예: 부모는 아이가 아프다고 해야 관심을 보이고, 그렇지 않으면 공부 안 하느냐 라고만 하는 방식)을 깨닫게 해야 하고, 좀 더 건강한 상호작용과 의사소통을 할 수 있도록 해야 한다. 때로는 집단치료, 입원치료가 필요한 경우도 있다.

7) **집단 전환장애**(group conversion disorder; mass hysteria)

드물지만 청소년들에게서는 특히 눈길을 끄는 현상이다. 매우 가까운 집단 내의 사람들에게서 특별한 의학적 이유 없이 신체증상이 발생한다. 이 신체증상은 전염성을 갖는데, 흔한 것으로 오심(속 울렁거림), 복통, 두통, 가려움증, 어지럼증, 호흡곤란, 졸도 등이다. 흔히 학교, 공장, 운동경기, 음악회(rock concert)와 같은 곳에서 잘 일어난다. 과거 중세 유럽에서 일어났던 '**춤추는 무도병**(Tarantism)'이 집단 전환장애로 추정된다. 청소년기 소녀들에게서 흔하고, 종종 선행하는 신체적 혹은 심리적 스트레스 사건이 있는 경우도 있다. 신체적인 것으로는 고열, 탈진, 피로 등이 있고 심리적인 것으로는 도덕심 저하, 정치적 긴장, 최근의 상실이나 이별 등이 있다. 전염은 이러한 현상을 보거나 혹은 듣거나 하는 것으로 일어나며, 대개 빠르게 전파되고 빠르게 호전된다. 종종 처음 발병되는 환자가 집단 내에서 중요한 위치를 차지하는 수가 있고, 대개 집단의 응집력이 강한 것이 보통이다. 집단 외의 사람이 전염되는 경우는 매우 드물다.

이때는 다음과 같은 조치를 취하도록 권고된다.

- 빠른 시간 내에 현상을 파악한다.
- 주위 환경에 대해 지나치게 철저한 조사를 금한다.
- 책임자가 원인에 대해 설명하여 집단의 불안을 감소시킨다.
- 증상이 있는 환자들을 집단의 나머지로부터 차단시킨다.
- 2차 이득을 차단한다.

• 증상을 고착시킬 수 있는 자극(예: 신문기자)을 차단한다. 이러한 조치들로 인해 증상을 일으킨 모두를 빠른 시간 안에 회복시킬 수 있다.

8) 해리장애

해리장애(dissociative disorder)는 의식, 기억, 정체성, 정서, 지각, 신체표상, 운동조절, 행동의 정상적인 통합이 붕괴 혹은 단절되는 상태이다. DSM-5(APA, 2013)에서는 이 카테고리에 3개의 전형적인 장애, 즉 **해리성 정체감장애**(dissociative identity disorder), **해리성 기억상실증**(dissociative amnesia), **이인증/비현실감장애**(depersonalization/derealization disorder)와 2개의 기타 특정 및 특정불능의 해리장애가 포함된다. 해리증상은 ① 개인경험의 연속성 상실에 동반된 외부의 경험이 침입하는 증상('양성 해리증상'으로 정체성의 분절, 이인증, 비현실감 등), ② 정보를 얻는 능력 혹은 정상적으로 쉽게 습득하거나 조절하는 정신기능 조절의 상실('음성 해리증상'으로 기억상실)로 나타난다.

(1) 해리 및 해리현상

해리현상은 거의 모든 문화권에서 외상, 치유 및 종교적 경험에서 관찰된다. 의학적으로 주목을 받게된 것은 19세기 말 정신과의사였던 Pierre Janet이 중대한 심리적 외상과 경련, 마비와 같은 증상들이 관련된다고 하였고, 이러한 현상을 해리라고 명명하였다. 일부 문화권에서 주술 행위 혹은 종교적 체험에서 유사한 현상들이 관찰되기도 한다. 하지만 의학적으로 발생하는 해리장애는 대개 선행하는 외상이 관찰되는데, 따라서 급성스트레스장애(ASD), 외상 후 스트레스장애(PTSD)에서 기억상실, 플래시백(flashback), 정신마비(numbing), 이인증/비현실감 등이 드물지 않게 나타난다.

(2) 개별 해리성장애의 전형적 증상들

① 해리성 정체감장애

둘 이상의 각기 구별되는 성격상태를 특징으로 하는 정체성의 단절이 있다. 이러한 상태가 반복적으로 나타나며 일상적인 망각으로 보기에는 너무 광범위한 중요한 정보를 기억하지 못하고, 증상은 임상적인 기능의 손상을 초래한다. 이 장애는 종교적 혹은 문화적으로 받아들여지는 정상적인 것이 아니며, 아동의 상상놀이친구 혹은 기타 환상적인 놀이에 기인하는 것도 아니다. 흔히 일반에게 잘 알려진 것으로 '지킬박사와 하이드'가 있다. 예전에 이중인격장애 혹은 다중인격장애(multiple personality disorder)라고 부르던 상태이다. 이 장애는 외상 사건 혹은 학대 등과 관련되는데, 어느 연령대나 발병할 수 있지만, 아동들에서는 청소년/성인과 달리 정체성의 이상이 두드러지게 나타나는 경우는 드물고, 흔히 기억력, 집중력, 애착의 문제 및 외상성 놀이로 일어난다.

② 해리성 기억상실증

일상적인 망각으로 보기에는 너무 광범위한 중요한 정보를 기억하지 못하고, 증상은 임상적인 기능의 장해를 초래한다. 특징적으로 자서전적인 정보(autobiographical information)를 기억할 수 없다. 이러한 기억상실은 국소적(예: 특정 사건 혹은 시간)일 수도 있고, 선택적(특정 사건의 특정한 일부분)일 수도 있고, 전반적(정체성 혹은 생애 전반)일 수도 있다.

③ 이인증/비현실감장애

임상적으로 중대한 이인증(자신의 마음, 자기 혹은 신체로부터 분리되거나 비현실감을 경험) 혹은 비현실감(자기 주변을 둘러싼 외부 환경으로부터 분리되거나 비현실감을 경험)이 지속적으로 혹은 반복적으로 나타나는 상태이다. 이러한 변화에도 불구하고 현실검증력은 손상되지 않는다. 이 두 증상은 명확하게 구분되지 않고, 이 둘을 모두 경험할 수도 있다.

④ 기타 해리장애

임상적으로 기능손상을 가져오는 해리장애의 특징적인 증상들을 나타내지만, 앞서 장애의 진단기준을 충족시키지 못할 때 진단한다. 네 가지의 예는 ① 혼재성 해리증상의 만성, 반복적 증후군, ② 장기적이고 심한 억압적 설득에 의한 정체성 혼란(예: 세뇌, 사고 개조, 포로, 고문, 정치범수용소에서의 교화, 광신도 혹은 테러집단에 의한 모집 등), ③ 스트레스성 사건에 대한 급성해리반응, ④ 해리성 몽환상태(trance)가 있다. 다음으로 단일증상 해리증상으로 나타나는 해리성 혼미(stupor/coma), 갠서증후군(Ganser syndrome)이 있다.

(3) 원인 및 관련 요인들

해리장애는 흔히 굉장한 경험, 외상 사건, 아동학대와 관련되는 수가 많다. 이러한 심각한 외상 경험이 생물학적으로 기억과 인지기능에 영향을 미쳐, 대뇌가 이러한 외상 경

1. 서론

임상가는 우선 의뢰받은 아동 및 청소년을 평가해야 한다. 그러기 위해서 그들의 정서, 인지, 신체 및 행동의 기능 상태를 파악해야 하고, 그것은 아동, 학교 및 아동이 속한 사회나 문화 배경하에서 평가되어야 한다. 이런 맥락 속에서 파악된 증상이나 진단, 문제점은 우선순위에 따라 그 중요도를 파악한 후, 적절하게 설명 가능한 임상가의 실행 가설(working hypothesis)에 따라 이에 합당한 치료계획을 설정한다.

1) 평가의 목적과 목표

(1) 진단적 평가 목적

아동에 대한 진단적 평가 목적은 ① 정신병리가 존재하는지 여부의 판정, ② 치료나 개입이 필요한지 여부의 판정, ③ 치료 방침과 계획을 세우고 가족과 아동의 치료 참여를 촉진시키기 위함이다(AACAP, 1997). 물론 이것은 일반적인 경우이고, 그 외에 응급상황이라든지 혹은 사법적 목적이라든지 등 별도의 목적을 갖는 경우는 예외로 한다.

(2) 평가의 구체적 목표

이러한 목적을 달성하기 위한 구체적 목표는 ① 의뢰하게 된 명확한 이유와 요인을 찾아낸다, ② 아동의 발달기능, 문제행동, 기능결함 및/혹은 주관적 고통의 성격과 정도에 대한 정확한 사항을 알아낸다, ③ 문제에 영향을 미치거나 혹은 호전시킬 수 있을 가능성이 있는 개인적, 가족내, 혹은 환경적 요인을 찾아내는 것이다(AACAP, 1997).

2) 아동 평가에서 특별한 고려사항들

(1) 발달학적 요인

아동들의 정신의학적 평가는 성인과 몇 가지 점에서 차이점을 가진다. 우선 가장 중요한 것이 아동기 및 청소년기에 왕성하게 일어나는 발달과정의 영향을 고려해야 한다는 것이다. 이것은 이미 앞서 다른 장에서도 설명했지만, 정신병리 자체가 매우 다른 양상을 띠기도 하고(예: 자폐증, ADHD와 같이 아동기에 발병하는 질병들), 혹은 같은 질병이라도 다른 현상을 보이는 경우(예: 불안장애, 우울장애)가 있다. 따라서 이들을 이해하고 정확하게 평가하기 위해 임상가는 정상 및 비정상 발달에 대한 이해를 기초로 할 뿐 아니라, 증상이나 정신병리 발현에서 연령이나 발달학적 요인 및 차이를 고려해야 한다.

(2) 의뢰인과 주된 문제점

아동 및 청소년이 문제행동을 가지고 임상가에 의뢰될 때는 스스로의 필요성에 의해 찾는 경우는 거의 없고, 부모 혹은 교사와 같은 주변의 성인들에 의한다. 따라서 아동의 진단 평가에서 사회적 맥락을 고려하는 것이 필요하다. 즉, 누가(who) 아동에 관해 걱정하는가, 그리고 왜(why) 걱정하는가 하는 것이다. 왜 평가를 받아야 하는지를 이해하고, 이 과정에 협조하는 정도는 아동의 능력이나 동기에 따라 매우 다양할 수 있다.

아동을 평가하는 데 있어서 이같이 아동 자신을 포함한 사회적 맥락 속에서 파악하는 것이 중요하고, 또한 아동 자신뿐 아니라, 부모, 교사, 기타 연관된 정보원으로부터 포괄적으로 수집하는 것이 필요하다.

(3) 아동의 능력(자기 경험과 감정을 표현하고, 이해하는 능력)

아동 스스로 자기 경험과 감정을 알고 이야기할 수 있는 능력은 성인과는 다르다. 그러므로 임상가는 아동의 발달 수준에 적합한 방법으로 이들과 대화하고 이해해야 한다. 흔히 대화하는 방식보다는 다른 방식이 요구되고, 많은 시간이 걸리기도 한다. 그 외에 가정 방문, 학교생활 관찰, 홈비디오 자료 등 다양한 방식으로 평가를 보충하기도 한다.

2. 아동상담 평가의 원리와 실제

아동을 평가하는 방법으로 다양한 방법이 이용된다. 가장 중요한 것은 부모 혹은 아동을 면담하는 방법이다. 그 외에 여러 가지 다양한 방식들이 이용된다. 첫째, 앞에서 논의한 부모, 교사 혹은 아동 자신이 직접 평가하는 평가척도를 이용하는 방법이 있다. 둘째, 가정 방문, 학교생활 관찰법, 홈비디오 자료 이용법 등 직접 관찰법이 있다. 셋째, 다양한 종류의 심리검사를 시행하기도 한다. 넷째, 보다 정교하게 시행되는 신경생리기능검사, 뇌영상검사를 포함하는 의학적 검사법 혹은 검사실 검사법이 있다. 마지막으로 다양한 아동과 관련한 기존 자료들(생활기록부, 타 기관의 일지 혹은 자료, 사법기관 혹은 의료기관의 자료 등)을 검토하는 방법이다.

이러한 다양한 평가방법에 대해 다음에 간략하게 논의하겠지만, 그 가운데 가장 중요하고 기본이 되는 면담 방식이고, 이 같은 면담에 기본을 둔 아동상담을 위한 평가는 중요한 세 가지 요소를 갖는다. 즉, ① 환경, ② 상담자, ③ 아동 혹은 부모이다. 물론 그 각각의 역할에 대해서는 다음에서 자세히 설명하겠지만, 아동의 평가에서 이 세 가지 요소를 고려해야만 할 것이다.

1) 환경

환경이 아동의 면담에 상당히 중요하다. 아동들의 연령이나 발달 수준에 따라 달라지겠지만, 아동들은 우선 딱딱한 일반면담실에서는 긴장하게 된다. 따라서 어린 연령의 아동들을 위해서는 일반면담실과는 다른 놀이치료실이 제공되어야 한다. 평가자는 아동이 환경에 어떤 반응을 보이고 어떻게 이용하는지 평가하여야 한다. 아동들이 공간 내에 존재하는 평가자, 놀잇감과 같은 물건이나 기구, 그리고 공간 그 자체를 어떻게 이용하는지를 평가한다(Greenspan, 1991, p. 38). 즉, 아동이 방 안에 들어와 어떤 행동을 취하는지, 그곳에 있는 가구나 놀잇감 및 평가자 자신에 대해 어떻게 행동하는지, 그것을 어떻게 적절하고 질서 있게 이용하는지를 관찰하고 평가한다. 따라서 이러한 환경적 요소로 고려해야 할 사항들은 다음과 같다.

(1) 놀이치료실(혹은 놀이면담실)

우선 놀이치료실을 단독으로 사용할 것인지, 혹은 같이 사용할 것인지에 따라 다소 달라질 수 있다. 즉, 방 전체를 놀이치료실로 사용할 수도 있고, 방의 일부는 일반면담실 형태로 꾸미고, 나머지를 놀이치료실로 사용할 수도 있다. 물론 이 점에 대해서 아직 구체적으로 그 장단점에 대해 연구된 바는 없다.

아동들을 위한 놀이방은 이들이 자유롭게 돌아다닐 수 있을 정도의 충분한 공간을 가져야 하지만, 평가자와 아동이 너무 떨어져서 앉도록 지나치게 클 필요는 없다. 방 안에는 아동용 책상과 의자, 벽에는 흑판, 시계와 달력, 그 외에 가능한 지도가 걸려 있는 것이 좋다. 다음에 열거한 몇 가지 놀잇감을 비치해 놓아야 하지만, 피할 것으로 위험한 물건(예: 전기용품, 유리제품), 가족사진, 지나친 개인용품을 들 수 있다.

(2) 놀잇감

아동의 연령에 따라 갖춰야 할 놀잇감 혹은 장난감에 다소 차이를 보인다. 즉, 영유아를 위한 놀잇감으로 흔히 인형, 공, 끌거나 미는 기차, 딸랑이, 소리 나는 전화기 등이 이용된다.

학령전기 아동에게 필요한 놀잇감으로는 미술 및 공작도구(크레용, 종이, 가위, 풀, 테이프, 색종이), 찰흙, 인형 및 장난감 집(doll house), 손인형(puppets), 가족 인형(family figures), 총, 군인, 차, 레고 블록 및 나무 블록, 퍼즐(puzzle), 동화책 혹은 그림책 등이 있다. 그리고 학령기 및 청소년을 위한 놀잇감으로는 책, 다이아몬드 게임, 보드게임, 바둑 및 장기, 모형 농구게임 등이 있다.

장난감은 너무 많아도 혹은 너무 적어도 좋지 않다. 그리고 가능한 지나치게 사실적인 것은 바람직하지 않고, 약간 생략되고 상징적인 놀잇감이 좋다. 예를 들어, 지나치게 사실적으로 정교하게 묘사된 가족 인형일 경우, 오이디푸스 갈등이 심한 아동이 놀이에서 오이디푸스 갈등을 적절하게 표현하기가 어려워질 수 있다. 또한 약간 상징적으로 구성된 놀잇감일 경우 가상놀이를 하는 데 매우 좋은 재료가 될 수 있다. 또한 지나치게 시간이 많이 소요되거나, 지나치게 경쟁적인 놀잇감(예: 카드놀이 등)은 바람직하지 않을 수 있다.

이와 함께 놀이 과정 중에서 아동들은 놀이와 관련해 자연스럽게 평가자와 면담을 하도록 하는 것이 좋다. 놀이 과정에 따른 감정이나 내용 묘사, 질문과 대답이 격려되어야 한다.

(3) 놀잇감 및 놀이 환경의 목적

아동 면담에서 놀이가 차지하는 역할은 여러 가지가 있지만 다음과 같이 세 가지로 요약할 수 있다.

첫째, 아동과 접촉하고 관계 맺는 매개체(media)로 이용할 수 있다. 청소년이나 성인의 경우 이러한 접촉이 주로 대화를 통해 이루어지지만 아동들은 언어 표현이 제한된 만큼 놀이가 갖는 중요성이 크다고 할 수 있다.

둘째, 아동들의 인지, 정서, 지각 능력 혹은 결함에 대한 정보를 놀이를 통해 제공해 줄 수 있다. 바로 이 점이 아동의 평가에서 놀이가 이용되는 또 다른 이유이기도 하다. 아동이 놀잇감을 가지고 상징놀이를 할 수 있는지, 혹은 블록을 몇 개까지 제대로 쌓아올리는지, 몇 조각 퍼즐까지 맞힐 수 있는지, 놀잇감을 얼마나 오랫동안 가지고 노는지, 놀이 과정에서 아동의 감정처리는 어떠한지 등을 통해 아동의 장단점을 파악할 수 있다.

마지막으로, 놀이를 통해 아동을 치료할 수 있다. 놀이를 통해 갈등을 해소하거나 부족한 기술을 습득하거나, 관계 형성에 대한 새로운 경험을 획득할 수 있다.

2) 상담자(평가자)

(1) 상담자의 요건

상담자(혹은 평가자)는 아동의 평가를 담당하기 위해서 몇 가지 기본 요건을 갖춰야 한다. 그 요건을 열거해 보면, 첫째, 아동의 정상발달에 대한 지식을 갖추고 발달학적 관점을 이해해야 한다. 둘째, 아동들의 정신병리에 대한 지식을 갖추어야만 한다. 셋째, 면담-대-놀이에 대한 균형을 유지할 수 있어야 한다. 특히 마지막 요건으로 성인이나 나이 든 청소년들을 위주로 훈련받은 상담자들은 아동들과의 놀이에 익숙하지 못하여 아동 평가에 대해 매우 곤란함을 겪는 수가 많다.

따라서 이러한 상담자의 기본 요건을 갖추기 위해 정상 아동들과 자주 많은 시간을 보내는 기회를 갖는 것이 필요하다.

(2) 상담자에 대한 저항

아동, 청소년 혹은 부모들이 상담자를 찾아왔다고 해서 모두 기꺼이 면담에 임하는 것은 아니다. 오히려 상담을 요청하고 찾아오기는 했지만 머뭇거리고 노출을 꺼리고 상담에 대해 저항하는 수가 많다. 이러한 초기 저항 혹은 불안감을 줄이거나 극복하기 위해 상담자는 세심한 배려를 하는 것이 필요하다. 따라서 부모들을 너무 딱딱하게 대하거나, 아동의 문제에 대한 원인제공자로 비난하거나 하는 등의 태도는 피하여야 한다. 오히려 그들의 괴로운 심정에 대해 공감하고, 기꺼이 도와줄 수 있을 것이라는 희망을 심어 주고, 전문가로 신뢰감을 줄 수 있도록 해야 한다.

마찬가지로 아동들도 낯선 상황에 노출되고, 막연하지만 뭔가 자신이 평가받는 것에 대해 불안해 할 수 있다. 또한 아동 단독으로 평가할 필요가 있을 때, 부모로부터의 분리불안을 어떻게 극복하는지의 여부에 대해서도 관심을 가져야 한다. 청소년들의 경우, 평가를 위해 의뢰된 문제에 대해 부정하거나, 권위에 대한 저항으로 인하여 평가가 매우 어려운 경우가 많다. 특히 비행이나 ADHD와 같이 외향적인 행동 문제를 갖는 경우에는 더욱 심할 수 있다.

(3) 임상가의 역할

임상가로서 아동을 평가하는 데 성인과 많은 차이를 보이는 경우가 두 가지 있다. 먼저, 아동에 대해 보다 적극적이고 교육적인 역할을 수행해야 한다. 성인 위주의 많은 상담자는 대개 중립적이고 비지시적인 역할을 강조하는 데 비해 아동 혹은 청소년들의 상담에 있어서는 다소 적극적이고 교육적인 역할이 강조된다. 이것은 이들의 자아 형성이 아직 미성숙하다는 점도 있고, 아직 발달과정 중에 있기 때문이다.

성인과 마찬가지로 아동, 청소년 및 부모들과의 면담이나 평가에 대해서 전문가로서 지켜야 할 **비밀유지**(confidentiality)의 의무는 매우 중요하다. 하지만 이들이 아직 미성년이기 때문에 100% 비밀유지가 어려울 수도 있음을 인식해야 하고, 그들에게도 알려야 한다. 물론 일부에서 논란이 일고 있기는 하지만 학대, 성병, 임신, 자살이나 타살의 위험성 등이 밝혀진 경우 필요에 따라서 부모 혹은 관련 당사자나 기관에 평가된 내용을 알려 상의할 수도 있다. 저자의 경우, 아동 및 청소년들과 면담을 한 후 "여기서 나와 나눈 이야기는 가능한 비밀로 할 거야. 하지만 혹시 내가 부모(혹은 양육자)와 이야기를 나누는 가운데 그 내용을 일부 이야기할 경우가 있을지도 모르겠는데, 절대로 해서는 안 되는 것이 있니?"라고 마무리 과정에서 언급한다.

이와 함께 면담이나 놀이에 있어서 **한계설정**(limit-setting)이 필요함을 인식시키고, 실행할 수 있어야 한다. 예로, Bixler(1949)는 「제한이 치료다(Limits Are Therapy)」라는 논문에서 아동이 놀이시간 중, ① '기물 파손을 허용해서는 안 된다', ② '치료자에 대한 신체적 공격을 허용해서는 안 된다', ③ '면담시간이 넘어서까지 머물도록 해서는 안 된다', ④ '장난감을 가지고 가도록 해서는 안 된다', ⑤ '장난감을 창 밖으로 던지는 것을 허용해서는 안 된다'라고 역설했는데, 이는 면담에서 한계설정이 반드시 필요하다는 점을 강조한 것으로 볼 수 있다.

3) 아동 및 부모

아동 및 부모를 대상으로 시행하는 **임상면담**(clinical interview)은 크게 **병력 청취**(history taking)와 **정신상태검사**(mental status examination: MSE)로 나눈다. 임상면담은 임상가들에게 아동과 관련한 자세한 부분까지 임상적 단서를 찾을 수 있는 기회를 제공하지만, 때로는 임상가들 사이에 일치하지 못할 수도 있어 객관화하거나 정량화하기가 어렵다는 단점도 있다. 따라서 신뢰할 수 있는 면담을 수행하기 위해서는 앞에서 언급한 임상가로서의 전문적인 요건을 갖추기 위한 교육 및 훈련이 요구된다. 임상면담은 일반적으로 구조화되어 있지 않은데, 이와 달리 연구용 혹은 훈련용으로 **반구조화** 혹은 **구조화 면담**이 있다.

임상면담을 유능하게 잘하기 위해 이러한 면담을 수련과정에서 반복하는 것도 유용하다. 이 둘을 구별하는 데는 보통 ① 질문의 상세한 정도, ② 증상개념 정의의 정도, ③ 면담자에게 허용된 질문의 융통성 정도가 이용된다(안동현 외, 2005). 구조화 면담의 예로는 미국 국립정신건강연구소(National Institute of Mental Health: NIMH)에서 개발한 〈**아동용진단면담집**(Diagnostic Interview Schedule for Children)〉(NIMH-DISC 혹은 DISC)이 가장 널리 알려졌다. 이것은 DSM과 ICD 진단체계에 포함되어 있는 30개 이상 아동 및 청소년에서 흔히 발생하는 정신병리 진단[1]을 평가하기 위한 응답자중심(Respondent-Based Interview: RBI)의 구조화 면담이다. 이것은 양육자를 대상으로 하는 DISC-P, 직접 아동 혹은 청소년에게 시행하는 DISC-Y가 있고, 현재 4차 개정판까지 개발되어 있고, 국내에서도 번역되어 사용된다. 그 외에 컴퓨터 지원판으로 C-DISC 4.0이 미국 컬럼비아대학에서 개발한 것이다.

반구조화 면담법으로 가장 널리 사용되는 것은 『**학령기 아동용 정서장애와 조현병 진단집**(Schedule for Affective Disorders and Schizophrenia for School-age Children: K-SADS)』가 있다. 그 외에 『아동청소년진단용면담(Disgnostic Interview for Children and Adolescents: DICA)』, 『아동청소년정신의학적평가(Child and Adolescent Psychiatric Assessment: CAPA)』, 『아동용불안장애면담집(Anxiety Disorders Interview Schedule for Children: ADIS-C)』 등이 있는데 이들은 흔히 면담자중심 면담(interviewer-based interview: IBI)으로 구분된다. 이에 대한 자세한 논의는 안동현 외(2005)를 참조한다.

대부분의 임상면담은 이들과는 달리 비구조화되어 진행되는데 부모, 그 가운데서도 대개 어머니와 먼저 면담을 시행하게 된다. 특히 아동의 연령이 어릴수록 부모를 먼저 면담하게 되는데, 청소년의 경우 부모를 먼저 만날 것인지, 청소년을 먼저 면담할 것인지를 선택해야 한다. 간혹 함께 면담을 수행하기도 하지만, 대부분의 경우 각각 별도의 면담시간을 갖는 것이 바람직하다. 때로는 전 가족이 함께 면담을 하는 수도 있다.

일반적인 **인구사회학적 자료**(dermographic data)는 구체적으로 질문하여 확인하는 것이

---

1) 불안장애(사회공포증, 분리불안장애, 특정공포증, 공황장애, 광장공포증, 범불안장애, 선택적 함구증, 강박장애, 외상 후 스트레스장애), 기분장애(주요우울장애, 기분부전증, 조증 삽화, 경조증 삽화), 조현병, 주의력결핍과 파탄적 행동장애(ADHD, 반항장애, 품행장애), 물질사용장애(알코올 남용/의존, 니코틴 의존, 대마초 남용/의존, 기타 물질 남용/의존), 기타 장애들(신경성 식욕부진증/신경성 대식증, 배설장애, 틱장애, 이식증, 발모광)이 포함되는 진단모듈임.

좋지만, 감정이나 대인관계 등은 개방형 질문, 간접적 질문을 통해서 얻는다. 그 외에 부모들이 부정확하게 기억하거나 기억을 잘 못하는 경우, 구체적인 사실과 관련하여 질문하거나 혹은 객관적으로 구체화된 자료("몇 학번이지요?" "주민번호는?" 등)를 이용할 수 있다.

(1) 부모(혹은 주 양육자)와의 면담

아동의 평가에 있어서 부모의 동의와 협조는 매우 중요하다. 부모는 아동의 문제를 평가하고 치료하는 데 있어서 임상가의 협력자이지, 결코 환자나 방해꾼 혹은 원인제공자가 아니다. 흔히 '문제부모가 문제아동을 낳는다'라든지, '문제청소년 뒤에는 반드시 문제부모나 문제가정이 있다'라는 식의 편견에 부모들을 평가나 치료에 있어서 문제가 있는 사람으로 보는 오류를 범하는 수가 많은데, 결코 그렇지 않다. 따라서 이들의 태도가 비록 협조적이지 않거나, 다소 숨기려고 하거나, 혹은 거부적이라고 해도 그것으로 인해 그들을 적대시하거나 경원시하는 것은 바람직하지 않다.

부모와의 면담에서 종종 **정보의 불일치**를 보게 되는 수가 있다. 즉, 어머니와 아버지의 정보 혹은 견해가 차이 나는 것은 물론이고, 아동 자신이나 혹은 교사, 그 외에 과거 자료 등과도 일치하지 않는 수가 적지 않다. 이러한 차이 때문에 평가에서 여러 정보원으로부터 평가 자료를 수집하는 것이 필요하다. 이러한 차이는 다음에서 올 수 있다.

- 각각의 정보제공자들이 아동에 관해 각기 다른 영역에 관여하기 때문이다. 특히 아이의 증상이 상황에 따라 달라지는 경우에는 더욱 심하다.
- 정보제공자들은 각자 자신이 관찰하고 경험한 것을 지각하고 평가하는 방식이 다를 수 있기 때문이다. 이것은 특히 부-모 사이, 혹은 부모-교사 사이, 부모-다른 주 양육자 사이에 나타나는 차이에서 두드러질 수 있다. 흔히 주의산만함이나 과잉행동에 대해 아버지는 대수롭지 않게 평가하는 반면, 어머니는 상당히 심각한 정도로 보고하거나 혹은 부모가 별로 인식하지 못하는데 교사는 이 증상을 매우 큰 문제로 지적하기도 한다.
- 아이가 갖는 증상에 따라 정보제공자가 지각하고 보고하는 내용이 달라질 수 있다. 예를 들어, 부모들은 아이가 말썽을 일으키거나, 외현화 행동(예: 주의산만, 충동성, 반항 행동, 공격성 등)을 보이면 아동 자신보다 더 잘 보고한다. 반면에 불안, 우울감, 죽고 싶은 생각, 수치심 등은 부모들이 잘 알아채지 못하고 아동 스스로가 호소하는 경우가 많다.

부모와의 면담의 주 목적은 그들로부터 적절한 정보를 수집하는 것 외에 협조적인 치료적 동맹관계를 수립하는 것이다. 후자에 대해서는 이미 앞에서 부모들을 협조자로 생각하고 절대로 적대적이거나 원인제공자로 매도하지 말라는 점을 다시 한 번 강조한다. 부모로부터 정보를 수집할 때는 아동의 현재 증상을 중심으로 그것과 직접 연관된 사항도 중요하지만, 기관을 방문한 것과 면담을 포함한 평가과정에 대한 부모들의 태도, 아이의 문제로 인한 가정 내 어려움, 그리고 아이의 문제에 대해 어떻게 생각하고 있는지를 밝히는 것이 중요하다. 면담을 진행하는 데 있어서 정보를 수집하는 평가과정과 그것을 기초

표 12-1 병력 청취에 반드시 포함할 내용들

① 기본 신상자료(identifying data): 성별, 나이, 주소, 출생지, 학년, 동반자, 의뢰자
② 주요 호소(chief complaints): 문제, 발생시기
③ 현 병력, 유발 요소(present illness, precipitating stress)
④ 가족 사항 및 가정환경(family history & composition, home environment)
- 가족구성원들의 나이, 직업, 학력, 결혼력, 별거 및 이혼, 입원, 사망, 유산 혹은 사산, 특별한 사건, 주요 정신질환(보통 3세대)
- 주거형태, 방 개수, 잠자리 배치, 가족들 습관, 간단한 경제 상태
- 아동의 가족 내에서의 역할(예: scapecoat, pseudoparent, lover), 부모와의 관계의 특징 및 질, 가족의 구조(enmeshment/disengagement 등), 가족역동
- 가계도(genogram) 작성

⑤ 아동의 발달력
- 임신: 임신 횟수, 질병, 임신에 대한 태도, 당시 사건, 남녀 선호
- 출산: 출산 시 산모 연령, 출산 형태, 합병증, 출생 체중 및 상태, 아이의 출생에 대한 가족들의 태도, 산모의 우울증 여부
- 신생아기: 식습관, 자극과민성, 수면 상태, 낯가림, 자극에 대한 반응 상태, 언어, 대근육(앉기, 기기, 걷기), 부모의 양육형태 및 이별 여부
- 걸음마기: 대소변 가리기, 떼부림, 공포심, 부모와의 분리, 수면, 사회성, 언어, 독립심, 주 양육자는 누구인가?
- 학령전기: 사회성, 유아원/유치원 적응, 또래관계, 충동조절, 호기심, 대소변, 자위행위, 대근육 및 소근육 발달
- 학령기: 또래관계, 흥미, 취미, 학업 및 학교 적응, 과외 활동
- 사춘기 및 청소년기: 사춘기 변화, 자위행위, 초경(몽정), 술/담배, 학업, 또래관계, 부모 및 교사와의 관계

⑥ 학교관련 사항들
- 학교, 학년, 중도 포기 여부, 성취도, 호-불호 과목 및 교사

⑦ 의학적 기타 질병력 및 입원, 수술 등

로 진단에 관한 실행가설을 세우고 검증하는 과정은 결코 분리할 수 있는 과정이 아니다. 경험이 풍부한 임상가는 면담을 진행하는 동안에 지속적으로 질문과 진단 가능성을 이끄는 진단 가설(diagnostic hypothesis)을 세우고 검증해 나간다.

부모 면담을 통한 기본적인 병력 청취 이외에 정신상태검사, 그 밖의 자료 검토(교사 보고서, 성적표, 과거 진료기록 등), 부모 및 가족과의 면담 및 평가, 질문지나 평가척도의 활용, 심리검사 및 검사실 검사 등이 시행되고, 마지막으로 이들을 종합하여 진단 및 진단개념화(diagnostic formulation)를 거쳐, 치료 및 대책을 수립한다.

(2) 영유아기 아동의 임상면담

적절하게 꾸며진 방과 특별한 기술을 필요로 한다. 그리고 발달 상태를 평가하기 위한 간단한 선별검사가 시행되어야 한다. 부모와의 상호관계, 양육태도가 평가에 중요하기 때문에 영아와 부모가 함께 지내는 모습을 주의 깊게 관찰하는 것을 평가에 포함시켜야 한다.

일반적인 사항으로 부모의 건강 상태, 자긍심, 자신감, 안전이나 양육을 제공하는 능력, 영아의 욕구를 적절하게 지각하고 반응하는 능력, **부모-자녀의 '궁합**(goodneess of fit)', 놀이하는 모습과 질 등을 평가한다. 영아는 비구조화된 놀이 면담에서 자발적인 자유 놀이, '까꿍놀이'와 같은 게임에 대한 반응, 그리고 좀 더 나이 든 아동에서 놀이의 종류나 구조 등을 평가한다. 임상가가 영유아기 아동을 보다 객관적이고 구체적으로 관찰하고 평가할 수 있도록 하기 위해 구조화시킨 방법으로 **영유아기 정신상태검사**(Infant-Toddler Mental Status Examination: ITMSE)를 제시한다.

표 12-2 영유아기 정신상태검사(ITMSE)

I. 외모

크기, 영양상태, 용모와 위생상태, 연령대비 성숙도, 생김새 특징(얼굴 생김새, 눈과 귀의 위치 및 모양, 손가락 · 발가락 모양 등), 비정상적인 머리 크기, 피부 손상

II. 상황에 대한 반응

(평가 장소 및 평가자 명시)

A. 상황과 낯선 사람에 대한 첫 반응: 탐색, 경직, 울음, 얼굴 감추기, 호기심, 흥분, 무관심, 불안

B. 적응

1. 탐색: 언제, 어떻게, 얼굴, 놀잇감, 낯선 이에 대한 탐색을 시작하는지

2. 전환에 대한 반응: 비구조화에서 구조화 활동으로, 검사자가 영아와 놀이를 시작할 때, 치울 때, 떠날 때

Ⅲ. 자기조절

A. 상태 조절: 깨어 있다가 깊이 잠들 때부터 울 때까지의 의식 상태의 범위, 변화 형태(예: 서서히 혹은 갑자기), 진정되거나 혹은 스스로 진정시키는 능력, 조용히 깨어 있는 능력

B. 감각 조절: 소리 · 시각 · 냄새 · 빛 · 접촉에 대한 반응, 자극과민성 · 자극둔감성 및 반응 형태(무반응, 위축, 회피, 두려움, 흥분, 공격성, 두드러진 행동 변화), 특별한 감각추구에 몰두

C. 이상한 행동들: 1세 이후에도 입에 넣는 행동(mouthing), 머리 흔들기, 냄새 맡기, 빙빙 돌기, 손 흔들기, 손가락 흔들기, 몸 흔들기, 까치발 걷기, 빛 응시하기, 물건 돌리기, 사물이나 사람에 대해 반복적이거나 지속적으로 이상한 소리를 내거나 행동하기, 머리 뽑기, 먹은 음식 되새김질 혹은 숨 참기

D. 활동 수준: 전반적 수준 및 변화 정도(variability), 행동을 기술하는 것이 필요하다(예: 부모품 속에서 계속 꼬무락댐, 바닥이나 의자에 얌전하게 앉아 있음, 끊임없이 움직임, 책상이나 캐비넷에 올라감, 방을 구석구석 뒤짐, 6~8개 정도의 장난감을 가지고 놀이함)

E. 주의집중력: 한 가지 활동에 집중하는 정도, 주어진 장난감이나 활동에 집중하는 평균 및 최장 시간, 주의산만도[1개월 이내 유아(시선 고정 및 따라오는 정도), 2~3개월 유아(시선이 계속 따라오는 정도], 자기 손이나 발 · 얼굴에 주의집중, 손이나 입으로 물체를 탐색하는 빈도

F. 참을성: 실패에도 불구하고 어려운 일을 참는 정도, 쉽게 좌절되었을 때 반응을 지연하는 능력(예: 공격적인 울음, 떼부림, 위축, 회피)

G. 공격성: 표현하는 방식, 공격적인 행동을 조절하거나 몰두하는 정도, 적절한 주장

Ⅳ. 운동

[근육의 정도 및 힘, 다른 자세로의 이동, 이상한 운동 형태(예: 틱, 뇌전증), 뇌신경 상태(예: 얼굴, 혀, 눈, 젖 먹기, 삼키기, 응시하기 등]

A. 대근육 운동협응: 유아-밀기, 목 가누기, 업치기(rolling), 앉기, 서기; 걸음마기 및 학령전기 아동-걷기, 뛰기, 점프, 높은 곳에 오르기, 껑충 뛰기, 발차기, 공 던지기와 잡기

B. 소근육운동협응: 유아-잡기 및 놓기, 손에서 손으로 물건 옮기기, 집게 사용해서 집기, 돌리기, 던지기; 걸음마기-집게 사용해서 집기, 쌓기, 쌓기, 낙서, 자르기; 미세운동 및 시각-운동의 협응은 아동이 퍼즐, 블록, 공, 망치, 장난감 차, 연결 장난감 등을 얼마나 잘 다룰 수 있는지를 관찰함으로써 선별할 수 있다.

Ⅴ. 말과 언어

A. 소리내기와 언어 표현: 질, 비율, 리듬, 억양, 발음, 세기

B. 수용언어: 언어나 행동 반응으로 나타나는 다른 사람의 언어 이해(예: 지시 따르기), '어디 있니?'라는 질문에 손으로 물건(사물) 가리키기, 전치사와 대명사의 이해, 특히 언어지체 아동의 경우 듣기 평가(예: 큰 소리나 목소리에 대한 반응, 소리의 위치를 파악하는 능력)를 포함한다.

C. 표현언어: 정교함의 수준(예: 어휘, 은어, 단어 수, 짧은 문장 수, 완전한 문장의 수), 과일반화 정도(overgeneralization; 예: 모든 동물을 'kitty(고양이)'라고 부름), 대명사 사용(거꾸로 사용을 포함하여), 반향어(즉각 혹은 지연), 이상하게 이야기하는 것; 언어 이전 단계 아동-의사소통하려는 의도(예: 소리내기, 옹알이, 모방, 머리 끄덕임 및 가리키기와 같은 몸짓, 양육자가 아동의 의사소통을 이해하는 능력, 의사소통에 있어서 아동의 효과성 정도)

VI. 사고(생각)

사고장애의 일반적인 카테고리에서 어린 아동에게 적용되는 것은 거의 없다. 이 연령의 아동들에서는 이야기 혹은 놀이에서 일차과정 사고가 흔하다. 환상과 현실의 경계선이 때로는 모호할 때도 있다. 전반적 발달장애를 포함한 몇몇 정신질환을 갖는 학령전기 아동들에서 괴상한 생각, 보속증(perseveration), 분명한 연상이완, 지속해서 대명사 바꿔 쓰기, 은어, 반향어가 나타날 수 있다.

A. 특정한 두려움: 두려워하는 대상, 부모를 잃거나 혹은 떨어질 것에 대한 두려움

B. 꿈과 악몽: 2~3세 연령의 아동에서 가끔 꿈 내용을 얻을 수 있다. 아동들은 흔히 그것을 꿈으로 생각하지 않는 수가 있다. 예를 들어, "문 앞에 괴물이 나타났어요." 등이다.

C. 해리 상태: 갑작스런 위축, 집중을 하지 못함, 시선 응시, '뒤집어 엎기', 계속되는 사회적 상호작용을 따라가지 못함, 해리 상태는 소발작, 우울증, 자폐증 혹은 귀머거리와 구별하기 어려울 수 있다. 관련된 맥락(예: 방임의 과거력을 갖는 아동이 엄마가 방에서 나갈 때 해리 상태에서 얼어붙는다)을 이해하는 것이 도움이 될 수 있다. 신경학 혹은 청력 검사가 필요할 수 있다.

D. 환각: 매우 드물지만, 독성물질이나 기질성 장애에서 환시 혹은 환촉이 있을 수 있다.

VII. 감정과 기분

어린 아동의 경우에는 제한된 언어, 정서를 표현하는 어휘 부족, 수줍음 및 심심함에서부터 불안 및 우울까지 다양한 감정에 대해 위축으로 나타나는 것 때문에 감정과 기분을 평가하는 것이 더 어렵다.

A. 표현 양식: 얼굴 표정, 언어, 신체 및 자세

B. 표현 정서의 범위(특히 부모-자녀관계에서): 두드러진 기분

C. 반응: 상황, 토의 내용, 놀이, 대인관계 참여에 대한 반응

D. 정서 상태의 지속기간: 발달력 및 다각적인 관찰 필요, 감정의 가변성 정도

E. 표현 감정의 정도(특히 부모-자녀관계에서): 감정 조절

VIII. 놀이

ITMSE의 모든 부분의 정보를 얻기 위해서 놀이는 가장 주되게 사용되는 수단이다. 특히 나이가 어린 아동의 인지적인 부분과 상징 기능, 관계, 감정 표현을 평가하는 데 유용하다. 나이가 든 아동들에서는 놀이 주제를 평가하는 것이 요긴하다. 공격성의 조절과 표현이 행동의 다른 영역으로 놀이에서 평가될 수 있다. 놀이는 장난감을 가지고 할 수도 있고, 아동의 신체나 다른 사람의 신체를 사용할 수도 있고(예: 까꿍놀이, 거친 몸싸움놀이), 언어를 가지고 할 수도 있고(예: 엄마와 영아가 소리 흉내내기), 단독 혹은 상호교환적인 놀이도 할 수 있다. 아동이 부모 및 다른 친숙한 양육자와

검사자가 어떻게 다르게 놀이를 하는지 알아보는 것이 중요하다.

A. 놀이의 구조
  1. 감각운동놀이
    a.(0~12개월): 물건 입에 넣기, 돌리기, 떨어뜨리기, 던지기
    b.(6~12개월): 물건의 성질 탐색(일부를 움직여 보고, 쑤시고, 잡아 뜯고)
  2. 기능놀이
    a.(12~18개월): 물건을 사용함으로써 그 물건의 성질을 이해하고 탐색하려고 한다(예: 차를 밀어 보고, 빗을 머리에 대 보고, 전화기를 귀에 대 보고 등).
  3. 초기 상징놀이
    a.(18개월 이상): 아동은 복잡한 행동으로 가정해 본다. 자신의 몸으로 먹거나 자는 시늉을 한다. 다른 사물에 대해서도 시도해 본다(예: 엄마 젖 먹이기). 어떤 것을 가지고 다른 것을 표현한다(예: 블록으로 차라고 한다). 일련의 활동을 흉내 낸다(예: 요리하고 먹기).
  4. 복잡한 상징놀이
    a.(30개월 이상): 극적 놀이를 계획하고 실제 수행한다. 가상의 대상을 사용한다. 조금 지나면 주어진 역할을 수행하면서 다른 아이와 협력한다.
  5. 모방, 역할 바꾸기, 문제해결놀이

B. 놀이의 내용: 아이가 장난감을 선택하고 사용하는 것은 종종 정서적인 상태를 반영한다. 다른 발달 및 정서 영역에 합당한 장난감을 가지고 노는 것이 바람직하다. 지나치게 장난감이 꽉 차 있는 경우에 아이가 압도당해서 의미 있는 관찰을 저해하는 수도 있다. 걸음마기 아이들은 남녀 모두 인형, 접시, 동물, 움직이는 장난감(예: 움직이는 자동차)에 끌린다. 평가자가 특정한 물건을 선택해 줌으로써 적절한 정서 상태를 표현하도록 도와줄 수도 있다. 예를 들면, 개에 물려서 놀란 아이에게 장난감 강아지와 인형을 주면, 그 감정을 더 잘 재현할 수 있다. 상어, 공룡, 총과 같이 아이들을 놀라게 할 수 있는 장난감에 대한 반응, 특히 아이가 상담시간을 피하거나 두드러지면, 잘 적어 놓도록 한다. 공격적인 가상놀이가 '실제'가 되고, 신체적인 해를 입히지는 않는가? 2세 반에서 3세경이 되면, 동물 혹은 인형 놀이를 통해 분리 반응, 부모-자녀 혹은 형제관계, 놀이방에서 겪은 경험, 양육 및 훈육, 신체 및 성적 학대 등의 가정생활에 대한 중요한 내용을 표현할 수 있다. 평가자는 놀이를 해석하는 데 놀이가 재연 · 두려움 · 환상의 결합일 가능성을 염두에 두고, 주의해야만 한다.

Ⅸ. 인지
위의 모든 정보(특히 놀이, 언어 및 상징기능, 문제해결)를 이용하여, 발달학적으로 정상인지, 지연인지, 혹은 지나치게 빠른지 여부에 대해서 수준을 대강 평가한다.

Ⅹ. 관계
A. 부모와의 관계: 아동과 부모가 어떻게 '조율(in tune)'하는가? 눈 맞춤, 언어, 신체 접촉은 제대

로 일어나고 있는가? 아동이 적극적으로 회피하는가? 양육자에 대해 편안해하는 정도, 먹이는 것, 안겨 있는 것에 대해 주목하시오.

아이가 양육자로부터 떨어져 있는지, 그리고 되돌아 점검하거나(check back), 장난감을 가져와 보이거나 맡기는지, 혹은 양육자와 함께 또는 가까이에서 노는지 여부를 관찰한다. 신체적 · 언어적 감정, 적개심, 분리 및 재결합에 대한 반응, 전이대상(transitional object; 담요, 장난감, 양육자의 물건)의 사용에 대해 기록한다. 여러 명의 양육자가 있을 때 각각에 대한 차이점을 기록한다.

B. 평가자와의 관계: 어린 아동들, 특히 6~8개월 이후의 아이들은 낯선 사람과 관계 맺는 것에 대해 다소 머뭇거리는 것이 정상이다. 어린아이들이 정상적으로 두려움을 나타내는 것은 평가자를 잠시 바라보고, 관계 맺기 전에 친숙한 양육자 옆에 가만히 붙어 있거나 혹은 감정, 소리냄, 놀이에서 다소 위축된다. 초기 두려움을 지나고 아이가 어떻게 하는가? 아이가 너무 빨리 관계 맺거나 혹은 전혀 관계 맺으려고 하지 않는가? 낯선 사람(평가자)과의 관계와 부모와의 관계가 어떤지 비교해 본다. 아이가 친밀하게-차별하여 관심 끌려고 하는가, 경계하거나 지나치게 불안해하는가? 아이가 평가자와 양육자에게서는 관찰되지 않았던 정도까지 놀이 혹은 구조화된 활동에 참여할 수 있는가? 아이가 잘했을 때, 평가자가 칭찬을 해 주면 즐거워하는가?

C. 애착 행동: 아이가 감정을 표현하는 것, 편안함을 추구하는 것, 도움을 청하고 받아들이는 것, 협력하는 것, 행동을 자제하는 것, 재결합 반응에 대해 관찰한다. 이러한 정상 행동에서 연령에 따라 일어나는 문제들을 기술하시오. 학대받았거나 방임된 아동들에게서 두려움, 매달림, 지나친 순종, 과각성, 충동적인 과잉행동, 반항 등의 문제들을 관찰할 수 있다. 제한된 행동 혹은 과잉행동 및 주의산만한 탐색 행동, 제한된 혹은 무차별적인 정서 및 편안함 추구가 있다.

출처: AACAP(1997).

(* 이 검사에 대한 설명은 Benham AL(2000). The Observation and Assessment of Young Children Including Use of the Infant-Toddler Mental Status Exam. In *Handbook of Infant Mental Health*, Zeanah, C. H. Ed., pp. 249-265, New York, Guilford Press 참조.)

(3) 아동면담

부모 및 아동과의 면담에서 가장 중요하게 평가해야 할 것으로 아동의 발달 수준, 지적 능력, 문제 유형이 있다. 그 가운데 다음 세 가지 항목은 평가에서 가장 중요하다. 즉, ① 학업성취도(school competency), ② 또래관계(quality of peer relationship), ③ 개인의 고통 수준(level of personal distress: play)이다. 아동면담에서 시행할 MSE 항목을 정리하면 〈표 12-3〉과 같다.

표 12-3 아동의 정신상태검사

1. 외모(General/Physical Appearances): 특징, 성숙도, 걸음걸이, 옷차림
2. 행동(Motoric Behaviors): 운동량, 운동조절, 이상한 행동 및 습관, 말하는 태도
3. 면담 중의 관계(Relatedness during Interview): 언어 및 비언어적 방식, 눈 맞춤, 부모와의 분리방식 및 반응, 상담자에 대한 태도
4. 감정 및 기분(Emotion & Mood): 적절성, 우울/분노/불안/짜증/충동성 등
5. 언어, 사고 및 지각(Speech & Language, Thinking, and Perception): 지능 수준 및 현실 판단력, 언어의 적절한 사용, 어휘 및 표현 정도, 사고과정 및 논리적 적합성, 집중력, 지남력, 기억력, 지각 및 일반 감각(청력 등)
6. 대인관계(Interpersonal Relations): 가족, 성인 및 또래와의 관계 특징, 공격성, 성
7. 상징(Symbolic Representation, Dreams, and Fantasy): 꿈, 상상[세 가지 소원, 장래 희망, 무인도, 좋아하는 사람(일, 동물 등), 만일 ……, 등]
8. 자아개념(Self-concept): 자기만족도, 또래와의 비교, 자신의 이상형
9. 도덕심(Conscience, Moral Judgement): 비사회적 행동
10. 일반적인 적응 수준(General Level of Adaptation): 성격 특성, 방어기제, 문제해결능력
11. 읽기, 쓰기, 그리기(Reading, Writing, and Drawing)
12. 놀이(Play): 자발성, 장난감/놀이의 선택, 집중도, 놀이의 내용 및 동반, 감정, 반복성

(4) 기타 특별한 평가 사항들

① 언어평가

이미 5장에서 기술했지만, 여기서 다시 논의한다. 표준화된 검사를 시행하기도 하지만, 임상현장에서 임상가도 주의 깊게 살펴서 기본적인 언어장애나 결함을 발견하려는 노력이 필요하다. 임상가는 내재 언어, 언어 이해, 언어 생산, 조음/발성, 화용언어의 5개 영역으로 나누어 평가한다. 먼저, 내재 언어(inner language)는 아동이 블록을 자동차라 하면서 노는 것과 같은 상징놀이를 할 수 있는지, 즉 상징(symbol)을 사용할 수 있는지를 관찰한다. 언어 이해(language comprehension)는 몸짓이 없는 지시에 따르는 능력, 상황에 맞고 문맥에 벗어난 질문에 답하는지 여부, 지속적인 대화가 가능한지 여부, 추상적 내용을 이해하는지 여부, 추론을 이끌어 내는지 여부 등을 파악한다. 언어 생산(language production), 즉 표현언어는 사용하는 말의 양 · 유창성 · 수준, 형태, 문법, 어의 및 어휘 사용 등을 파악한다. 조음(articulation) 및 발성(phonation)은 음성의 질에 관한 사항으로 피치, 세기, 질, 억양, 멜로디 등이 포함된다. 화용언어(pragmatic language)는 효과적인 의

사소통을 위해 사용하는 능력에 관한 영역으로 눈 맞춤, 몸짓 등과 같은 사회 관습에 대해 관심을 갖는 정도, 대화 유지 능력, 공통의 관심사 유지, 대화에서 순서를 지키는 일, 연령 수준에서의 이해도, 관용적 표현의 이용, 은유적 표현 등이 포함된다.

② 발달과제 및 발달 이정표

여기에서는 이미 병력 청취 과정 중 발달력에서 파악했지만, 때로는 보다 구체적으로 발달과제 달성여부를 발달 이정표를 이용하여 파악한다(예: 1년에 걷기, 2년에 2단어 문장 말하기 등).

③ 가족관계

부모와의 관계-애착/분리를 파악하기 위해 때로는 **낯선 상황 절차**(strange situation procedure: SSP)를 시행해 보기도 한다. 부모의 애착유형을 알아보기 위해 **성인애착면접**(adult attachment interview: AAI)을 시행하기도 한다. 가족구조 및 역동을 평가하기 위한 **가계도**(genogram)를 이용한다. 가계도는 단순히 가족의 구조뿐만 아니라, 경계, 역동 등을 파악하는 데 매우 유용할 수 있다. 이와 함께 가족주기를 파악하는 것도 필요하다.

④ 행동 관찰 및 갈등의 파악

병력 청취, 정신상태검사를 시행하는 임상면담 과정뿐 아니라, 때로는 뒤에서 논의하는 설문지 등을 이용해 파악하기도 한다. 대표적으로 청소년 자녀와 부모 간의 '주제목록(Issue Checklist)' 같은 설문지법은 이러한 갈등을 파악하는 데 유용하다.

4) 척도 및 질문지 사용

평가척도는 지난 수십 년간 많은 발전이 있어 왔다. 임상과 연구 영역에서 모두 적합하고, 심리측정 방법상 충실한 척도도 상당수가 개발되었으며, 기존의 부모 혹은 교사 등의 성인 정보제공자뿐 아니라, 아동 혹은 청소년 자신을 신뢰할 만한 정보제공자로 보는 시각의 변화도 일어나고 있다.

(1) 평가척도의 장단점

평가척도는 많은 장점을 가지고 있는데, ① 아동의 정서 혹은 행동이 정상 범주에서 벗어난 것인지 여부를 알 수 있게 해 주고, ② 아동에 대한 주관적인 것은 물론 객관적인 평가를 가능하게 하고, ③ 일시표집(time-sampling)에 의한 관찰 방법을 통해 포착하기 어려운 흔치 않은 행동의 발생에 관한 정보를 얻을 수 있고, ④ 객관적이고 조직화된 형태로 자료 수집을 할 수 있어 정상집단 혹은 다른 시간대에 얻어진 자료와 비교가능하고, ⑤ 적은 비용과 시간을 들이고 평가할 수 있고, ⑥ 여러 복수의 정보제공자로부터 정보를 얻을 수 있다(안동현 외, 2005, p. 94).

이러한 장점 및 유용성에도 불구하고 평가척도가 가지는 제한점이 있다. 첫째, 개별화된 정보가 제한된다는 점이다. 예를 들어, 행동이 얼마나 오래 지속되었는지(기간), 문제행동의 발생시기, 행동 발현에 중대한 역할을 한 관련 요인들, 다른 행동의 일시적인 병발 여부 등에 관한 정보를 제공하지 못한다. 둘째, 여러 오류를 갖는다는 점이다. 예를 들어, 바람직한 응답효과(social desirability effect), 후광효과(halo effect), 관용-엄정 오류(leniency-severity bias), 집중경향성 오류(central tendency bias) 등이 있다. 셋째, 많은 요인에 의해 평가가 영향을 받는다는 점이다. 그 요인으로는 ① 평가척도의 특성(항목의 내용 혹은 어법), ② 아동청소년의 특성(연령, 성별, 당면한 문제점 등), ③ 정보제공자의 특성(아동에 대한 기대, 친밀도, 경향성 오류 등), ④ 상황(집, 학교, 병원 등), ⑤ 평가목적(선별, 진단, 교육상 배치 등)등이 있다. 넷째, 정신과 진단의 특정한 기준에 대한 정보를 제공하지 않는다는 점이다(안동현 외, 2005, pp. 94-95).

(2) 평가척도에서의 신뢰도 및 타당도

평가척도는 효용성, 편의성 등을 갖추어야 하지만, 이와 함께 적절한 신뢰도와 타당도를 가져야 한다. 흔히 사용하는 **신뢰도**(reliablity)에는 **검사-재검사 신뢰도**(test-retest reliability; 별개의 두 시점에서 측정한 점수가 같아질 가능성), **평가자간 신뢰도**(interrater reliability; 두 명의 서로 다른 평가자가 같은 점수에 이를 가능성), **내적일치도**(internal consistency; 척도의 항목들이 모두 같은 구조로 조화되는 정도)의 세 가지가 있다. **타당도**(validity)는 흔히 **구성타당도**(construct validity; 척도가 측정하고자 의도했던 이론적 개념이나 경향을 측정하는 정도), **내용타당도**(content validity; 척도 항목들이 측정하고자 하는 내용을 충분히 표현하는 정도), **안면타당도**(face validity; 척도 항목들이 측정하고자 했던 것을 제대로 나타내고 있는 정도), **기준타당도**(criterion validity; 평가된 점수가 기존의 다른 신뢰도가 있는 평가나 기준의 점수를 예측하는 정도)가 있다.

(3) 광범위 척도 대 협의의 척도

광범위 척도들은 대개 초기 평가에 적합하다. 이들은 특정 진단기준 그 자체를 평가하지는 않지만, 특징적인 행동이나 증후를 찾아내 보다 구체적인 진단으로 나아가도록 해주는 역할을 한다. 현재 가장 널리 사용되고 있는 것은 아동행동조사표(Child Behavior Check Lists: CBCL)로 부모용(유아용, 아동용, 청소년용), 교사용(Teacher Report Form: TRF), 청소년 자가보고용(Youth Self Report: YSP) 등으로 나뉘어져 있다. 그 외에도 K-PIC 등과 함께 국내에서 개발되어 학교현장에서 학생정서행동특성검사로 사용되는 CPSQ, AMPQ 등이 있다. 유사한 것으로 영연방국가들을 중심으로 널리 사용되고 있는 강점난점설문지(SDQ) 등이 있다.

이에 비해 **협의의 척도**들로는 우울척도, 불안척도, 강박 및 틱 척도, ADHD 및 품행장애척도, 발달장애(자폐증)척도, 식사 및 수면장애척도 등이 있으며, 보다 구체적인 정신병리에 대해 집중하여 평가한다. 이들이 광범위 척도에 비해 갖는 장점으로는 보다 구체적이고 세분화된 하위영역을 구분하도록 한다는 점이다. 또한 치료에 대한 반응을 반복해서 주기적으로 모니터할 때 광범위 척도에 비해 부담, 비용, 시간을 절약할 수 있도록 해 준다. 각각의 개별 척도는 이미 각 정신병리에서 논의하여 여기서는 생략한다.

5) 심리검사

(1) 일반적 사항들

검사(test)는 아동의 지식, 기술/능력, 발달, 성격 등을 평가하기 위한 목적으로 표준화된 조건에 주어지는 일련의 과제세트를 일컫는다. 따라서 대부분의 검사는 분명한 표준그룹(reference group)에 근거하여 표준화된다. 하지만 때로는 표준 그룹이 아닌 제한되고 적절하지 않은 그룹에 근거하여 표준화된 경우 문화적으로 오류를 가질 수 밖에 없다.

심리검사는 그 주된 목적에 따라 인지 및 성취도, 성격, 발달, 신경심리 등으로 나뉘고, 주어지는 자극 혹은 과제의 특성에 따라 객관적 검사와 투사적 검사로 구분된다. 또한 시행 대상 및 방법에 따라 개인용과 집단용으로 나누기도 하고, 선별검사와 진단검사로 나누기도 한다.

(2) 지능검사

아동들에서 가장 많이 시행되는 검사이다. 이미 앞에서 지능을 어떻게 규정하는가 하는 점은 논의한 바 있다. 최초로 개발된 **지능검사**는 **비네**(Binet)**검사**였지만, 실제 임상에서는 거의 시행하고 있지 않고, 현재 가장 널리 시행되고 있는 것은 미국에서 개발된 **웩슬러 지능검사-4판**(WISC-IV/WPPSI-IV)이다. 이것은 최근 국내에서도 아동용, 유아용로 표준화되었는데, 아동용(K-WISC-IV; 곽금주 외, 2011)은 6~16세 11개월까지 대상을 넓혔으며, 유아용(K-WPPSI-IV; 박혜원 외, 2015)은 두 개의 세트로 구성되어 2세 6개월~3세 11개월용과 4세~7세 7개월용으로 나누어진다. 이들은 과거에 주로 전체 지능지수를 강조했던 것에서 탈피하여 전체지능지수(FSIQ)는 물론 3~5개의 개별지수[2)]로 인지 특성에 대한 보다 구체적이고 세분화된 정보를 제공한다. 예를 들면, ADHD 아동들에서는 VCI, PRI에 비해 WMI, PSI가 저하된 소견을 보이는 수가 많고, 고기능 자폐성장애(예전 아스퍼거장애)에서는 다른 것에 비해 PRI가 높고, VCI가 상대적으로 낮은 소견을 보인다. 물론 지적 장애 아동의 경우, FSIQ를 포함한 대부분의 모든 지표가 큰 차이 없이 저하된다(안동현, 2016).

웩슬러지능검사 외에 카우프만지능검사(KABC-II; 문수백; 만 3~18세), 한국판 라이터 비언어성지능검사(K-Leiter-R; 신민섭, 조수철; 2~7세) 등이 국내에서 시행된다.

(3) 학습능력검사

아직 외국과 같이 광범위한 성취도검사가 부족하다. 대신 국내에서 가장 널리 사용하는 것으로 한국교육개발원에서 개발한 '**기초학습기능검사**'(박경숙, 1989)가 있다. 유치원 및 초등학교 수준의 아동에게 개인검사로 시행되며, 정보처리, 셈하기, 읽기I(문자와 낱말의 재인), 읽기II(독해력), 쓰기(철자의 재인) 소검사로 구성되어 있다.

그 외에 평가척도로 신민섭 등(2007)이 개발한 '**한국판 학습장애 평가척도**(K-LDES)'가 있는데, 7개의 하위영역(주의력, 사고력, 말하기, 읽기, 쓰기, 철자, 수학적 계산)을 부모 혹은 교사가 3점 척도로 평가하여 학습지수를 산출하도록 고안되어 있다.

(4) 실행기능 및 주의력검사

흔히 **신경심리검사**라고 분류하기도 하는데 주로 대뇌 전두엽기능과 관련한 실행기

2) 아동용(K-WISC-IV)은 언어이해지표(Verbal Comprehension Index: VCI), 지각추론지표(Perceptual Reasoning Index: PRI), 작업기억지표(Working Memory Index: WMI), 처리속도지표(Processing Speed Index: PSI) 등 4개 지표가 있다. 이에 비해 유아용(K-WPPSI-IV)은 4세~7세 7개월용은 4개 지표에 시공간지표(Visuo-Spacial Index: VSI)가 추가되고, 2세 6개월~3세 11개월용에서는 언어이해(VCI), 작업기억(WMI), 시공간(VSI)의 3개 지표로 구성된다.

능(executive function)을 위주로 검사하는 방법이 여기에 속한다. 물론 이미 앞에서 논의한 지능검사도 이 기능의 일부를 포함한다. 하지만 이 외에 벤더-게슈탈트검사(Bender-Gestalt Test: BGT), 시각-운동 통합발달검사(Developmental Test of Visual-Motor Integration: VMI; Beery & Bukenica, 1989), 스트룹 아동 색상-단어검사(Stroop Color and Word Test-Children version; 신민섭, 박민주, 2007 국내 표준화), 아동 색-선로잇기검사(Trail Making Test-A/B를 개선한 CCTT; 신민섭, 구훈정, 2006 국내 표준화), 레이-오스테리스 복합도형검사(Rey-Osterrith Complex Figure: ROCF; 신민섭 외, 2009 국내 표준화), 위스콘신 카드분류검사(Wisconsin Card Sorting Test: WCST) 등이 있다.

그 외에 주의력검사로 **통합주의력검사**(Comprehensive Attention Test: CAT, 대한소아청소년정신의학회/유한익 외, 2009), **정밀주의력검사**(Advanced Test of Attention: ATA; 홍강의 외, 2010) 등이 국내에서 개발되어 널리 사용되고 있고, 일부 외국에서 개발된 고든검사법, TOVA검사 등이 사용되기도 한다. 이들 연속수행검사 외에도 Go/No-go 검사, 하노이-타워검사 등 다양한 검사가 주의력과 관련하여 시행된다.

(5) 투사검사

투사검사는 그림, 모호한 형태의 자극, 상황설정카드 등의 자극에 대해 반응함으로써 아동이 자연스럽게 자신의 소망, 감정, 생각, 태도 등을 표현하도록 하여 말로 표현하기 어렵거나 숨겨진 심리적 갈등이나 소망 등을 평가하는 심리검사 방법이다.

가장 대표적인 것이 인물화검사(Drawing a Person Test: DPT), 집-나무-사람 검사(House-Tree-Person Test: HTP), 운동성가족화그림(Kinetic Family Drawing: KFD) 등이 있다.

그 밖에 투사검사로 로르샤흐검사(Rorschach Test), 주제통각검사(Thematic Apperception Test: TAT)와 아동용(CAT), 문장완성검사(Sentence Completion Test: SCT) 등이 있다.

(6) 발달검사

흔히 사용되는 **발달검사**로 덴버발달선별검사-2판(Denver Developmental Screening Test-II: DDST-II, 1992), 베일리영유아발달검사-3판(Bayley Scales of Infant Development-III: BSID-III, 2005), 바인랜드적응행동척도(Vineland Adaptation Behavior Scales: VABS, 1984), 미네소타 아동발달도구(Minnesota Child Development Inventory; 1972, 1980), AAMD-적응행동척도(AAMD Adaptive Behavior Scale, 1974) 등이 있다. 국내에서는 앞의 검사들 가운데 한글로 번역한 2개가 표준화되어 이용되고 있고, 그 외에 국내에서 개발한

한국영유아발달선별검사(Korean Developmental Screening Test for Infants & Children: K-DST; 대한소아과학회, 2014) 등이 있다.

6) 검사실 검사

(1) 기본선별검사

이 검사의 목적은 ① 현재 가지고 있는 증상을 공유할 수 있는 다른 기저 신체질환의 존재 여부를 감별하기 위한 것, ② 아동이 우연히 동반하고 있는 신체질환의 여부를 찾아내기 위한 것, ③ 치료, 특히 약물치료와 관련한 효능 및 부작용 등을 모니터하기 위한 기준치를 확인하기 위한 것이다(최지욱, 이정섭, 2014). 아동의 정신병리를 진단하는 목적은 매우 제한적으로 아주 드문 경우를 제외하고 진단을 목적으로 기본선별검사를 시행하지는 않는다.

검사 목적에 따라 시행하기 때문에 일치된 것은 없지만, 일반적으로 일반혈액검사(CBC), 간기능(혈당 포함), 신장 및 갑상선기능검사, 전해질검사, 소변검사, 심장기능검사(심전도 포함) 등이 시행된다.

(2) 유전체, 호르몬 및 독성 검사

유전체검사로는 가장 기본적인 가족력조사(병력 청취를 통한)와 함께 염색체검사(예: 다운증후군, 취약 X 증후군 등), 그리고 최근 급격한 발전을 이루고 있는 분자유전체검사법 등이 있다. 이 방법은 대개 특별한 경우가 아니면 시행하지 않고, 희귀질환을 중점적으로 진료하는 클리닉 혹은 병원을 찾아야 한다.

호르몬검사는 일부 ADHD 아동들에서 갑상선기능과의 연관성 등 일부 정신병리와 관련되기도 하고, 때로 약물치료의 부작용 혹은 조숙 혹은 만숙의 사춘기, 지나친 성적 충동 등에서 시행될 수 있다.

독성검사 혹은 약물선별검사(혈액, 소변)는 간단한 것은 일반 병의원에서 시행되기도 하지만, 특별한 경우 도핑센터에 보내어 검사를 시행하기도 한다. 특히 약물남용이 의심되거나 독성물질과 관련이 의심될 때 시행되기도 한다. 약물치료를 시행하는 중에 일부 약물은 주기적으로 혈중 약물 농도를 측정하여 약물순응도, 약물 효능 등을 확인하기도 한다.

7) 뇌기능 및 뇌영상검사

(1) 뇌기능검사

① **뇌파검사**(electroencephalogram: EEG)

뇌파는 뇌에 있는 신경세포의 전기적 활동을 말한다. 뇌파검사는 이것을 머리 표면(두피)에 전극을 붙여 측정하는 것으로 마치 심장기능을 검사하는 심전도(EKG)와 비슷하다. 임상적으로는 뇌전증(=간질, 경련)의 진단 및 의식상태의 변화(의식의 혼탁, 혼수, 수면상태, 뇌사 판정)를 측정하는 데 시행한다. 이것은 간편하고, 부작용이 없으며, 비용이 저렴하여 아동정신병리과 관련한 평가 혹은 연구에 많이 이용된다. 예를 들어, 자폐성장애의 중증도, 예후, 뇌전증 동반 여부를 측정하기 위해 시행되기도 하고, ADHD 아동에서 뉴로피드백(neurofeedback) 연구에 이용되기도 한다.

② **사건관련유발전위검사**(event related potential: ERP)

뇌파검사에서 발전된 것으로, 특정 자극(시각, 청각, 촉각 혹은 인지 자극 등)에 대한 뇌파의 변화를 증폭하여 측정하는 것이다. 예를 들어, 의사 표현이 어려운 언어발달지연 아동에서 청력에 대한 평가를 위해 청각유발전위검사(auditory ERP)가 시행되기도 한다. 최근 인지 자극에 대한 ERP에 대한 연구가 활발해지면서 자폐성장애, ADHD를 포함한 다양한 신경발달장애 아동에서 P300을 비롯한 다양한 연구가 수행되고 있다.

③ **수면다원검사**(polysomnography)

이미 앞에서 설명하였지만, 수면은 의식 변화를 수반하고 이는 각 수면 단계에 특징적인 뇌파 소견을 보인다. 이를 근거로 뇌파뿐 아니라, 다양한 생리현상(예: 맥박, 호흡, 안구운동, 근긴장도, 산소포화도 등)을 함께 측정하여 수면장애의 진단 및 연구에 활용한다. 특히 청소년기에 흔히 발병하는 기면증의 진단에 필수적이다.

(2) 뇌영상검사

① **컴퓨터단층촬영**(computed tomography: CT scan)

여러 번의 X-선 촬영을 하고 그 영상을 컴퓨터로 분석하는 기법으로 인체 내부를 들여다보게 해 줌으로서 의학, 특히 뇌과학에 획기적인 발전을 가져왔다. 1971년 이를 처음 발명한 영국의 컴퓨터과학자였던 Hounsefield는 1979년 노벨상을 받았다. 단단한 두개골로 둘러싸인 뇌 속의 변화를 관찰할 수 있어 뇌종양, 뇌출혈, 골절 등의 진단에 탁월하다. 하지만 아동정신병리 영역에서는 비교적 많은 양의 X-선에 노출되는 점, 영상의 화질이 다른 기법들에 비해 낮은 점 등으로 인해 그 사용이 제한적이다.

② **단일광(양)자방출 컴퓨터 단층촬영**(single photon emission computed tomography: SPECT)

미량의 방사선 물질을 체내에 주입한 후 방출되는 감마선을 측정하는 방법이다. 활성도가 증가하면 뇌 혈류량이 늘고, 활성도가 저하하면 혈류량이 줄어드는 현상을 측정함으로서 신경세포의 활성도를 간접적으로 유추할 수 있는데, 아동에게서는 방사선 물질에의 노출, 상대적으로 낮은 해상도로 인해 사용이 제한된다.

③ **양전자방출단층촬영**(positron emission tomography: PET)

SPECT과 마찬가지로 방사선 물질을 체내에 주입하여 방출되는 방사선을 측정한다. PET에서는 다양한 동위원소가 사용되는데, 그 사용에 따라 뇌 혈류량, 뇌 산소이용도, 뇌 당대사, 신경전달물질 수용체의 기능과 분포 등을 측정할 수 있다. SPECT와 마찬가지로 방사선 물질에의 노출, 비교적 고가의 비용 등으로 아동정신병리에서 그 사용이 제한적이다.

④ **자기공명영상**(magnetic resonance imaging: MRI)

강력한 자기장 내에서 수소핵의 자기공명 현상을 이용하여 영상정보를 얻는 방법이다. 이를 통해 뇌의 해부구조적 모양뿐 아니라, 다양한 특수기법에 의해 뇌의 활성도 등 다양한 정보를 얻을 수 있다. 구조적(structural) MRI, 기능적(functional) MRI(fMRI), 확산텐서영상법(diffusion tensor imaging: DTI), 자기공명분광검사법(magnetic resonance spectroscopy: MRS) 등이 있다. 해상도가 뛰어날 뿐 아니라, 다양한 특수 기법에 의해 다양한 기능을 수행하며, X-선 혹은 방사성물질에의 노출과 같은 특별한 부작용 없이 시행할 수 있어 아동정신병리 영역에서 연구는 물론 임상현장에서도 폭넓게 시행되고 있다.

8) 신체검사 및 신경학 검사

아동들을 평가하는 데 있어 신체검사가 필히 시행되어야 할 경우는 ① 신체증상 호소(예: 두통, 체중 감소, 구토, 발열 등), ② 약물남용, ③ 신체 및 성 학대가 의심되는 경우, ④ 생애 초기의 발달이상, ⑤ 주요 정신병적 혼란상태, ⑥ 자해 및 자살의 병력 혹은 위험도가 있을 때 등이다.

공식적인 신체검사가 아니더라도 눈여겨보아야 할 소견들로는, 예를 들어 자해 혹은 자살시도가 의심될 때 양쪽 손목, 팔, 목 주위를 살펴봐야만 한다. 약물남용이 의심되는 청소년에서는 바늘 자국, 코로 흡입한 흔적 등을 확인해야 한다. 몸에 상처가 있는 경우에는 언제, 어떻게 생긴 상처인지 확인해야 한다. 이때는 아동청소년 본인은 물론 부모 혹은 보호자(양육자)에게도 별도로 질문하여 그 일치 여부를 확인한다. 만일 그들의 설명이 일치하지 않거나 납득할 만한 설명이 아닌 경우에는 학대를 의심하여야 한다. ADHD 혹은 품행장애 청소년의 경우도 사고 혹은 손상으로 인한 상처가 있는지 확인한다. 그 외에 틱, 손톱 뜯기, 머리카락 뽑기 등을 관찰을 통해 확인한다. 발달장애의 경우, 체격 및 머리 크기, 몸에 난 털, 피부반점, 머리카락 혹은 귓바퀴 모양, 근긴장, 자세 및 걸음걸이, 이상행동 여부 등을 관찰하거나 확인한다.

9) 생태학적 통합적 평가

Bronfenbrenner의 **생태학적 모형**을 이용하여 지금까지는 논의한 주로 아동 개인의 특성 평가에 더하여 미시체계(microsystem)부터 거시체계(macrosystem)에 걸쳐 평가를 시행한다.

미시체계에는 아동에 가장 직접적인 영향을 미치는 모-자관계를 포함한 가족, 학교 등이 포함되는데 아동 개인과 함께 가장 중요한 평가 대상이 된다. 모-자관계의 질적·양적 특성, 양육 형태 및 특성, 부모의 정신질환 여부를 포함한 정신건강 상태, 교육 수준 및 양육관, 가족 특성 및 역동 등이 모두 포함된다. 어린이집, 유치원 혹은 학교 등 아동이 가정을 벗어나 접하게 되는 일차적인 환경으로 이들에 대한 평가도 중요하다. 중간체계(mesosystem)는 미시체계 간의 관계를 파악하는 것이고, 외체계(exosystem)는 부모의 직장, 가족의 사회적 네트워크, 이웃-지역사회 간의 맥락 등이 있다. 예를 들어, 아동이 거주하는 지역의 특성이 매우 열악한 상황일 때 학대/방임 혹은 품행장애 등의 정신병리와

지막으로 전통적으로 환경적 요인(부모의 양육태도 등)이 중요시되어 약물치료가 상대적으로 덜 중요시되어 왔다. 이 같은 제한점에도 불구하고 최근에 아동기 정신장애 및 정신질환에 대한 약물치료가 증가하고 있고 그에 관련된 연구도 활발해지고 있다.

2) 정신장애의 종류에 따른 약물요법

약물치료에 관한 것은 약물의 종류에 따른 적응과 특성에 대해 기술하는 방식과 정신질환에 따른 약물의 사용에 대해 기술하는 방식이 있다. 여기서는 정신질환의 종류에 따라 일반적으로 사용되는 약물에 관해 간단히 〈표 13-1〉에 정리하였고, 각각의 약물 특성이나 자세한 질환의 치료는 각 질환의 치료 및 다음 14장을 참조하기 바란다.

표 13-1 정신장애의 종류에 따른 약물요법

진단명	사용 약물
지적 장애(MR)	없음; 목표 증상에 대한 비특이적 치료
자폐성장애	없음; 지적 장애(MR)와 동일
특정발달장애	없음; 지적 장애(MR)와 동일
ADHD	stimulants, atomoxetine; tricyclics/bupropion; clonidine/guanfacine
품행장애	없음; 각각의 증상/공존질환에 대한 약물들
분리불안장애	SSRIs; benzodiazepines, imipramine
아동기 불안장애	SSRIs; buspirone, benzodiazepines
틱/투렛장애	typical/atypical APs, clonidine, TCAs; BZDs, β-blockers
기능성 유뇨증	desmopressin(DDAVP), imipramine
조현병	atypical APs, typical APs
정동장애 조증	atypical APs, mood stabilizers(lithiums, AEDs)
주요우울장애	SSRIs; SNRIs; TCAs/ECT
강박장애	SSRIs, clomipramine
외상 후 스트레스장애	propranolol
수면장애	benzodiazepines, diphenhydramine, imipramine, hydroxyzine

*AP: antipsychotic drug; SSRI: selective serotonin reuptake inhibitors; SNRI: selective serotonin/norepineprine reuptake inhibitor; TCA: tricyclic antidepressants; BZDs: benzodiazepine drugs; AED: antiepileptic drug; ECT: electroconvulsive therapy; MR: mental retardation; ADHD: attention deficit-hyperactivity disorder

출처: Biederman, J. et al.(2004) Psychopharmacology. In: Textbook of Child and Adolescent Psychiatry, 3rd edition, Ed. by Wiener, J. M., & Dulcan, M. K. (eds.), pp. 931-973, Washinton DC, American Psychiatric Publishing, Inc에서 저자가 발췌 수정함.

약물치료 이외의 생물학적 방법들로 흔히 식이요법, 비타민, 한약 등이 거론되고 있지만 과학적·객관적 자료의 입증이 곤란하고 부족하기 때문에 권고하기는 어렵다. 그 외 주요우울증에서 전기충격요법(electroconvulsive therapy: ECT)에 대해서도 명백한 결론이 부족하다.

3. 정신치료 및 정신치료적 놀이치료

성인기와 마찬가지로 아동 및 청소년의 정신치료도 동일한 목표와 접근방법을 갖는다. 그러나 앞에서도 언급되었지만 몇 가지 차이점을 보이는데, 특히 아동의 가족과 환경조절이 중요한 과제가 된다. 그러므로 부모를 위시하여 아동과 연관을 맺는 여러 사람, 기관과의 협력이 중요하다. 특히 치료의 지속과 현실적 이득의 차단에서 부모의 역할이 중요하다.

아동, 특히 10세 미만에서는 대화식의 정신치료보다 놀이(play)를 통해 자신의 감정을 표현하거나, 과거의 일을 설명하거나 갈등을 해결하는 수가 많다. 이같이 놀이는 아동과 치료자가 치료적 관계를 맺는 데 도움이 되기도 하고, 놀이를 통해 아동의 인지발달, 정서, 갈등을 파악하기도 하며 환아들은 자신의 생각, 갈등 상황, 상상과 이에 따른 감정을 실제로 또는 상징적으로 표현하고 경험하여 치료적으로 유용할 수도 있다.

놀이치료실(play room)에는 적절한 놀잇감과 적절한 장소가 제공되어야 하고, 놀잇감은 너무 사실적이어서 아동의 상상을 저해하는 것은 바람직하지 않다. 대개 다음과 같은 준비물이 필요한데, 인형놀이가 가능한 가족 인형, 집, 가구, 동물 인형, 군인, 장난감 차, 전화기, 블록, 퍼즐, 그림을 그릴 수 있는 탁자, 의자, 종이, 물감, 크레용(크레파스), 가위, 컵, 간단한 책, 게임 놀이(예: 장기, 바둑), 총 등이다.

정신분석, 정신역동적 정신치료, 지지정신치료, 시간제한단기정신치료 형태 등의 여러 가지가 있는데 아동 및 청소년에서 맨 처음의 방법은 잘 사용되지 않는다. 많은 아이들이 치료를 거부하는 수가 많은데, 이 같은 저항을 극복하기 위해 많은 노력을 기울여야 한다. 이때 특히 주의해야 할 것이 **비밀유지**(confidentiality)이다. 부모에게서 잘 떨어지지 못하는 아동의 경우는 처음에는 부모가 치료실에 남아 있도록 하는 수도 있고, 자발적이지 못하거나 길게 말을 하지 않는 경우에는 치료자가 적극적으로 나서는 것이 좋다.

4. 행동치료 혹은 인지행동치료

행동치료는 정신치료가 증상을 역동정신의학적 이론에 근거한 역동적 접근에서 무의식적인 혹은 내면적인 동기에 의한 것이라고 간주하는 것과 달리, 행동주의 이론에 기반하여 잘못된 습관이나 학습, 환경에 대한 부적절한 반응에서 유래하는 것으로 간주한다. 그러므로 치료에서도 문제행동과 그것을 유발하는 환경조건을 자세하게 평가하고, 환경과 행동의 변화를 가져올 수 있는 전략을 개발하여 적용한다.

공포증 및 분리불안증에서 사용되는 체계적 둔감화(systematic desensitization), 상벌(긍정적 및 부정적 강화, positive & negative reinforcement)에 의해 문제행동을 줄이고 적응행동을 증가시키는 조작적 조건화 기법(operant conditioning techniques), 사회학습이론에 근거하여 다른 사람의 행동을 관찰하고 모방함으로써 학습시키는 모델링(modeling) 혹은 사회기술훈련(social skill training) 등이 있다. 그 외에 부모에게 행동수정방법을 가르치는 부모훈련(parent management training), 교실 내 행동수정(classroom behavior modification), 일반적인 행동치료의 단점인 일반화와 지속성을 보강하기 위한 인지행동치료(cognitive-behavior therapy) 혹은 문제해결치료(problem-solving therapy) 등이 사용되기도 한다.

5. 가족치료

아동 및 청소년기 정신장애의 치료에서 가족의 중요성은 이미 여러 차례 강조되었다. 그러므로 대개 치료의 어느 시기에 가족을 치료적으로 접근하는 것은 필수적이다. 특히 현재의 증상과 관련지어 가족 내에 역기능적인 관계나 의사소통의 결함을 보일 때는 매우 유용할 수 있다. 아동의 증상이 다음 발달단계로의 이행이나 혹은 이혼과 같은 가족 내 변화에 의해 악화되고 있을 때 필요하다. 그 외에도 가족 내에 증상을 나타내는 환자가 한 사람 이상일 때, 아동이 치료에 저항하거나 동기가 부족할 때 가족 치료가 필요하다.

가족치료는 여러 가지 형태가 있는데, 아동 및 청소년기에서 가장 유용한 방법으로 S. Minuchin이 개발한 구조적 가족치료(structural family therapy)가 있다. 이는 가족의 현재의 특성과 구조를 중요시하는 접근방법으로 가족 내의 구조를 변경시켜 기능을 회복시킴으로서 증상을 완화시킨다. 그 외에 J. Haley를 중심으로 역설적 지시

(paratoxical instructions)와 같은 과제수행에 중점을 두는 전략적 가족치료(strategic family therapy)가 있고, 섭식장애, 과잉행동증 아동 등에서 이용되는 치료교육적 가족치료(psychoeducational family therapy) 등이 아동정신병리의 치료에서 널리 사용된다. 최근에 다양한 가족치료적 접근들이 이루어지고 있다.

부모상담(parental counseling)은 엄밀한 의미에서 가족치료와는 다르지만, 아동이 어릴수록 부모들의 역할이나 도움은 훨씬 중요하다. 어떤 경우에는 부모와의 상담만으로 아동의 치료가 전부 끝날 수도 있다. 여기서 부모는 아동 및 청소년의 정상발달에 관해 배우고, 아동의 문제를 이해하고, 문제해결에 도움을 줄 수 있는 방법을 배운다. 아동과 부모의 관계는 일방적으로 주어지거나 받아들여지는 것이 아닌 **상호교류관계**(reciprocity)에 있음을 염두에 두고 부모들이 대화의 방법이나 반응·태도를 달리함에 따라 아이들의 반응이나 행동이 달라질 수 있음을 가르쳐 주는 것이 중요하다.

6. 집단치료

아동 및 청소년기의 정신장애 치료에서 집단치료는 성인 치료자보다 또래에게 자신의 생각과 감정을 더 잘 표현할 수 있기 때문에 때로는 다른 어느 것보다 특히 유용할 수가 있다. 치료과정 중 또래와의 관계를 관찰할 수 있는 기회를 제공하기도 하고, 중요한 일상생활 기술을 경험하기도 하고, 우정이나 상호지지를 통해 지지받기도 한다.

일반적인 집단치료와 마찬가지로 단일 구성을 가질 수도 있고 혹은 혼합된 구성을 가질 수도 있다. 성별 구성도 다양할 수 있지만 너무 한쪽에 편중되는 것은 좋지 않고, 청소년들의 경우 집단치료 외에 모임을 갖는 것과 집단구성원 간의 성관계를 주의해야 한다. 연령도 다양할 수 있지만 이들의 경우는 비슷한 발달 수준을 갖는 것은 필수적이다. 따라서 대개 2~3년 이상의 나이 차가 나는 것은 바람직하지 않다.

발달단계와 주요 문제에 따라 집단치료는 달라질 수 있다. 첫째, 학령 전기 아동집단의 경우, 언어 표현이 부족하기 때문에 보다 구조화되고 잘 계획되어야 한다. 대개 자폐증이나 심한 발달지연을 보이는 아동에게 사회기술과 언어를 가르치는 데 집단치료가 효과적이다. 둘째, 학령기 아동집단은 대개 외부의 주제를 가져오거나 내적 성찰을 하기가 어렵기 때문에, 대개 집단 내에서 일어나는 사건에 초점을 맞추는 것이 좋다. 게임이나 공작도 좋은데, 치료자는 단지 즐기는 것이 집단의 기능이 되지 않도록 주의해야 한다. 행동

수정이나 인지적 문제해결 기법이 효과적일 수 있다. 성공하면 아동은 모임 외에서도 또래관계를 이루는 기술을 사용할 수 있다. 셋째, 청소년 집단은 흔히 정신병리를 갖는 환자 치료가 아닌 인성발전, 자기개발 등의 프로그램으로 시행되기도 한다. 집단의식과 또래의 영향이 강하기 때문에 매우 유용한 치료 형태이지만, 치료 외의 시간에 따로 개인적인 만남을 갖는 것에 주의해야 한다.

7. 입원치료/기숙치료

1) 입원치료

많은 경우, 입원보다는 외래 통원치료가 흔한데, 대개 다음과 같은 요인들로 해서 외래치료에도 불구하고 호전이 되지 않는 수가 많기 때문에 이때는 입원치료(in-patient hospitalization)가 효과적이다. 즉, ① 장애나 증상의 정도가 심할 때, ② 치료받고자 하는 동기가 부족할 때, ③ 공공연한 반항이 있을 때, ④ 가족이나 환경에서 아동 혹은 청소년을 격리시킬 필요가 있다고 판단될 때, ⑤ 응급적인 위험이 있을 때 등이다.

입원치료에서는 이 장에서 논의되는 여러 가지 방법이 모두 사용될 수 있지만, 그 외에 매우 중요한 것이 바로 **환경요법**(milieu therapy)이다. 여기에는 식사, 수면, 기타 활동들에 관한 잘 짜여진 계획하에 전체적인 환경을 제공하는 것이다. 목적은 안정감의 증진, 분명한 규칙의 적용, 일정한 시간 계획, 제한된 범위에서의 학습을 통한 자긍심과 자신감의 증진이다.

2) 기숙치료 및 낮 병원(Residential and Day Treatment)

기숙치료의 경우, 병원보다는 덜 의학적인 형태로 기숙 · 수용의 형태를 취한다. 대개 공격행동, 가출, 무단결석, 약물남용, 등교거부, 가족이 감당하기 어려운 자해행동 등의 장기간에 걸친 행동 문제를 갖는 청소년들에 적용된다. 국내에서는 여성가족부에서 운영하는 국립디딤센터가 거의 유일한 형태이다.

그 외에 **낮 병원** 혹은 부분입원의 형태를 취하는 수가 있다. 그 외에 유치원 과정과 같은 치료 형태로 발달장애 아동을 위한 조기교실(therapeutic nursery school program), 학생들을 위한 저녁모임(evening hour program), 여름캠프(summer camp treatment program) 등이 이용될 수 있다.

8. 기타 보조적 치료방법들 및 연관된 방법들

1) 특수교육

여러 가지 형태가 있는데 일반학교 정규반에서 보충수업을 받거나 혹은 몇 과목만 특별학급(흔히 도움반)에서 1~2시간만 받는 형태부터 시작하여, 전적으로 특별학급에 편성되는 경우, 특수학교에 진학하는 경우 등이 있다. 이것은 아동의 요소도 중요하지만 가족, 학교, 지역사회의 교육 방침이나 여건에 따라 결정되기도 한다.

2) 지역사회 연계

지역아동센터, 청소년상담센터, 정신건강증진센터, 아이존 등에서 지원하거나 상담하는 지역자원이 있을 수 있다. 국내에서는 활발하지 않지만 청소년단체들(예: YMCA, Big Brother or Sister)이 성인들과 관계를 맺도록 해 주는 멘토-멘티, 혹은 성인 자원봉사자들의 감독하에 정상집단과의 접촉 기회를 갖도록 해 주는 프로그램 등이 있다. 그 외에 일대일의 대학생 등을 고용하여 상담 혹은 접촉 기회를 개인적으로 제공하기도 한다.

3) 위탁 가정, 입양, 그룹 홈

지역사회의 공공단체 주관으로 혹은 자발적으로 이루어져 도움을 주기도 한다. 국내에서는 아직 활성화되고 있지 못하지만 가정이 파탄되어 아동이 위기에 처해져 있는 응급상황과 같은 경우에는 매우 효과적일 수 있다.

4) 부모 및 아동 지지 단체

자발적으로(예: 자폐아부모회), 지역사회의 후원으로(예: 지적장애인협회) 혹은 전문가들의 후원으로(예: 한국아동학대예방협회) 장애아동의 권익을 지지하거나 부모들을 지지해 주는 기능을 한다.

9. 놀이치료에 대한 논의점

1) 서론

과거에는 아동이 정서적이거나 정신적인 장애를 가지면, 주로 부모들을 상대로 그들의 자녀를 다른 방법으로 다뤄 보도록 충고하거나 혹은 환경을 바꿔 주는 것이 보통이었다. 따라서 임상적인 경과를 변화시키기 위해서 아동을 직접 대면하는 것은 매우 드문 일이었다. 역사적으로 예외적으로 관심을 끄는 것은 18세기 후반 아비뇽의 숲 속에서 짐승들과 같이 생활하던 소년 빅터(Victor)를 치료적인 의도를 갖고 프랑스의 이과학자(耳科學者, otologist) Jean-Marc Gaspard Itard가 교육적 치료를 시도한 것이다. 이후 1909년 5세 '한스(Little Hans)'라는 소년을 Sigmund Freud가 아버지에게 지시하면서 간접적으로 치료하였다. Freud에게서 발전된 정신분석을 아동에게 직접 적용하려는 시도들이 있어 왔는데(Sandor Ferenczi, 1913), 아동들이 지루해하여 성인에게 사용하는 것과 같은 정신분석 기법은 아동들에게 적용하기 어려움을 인식하였다.

놀이가 정서적인 문제를 갖는 아동의 치료에 도입된 것은 Hermine von Hug-Hellmuth(1921)에 의해서였고, 정신분석에 적용된 것은 Anna Freud(1929, 1945), Melanie Klein(1932)에 의해서였다. Klein은 아동의 자유 놀이(free play)를 성인의 자유 연상(free association)에 해당하는 것으로 간주하여 치료 기법을 발전시켰다. 그녀는 아동에게 놀이에 관해 심도 있는 해석을 하였으며, 치료 중에 부모나 교사와 접촉을 거의 하지 않았다. 반면에 Anna Freud는 즉각적으로 해석하기보다는 가끔씩 아동의 외부 세계에 대해서 끼어들고, 가르치기도 하였다. 그리고 부모나 교사를 정기적으로 만나 정보도 얻고, 상담도 하였다. 이 두 사람이 비록 기법에서는 서로 달랐지만, 아동을 대상으로 장기간의 개인정신치료를 시행했기 때문에 아동들의 정신분석적 정신치료에 기초를 마련하였다. 이러한 전통으로 인해서 놀이를 매개로 하는 아동들의 정신치료는 정신분석적 관점을 기반으로 발전하였으며, 이후 정신치료의 발전과 함께 다양한 이론을 기반으로 갈라지게 된다. 이같이 아동들의 치료적 접근은 정신분석의 영향을 많이 받으면서 발전되어 왔다(O'Brien,

1992).

하지만 1950년대 후반부터 발전하기 시작한 정신약물학(psychopharmacology)과 이 후 정신의학의 많은 연구 업적에 의해, 20세기 초부터 정신분석을 기반으로 발전되어 왔던 정신치료가 도전을 받기 시작하였다. 정신분석적/정신역동적 치료법들은 이미 20세기 초 행동과학의 한 범주로 중요하게 자리 잡았지만, 초기 '표준적이고, 수용된' 이론과 임상의 권위로 인하여 그 이후 이에 대한 실험적 증거를 밝히려는 노력들을 적극적으로 하지 않았다(Parloff, 1992). 바로 이러한 점들이 최근에 정신치료적 접근들이 도전을 받고, 비판받는 점들이다. 정신치료는 대조군(control group)과의 비교가 이루어지지 못하는 개별 사례중심, 객관적인 치료 효과 측정의 부족, 신뢰할 수 있는 진단 분류의 부족 등으로 인하여 치료법의 신뢰도에 대해 부정적인 견해가 많아지게 되었다. 또한 정신질환에 대한 생화학적 및 유전적 원인에 대해 더 많은 것이 알려지면서 더 효과적이고 신뢰할 수 있는 치료적 접근들이 시도되고 있다. 이러한 조류는 이미 성인들의 정신질환, 특히 조현병, 기분장애를 중심으로 하는 주요 정신병 등에서 시작하여 과거 정신역동적 원인으로 이해되어 정신치료적 접근으로 해결된다고 믿어 왔던 많은 경우들에서 일어나고 있다.

아동의 심리적/행동적 문제들에 대해서도 이 같은 현상들이 벌어져 정신역동적 정신치료 외에 다양한 정신치료적 접근들뿐 아니라, 생물학적 접근, 그 가운데 약물치료적 접근이 활발해지고 있다. 이것은 특히 심각한 혹은 생물학적 원인론이 확실시되고 있는 질병들, 예를 들면 성인과 마찬가지로 주요정신병(major psychosis), 자폐성장애(autistic disorder), 주의력결핍 과잉행동장애(ADHD), 투렛장애(Tourette disorder), 야뇨증(enuresis), 강박증(OCD) 등에 대해 더욱 그렇다.

Parloff(1992)가 성인에서 정신치료에 대해 문제가 되고 있는 사항들을 다음과 같이 열거하였다. ① 정신치료가 과연 효과가 있는 것인가? ② 어떤 정신치료가 어떤 문제 행동/환자의 치료에 가장 적합한 것인가? ③ 정신치료는 안전하여 해가 없는 것인가? ④ 정신치료의 가격대비 효과는 어떤가? ⑤ 치료기간과 예후(outcome)에 상관관계가 있는가? ⑥ 치료자의 경험과 예후에 상관관계가 있는가? ⑦ 치료 효과가 장기간 지속하는가? 이 가운데 몇 가지만 골라서 아동들의 정신치료에 대해 토의하도록 한다.

2) 정신치료의 실험적 증거들

(1) 정신치료가 과연 효과가 있는 것인가?

100여 년 가까이 정신치료가 시행되어 왔음에도 불구하고 이 같은 질문은 여전히 계속되고 있다. 이런 질문이 지금까지 계속되고 있다는 점 자체가 오히려 더 흥미로운 일이 아닐 수 없다. 예를 들면, “수술이 효과 있나요?” 혹은 “그 약이 듣습니까?”라는 질문은 정신치료에서와 같이 계속되지는 않는다.

이런 질문은 정신치료가 모두 비슷하다는 것을 전제로 하고 있는데, 마치 약이나 수술도 매우 다양하듯이 정신치료도 매우 다양하다. 즉, 정신치료라고 하면 흔히 정신역동적 정신치료에 제한하는 수가 많지만 그 범주에는 정신역동적 · 행동치료적 · 발달학적 · 인지적 접근 등 230여 개가 넘는 치료법들이 있다(U.S. Department of Health & Human Services, 1990). 이들은 150여 개가 넘는 진단명의 정신질환 치료에 이용되고 있다. 1950~60년대 들어 이런 비판이 거세지면서, 1970년대 정신치료의 효과가 단지 ‘자연적인 호전(spontaneous remission)’, 즉 시간이 지나면서 좋아지는 것보다 낫다는 연구들이 보고되었다. 아동정신치료에서도 비슷한 비판이 있어 왔는데, 최근 1963년부터 1989년 사이의 아동 및 청소년 대상 비행동적 · 비인지적 개인정신치료를 연구한 43편의 논문을 조사한 결과(Barrnett et al., 1991), 1989년 이후에 시행된 6개의 연구결과를 종합한 Barrnett (1994)의 연구를 보면 대략 다음과 같다.

첫째, 1973년 이후 정신치료에 관한 임상 보고가 급격히 감소하는 추세를 보여, 1973년에서 1989년 사이에 영어로 쓰여진 전세계 과학 잡지에 단지 5편이 발표되었을 뿐이다. 하지만 1989년 이후 4년 사이에 6편이 발표된 것은 상당한 증가라고 할 수 있다.

둘째, 예전에는 단지 정신치료가 효과가 있는가 하는 단순한 질문에 초점을 맞추었지만, 최근에는 특정한 환자, 치료자 혹은 치료방법의 변인을 찾고자 하였다. 그리고 연구방법에서도 표준화된 평가법이나 척도를 사용하고 있다.

하지만 이러한 방법론의 보강에도 불구하고, 환자, 치료자, 치료방법의 변인과 관련된 중요한 문제들을 구체화시키지 못하고 있다. 또한 이 같은 방법론의 문제뿐 아니라, 아동의 정신질환에 내재하는 문제들—일반적인 발달과의 구별이 어려움, 정신병리 자체가 안정적이지 못한 점, 질환과 관련된 공존질환 등—로 인하여 더욱 복잡해진다. 성인에서의 결과들과 비슷하게 아동의 정신치료는 상당한 긍정적인 결과를 가져온다는 결론이 내려지고 있지만 위에서 지적된 것과 같이 많은 제한점으로 인하여 아직도 ‘정신치료가 과연 효과가 있는 것인가?'라고 하는 단순한 질문에 확실한 대답을 유보하고 있다.

(2) 어떤 정신치료가 어떤 문제행동/환자의 치료에 가장 적합한 것인가?

기존의 정신치료 각각이 어떤 문제행동이나 환자의 치료에 적합한지 여부에 대해 효과를 비교할 만한 결과를 제시하고 있는 적절한 연구 자료는 현재 존재하지 않는다. 더욱이 완벽하고 체계적인 연구결과는 찾아볼 수가 없다. 치료방법 변인(횟수, 치료시간, 전체 치료기간), 치료자 변인(수련과 경험의 특성 및 기간, 인구학적 및 성격 특성), 환자 변인(인구학적 및 성격 특성), 치료 환경(setting), 그 외 평가-재평가 기간, 평가에 사용하는 기준이나 측정 방법 등 고려해야 할 점이 수없이 많기 때문에 현실적으로 거의 불가능하다.

이 같은 문제점에도 불구하고 Smith 등(1980)은 정신치료의 형태와 관계없이 가장 효과가 큰 것은 불안 혹은 두려움, 전반적인 적응, 정서적-신체적 고통, 직업적 혹은 개인적 발전에 관한 측정이었다. 반면에 효과가 가장 적은 것은 적응, 심리적인 고통, 직업 혹은 학업 수행, 성격 특성에 관한 측정에서였다. 이러한 차이가 왜 일어나는가 하는 점은 확실치 않지만 치료 효과와 직접 관련이 없는 측정 방법과 관련이 있을 수도 있다. 이것을 시사하는 결과로 일반적으로 행동치료가 대화치료보다 단일증상을 갖는 환자들을 대상으로, 아주 민감하게 반응하는 측정법을 사용하기 때문에 대부분 높은 치료 효과를 보인다. 따라서 정신치료의 효과를 판정하는 데는 어려움이 많다.

하여튼 성인에서 정신치료 효과에 관한 메타분석(meta-analysis) 결과는 치료법 간의 차이는 별로 없는 것으로 결론짓고 있다. 하지만 이것은 아직 널리 받아들여지고 있지 못하고, 대개 다음과 같은 추론을 하고 있다. 여러 형태의 정신치료적 접근이 커다란 차이를 보이지 않는 것들에는 비정신병적 우울증, 경도-중등도 불안, 두려움 및 단순공포증, 강박증, 성기능장애, 청소년기/중년기/노년기 인생의 위기에 대한 반응, 직업 및 결혼 적응과 같은 일상적인 문제들이 해당된다. 이에 반해 치료법 간에 차이가 없는, 좀 더 정확하게 표현하면 효과가 없는 것들로는 조현병, 알코올중독, 약물남용, 강박증, 자폐증, 반사회적 장애, 과다행동증 등이다(President's Commission on Mental Health, 1978).

정신치료의 종류가 많음에도 불구하고, 이 같이 효과에 있어서 특이성을 나타내지 못하기 때문에 앞에서와 같이 '과연 정신치료가 효과가 있는 것인가?'하는 근본적인 의문에 직면하게 되는 것이다. 정신치료에 있어서의 이같은 비특이성(non-specificity)은 때로 진단과 관계없이 처방되기도 하는데, 대개 다음과 같은 요소들이 고려된다. 즉, 증상의 전반적인 심각도와 만성화 정도, 증상의 범위, 가족의 능력과 정신병리, 사회경제적 현실,

개인의 심리성적 수준, 내적 갈등, 인지능력, 치료적 동맹관계를 맺는 데 필요한 대상관계의 수준과 능력, 신경심리적 요소 정도 등이다.

이런 점을 고려하여 그 구체적인 적응증을 살펴보면 다음과 같다(Harrison et al., 1984). 기법이나 이론적 토대를 근거로 몇 가지 예를 들면, 정신분석적/정신역동적 정신치료는 자기이해를 통하여 아동이 자신의 잠재력을 발전시킬 수 있는 경우에 시행한다. 따라서 자아기능, 특히 현실 판단력이 저하되어 있는 아동에게서는 오히려 파괴적으로 자아기능의 퇴행을 초래할 수 있기 때문에 적절하지 않다. 또한 가족 병리가 심각한 경우에는 오히려 아동에 대한 치료적 접근이 부정적인 상을 견고하게 하거나 정신치료에 의해 가족 내의 불확실한 균형이 더 악화될 수 있기 때문에 피하는 것이 좋다. 이런 제한점이 있을 경우에는 지지적 정신치료를 시행한다. 또한 지지적 정신치료는 위기나 급작스런 스트레스에 의해 발생한 정서적 혼란을 갖는 아동에게 적용할 수 있다.

최근에 발달지연이나 자아기능이 퇴행 혹은 약화되어 미숙하고 비효율적인 행동 유형을 갖는 아동들을 대상으로 교육적·교정적·모방적 정신치료가 발전되고 있다. 이런 접근들이 별 구분 없이 흔히 '놀이치료(play therapy)'로 이야기되고 있는데, 이것은 마치 성인에서 여러 가지 형태의 정신치료를 '대화치료(verbal 'talk' therapy)'라고 하는 것과 비슷하다. 따라서 여기서는 놀이치료라고 하면, 대개 '놀이를 이용하는 지지적 혹은 정신역동적 정신치료'에 국한하고, 마지막에 논의한 교육적 정신치료는 기존의 정신치료의 논의에서 제외한다.

(3) 정신치료는 안전하여 해가 없는 것인가?

모든 치료법과 마찬가지로, 정신치료도 완벽하게 안전하지 않다는 것을 인식할 필요가 있다. 따라서 정신치료의 해를 줄이기 위해서 윤리적·전문가적·기술적 표준을 제시하려는 노력을 기울여야만 한다. 특히 적절하게 훈련되지 않은 치료자들이 활개치는 것, 부적절하고 부정확한 기술이나 기법의 적용에 의해 정신적으로 손상을 가져올 가능성에 대한 우려의 소리가 높다.

객관적인 결과로 Bergin(1971)은 치료받지 않은 대조군의 5%에 비해, 정신치료군의 약 10%가 부정적 효과를 보였다고 주장하였지만, 그 후 Strupp 등(1977)은 치료받지 않고 대기 중인 환자에서 보이는 약 3~6%보다 부정적 결과가 높지 않았다고 그들의 주장을 반박하였다. 또한 Smith 등(1980)도 분석치료를 받은 1,766개의 사례 가운데 약 9%만이 부정적 결과를 보여 의미 있는 차이를 발견하지 못하고 있다. 하지만 앞에서 언급한 Strupp

등(1977)은 약 70명의 전문가를 대상으로 조사한 결과에서 거의 대부분이 '정신치료가 부정적인 효과를 가져온다'는 데 동의하였다고 보고하였다.

이것은 임상적으로도 나타나는데, Wolberg(1977)는 정신치료를 받고 어머니로부터 심리적인 독립을 얻으면서 그 어머니가 딸의 심리적 독립을 수용하지 못하고 자살한 예를 들면서 정신치료의 위험성에 대해 경고하고 있다. 그는 정신치료의 부정적인 효과에서 가장 흔한 것이 치료자의 경험 부족과 부적절한 시행이라고 단정지으며, 다른 치료자나 경험 많은 전문가의 자문(consultation)이나 지도감독(supervision)의 필요성에 대해 역설하고 있다.

또한 자아기능이 퇴행되거나 약화된 경계선 상태의 환자에게서 잘못 적용된 정신치료에 의한 증상이나 자아기능 퇴행의 악화를 지적하고 있다. 즉, 정신치료의 적절한 적응이 중요함을 지적하고 있다. 아동의 정신치료에서 구체적인 부정적 효과가 보고되지는 않았지만 임상에서 충분히 경험되고 있는 것이기 때문에 이러한 점에 유의해야 할 것이다.

(4) 정신치료의 가격대비 효과는 어떤가?

증상이나 고통의 경감이나 해소는 개인의 학업성취, 직업 수행 혹은 대인관계의 개선을 동반하기 때문에 직접적 혹은 간접적으로 경제적 이득을 가져온다. '**가격대비 효과**(cost-effectiveness)'의 개념은 최소한의 가격으로 치료 목표에 도달할 수 있는 치료법이 가장 효율적이고 가장 바람직하다는 개념이지만, 아직 이것을 정확하게 측정하고 평가할 수 있는 표준 방법은 존재하지 않는다. 더욱이 정신치료의 효과 자체를 평가하는 것도 쉽지 않기 때문에 가격대비 효과를 측정하는 것은 더욱 어려운 일이고, 심리적인 효과를 금전적으로 계산하는 것도 쉬운 일이 아니다.

하지만 의료경제적인 면에서 이것을 측정할 필요성이 대두되었고, '가격(cost)' 대신 '가격 계산(cost offset)'을 평가하는 방법을 도입하였다. 따라서 정신치료에 의한 '의료 이용률(외래 방문, 검사 이용도, 입원 일수 등)'에 대한 기여도를 평가하는 방법 등이 도입되었다. 이런 분석에 의해 신체건강서비스에서의 정신치료 오용(誤用, misuse)이 분명하게 밝혀졌다. 여기서 오용이란 과도한 사용뿐 아니라 필요한 건강서비스를 제대로 제공하지 않은 것도 포함하고 있다. 즉, 적절한 환자를 대상으로 적절하게 정신치료가 사용되어야 함에도 불구하고 제대로 시행되지 않았거나, 혹은 별 효과 없이 정신치료가 시행된 경우를 말한다.

3) 요약 및 결론

놀이의 임상적 응용에 대해서 홍강의와 조수철(1986)은 여섯 가지를 열거하였지만, 그것을 참고로 세 가지로 요약할 수 있다. 첫째, 놀이를 통해 치료자와의 관계 형성을 촉진하는 수단으로 이용할 수 있다. 즉, 놀이를 함께 수행함으로써 아동이 새로운 관계에서 겪는 어려움을 쉽게 극복하고 치료적 동맹을 맺을 수 있도록 매개체 역할을 한다. 둘째, 아동이 놀이를 통하여 자신의 발달 수준, 행동 및 사고의 특성과 내용, 감정 표현, 갈등을 처리할 수 있다. 따라서 치료자는 놀이를 통하여 아동의 문제나 발달 수준, 기타 아동에 관한 다양한 정보를 수집하고 평가함은 물론 치료적으로도 이용할 수 있다. 아동의 정신치료 과정에서 놀이를 자유 연상에 해당하게 하여 진단과 치료에 함께 이용하는 것이다. 마지막으로 놀이 자체가 치료적인 기능을 가질 수 있다. 아동들은 놀이를 통하여, 다양한 기능을 습득하거나 갈등을 해소할 수 있다. O'Connor(1991)는 놀이가 갖는 기능을 생물학, 아동 내, 대인관계, 사회문화적 차원으로 나누어 다양한 측면을 설명하고 있는데 그 가운데 가장 중요한 것이 아동은 놀이를 통하여 스스로 상황에 대해 터득하고 갈등을 극복할 수 있다는 것이다. 즉, 터득(mastery)의 기능이 있다.

이것은 미술치료에서도 비슷한 상황인 것을 알 수 있다. 미술치료도 미술을 통한 혹은 매개로 하는 치료로 넓은 의미에서 정신치료에 속하면서도 독특한 위치를 차지한다. 미술치료의 예를 들면, 여기에는 두 가지 극단적인 견해가 위치하고 있다. 그 가운데 하나가 Margaret Naumberg의 견해인데, 그녀는 정신분석적 정신치료에 그림이나 기타 미술 기법을 도입하여 정신치료를 보조하는 매개 수단으로 이용한다. 이에 반해 Edith Kramer는 예술 자체가 갖는 창조성에 의해 자아의 통합과 합성의 작용인 승화 과정을 보조함으로써 현실과 환상, 무의식과 의식이 조화를 이룰 수 있도록 한다는 견해이다. Naumberg는 Kramer를 미술치료사라기보다는 미술 교사로 간주하고 있고, Kramer는 Naumberg를 정신치료자는 맞지만 미술치료사는 아니라고 반격하고 있다. 이러한 견해를 설명하면서 Ulman(1975)은 두 극단적인 견해에서 중도-통합적 태도를 견지하면서 미술치료가 갖는 치료적 기능을 강조하고, 미술을 통한 비언어적 의사소통과 단어로 번역될 수 없는 면이 있음을 주장하였다. 저자는 놀이치료를 기술하면서 이들의 논쟁과 견해를 머리에 떠올리게 된다. 놀이 속에 미술 혹은 예술적 요소가 포함되기도 하고, 따라서 이러한 견해가 매우 유용할 수 있다.

놀이치료는 시발부터 정신분석의 영향 속에서 발전되어 왔다. 또한 현재도 정신분석적/정신역동적 정신치료를 근간으로 하고 있음을 부정할 수는 없다. 이것은 미술치료도 마찬가지이다. 하지만 미술 자체를 부정하고 단지 정신치료에 이용되는 매개체로 간주하는 태도에 대해 반발하는 것 또한 인정하지 않을 수 없는 것처럼 놀이치료도 놀이가 갖는 내재적인 기능을 중시하는 경향을 수용해야 할 것이다.

하지만 최근 정신의학의 발전과 연구 업적에 의해 속속 밝혀지고 있는 정신질환의 생물학적 · 유전적 요인들에 의해 정신치료적 접근의 중요성이 약화되고 있는 것도 고려해야만 할 것이다. 아동의 정신질환 치료에 있어서 정신치료는 아직도 중요한 위치를 차지하고 있다. 이 가운데 정신치료를 처방하는 가장 적절한 기준은 다음의 두 가지라고 요약할 수 있다. 첫째가 진단이다. 예를 들면, 주의력결핍 과잉행동장애(ADHD)는 신경심리적 기능이상은 약에 의해 반응하며, 구조화된 비자극적 환경이 집중력을 촉진하고, 부모는 아동을 구조화하고 지지할 필요가 있다. 또한 자아개념과 기타 내적 요소들이 지지되어야 하며, 그 외에도 많은 도움이 제공되어야 한다. 이런 명확한 진단과 증상 평가에 의해 적절한 부분에서의 처방이 효과적으로 시행될 수 있다. 둘째는 앞에서 이미 논의된 여러 가지 요소—개인, 가족, 사회경제, 심리, 신체 요소들—이다. 이들에 의해 같은 진단이라고 해도 아주 다양한 처방이 내려질 수 있다.

하지만 이런 요소들을 고려하여 잘 처방된 정신치료라고 하여도 이미 앞에서 논의한 정신치료 자체가 갖는 제한점이나 비판들에 의해 그 적용에 문제를 갖는다. 그 가운데 가장 문제가 되는 것은 정신치료가 갖는 비특이성, 즉 어떤 문제행동이나 환자에게 어떤 형태의 정신치료를 어떻게 적용할 것인지 여부가 불확실하다는 점이다. 또한 정신치료는 해가 없다고 흔히 생각하지만 부적절한 치료자에 의해, 적절하게 적용되지 못할 때는 심각한 해를 가져올 수 있기 때문에 충분한 지도감독이나 자문을 필요로 한다는 점이다. 이러한 점들이 충족된다면 아직도 계속되고 있는 '과연 정신치료는 효과가 있는가?'라고 하는 질문에 당당하게 맞설 수 있고, 최근에 대두된 가격대비 효과 검증에 대해서도 대비할 수가 있을 것이다. 따라서 놀이치료의 허와 실은 바로 적절한 지도감독을 받으며 철저한 수련을 통해 치료자로서의 자질을 충분히 갖춘 치료자에 의해 적절하게 시행된 놀이치료는 비록 연구 방법이나 객관적 검증이 아직은 다소 미흡하더라도 분명히 아동들의 문제행동 치료나 발달을 저해하는 요소들을 제거하는 중요한 수단이 될 수 있지만 만일 그러한 기본 전제들이 제대로 갖추어지지 못한 상태에서 오용 혹은 남용된다면 아동 개인이나 가족은 물론 사회적으로도 커다란 해를 끼칠 수 있다. 따라서 이러한 점을 충분히 고려하여 아동 및 가족들에게 도움을 줄 수 있는 방안을 찾기 위해 더 많은 노력을 해야 할 것이다.

Child Psychopathology **제14장**

소아정신과 임상에서 약물치료

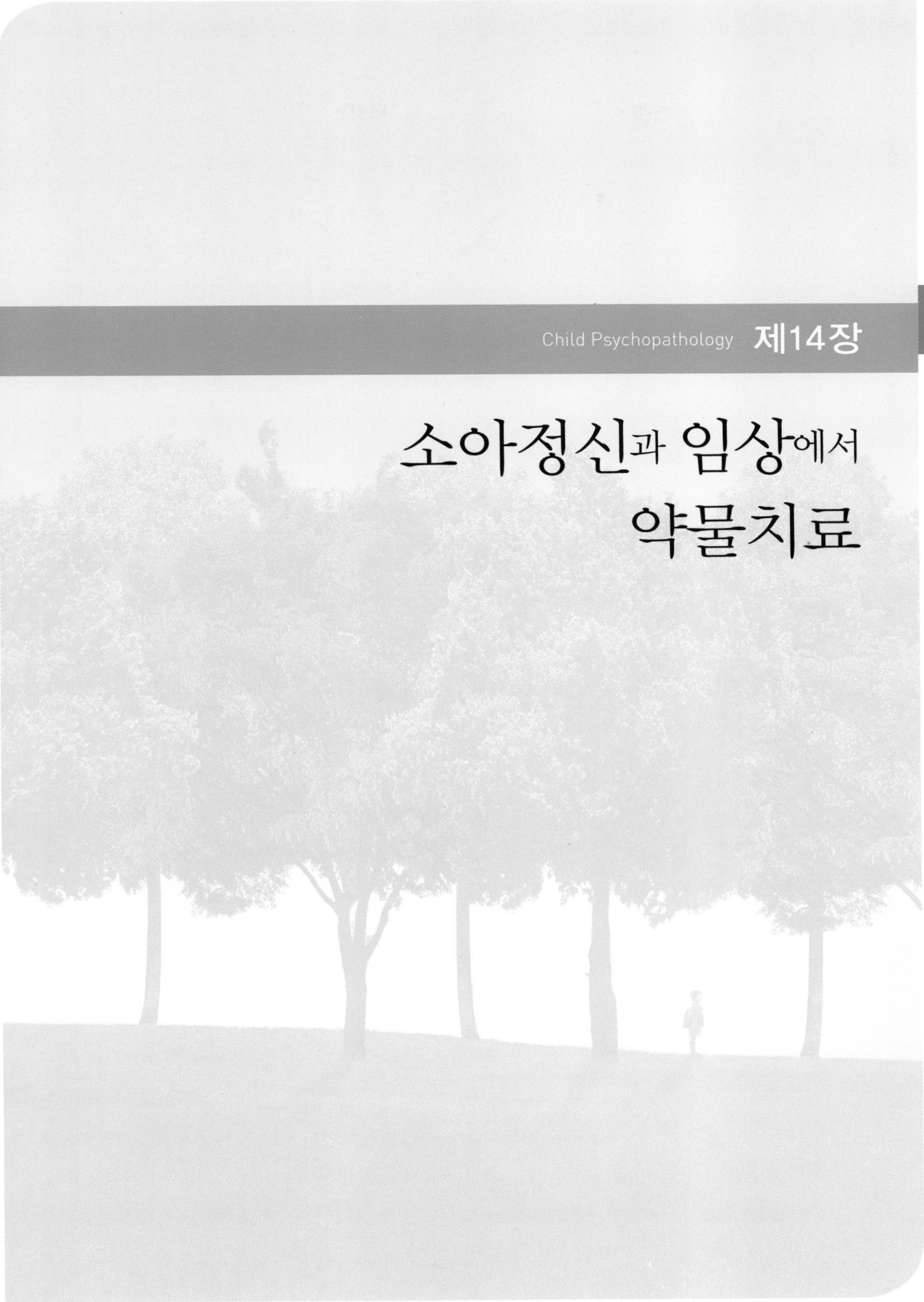

1. 아동정신병리에서 약물치료의 일반원칙

1) 약물치료의 발전

아동 및 청소년의 정신장애를 치료하기 위해 약물치료를 시행한 것은 아주 오래 전의 일로 1937년 Bradley가 행동장애 소년들에게 벤제드린(benzedrine)을 투여하여 이들에게서 학습이 향상되고, 산만한 행동이 줄어드는 것을 발견하였다. 하지만 이후 30년이 지나서야 처음으로 미세뇌기능장애 아동들에서 덱스트로암페타민(dextroamphetamine)의 통제실험연구가 수행되었다. 이후 1970년대 들어 아동 및 청소년 정신병리에서 많은 발전을 이루어 이들의 정신병리에 대한 약물치료가 많은 주목을 받았고 그 비중이 높아지고는 있음에도 불구하고, 여전히 여러 문제점을 가지고 있다.

그것은 대개 아동 및 청소년들이 발달과정에 있기 때문에 발생하는 문제이거나, 이들을 대상으로 하는 연구가 부족한 것에서 기인하는 것이 많다. 그것에 대해 지적되는 것으로는 ① 약물의 안정성(safety)과 효과(efficacy), 부작용(adverse effects)이 체계적으로 입증되어 있지 않은 점, ② 발달에 영향을 미칠 것으로 추측되나 장기 추적 연구가 부족한 점, ③ 성인과 반응의 차이에 대한 체계적인 결과의 부족, ④ 소아정신질환의 진단 및 분류가 아직도 체계적이지 못한 점, ⑤ 전통적으로 환경적인 요인이 중요시되어 약물치료가 간과되어 온 점 등이 있다.

하지만 최근 아동 및 청소년 정신장애의 약물치료에 있어 십수 년 사이에 많은 변화와 발전이 이루어졌다. Riddle 등(2001)은 그 변화에 대해 다음과 같은 점들을 지적하고 있다. 첫째, 아동 및 청소년 정신장애의 치료에 있어 전통적인 정신역동치료, 행동치료, 심리사회치료에 대해서 의학적 · 생물학적 모형에 근거한 약물치료의 중요성이 부각되었다. 둘째, 아동정신약물학 영역에 대해 정부가 연구를 적극 지원하고 있다. 예로, 미국 국립정신보건원(이하 NIMH)의 **소아정신약물학 연구단위**(Research Units of Pediatric Psychopharmacology: RUPPs)를 들 수 있다. 또한 NIMH가 지원한 ADHD치료에서 MTA 연구, 이와 유사한 주요우울장애(MDD) 및 강박장애(OCD)에 대한 연구가 있다. 셋째, 약물 개발에 대한 규정의 변화가 일어났다. 즉, 지나친 규제에 의해 아동 및 청소년에 대한 약물 연구가 부족했는데, 이를 촉진하기 위한 **식약청현대화법**(FDA Modernization Act:

FDAMA, 1997), 1998년 제정된 **식약청 소아규정**(FDA Pediatric Rules) 등이 있다. 넷째, 처방 유형의 변화를 들 수 있다. 특히 최근 10여 년 사이에 중추신경자극제의 사용이 급격하게 증가했고, 다음으로 SSRIs계 항우울제가 널리 처방되고 있다. 다섯째, 일반인들의 관심이 고조되고 있다. 즉, 급격한 처방의 증가, 정부 지원 연구, 제약회사들의 활발한 연구투자 증가 등으로 인해 주요 언론 매체를 비롯하여 여러 시민단체, 학회, 연구기관 등에서 격려와 함께 우려를 나타내고 있다. 물론 국내는 아직 이와 같지는 않지만 이런 점들이 약물치료에 있어서 최근에 일어나는 변화로써, 그 가운데 일부는 국내에서도 일어나고 있다.

2) 아동 및 청소년에서 약물치료 시 고려사항

의사가 임상에서 **약물치료**를 시행함에 있어서, 그것을 '어떻게 시행하는가?' 하는 것이 매우 중요하다. Popper(1990)는 총괄적으로 다음과 같은 항목들을 의사들은 고려해야 한다고 제시했는데, 여기서 간략하게 기술한다.

- **적응증**: 약물치료에 있어 가장 중요한 고려사항으로 확립된 것, 가능성 있는 것, 추정되는 것으로 구분 지을 수 있다.
- **치료 효능의 증거들**: 아동 및 청소년들에 관한 현행 자료들을 요약한 것이다. 적응증과 마찬가지로 많은 약물에 대해 효능의 증거가 어떤가 하는 것이 중요하다.
- **치료작용의 기전과 약물의 화학적 특성**: 이에 대해 기본적인 약리학적 특성에 대해 언급되어야 하고 의사들은 이를 숙지해야 한다.
- **아동 및 청소년에서의 약역동학**(pharmacokinetics): 약물 분포 및 대사가 성인과 다르다. 성인과 비교할 때, 아동 및 청소년들은 간과 신장에서 약물의 배설이 더 빠르다. 이렇기 때문에 아동 및 청소년들은 성인보다 체중당 사용량이 훨씬 더 높다.
- **용량 및 용법**: 의사의 임상경험과 연구자료에 근거하여 결정되지만, 생물학적 변이가 중요한 역할을 한다. 대부분 명확한 치료지침이 제시되고 있어, 적절한 사용량과 용법이 제시되지만, 의사는 사용에서 반드시 개인 차이를 고려해야 한다. 따라서 의사가 시행하는 모든 약물치료가 반드시 제시된 지침 내에 있어야만 되는 것은 아니다. 의사가 시행하는 진료행위는 비록 표준권고를 벗어나더라도 때로는 수용될 수 있다.
- **여러 약제들**: 일반적으로 원 허가제품 혹은 성분명(generic name)으로 표시된 약제와

여러 제약회사에서 동일한 성분을 동일한 혹은 다른 방법으로 제조하여 판매하는 상품명(brand name)의 약제로 나눌 수 있다. 또한 동일한 성분이라고 할지라도 함량에 따른 약제, 제형 혹은 작용시간, 투여 방법 등에 따라 다양한 약제들이 시판된다.

- 가격(costs): 약물치료에서 중요한 결정 요소가 될 수 있다. 이것은 약제에 따라, 그리고 그 외에 다양한 변수에 의해 결정되는데, 대개 비슷한 효능을 나타내는 데 대한 상대적인 가격으로 비교된다. 하지만 그 외에도 약제의 편이성, 부작용 발생 정도, 가용성 등 여러 가지에 의해 영향을 받는다.
- 식약청 지침: 보통 약물포장지 속에 있는 내용설명서로 요약된다. 이것이 반드시 의사들의 처방 행위를 결정하는 것은 아니다. 이것은 제약회사에서 약제를 판매하기 위한 허가사항이기 때문에 반드시 진료현장에서 따라야만 하는 것은 아니다. 의사들은 이것을 참고로 다른 연구논문, 학술발표 소견, 임상경험 등을 고려하여 자신의 진료행위를 수행한다. 하지만 만일 분쟁이 발생할 경우, 가장 중요한 지침으로 활용될 수 있다.
- 부작용: 모든 약물에서 효능과 마찬가지로 피할 수 없는 것이다. 의사가 약물치료를 시행할 경우, 처방에 따른 득실을 고려하여 결정하는 것이고, 가능한 부작용을 예방하거나 줄이기 위한 주의를 기울이는 것이 필요하다. 부작용은 대개 성인에서 사용했던 경험을 토대로 하는 수가 많은데, 아동 및 청소년에서 관찰되는 부작용은 비교적 흔하고 발달학적 차이를 보인다.
- 부작용을 줄이기 위한 주의: 약물 처방 시 효능 및 적응증과 함께 가장 우선적으로 주의를 기울여야 하는 사항이다. 이러한 방법들로 용량을 서서히 증량하는 방법, 지나치게 많은 양을 피하는 것, 최소한의 유효용량이 항상 최선은 아니라는 것을 이해하는 것이 필요하다. 이 외에도 치료에 대한 순응도를 높이는 것이 부작용을 줄이는 방법이 된다.
- 특정 부작용에 대한 대책: 만일 피할 수 없는 부작용이 발생했을 때, 어떻게 하는 것이 가장 적절한 방법인지를 모색하는 것이 필요하다.
- 독성(toxicity): 지나치게 많은 양의 약을 사용했을 때 나타날 수 있다. 특히 탈수와 같은 상황이 생기면 혈중 농도가 증가하면서 나타날 수 있다. 아동 및 청소년들은 질병 · 구토 · 설사 · 고열에 의해서도 일어날 수 있지만 그 외에도 식사를 거르거나, 지나치게 심한 운동을 하거나, 햇볕에서 장시간 놀이를 하면 이러한 위험에 노출될 수 있다. 드물지만 잘못해서 과량을 복용하거나 자살시도 등에서도 이러한 독성이

발생할 수 있다.

- **금단효과**(withdrawal effects): 많은 양의 약을 오랫동안 지나치게 빨리 혹은 갑자기 끊었을 때 발생할 수 있다. 물론 대부분 큰 문제가 일어나지 않지만, 때로는 매우 심각한 금단현상이 일어나기도 한다.
- **약물상호작용**: 이에 관한 자료는 주로 성인에서 얻어진 것이 대부분이다. 하지만 아동 및 청소년에서 장기간 사용하는 약물의 경우, 치료 도중에 다른 약물을 함께 처방하여 사용할 수 있기 때문에 이에 대한 상호작용과 그 영향에 대해 잘 이해하여야 한다.
- **진단검사 소견에 대한 영향**: 때로 일부 약물을 사용하는 경우, 흔히 시행하는 검사 소견에 영향을 주는 수가 있다
- **초기 의학적 평가**: 약물치료를 시행할 때 초기에 할 진찰 혹은 검사를 잘 이해해야 한다. 대부분의 의사들은 병력 청취, 신체검사, 그리고 몇 가지 검사를 약물치료 전에 시행한다. 이것은 대개 약물의 부작용과 관련되거나 혹은 금기사항과 연관된다.
- **의학적 추적 방법**(medical follow-up protocols): 특정 약물에 따라 구체적으로 정해진다. 특히 장기간 약물을 사용할 경우, 정기적으로 혹은 특별한 증상이나 증후가 의심될 때, 정해진 방법에 따라 진찰(예: 혈압 혹은 맥박 측정 등)이나 검사가 시행된다. 이것은 단지 부작용의 점검이 아니라, 질병이나 증상 경과의 변화, 순응도, 병에 대한 적응 등도 포함하며, 따라서 정기적인 방문이 가장 중요하다.
- **금기사항**(relative contra-indications): 이에 대해서는 특별한 주의를 기울여야 한다. 여기에는 절대적인 금기사항과 상대적인 금기사항이 있는데, 절대적인 경우는 매우 드물고, 대부분 상대적인 금기사항인데, 이때 의사는 위험도와 이득을 저울질하여 가장 적절하고 안전한 치료방법을 찾도록 한다.
- **자살 목적 혹은 과용량 복용 시 위험성**: 자살 등의 목적으로 과용량을 복용했을 때의 위험성에 대해서도 의사는 주의를 기울여야 한다. 약물을 처방할 때, 의사는 잘못해서 과량 복용하거나 혹은 자살 목적으로 복용했을 때의 위험성을 고려하고, 만일 위험성이 있다면 사전에 충분하게 그 위험성을 알리거나, 적절한 예방 조치를 강구하거나, 혹은 처방약을 조절한다.
- **남용 가능성**: 약물의 오남용 가능성에 대해서도 관심을 가져야 한다. 특히 청소년의 경우 혹은 가족 중에 약물남용 가능성이 있는 경우를 의사는 염두에 두어야 한다. 이때도 앞에서와 마찬가지로 그 위험성에 대해 미리 토의하거나 조절하도록 한다. 하

지만 대부분의 약물이 남용 가능성이나 습관성 · 중독성을 갖는 것은 아니다.

- **치료기간:** 치료기간은 전적으로 진단과 다른 치료방법을 포함한 상황, 호전 정도에 달려 있다. 대개 수개월 이상 치료를 하는 수가 많고, 때로 수년간 혹은 일생을 치료하는 수도 있다. 장기간 약물을 사용하는 경우, 대개 의사들은 정기적으로 약물을 투여하지 않고, 일시 중지한 후 그 변화를 관찰하는 기간을 가진다.
- **효과가 없을 때 사용할 대체 약물:** 대체 약물에 대해서도 잘 이해해야 한다. 대개는 어떤 질병에 가장 효과가 좋고 잘 사용하는 1차 선택약이 권고되는데, 만일 그 효능이 충분하지 않다고 판단되거나 부작용이 심하거나 기타 다른 중대한 사유가 있을 때, 2차 선택약 혹은 대체 약물(alternative drug)을 처방할 수 있다.

약물치료에서 이것은 반드시 고려할 사항이기는 하지만 아동 및 청소년 정신장애에서의 약물치료 원칙에서 이 모두를 논의할 수는 없고, 이 가운데 몇 가지 중요한 사항들을 중점적으로 다룰 것이다. 그리고 그가 제시하지 않았지만, 아동 및 청소년 약물치료에서 중요하게 논의되어야 할 것으로 아동 및 청소년 정신장애의 진단 및 분류, 발달학적 측면, 부모 요소 및 법적 고려사항에 대해서도 다룰 것이다.

3) 약물치료에서 평가의 중요성

약물치료의 시작은 포괄적이고 철저한 임상평가로부터 시작한다. 아동 및 청소년들의 문제행동을 규정하거나 혹은 정신과 진단을 내리는 것이 종종 논란이 되고 있지만, 1980년 미국정신의학회(이하 APA)의 『정신질환의 진단 및 통계편람-3판』(DSM-III; APA, 1980)이 발간된 이후 전문가들 사이에 이견이 좁혀지고 있다. 예전에 다소 막연한 증상 위주의 약물치료에서 발전하여, 보다 명확한 진단에 근거한 처방이 가능해지고 있다. 덧붙여 보다 새롭고 안전한 약물이 속속 개발되면서 예전에 비해 적극적인 약물치료가 시도된다. 이러한 발전에 힘입어 아동 및 청소년의 정신질환에 대해 임상적으로 적절한 평가에 근거한 합리적인 약물치료를 가능하게 했다. 이러한 평가의 중요성에 대해 Tosyali과 Greenhill(1998)은 다음 네 가지를 제시했다. 즉, ① 다양한 정보원으로부터의 포괄적이고 신뢰할 수 있는 정보, ② 치료적 동맹관계의 수립, ③ 가족 요인, ④ 진단 · 증상 · 장해(impairment) 등을 제시했다.

(1) 다양한 정보원으로부터의 포괄적이고 신뢰할 수 있는 정보

아동들의 평가는 성인에 비해 어렵다. 흔히 아동이나 청소년들로부터 직접 정보를 수집하기보다 부모나 교사를 통해 간접적으로 얻는 수가 많다. 또한 이들이 상황에 따라 다르게 행동하는 수가 많기 때문에도 어렵다. 아동이나 청소년들로부터 직접 정보를 얻을 때 그들의 내면적인 감정 상태(예: 우울감, 불안 등)에 대한 정보는 다른 정보원에 비해 신뢰할 수 있다. 하지만 이들의 외현화 문제(예: 품행장애, 주의력결핍 등)에 대해서는 오히려 그들 자신보다 교사나 부모로부터 얻는 것이 신빙성이 높을 수 있다. 교사는 부모에 비해 교실이나 학교생활에서 다른 아동들과의 사회성이나 학습태도 등에 대해 잘 관찰할 수 있는 반면, 부모들은 아동들의 발달에 관련한 종단적인(longitudinal) 면에 대해 더욱 잘 알고 있다. 이러한 점으로 인해 때때로 정보원들 간의 일치도가 낮은데, 이런 차이에 대해 불일치하는 점에 대해 정보원들과 토의하는 것이 필요하다.

(2) 치료적 동맹관계의 수립

임상적으로 평가의 목적은 단지 진단 및 감별진단에 있는 것이 아니라, 아동, 부모, 교사, 그 외에 아동의 치료에 관련한 모든 사람들이 어떤 점이 문제가 있는가 하는 점을 이해하도록 하는 것이다. 때로 아동 및 청소년, 부모들은 마지못해 상담을 받으러 오는 수가 있는데, 이때는 평가에 별 관심도 없고, 치료에 대한 동기도 낮다. 따라서 단지 진단을 위한 것이 아니라, 아동이나 가족들이 가정, 학교, 또래관계 등에서 겪는 어려움에 대한 공감을 보여 주고, 자세하게 문제점을 찾아보고 그 해결책을 함께 모색하는 치료적 동맹관계를 수립하는 것이 필요하다.

(3) 가족 요인

아동의 건강과 안녕에 대한 가족의 역할은 매우 중요하다. 가족 요인은 유전이나 선천적 요인과 같은 생물학적 요인도 있고, 부모의 양육태도나 사회경제적 수준과 같은 환경적 요인도 있다. 또한 이와 관련하여 부모의 성격, 정신질환 여부도 매우 중요하다. 이러한 여러 가족 관련 요인들이 치료 목표나 방법을 결정하는 데 중요하고, 이에 관한 자세한 평가를 통해 성공적인 치료를 이룰 수 있다.

(4) 진단 · 증상 · 장해

약물치료를 포함한 치료 목표와 방법을 결정하는 데 중요한 고려사항으로 진단과 목

적절한 감독, 그리고 약을 먹지 않으려는 태도(예: 여러 번 복용, 사회적인 부정적 인식, 약에 대한 걱정 등)를 제시하면서, 약물순응도를 높이기 위한 전략을 크게 서방형 제제의 처방과 장애 및 약물치료에 대한 교육/정보제공을 제안했다. 하지만 실제 연구를 보면 질병에 대한 지식이나 치료에 대한 견해가 반드시 순응도를 결정하지는 않는다는 것을 보여준다. 또한 ADHD MTA연구(1999)에서 보면 **치료 수용**(treatment acceptance)이 순응도에 중요한데, 약물치료보다 행동치료가 훨씬 수용도가 높다. 이것은 14개월 치료 순응도에 반영되는데, 약물치료군에서는 144명 가운데 13명, 약물 및 행동병합치료군은 145명 중 5명이 약물 복용을 거부했고, 반면에 병합치료군에서는 단 1명만이, 행동치료군에서는 단 1명도 치료 거부가 없었다. 또한 약물치료가 효과가 높았음에도 불구하고, 부모들의 만족도는 행동치료군 혹은 병합치료군에서는 의미 있게 높았다. 이러한 결과들은 결국 약물치료의 성공 여부가 약물의 효능, 부작용 등 약물치료와 직접 관련한 요소뿐 아니라, 아동 및 청소년의 부모를 포함한 가족 요인이 매우 중요함을 시사하는 소견이라고 할 수 있다.

(4) 법적 고려사항

최근 급격히 발전하는 정신약물학에도 불구하고 여러 가지 제한점으로 인해 오히려 아동 및 청소년들은 Sharkey(1968)의 표현과 같이 나날이 발전하는 약물치료에서 '고아(therapeutic orphans)'가 되어 왔다. 이같이 약물 연구에서 아동들을 대상으로 한 연구가 부족하여, 1990년 미국 내에서 아동 및 청소년들을 대상으로 처방되는 모든 약물의 80% 이상이 안전성, 용량 및 효능에 대해 제대로 연구가 수행되지 않았다. 이점에 대해 미국 식품의약품안정청(이하 FDA)와 국립보건원(National Institute of Health: NIH)이 공동으로 문제점을 인식하고 그 개선책을 마련하기 위한 조치를 취하게 되었다. 미국에서 FDA의 승인을 얻지 않은 채, 처방되는 약품을 '**승인 외 사용**(off-label use)'**약품**이라고 부르는데, 성인 정신질환의 경우 승인 후 사용하는 것이 대부분이지만, 소아청소년정신과 영역에서는 오히려 그 반대가 대부분이다. 경우에 따라서, 그 발생빈도로 인해 승인 외 사용일 수밖에 없는 경우도 있다. 이러한 승인 외 처방이 미국에서는 법률에 저촉이 되는 것은 아니지만, 소송에 휘말릴 가능성이 있기 때문에 조심해서 사용해야 한다. 이 같은 현상이 발생하는 가장 커다란 이유는 바로 명확한 연구결과가 부족하기 때문이다. 그리고는 약물사용설명서에 "소아 환자에서는 안정성 및 효능이 입증되지 않았습니다"라는 글귀만 삽입해 놓았을 뿐이다.

최근에 비로소 FDA는 소아정신약물학 연구를 촉진시키기 위해 노력을 하고 있는데, 1995년 1월 24일~25일 이틀 동안 NIMH–FDA 공동 주최의 '아동 · 청소년에서 정신약물학: 현재의 문제점, 미래의 전망(Psychopharmacology in Children and Adolescents: Current Problems, Future Prospects)'이라는 주제의 워크숍을 가지기도 했다. 여기서 소아정신약물학의 기초가 부실하고, 높은 수준의 연구가 촉진되고 발전되어야 할 필요성을 알게 되었다. 여기에서 얻어진 결론 가운데 하나가, 소아 · 청소년 정신약물학에서 성인과 이들 집단의 질환이 다소 차이가 보이는 세 가지 유형이 있는데, 이들이 앞으로의 연구에 있어서 다소 상이점을 보일 것이다. 첫째, ADHD는 일차적으로 소아질환이라고 할 수 있다. 잔재형이 성인기로 지속할 수도 있지만 기본적으로 소아기 질환이기 때문에 만일 새로운 약물이 개발되거나 연구될 때, 이미 성인에게 승인된 약물이라고 하더라도 이때는 완벽한 발달 프로그램이 요구될 것이다. 둘째, 성인 및 소아기 모두에게 존재하지만 다소 차이를 보이는 질환이다. 그 예로 들 수 있는 것이 우울증인데, 현상학적으로는 비슷할지 모르지만, 몇 가지 중요한 차이를 보이고 있다. 또한 성인에서 이미 사용 중인 약물들이 소아 우울증에서는 위약과 뚜렷한 차이를 나타내는 데 실패했다. 이 같은 이유들로 해서 소아에서 항우울제의 개발에서는 성인의 자료를 차용하기 어렵고, 완벽한 별개의 효용성 평가가 필요할 수도 있다. 그렇지만 안정성에 대해서는 성인 자료를 차용하는 데 상당한 융통성이 발휘될 것이다. 마지막으로 강박증과 같이 소아 및 성인에서 동일하다고 간주되는 경우이다. 물론 다소 섣부르고 부족한 점은 있지만, 이 같은 추론이 가능하기 때문에 최근에 클로미프라민(clomipramine)에 대해서 이 규정을 적용했다.

이러한 인식하에 소아환자를 대상으로 연구를 수행할 경우, 제약회사에 특허독점권을 6개월 연장해 주는 특혜를 주는 등의 조치들로 인해서, 많은 신약들이 아동 및 청소년 영역에서 활발히 사용되고 연구되어, 이 분야의 발전과 함께 많은 환자들이 도움을 받는 계기가 될 것이다.

2. 약물치료의 실제

1) 약물치료 시작하기 전의 기초선 평가

이미 앞에서도 강조했지만, 약물치료의 첫 단계는 포괄적이고 철저한 평가를 근거로 한다. 평가는 병력 청취를 포함해, 신체 및 신경학 검사, 검사실 검사, 뇌영상 혹은 뇌기능 검사, 그리고 관찰법, 평정척도 등을 이용한 평가가 포함된다. 평가에서 가장 중요한 것은 정신장애 혹은 증상과 관련이 있을 수 있는 기질적 요인(organic factors)을 찾는 것과 약물치료에 의해 초래될 수 있는 신체적 및 심리적 부작용을 구별해 내기 위한 기초선(baseline)의 평가이다. 물론 FDA의 승인을 받은 약물에서도 예외는 아니지만, 특히 승인 외 사용 약물인 경우는 특별히 정해진 구체적인 규정은 없지만 합리적인 정도의 포괄적인 치료 전 평가가 요구된다. 〈표 14-1〉은 Green(2001)의 제안을 저자가 표로 요약한 것이다.

표 14-1 약물치료 시작하기 전의 기초선 평가

검사 항목	검사를 시행할 처방약물
1. 신체검사	
체온, 맥박, 호흡, 혈압, 키, 몸무게	
2. 임상시험검사	
CBC, 소변검사, BUN, 전해질(Na, K, Cl, Ca, PO4, CO_2), LFT	
혈중 납농도, 혈중(혹은 소변 내) 약물선별검사	
3. 임신여부검사	TCA, 리튬
4. 갑상선기능검사	
T4, T3RU, TSH	리튬
5. 신장기능검사	항정신병약, 플루옥세틴
혈청 크레아티닌, 소변검사	
6. 프로락틴	
7. 심전도 8. 뇌파검사 9. 임상관찰* 10. 평정척도*	클로자핀, TCAs, 리튬

* 아동 및 청소년의 진단, 특정 증상 및 처방 약물에 따라 선택할 수 있다.

2) 약물의 선택 및 변경

일반적으로 약물을 선택할 때는 환자의 연령, 진단명, 목표 증상을 고려하여 임상적으로 효능이 있다고 생각되는 식약청에서 승인된 표준약물을 1차적으로 고려하는 것이 통상적이다. 이때 효능과 함께 관여되는 결정요인으로 부작용, 과거 약물에의 반응, 가족 및 과거력, 처방하는 약에 대한 의사의 과거 경험, 약물의 가격 등이 있다. 최근 아동 및 청소년 정신장애에서 약물치료를 포함한 치료의 표준화 혹은 지침이 제안되었는데, 그 가운데 가장 대표적인 것이 아동기 주요우울장애와 ADHD치료에서 제안된 **'텍사스 아동 약물치료 알고리즘**(Texas Children's Medication Algorithm Project: TAP)'이다. 이 알고리즘은 임상가의 연구와 임상경험을 통합하고, 치료전략의 질과 일관성을 높이기 위한 목표로 전문가들의 견해를 종합하는 방법으로 개발되었다. 국내에서도 이영식 등(2002)에 의해 유사한 방법으로 아동기 ADHD 치료 알고리즘을 작성하기 위한 예비 연구가 수행되었고, 각국에서 유사한 지침을 마련했다. 그러나 이러한 알고리즘 혹은 지침이 제시되고 있지만, 이것은 단지 하나의 지침일 뿐이기 때문에, 실제 임상에서 임상가들은 각 환자의 임상적 특성이나 요구에 적합하게 변형할 수 있다.

약물의 선택에서 논의할 다른 한 가지는 소위 '오리지널' 약품(generic preparation)이냐, 아니면 소위 '복제' 약품(brand preparation)이냐를 선택하는 문제이다. 어느 특정 약물이 개발 독점권 허용시기가 지나면 다른 제약회사에서 효능을 나타내는 활성물질은 약리학적으로 동등하지만, 비활성물질 함유 혹은 제조 공정은 다를 수 있는 일반약물을 생산할 수 있다. 이때 이것이 과연 생체이용률(bioavailability)에서 동등한가 하는 문제에서 논란이 있을 수 있다. 국내에서도 2000년 의약분업을 추진하는 과정에서 이 문제가 논란이 되었지만 뚜렷한 결론이 내려지지 않았다. 미국에서는 이 문제에 대해 주마다 다른데, 일부 주에서는 소위 '대체 투여'가 허용되기도 한다. 예를 들어, 미국 뉴욕주에서는 처방전에 '이 약물은 처방의사가 아래 칸에 'daw(기입한 대로 처방)'라고 쓰지 않았다면 일반약물로 대체할 수 있다'고 인쇄된 처방전을 요구했다. 물론 이 문제에 대해서 미국 식약청의 약품평가/연구센터에서는 소위 '오렌지 북'으로 알려진『치료적 동등성평가에서 승인된 약품목록(Approved Drug Products with Therapeutic Equivalence Evaluations)』을 발간해 안정성과 효능이 입증된 전문 및 일반 약품 목록을 열거했다. 하지만 국내에서는 이런 자료가 없기 때문에 아직 이 문제에 대한 어떠한 제안도 어렵다.

약물 선택에 또 다른 고려사항 가운데 하나는 식약청으로부터의 승인 여부이다. 이미 앞에서도 논의했지만, 아동 및 청소년 정신장애의 치료에 처방되는 약물 가운데 식약청으로부터 승인되지 않고 사용되는 경우가 종종 있다. 이것의 원인이 여러 가지인데, 그 가운데 하나가 연구가 제대로 이루어지지 않았기 때문에 발생하는 문제로 연구와 개발을 촉진하기 위한 미국 FDA, NIMH 등의 노력을 이미 설명하였다. 국내에서도 비슷한 현상이 일어나고 있는데, 아동 및 청소년 정신장애의 치료에서 승인 외 약물을 처방할 때, 반드시 합리적인 과학적 근거나 전문가의 견해, 임상 연구결과를 토대로 사용하기를 권고한다.

3) 약물 상호작용

많은 정신과약물들은 다른 약물들과 유의하게 상호작용을 한다. 따라서 임상가는 약물치료를 시행할 때, 아동 및 청소년의 과거 병력을 포함하여 상호작용할 가능성이 높은 요소들을 고려해야 한다. 그 가운데 정신과 영역에서 중요한 것은 주 진단에 동반된 공존질환(comorbidity), 그리고 복합처방(polypharmacy) 문제이고, 이외의 요소로 다른 의사의 처방, 일반약물 복용 여부, 건강보조식품, 한약, 섭취하는 식품, 그리고 술, 담배, 기타 불법약물의 사용 등이다.

특히 정신과 영역 내에서 정신과약물의 대사에 중요한 것이 간조직 내에 위치한 시트크롬 P450 효소계인데, 최근 사용이 많은 SSRIs계 약물의 대사와 관련하여 이 효소계의 작용이 매우 중요하다. 따라서 아동 및 청소년 정신장애의 약물치료에 있어 약물 상호작용을 이해하는 것은 매우 중요하고, 이 주제는 너무 광범위하기 때문에 여기서 다룰 수는 없고, 각 개별 약물에서 그 일부가 논의될 것이고, 보다 자세한 것은 참고문헌이나 개별 최신자료를 참고하는 수밖에 없다.

4) 약물의 조정

(1) 용량 결정

우선 용량을 결정하는 방법으로 체중에 맞춰 결정하는 방법(weight-adjusted method)과 고정 용량으로 결정하는 방법(fixed dose method)이 있다. 예를 들어, ADHD 치료에 메틸페니데이트(methylphenidate: MPH)의 시작 용량을 결정하는데, 과거 오랫동안 체중에 따라 용량을 결정하는 방법을 사용했다. 하지만 이 방법에 대해 비판이 늘면서 최근에는 고정 용량으로 점차 증량하는 방법이 추천되고 있다. 이 방법은 체중에 맞춰 결정된 용량을 초기에 투여할 때 효능보다 오히려 초기 부작용 등으로 인한 문제가 지적되면서, 이 방법보다 초기에 소량의 고정 용량을 정해 단계적으로 증량하는 방법이 선호되고 있다.

(2) 분복 여부

약물을 투여하는 시간과 분복의 횟수는 전적으로 약물의 효능, 부작용 및 약역학적 특성에 달려 있다. 예를 들면, 중추신경자극제는 대부분 아침과 점심식사 시간 전후에 복용하고, 항정신병약물은 초기 졸림과 근긴장 부작용을 줄이기 위해 초기에는 하루 3~4회 분복할 수 있다. 물론 용량이 일정해지면 반감기에 따라 하루 1~2회로 복용 횟수를 줄일 수 있다.

최근 아동 및 청소년 정신장애의 약물치료에서 가장 획기적인 발전 가운데 하나가 중추신경자극제의 약역학적 연구에 근거한 서방형제제의 개발을 들 수 있다. ADHD 약물치료에서 중추신경자극제는 우수한 효능에도 불구하고 짧은 작용시간의 단점으로 그 사용에 문제가 많은데, 그 단점을 극복하기 위한 노력이 10여 년 이상 지속되었다. 초기에 활성 물질을 왁스로 두껍게 싸서 서서히 약물이 방출하도록 하는 방법으로 개발된 것이 Ritalin-SR, Methylphenidate-SR, Metadate, Methyl-SR 등이 있다. 또 다른 방식으로 개발된 것이 활성 물질을 보호막으로 싼 작은 구슬로 만들어 캡슐 속에 담는 방식으로 개발된 것이 Dexedrine Spansule, 그리고 이것을 보다 개량한 것이 Adderall-XR, Metadate-CD 등이다. 그리고 반투막 캡슐 내에 농도가 다른 두 층의 활성 물질과, 이 캡슐이 물을 흡수하면 팽창하는 성질을 가진 폴리머의 3층 구조의 캡슐을 이용한 OROS-MPH가 있다(최성구, 2005). 이런 노력으로 인해 중추신경자극제의 분복의 단점이 해결되어 ADHD 약물치료에 획기적인 전기를 마련했다.

약물치료의 부작용으로 인해 아동 및 청소년의 성장, 발달에 지장을 주지 않을까 하는 우려가 있기 때문에 가능한 적은 용량을, 짧게 투여하는 것이 통상적이다. 특히 ADHD의 경우 학교생활에서 가장 문제가 많기 때문에 중추신경자극제의 투여를 등교하지 않는 토, 일요일에 일시중지하는 **약물휴일**(drug holiday)을 일부에서 제안하기도 한다. 심지어 그는 약물치료에 드는 비용을 30%가량 절감할 수도 있다고 주장했으나, 많은 약물치료 지침에서 이 주장을 적극 수용하지도 않고, 휴일에 발생하는 가정 내에서의 부모-자녀관계의 악화, 휴일에는 약물을 복용하지 않고 평일에는 복용하는 등으로 인해 발생하는 약물 복용에 대한 신경 쓰는 일, 약물에 대한 부정적인 인식 혹은 약물에 의해 조종당한다는 인식 등으로 인해 저자는 약물 휴일은 권고하지 않는다. 단지 장기간의 방학 때, 증상이 비교적 오랫동안 안정적일 때 2주 이상 일시 중지해 그 변화를 살펴보는 것은 필요하다.

(3) 용량 증량과 적정 용량

약물 용량의 증량이나 감량은 환자의 임상 반응에 근거해, 반드시 그 내용을 의무기록에 남겨야 한다. 이런 결정은 특정 약물과 진단에 따라 달라지며, 대략적인 반응 특성을 알아야 한다. 예로, 중추신경자극제나 항정신병약물은 수일 혹은 1~2주에 한 번씩 용량을 증감하는 것이 보통이다. 하지만 우울장애의 경우는 초기 용량에서 어느 정도 시간이 지나면 2~3주 이상 반응을 기다려 보는 것이 통상적이다.

적정 용량(optimal dosage)에 도달했는지 여부를 판단하는 것은 가능한 최소한도의 부작용을 나타내면서 달성하고자 하는 치료 효과를 나타내는 것이다. 이것을 구체적으로 보면, 다음과 같은 것들이 일어날 때까지 용량을 증량하는 것이 권고된다. 즉, ① 적절하게 증상 조절이 이루어졌다. ② 권고 용량의 상한선에 도달했다. ③ 용량을 더 높이는 것을 가로막는 부작용이 발생했다. ④ 목표 증상의 호전 이후, 용량이 증가되면서 증상 호전이 더 이상 일어나지 않거나 혹은 증상 악화가 발생한다. 만일 치료 용량의 상한선이 결정되면 가능한 최소 용량으로 원하는 효과를 얻을 수 있는 적정 용량을 정해야 한다.

약물의 적정 용량을 결정하기 위해 종종 약물의 혈중농도를 측정하기도 한다. 현재 임상적으로 혈중농도가 유용한 것이 리튬, 항경련제, 그리고 삼환계 항우울제이다. 특히 이들이 의미 있는 것은 일부 약물들이 용량과 혈중 농도의 상관관계가 미약한데, 혈중농도와 임상반응 혹은 심각한 부작용은 유의미한 관련을 갖기 때문이다. 따라서 이런 경우 투여하는 용량만으로는 임상반응이나 부작용과의 관계를 알기 어려운데 혈중농도를 측정하여 그 상관관계를 밝혀낼 수 있다. 따라서 아동 및 청소년 정신장애의 약물치료에서 리튬과 항경련제는 반드시 혈중농도를 정기적으로 점검해야 하며, 삼환계 항우울제의 경우 임상반응이 적절하지 않거나 심각한 부작용이 우려될 때는 반드시 혈중농도를 측정해 볼 필요가 있다.

5) 원치 않는 효과(부작용)

모든 약은, 심지어 위약까지도 부작용 혹은 원치 않는 효과를 가져온다. 이 작용은 알레르기 혹은 비정상적인 반응으로 나타날 수도 있지만, 대개는 약물의 약리학적 특성에서 기인하는 것이 대부분이다. 따라서 이것을 무조건 부작용이라고 하기보다는 원치 않는 효과라고 하는 것이 보다 정확한 표현이다. 왜냐하면 약물에 의한 졸림(sedation)이 어떤 환자에게는 원치 않는 부작용일 수 있지만, 잠을 충분히 자지 못하는 환자에서는 오히려 효능일 수 있다. 마찬가지로 중추신경자극제에서 발생하는 식욕억제는 일부에서는 부작용이지만, 오히려 살찐 비만환자에서는 치료제 혹은 효능으로 작용한다.

많은 원치 않는 효과는 약물 용량과 관련이 있을 수 있고, 용량과 관련이 없을 수도 있다. 마찬가지로 부작용이 약물을 투여하고 즉각 발생할 수도 있고, 장시간이 경과한 후에 나타날 수도 있다. 또한 부작용이 치명적이거나 매우 중대한 경우도 있고 별 영향을 미치지 않는 경우도 있다. 부작용은 약역학적 특성과 관련하여 연령이나 발달 수준에 따라 다르게 나타날 수 있고, 때로는 진단이나 증상에 따라 달리 일어나기도 한다. 예를 들면, 아동에게서 중추신경자극제에 의한 들뜸, 삼환계 항우울제에 의한 항콜린계 혹은 졸림 부작용이 성인에 비해 적은 것은 연령이나 발달 수준에 따라 다르게 나타나는 예로 볼 수 있다. 진단이나 증상에 따라 달리 나타나는 예로는 할로페리돌을 투여했을 때 공격적 품행장애 아동과 자폐장애 아동에서 졸림 부작용이 차이가 나는 것이다.

앞에서 약물 선택의 중요한 결정요인 가운데 하나가 부작용인데, 그만큼 임상가는 개개 약물의 부작용에 대해 잘 알아야 한다. 그리고 부작용의 발생과 관련한 기본선 평가와 정기적 점검이 필수적이고, 부작용이 발생했을 때 적절한 조치가 취해졌는지 여부가 매우 중요하다. 때로는 항정신병약물 투여 시 이상 운동척도(Abnormal Involuntary Movement Scale), 중추신경자극제 투여 시 약물부작용평가척도 등 평가척도를 이용하는 방법도 활용할 수 있다. 개별 약물의 부작용과 그 적절한 조치에 대해서는 개별 약물에서 논의한다.

6) 약물치료의 기간과 종결

아동 및 청소년 정신장애의 특성상 약물치료의 가간을 구체적으로 설정하거나 예측하기는 매우 어렵다. 또한 예전에 청소년 혹은 성인기가 되면 증상이 호전되거나 낫는다고 생각했던 ADHD와 같은 정신장애의 경우 성인기까지 30~50%가 증상이 계속된다는 보고가 있어 약물치료의 종결을 결정하기 쉽지 않다. 하지만 어떤 경우에서도 정신과약물 투여는 매 6개월 내지 1년 간격으로 정기적으로 중단하고 약물치료의 지속 여부를 평가해야 한다. 물론 반복적으로 재발한 기분장애를 예방하기 위한 리튬 혹은 항우울제의 투여 혹은 약물 중지를 시도하기 전에 심각한 악화 혹은 재발이 있었던 조현병에서의 항정신병약물 투여와 같은 예외적인 경우도 있다.

약물을 중단하거나 종결할 때, MPH와 같이 대사가 빨라 작용시간이 짧은 약물은 바로 중지해도 별 관계가 없다. 하지만 대다수의 정신과약물은 중단 시 바로 끊기보다는 서서히 감량하여 중단한다. 이러한 예로, 장기간 투여하던 항정신병약물의 중단 시 약 10%에서 금단증상이 관찰되었고, 금단증상이 소실되는 데 약 8주가 소용되었음을 보고한다. 이외에도 삼환계 항우울제, SSRIs 항우울제, 알파 아드레날린 효현제 등에서 금단증상이 발생할 수 있기 때문에 이들 약물의 중단은 수주에 걸쳐 서서히 이루어져야 한다.

7) 결론

정신과 영역에서는 비교적 이른 시기인 약 80여 년 전 아동 및 청소년 정신장애에 대한 약물치료가 시도되었음에도 불구하고, 이들은 약물치료 및 연구 영역에서 잊혀진 집단이었다. 전문가들이 이 문제의 심각성을 깨닫기 시작하여, 이들에 대한 약물 치료 및 연구가 본격적으로 수행되기 시작한 것은 불과 10년 정도밖에 지나지 않았다. Riddle 등(2001)의 예상대로 아동 및 청소년 정신장애는 ① 의학/질병 모형, ② 새로운 약물의 개발, ③ 정부 지원 및 국제 협력, ④ 자료에 근거한 치료 알고리즘, ⑤ 발달장애 및 신체질병을 앓는 아동의 포함, ⑥ 약물유전학의 발전, ⑦ 장기 부작용 추적 점검, ⑧ 지원자들의 노력 등에 힘입어 많은 발전과 변화가 있다. 지금까지는 대부분 성인 약물치료의 경험과 연구 자료를 차용해 아동 및 청소년들의 정신장애 약물치료에 활용했지만, 앞으로는 아동의 발달과정과 특성을 고려한 치료 경험과 연구 자료를 바탕으로 이루어질 수 있다.

국내에서는 수많은 성인 정신장애의 약물치료 및 연구가 있었음에도 불구하고, 아동 및 청소년 정신장애에 관련한 연구는 ADHD를 제외하고 자폐증, 선택적 함구증, 틱 및 투렛장애, 강박장애에 각각 1~2편씩의 약물치료와 관련한 논문이 발표되었을 뿐이다. 대신 ADHD는 메틸페니데이트 투여와 관련해 김행숙(1990), 안동현(1992) 등의 논문 발표 이후 1990년대 후반부터 수십 편의 논문이 발표되었다. 앞으로는 국내에서도 ADHD뿐 아니라, 보다 다양한 아동 및 청소년의 정신장애에 관한 약물치료가 시도되고, 이에 관련한 연구들이 활발하게 수행되어야 할 것이다. 미국의 경우는 정부가 주도하여 RUPPs 네트워크를 지원하거나, ADHD 치료에서의 MTA 연구와 유사한 우울장애, 강박증에 대한 대단위 약물치료 연구가 진행 중이다. 앞으로는 이보다 다양한 정신장애를 대상으로 할 뿐 아니라,

학령전기 아동들에 대한 약물치료, 약물치료와 심리사회 치료의 병합치료 내지 보완관계 등에 관한 논의가 있어야 한다. 결론적으로 아동 및 청소년 정신장애에 관한 약물치료와 연구는 아직 초보 단계에 머물렀지만, 여러 여건 변화에 의해 앞으로 급격하게 발전하는 분야가 될 것이다.

3. 각 약물의 특성 및 사용 실제

1) 각성제(중추신경자극제; CNS Stimulants)

(1) 일반적 사항들

① 적응증과 효능

적응증은 ADHD, 학습장애, 품행장애, 기타(지적 장애, 자폐성장애) 등이다. 효능을 보면, 약물의 효과는 75%에서 효과를 보여 위약(40%)에 비해 월등히 높다. 그리고 그 효과는 남녀의 차이가 없었다. 각 영역에서 행동과 관련해서는 활동의 감소, 교실에서 소리 내고 지장을 주는 것이 줄고, 글씨 쓰기가 나아진다. 인지기능에서는 우선 검사 소견(지속주의력, 주의산만, 충동성, 단기기억력)의 호전, 아동의 인지전략 개선, 동기 증가 및 지루한 과제의 수행 호전, 학업성취(산수에서 실수를 줄이고, 빼먹는 것을 줄인다. 읽기/철자에서 호전된다. 앉아 있는 시간을 늘려준다)의 호전이 나타난다. 대인관계 수행에서도 변화가 나타나는데, 딴 짓하는 것 감소, 지시에 대한 순종 증가, 행동의 강도 감소, 반항 및 공격성 감소, 부모 및 교사에게 긍정적 태도, 사회적 기능이 정상화되지는 않지만 호전된다.

② 내성

내성(tolerance)은 드물다. 만일 일어난다면 1~2년에 걸쳐 서서히 진전된다(Wender, 1988). 만일 내성이 일어난다면, 다른 약제로 대치하고, 교차-내성(cross-tolerance)은 생기지 않는 것으로 알려졌다. 각성제의 효능은 연령 증가에 따라 감소한다고 하는 주장(Tayler et al., 1987)도 있으나, 널리 인정되지 않는다.

③ 약역동학

이들은 대부분 간에서 대사되어, 신장으로 배설된다. 가장 많이 사용하는 메틸페니데이트(MPH)의 경우 혈중농도가 최고조에 이르는 시간이 1.9시간(0.3~4.4), 혈중 반감기는 2~2 1/2시간으로 매우 빠르게 효과가 사라진다. 이렇게 MPH의 표준약제(속방형, immediate releasing form: IR)가 너무 작용시간이 짧기 때문에, 단점을 보완하기 위해 반감기가 긴 서방형(sustained-relensing form: SR) 제제가 수십 년 전부터 개발되어 그 장단점에 대해 논의되어 왔다. 2000년대 들어 서방형 제제가 활발하게 개발되어 사용되고 현재는 오히려 서방형 제제가 표준이 된다.

④ 사용 금기(contraindications)

과민반응을 보였던 경우는 절대적으로 사용이 제한된다. 그 이외는 상대적으로 조심해서 사용하거나 주의해야 하는 경우들로 조현병, 틱장애 등이 해당된다. 그 외에 심한 불안, 긴장, 안절부절못함을 보일 때, 그리고 남용 가능성이 있을 때(최근에는 서방형 제제 사용으로 남용 가능성이 매우 낮아짐)에는 사용을 제한 혹은 주의해서 처방한다.

⑤ 부작용

일반적인 사항들로 각성제들은 대개 비슷하고, 대부분 용량과 관계있다. 청소년이나 성인에 비해 소아들은 덜 민감하다. 그리고 약 20%에서 행동에 대한 부작용이 관찰된다. 흔하고, 일시적이며, 용량과 연관된 부작용으로 식욕저하, 체중 감소, 자극과민성, 복통 및 두통, 불면증, 불쾌한 기분이 있을 수 있다. 비교적 적은 부작용으로 행동 반동(behavioral rebound), 검사실 검사상 수행능력 저하, 체중 유지 등이 발생할 수 있고, 예측하기 어려운 부작용(어지럼증, 구역질, 악몽, 변비, 피곤함, 불안 및 두려움, 청력과민, 피부 발진, 촉감 이상, 말더듬), 드물지만 심각한 부작용(틱, 우울증, 성장지연, 빈맥 혹은 혈압 상승, 정신병, 조증, 강박행동, 상동증, 자기 몸 깨물기)이 관찰될 때는 약물을 감량 내지 중지한다. 그 외에 의심되지만, 아직 입증되지 않은 부작용들로 경련역치 저하, 중독, 심리적 의존성 등이 있다. 부작용의 처리방법으로 일반적으로는 약을 일시적으로 중지하거나 용량을 줄이거나, 약 2~3주 기다려 본다.

⑥ 주기적인 점검

방문할 때 매번, 틱을 포함하여 이상 운동/행동이 발생했는지 관찰한다. 3~4개월마다 혈압, 맥박, 체중, 신장(앞 세 가지는 용량 증가 시에도)을 체크한다.

⑦ **치료기간**

학기 중 혹은 방학에 1~2개월 투약을 중단해 본다. 흔히 1~2년을 사용하고 앞선 평가를 통해 지속할지를 결정한다. 경우에 따라서는 청소년기나 성인기까지 지속하는 수도 있다.

(2) 실제 약물들

① **메틸페니데이트**

메틸페니데이트(Methylphenidate: MPH)와 식사와의 관계를 보면, 식사 후 복용은 흡수나 약동학에 영향이 없는 것으로 알려졌고, 식욕저하를 줄일 수 있다고 알려져 있다(Patrick et al., 1987). 따라서 기존에 권장되던 식전 복용보다는 식후 복용을 해도 좋다. 기존에 수십 년간 사용해 오던 속방형 제제[MPH-IR; 흔히 리탈린(Ritalin)이라는 상품명으로 널리 알려져 있음, 국내에서는 페니드 등으로 판매]는 약효가 지속하는 작용시간이 짧기 때문에 하루에 두 번 혹은 심지어는 세 번 분복도 한다. 서방형 제제(MPH-SR; 국내에서는 컨서타, 메타데이트, 메디키넷 등 상품명으로 발매되고 있음)은 제형에 따라 작용시간이 8시간 혹은 12시간 내외로 길기 때문에 하루 한 번 아침 식후에 복용한다. 때로 아침, 저녁 등에 속방형 제제를 병용하기도 한다.

처방하는 데 있어서 경련역치(seizure threshold)와의 관계를 보면 제약회사 설명서에는 주의를 요하라는 경고가 있다. McBride 등(1986)은 문헌에서 단 한 가지 사례를 보고하였는데, 뚜렷하게 경련역치가 증가하거나, 경련 횟수를 증가시키는 증거는 없지만, 뇌전증과 ADHD가 수반될 때는 주의해서 사용하도록 한다. 자폐성장애의 과잉행동에서 MPH 투여 여부에 대해서 초기 문헌에서는 금기로 이야기되었지만, 최근 Strayhorn 등(1988), Birmaher 등(1988)이 이들의 효과성을 보고하였다. DSM-5(APA, 2013)에서 드디어 이런 연구결과들을 받아들여 자폐성장애와 ADHD를 병합해서 진단을 내릴 수 있도록 하여 이제는 이 약물 사용을 허용한다.

② **암페타민**

암페타민 가운데 덱스트로형인 덱스트로암페타민(Dextroamphetamine)은 미국 FDA에서 3세 이후의 ADHD 아동에게 허용한 유일한 약품이다. 또한 경련 방출을 억제하고, 소발작을 예방하고, 뇌파이상을 호전시키는 것으로 알려졌기 때문에 뇌전증을 수반하거나 위험성이 있는 아동에게서 최선의 치료제가 된다. 약제로 ADHD, 기면증, 비만 치료제로 사용이 허용되었다. 이 약의 특징은 혈중 반감기가 6~8시간이기 때문에 MPH-IR에 비해 상당히 길어, 1일 1회 복용이 가능하며, 보통 당의정(tablet)에 비해 서방형인 캡슐이 조금 더 작용시간이 길다. 최근 여러 가지 암페타민 유도체를 동량으로 복합 처방한 약제[애더럴(Adderall), Richwood 제약회사; 더 나아가 애더럴-XR 등]가 소개되어 표준 약제(AMP)에 비해 우수한 효능을 갖는다고 하며, 그 사용이 증가하고 있다. 국내에는 아직 발매되고 있지 않다. 또한 아주 최근에 암페타민의 전구물질(prodrug)로 체내에 들어가 흡수된 후 대사물질로 변해 작용하는 약제[바이밴스(Vyvanse)]도 개발되어 처방되고 있다. 역시 이 또한 국내에서는 아직 발매되지 않는다.

③ 아토목세틴

아토목세틴(atomoxetine)은 MPH와 달리 비각성제이고, 선택적 노르아드레날린 재흡수 차단제(selective noradrenaline reuptake inhibitor: SNRI)로 MPH와 달리 도파민에는 이차적으로 작용한다. 흔히 아동 및 성인에서 불안 증상을 감소시키는 효능이 있어, 불안장애를 동반한 ADHD 치료에 사용하고, 약물 오남용의 가능성이 있거나, 틱장애를 동반한 경우 처방한다. 하지만 주의력 등에 대한 효과크기(effect size: EF)에서 MPH(EF=1.0)보다 적은 것(EF=0.8)으로 알려져 있다. 또한 효과의 발현이 MPH에 비해 다소 늦어 최대 6주까지 기다리는 경우가 있다. 처음 용량은 0.5mg/kg/day로 시작하여 1.2mg/kg/day(예로, 30kg의 아동인 경우 하루에 36mg)을 일반적으로 복용한다. 최대 1.5mg/kg/day를 넘지 않도록 하는데, 부작용 발현은 MPH와 비슷하다. 드물지만 맥박 및 혈압 상승, 간독성, 자살 사고 및 시도의 가능성 등이 보고되고 있어 주의를 요한다.

④ 클로니딘

알파-2-효현제(alpha-2-agonist)로 처음에는 고혈압치료제로 개발되었다가 지금은 ADHD 치료 등에서 사용되고 있다. 예전에 클로니딘(clonidine)은 속방형으로 여러 번 복용해야 하고, 졸림 등으로 인해 거의 사용되지 않았으나, 최근 서방형(clonidine-XR, Kapvay®)이 개발되어 단점이 많이 보완되었기 때문에 ADHD 치료에서 단독 혹은 MPH 제제 등에 보완제(adjunctive)로서 그 사용이 증가하고 있다. 특히 틱을 동반하거나, 파괴적이고 공격적인 성향이 있거나, 수면 이상이 있는 ADHD 환자에서 유용하다. 구안파신(guanfacine)이 클로니딘에 비해 보다 선택적으로 작용하여 부작용이 더 적은 것으로 알려져 있지만, 아쉽게도 국내에서는 판매되고 있지 않다.

⑤ 삼환계 항우울제(이하 TCAs)

ADHD에서 약물남용의 가능성이 있거나, 기분장애의 과거력 또는 가족력이 있거나, 틱 또는 투렛장애의 가족력, 각성제가 효과가 없거나 부작용으로 사용하기 어렵거나, 반동효과(rebound effect)가 문제되거나, 학교에서의 투약이 어렵거나, 각성제로 인한 불쾌감(dysphoria)을 피하기 위해서거나, 1일 1회 복용해야 하는 경우에는 TCAs 사용을 고려한다. 단점으로 효과크기가 작은 점, 심혈관계 부작용과 과용량 복용의 위험성이 있다. 부작용이 적기 때문에 데시프라민(desipramine)이 이미프라민(imipramine)보다 좋은데, 1일 10~25mg(0.5~1.0mg/kg)로 시작하고, 1주에 1mg/kg/day씩 증량해서, 보통 2~5mg/kg/day에서 반응한다. 약효는 수 시간에서 수 주 후에 나타나지만, 부모나 교사의 관찰을 위해서는 2주가 걸린다. 소아는 간에서의 약물 배출이 빠르기 때문에, 하루 세 번 분복, 초기 청소년기는 세 번, 후기 청소년기는 한 번 분복한다. 투약 전에 반드시 기초선 심전도(EKG)를 찍고, 3.5mg/kg가 넘을 때는 반드시 EKG를 재시행한다.

2) 항정신병약물

(1) 항정신병약물과 정신장애

조현병의 발생빈도는 10세 이전 발병의 경우 전체 조현병의 0.1~1.0%, 15세 이전 발병의 경우 약 4%로 추정한다(Remschmidt et al., 1994). 따라서 아동들에서 항정신병약(antipsychotics) 투여에 관한 연구는 극히 최근으로 1992년이 되어서야 보고되었다. 또한 호전된 후에 유지치료 등 자세한 약물치료에 관한 연구는 극히 제한적이다. 현재로서는 성인기 대상 연구를 유추해서 사용하는 수밖에 없다. 적응증을 보면 조현병, 자폐성장애, 틱장애(투렛장애 포함), 공격행동, 품행장애(리튬보다 선호된다), 지적 장애(논란 중), ADHD(드물지만, 각성제와 복합 처방으로 효과를 볼 수 있다) 등이다.

아동 및 청소년에 항정신병약물 사용과 관련한 특징은 ① 급성 근긴장 부작용이 훨씬 더 자주 발생하고, ② 약물 중단 운동이상(dyskinesias)이 훨씬 더 흔하고, ③ 좌정불능(akathisia) 부작용이 덜하며, ④ 체중대비 고용량이 필요한 것 등이다. 약물 상호작용을 보면, 특히 항히스타민제를 사용할 때 중추신경계 억제가 상승되기 때문에 감기약 등의 사용에서 주의한다. 부작용(특히 소아 및 청소년에서 주의할 점)에서 특히 이들에게서 인지기능의 저하가 일어나지 않도록 주의해야 하면, 앞에서 논의된 바와 같이 추체외로계 작용(특히 급성 근긴장반응)이 있을 때, 디펜히드라민(diphenhydramine, 상품명 베나드릴), 벤즈트로핀(benztropine, 상품명 코젠틴) 등이 사용되는데, 3세 이하에서의 벤즈트로핀 사용은 아트로핀성 부작용 때문에 금기이다.

(2) 실제 약물들

① **할로페리돌**(haloperidol)

리스페리돈과 함께 자폐증에서 효능이 입증된 약물이다. 그 외에 조현병, 공격적인 품행장애, 틱장애, 경우에 따라 지적 장애, ADHD에서도 드물지만 사용된다.

② **피모지드**(pimozide)

만성 틱이나 투렛장애에서 할로페리돌에 반응하지 않는 경우에 제한적으로 사용된다. 유럽에서는 조현병 치료에 널리 사용되었지만, 미국이나 캐나다에서는 심장관련 부작용으로 인해서 투렛장애 외에는 거의 사용되지 않는다.

③ **클로자핀**(clozapine)

1970년대 유럽에서 개발되었다가, 70년대 중반 핀란드에서 무과립증(agranulocytosis)으로 인한 사망례가 보고된 이후 시판이 중지되었다가, 1989년 미국에서 시판이 허용되면서 사용되었다. 전통적인 약제에 비해 음성 증상에 효과를 나타내고, 추체외로계 부작용이 거의 없는 장점을 갖는다. 주로 청소년기 조현병을 중심으로 사용한 결과 보고들이 있는데, 성인기의 결과로 추론할 수 있다. 따라서 아직 자료는 충분치 않지만, 전통적인 약제에 잘 반응하지 않거나, 혹은 추체외로계 부작용(특히 akathisia, tardive dyskinesia)이 심한 청소년기 환자에게 추가로 사용된다.

④ **리스페리돈**(risperidone)

미국에서 1993년 후반기부터 시판되기 시작한, 벤지속아졸(benzisoxazole) 계열의 약물이다. 조현병의 음성 증상에 효과가 크고, 추체외로계 부작용이 적다. 16세 미만의 아동 및 청소년에서의 사용에 대해서는 제한적으로 연구되었고, 자폐증 등에서 유일하게 RCT 연구를 통해 효과가 입증되었다.

⑤ **올라자핀**(olanzapine)

미국에서 1996년부터 시판되기 시작한 약제로, 클로자핀과 유사한 약리학적 특성을 지녔지만, 혈액학적 부작용이 적다. 효과가 좋은데 비만을 포함한 대사이상의 부작용으로 그 사용이 제한된다.

⑥ **쿼티아핀**(quetiapine; Seroquel)

현재 가장 문제가 되고 있는 것이 이 약제의 작용시간이 매우 짧다는 것(평균 2~3시간)이다.

⑦ **아리피푸라졸**(aripiprazole)

일본에서 개발된 약으로, 국내에서 틱 및 투렛장애에서 임상연구를 통해 처음으로 허가를 받은 약이다. 다른 비전형 약물들과 달리 도파민의 D2수용체에 강한 친화성을 보이고, 일부 5HT-1A 수용체에 부분 효현 작용 및 5HT-2A에 강력한 반효현 작용을 갖는다. 이러한 특성으로 인해 다른 약물에 반응하지 않는 경우, 효과를 볼 수 있으며 가장 큰 강점 중 하나는 체중 증가가 작다는 것이다. 하지만 구역질과 졸림이 흔히 나타날 수 있다.

3) 항우울제

(1) 일반적 사항(주로 TCAs를 중심으로)

과거 삼환계 항우울제(TCAs) 계열의 항우울제(antidepressants) 가 널리 사용되었지만, 심혈관계 부작용과 과량 복용 시의 치명적인 독성 등으로 인해 현재는 그 사용이 현저하게 감소했고, 그 대신 세로토닌 재흡수 차단제(SSRIs)를 비롯한 신약 사용이 급격하게 증가했다.

적응증을 보면, 일반적으로 우울증은 12세까지만 미국 FDA에서는 허용한다. 예외로 이미프라민의 경우, 야뇨증(6세까지 허용), ADHD, 분리불안장애, 수면장애(야경증, 몽유병) 등에서 사용된다. 최근에 클로미프라민(clomipramine)이 아동기 강박증에서 효능이 입증되어 사용된다. 마지막으로 우울증 재발을 예방하기 위한 유지치료에 대해서는 득실에 대해서 확실치 않기 때문에 임상가의 판단에 근거한다.

약동학을 보면, 대사는 주로 간에서 이루어지고, 대사률은 소아 > 성인 > 청소년 순으로 빠르다. 혈중 농도는 비슷한 용량에서도 30배 이상의 개인차를 보인다. 약물대사 효소인 시토크롬 PA450IID6의 활성도가 떨어지는 비율이 일반 인구의 약 7%라고 한다. 이런 사람들은 항우울제 대사가 서서히 이루어지기 때문에 보통의 치료농도에서도 독성을 나타낼 수 있다. 성인에서 같은 양의 데시프라민을 투여받은 사람에서 혈중 농도가 36배까지도 차이가 있음을 보인다. 비슷하게 Potter 등(1982)은 7~13세, 47명의 야뇨증 환아에서 약 5%가 데시프라민 가수분해효소(desipramine hydroxylator)가 부족해 일반인들보다 용량대비 농도가 2~4배 높아짐을 보고했다. 이러한 차이 때문에 치료 농도에 도달하지 못해 치료가 안 되거나 혹은 적은 용량에서 독성을 나타내는 것을 방지하기 위해서 혈중 농도 측정이 필요하다고 강조했다.

약을 중단할 때는, 갑자기 중단하게 되면 콜린성 반동(cholinergic rebound)으로 인해 감기와 유사한 금단증상(구역질, 복부 불편감 및 복통, 구토, 두통, 피곤함)이 발생할 수 있다. 사춘전기 아동들에서는 1일 1회 투여 시 비슷한 증상을 하루 중에도 가질 수 있으므로 2~3회 분복을 권고한다. 만일 약을 중단할 때는 10일에서 2주에 거쳐 서서히 양을 줄인다. 금기사항을 보면, ① 과민반응이 알려진 경우, ② 심장전도기능 이상, ③ 단가아민 산화억제제(MAOIs)와의 동시 투여는 피하고, ④ 경련, 조현병을 악화시키므로 투여 시 주의한다.

약물 상호작용으로 MAOIs와는 급격한 혈압상승, 경련발작, 항정신병약물과는 중추신경계 항콜린 독성, 술, 안정제, 항정신병약물과는 중추신경계 억제, 고혈압치료제와는 항고혈압제 효능 저하, 흡연과는 TCAs 효능 저하를 초래할 수 있다. 마지막으로 부작용을 보면 심혈관계 부작용이 이 연령층에서 가장 문제가 된다. 특히 미국에서 데시프라민 투여 후 최소한 6명의 아동이 급사한 보고가 있다. 심전도에서 PR-& QRS-간격(interval) 증가, 부정맥, 빈맥, 심전도차단(heart block)이 나타나는지 주의하고, 약을 쓰기 전 기초 검사를 포함해, 3mg/kg/day에서 한 번 더 시행하고, 5mg/kg/day를 넘지 않도록 한다. 1992년 미국 AACAP 학술대회에서 '데시프라민과 급사에 관한 특별위원회(The Ad Hoc Committee on Desipramine and Sudden Death)'라는 급사율이 일반 아동에서의 비율(1.5~4.2/백만 명/년)과 별 차이가 없다고 보고했지만 아직 논란이 있다. 그 외에 졸림을 포함한 다양한 중추신경계 부작용, 혈액이상, 항콜린계(입마름, 시력 흐려짐, 변비) 부작용 등이 보고되었다.

(2) 이미프라민 및 다른 TCAs

- 가장 먼저 야뇨증에서의 사용을 살펴보면, 행동요법이 우선하고, 차선책으로 사용하며, 그 외에 데스모프레신(Desmopressin, 상품명 DDAVP, 미니린)도 사용 가능하다. Fritz 등(1994)은 혈중 농도와의 관계를 요약하면서, IMI+DMI 혈중 농도가 같은 용량에서 7배 이상 개인 간의 차이를 보고했다. IMI 2.5mg/kg 용량에서 전적으로 호전을 보인 군에서는 혈중 농도가 136.0ng/ml(35~170), 부분 호전군에서는 116ng/ml(37~236), 호전되지 않은 군은 96.0ng/ml(60~157)였다. 이런 결과는 이 약물에 반응하지 않는다는 결론을 내리기 전에 반드시 혈중 농도를 측정해야 한다는 것을 시사한다. 실제로 임상에서는 반드시 심전도를 측정하지는 않는다. 왜냐하면 대개의 용량이 2.5mg/kg 이하이기 때문인데, 이때는 심혈관계 부작용이 적기 때문이다. 가능한 치료 시작 시 심전도를 기본적으로 시행하는 것이 더 바람직하고, 만일 2.5mg/kg를 넘게 되면 반드시 시행하지만, 가능하면 75mg/day를 초과하지 않는다. 그리고 초저녁에 싸는 아이일 경우에는 오후 늦게 1/2, 자기 전에 1/2로 분복시키는 것도 좋다.
- 현재 미국 FDA에서 12세 이하 우울증에서 연구용으로 허가된 것은 이미프라민, 노르트립틸린(nortriptyline)뿐이다. 그리고 사용할 때에도 반드시 심혈관계 관련 지침을 지키도록 한다.
- 그 외에 ADHD 치료에서 각성제의 차선책으로 사용할 수 있고, 적응증은 이미 앞에서 논의하였다. 또한 분리불안장애, 몽유병 및 야경증 등에서도 사용된다.
- 그 외의 TCAs로 노르트립틸린, 아미트립틸린(Amitriptyline), 데시프라민, 클로미프라민 등이 사용될 수 있지만, 현재는 그 사용이 매우 제한적이다.

(3) 세로토닌 재흡수 차단제(SSRIs)

주로 3가지 약물이 소개되는데, 플루옥세틴(fluoxetine, 상품명 프로작), 서트랄린(sertraline, 상품명 졸로푸트), 파록세틴(paroxetine, 상품명 세로자트, 팍실)이다. 주로 세로토닌계만 작용하고, 노르에피네프린계에는 작용하지 않는 특징을 갖는다. 세로토닌 수용체는 적어도 다섯 가지가 있는데, 최근에는 이들의 작용이 다소 차이가 나타나는 것으로 연구되어 각각 독특한 특징을 갖는다. 그 외에 이들은 아드레날린(adrenergic), 무스칼린(muscarinic), 히스타민(histaminergic) 체계에 직접적인 작용을 갖지 않기 때문에 TCAs보다 부작용이 적다. 가장 흔한 부작용으로 두통, 오심, 구토, 설사, 신경질, 수면장애, 성기능장애 등이 있다. 소아청소년 정신약물학에서 SSRIs가 주목되는 이유로 다음을 들 수 있다. 즉, ① 사춘전기 및 청소년기 우울증에서 이중맹검 위약대조 실험의 효능 연구가 없다. ② TCA 투여군에서 급사의 보고가 있는데, 이들은 치명적 부작용이 적다. ③ SSRIs의 부작용은 이 연령군에서 비교적 받아들일 수 있는 정도이다. ④ 작용시간이 길어 1일 1회 복용이 가능하다. ⑤ 이들의 적응증(우울증, 강박증, ADHD, 불안장애, 함구증, 식사장애 등)이 매우 다양할 수 있다.

각 SSRIs의 특성과 종류는 〈표 14-2〉로 대신한다.

표 14-2 세로토닌 차단제의 종류와 특성들

일반명	상품명	반감기 (시간)	단백결합 (%)	제제 (mg)	치료용량 (mg)
fluoxetine	Prozac*	24~72	94	10, 20	20~60
fluvoxamine	Dumirox*	15	77	50, 100	50~300
paroxetine	Seroxat*	20	99	20	20~50
sertraline	Zoloft*	25	95	50, 100	50~200
citalopram	Celexa*	20	80	20	10~80
escitalopram	Lexapro*	27~32	56	5, 10, 15, 20	10~40

* 국내에서 판매되고 있는 약물들(상품명)

4) 기분안정제

(1) 일반적 사항

- 아동 및 청소년기 기분장애는 진단이 어렵다. 그렇지만 현재 DSM 체계에서는 별도의 진단기준을 제시하지 않는다. 기분장애에 의한 증상이라고 하기 어려운 행동 문제들—분노 발작, 심한 과잉행동, 품행 문제—로 나타나는 수가 드물지 않다. 또한 특정 증상의 정도나 빈도가 다를 수 있다. 조증의 경우 자극과민성, 분노, 우울, 심한 감정의 동요가 흔하고, 분노 발작과 비슷한 감정의 폭풍, 오래 가는 공격적 분노 발작, 과잉행동, 조증과 우울증의 경계가 덜 분명한 형태로 나타난다.
- 사춘기 전에서 30%, 우울증 청소년의 20%에서 양극성으로의 위험성이 있다. 그 예측인자로 다음과 같은 것들이 거론된다. 즉, ① 기분장애의 가족력(특히 양극성장애), ② 급격한 증상 발현, 정신운동지연, 정신병적 증상을 갖는 우울증, TCAs에 의해 유

도되는 경조증, 순환기분증 및 II형 양극성장애 등이다.

(2) 실제 약물

① **리튬**(Lithium)

약리학적 특징을 보면, 위장관 내 흡수는 쉽게 이루어지고, 혈중 최고조 농도는 2~4시간, 완전 흡수는 8시간 정도 걸린다. 투여량의 95%가 신장을 통해 배설되는데, 급성기에는 약 2/3가 6~12시간에 배설된다. 평균 반감기는 20~24시간이다. 혈중에 일정 농도를 유지하는 것은 약 5~8일 내에 일어나는데, 만일 혈중 나트륨이 감소하면 리튬이 체내에 증가한다.

사용상의 주의점으로는 첫째, 낮은 치료지수(therapeutic index)와 약리학적 특성 때문에 분복이 좋다는 점이다. 가능한 하루 3~4회, 그리고 혈중 농도를 측정하기 위해서 마지막 복용 후 12시간이 지나, 아침 약을 먹기 전에 채혈하는 것이 이상적이다. 둘째, 아동들에서 채혈의 부담 때문에 침에서의 농도 측정이 시도되었는데, 보고자들에 따라 침 농도가 혈중 농도보다 1.56~3.99(평균 2.5배; Perry et al., 1984), 1.50~2.32(Weller et al., 1987), 2.08~3.88(Vitiello et al., 1988) 등 개인차가 심하게 보고되지만 한 개인 내에서 비율은 비교적 일정하기 때문에 가능하다면 침/혈청 리튬 비율을 재놓는 것이 좋다.

아동 및 청소년에서 리튬저항성과 관련된 요인이 여러 가지 있으므로 이를 고려할 필요가 있고, 리튬 처방의 실제와 주의점을 보면, 첫째, 기초 진찰 및 검사를 시행한다. 즉, 체중, 인지기능, 임신 여부, 신장 및 갑상선 기능(혈중 BUN, 클레아티닌, T4, TSH), 그 외에 혈중 전해질 및 심전도(40세 이상), 일반혈액검사, 소변검사, 클레아티닌 배설, 소변량 및 삼투도, 갑상선호르몬(Ts), 갑상선 항체, 갑상선 분비 호르몬 자극 검사 등을 시행한다. 둘째, 신장 및 갑상선 기능은 치료 시작 후 6~12개월 동안은 매 1~3개월마다 재검사를 실시하고, 그 후에는 매 6개월마다 검사를 시행한다. 성인에서는 별 문제가 없으면 매 1년마다 시행한다. 셋째, 전체 환자의 30~50%는 치료 도중 약물 복용을 중단한다. 넷째, 드물지만, 이 약물이 칼슘 재흡수를 증가시키기도 하고, 이것으로 고칼슘증을 동반 부갑상선항진증 및 저인산염증을 유발하여, 골 형성 혹은 골밀도를 감소시킬 수도 있다.

② **카바마제핀**(Carbamazepine, **상품명 테그레톨**)

현재 조증의 1차 치료제로 간주되어 사용되었지만, 미국 FDA에서는 아직 조증 치료제로 승인되지 않았다. 다른 약제와 비슷하게 약 50% 호전율을 보인다. 최근 연구에서 리튬 단독, 병용 투여 시 비교에서 리튬보다 효과가 다소 떨어진다는 보고가 있다. 그렇지만 아직 아동이나 청소년에서 통제된 연구 보고는 없다. 부작용이 다른 항경련제나 리튬에 비해 추체외로계 및 신장 부작용, 인지기능 및 신경학적 부작용이 적은 것으로 보고되었다. 발프로산(Valproate)에 비해서는 체중 증가, 머리카락 빠짐, 손 떨림이 적다. 적응증으로는 ① 리튬에 대해 반응이 없거나, 복용을 잘 못하는 경우, ② 혼합 조증 혹은 혼합 기분 상태, ③ 급속 순환성, ④ 신경학적 이상 또는 장애, ⑤ 약물 남용, ⑥ 신장질환, ⑦ 공황 발작, 편두통, 피부질환 등이 동반하는 경우 등이 있다.

③ 발프로산나트륨(Sodium Valproate, 상품명 오르필)

미국에서 1978년부터 항경련제로 사용되었는데, 1996년부터 기분장애의 조증 치료제로 승인되었다. 현재는 3세 이하를 제외한 전 연령에서 항조증 1차 치료제로 인정된다. 약 50%의 호전율이 보고되었지만, 항우울 효과 및 기분 유지 작용은 조증 효과에 비해 다소 뒤지는 것으로 알려졌다. 이 같은 연구에도 불구하고, 아동 및 청소년에서 항조증 효과는 아직 연구된 바 없다. 리튬에 비해 우수한 점은 다음과 같다. ① 신장, 갑상선, 심장 및 추체외로계 부작용과 관련이 없다. ② 피부 관련 부작용이 적다. ③ 다른 항경련제나 리튬(아직 불확실하지만)에 비해 인지기능 영향이 적다. ④ 혈액이상, 박리성 피부반응의 위험도가 낮다.

그럼에도 불구하고 부작용으로 발프로산 관련 치명적인 간독성이 있는데, 용량과 관계없으며, 치료 시작 후 첫 3개월 이내에 나타난다. 원인은 아직 밝혀지지 않았고, 어린 나이(특히 2세 이하), 여러 항경련제 복합처방, 뇌전증과 함께 발달지연이나 대사 이상을 함께 갖는 경우에 위험도가 높다. 빈도는 1/10,000(1978~1984)에서부터 2.6/100,000(1987~1993)까지 변했다. 10세 이상에서는 현재까지 단 3명만이 보고되어 있다. 따라서 정신과에서 10세 이상, 항경련제 복합처방이 없을 때 위험성은 거의 없다. 그 외에 어린 연령에서 췌장염, 소화불량, 졸림, 간효소의 증가, 머리카락 빠짐, 식욕증가(일시적으로 용량에 비례해서), 혈소판 감소 등이 보인다.

실제 처방은 기초 진찰 및 검사(CBC, LDH, SGOT/SGPT, bilirubin & alkaline phosphatase)를 시행하고, 간, 췌장, 혈액 부작용이 있을 수 있으므로 이에 관한 검진 및 교육이 필요하다. 성인에서는 대량을 투여하여(20~30mg/kg/day) 투여 첫날부터 효과를 나타낼 수 있다. 그러나 나이가 어린 환자에서는 더 적은 용량을, 분복(250~750mg/day)하는 것이 좋다.

④ **칼슘 도관차단제**(Calcium-Channel Blockers, CCBs)

여러 약제들(verapamil, diltiazem, nimodipine)들이 있다. 이들의 장점은 인지, 피부, 간 독성이 적고, 혈액 모니터링을 덜 요구받는다는 점이다. 단점으로는 심혈관계 부작용으로 심전도를 모니터해야 한다는 점이다.

5) 항불안제

(1) 개요

흔히 사용되는 것으로 벤조디아제핀(benzodiazepines: BZD) 계열의 항불안제, 최근에 SSRIs 계열의 항우울제, 그 외에 몇 가지 약제들이 있다. 앞에서 이미 언급했지만 여러 가지가 처방되고 사용되지만 실제 엄격하게 시행된 연구의 결과는 적은 편이다. 어떻든지 약물치료는 포괄적이고 다양한 치료 전략의 일부분으로 간주되어야만 한다. 특히 심한 증상을 갖는 경우에 빠른 증상 완화를 가져오는 효과를 가질 수가 있다. 불안장애에서 사용하는 약물은 1980년대 이전에는 주로 BZD 계열의 약물을 주로 사용해 오다가, 항우울제로 개발된 SSRIs 계열 약물들이 항우울 효과뿐 아니라, 항불안 효능도 갖고 있음이 밝혀져, 최근에 이들 약물이 항우울제뿐 아니라, 항불안제, 나아가 다양한 적응증에 사용되고 있다(윤진상, 김성완, 2009). 그러다 보니 전통적으로 사용해 오던 BZD 계열 약물이 오히려 2차 약물 혹은 보조제로 처방되기도 한다.

항불안 효과를 갖는 약물들은 다양하게 불리고 있어 혼란을 일으키기도 하는데 항불안제(anti-anxiety drug 혹은 anxiolytics), 진정제(sedatives), 수면제(hypnotics), 소진정제(minor tranquilizer) 등 다양하게 불려 왔다. 이들은 각각 항정신병약물(antipsychotic drugs)을 과거에 대진정제(major tranquilizer)로 부른 것에 대비하여 관습적으로 부른 것과 이들 약물이 안정 및 수면 효과를 가져오기 때문에 이를 지칭하여 각각 안정제 혹은 수면제로 부르기도 하였다. 최근에는 통칭하여 항불안제로 부르는 수가 많다. 하지만 항우울제로 처음 분류되었던 SSRIs 계열의 약물들이 이중 효과를 갖는 것이 밝혀지면서 이들 분류가 최근에는 다소 애매해졌다. 항불안제 가운데 일부는 수면 효과가 강하기 때문에 수면제로 사용되기도 한다.

이들은 항불안 및 진정/수면 효과 이외에도, 항경련 효과, 근육이완 효과 및 인지기능에 일부 장해를 초래하기도 한다. 따라서 약물 사용 시, 드물지만, 근육 이완에 의한 호흡기능의 저하, 진정 및 수면 효과에 의한 운전, 기계 조작 등에서의 사고 위험성, 장기간 사용 시 인지기능 저하의 가능성을 고려해서 사용하여야 한다.

(2) 실제 약물들

항불안제로 가장 자주 사용해 왔던 BZD 계열 약물로 국내에서 시판되는 것은 alprazolam (Xanax), bromazepam, brotizolam, chlordiazepoxide, clobazam, clonazepam, clorazepate, clotiazepam, diazepam(Valium), ethyl loflazepate, estazolam, etiazolam, flunitrazepam, flurazepam, lorazepam(Ativan), mexazepam, midazolam, pinazepam, triazolam, tofisopam 등이 있다(윤진상, 김성완, 2009, p. 206).

그 외에 SSRIs 계열 약물로 이미 앞에서 설명한 fluoxetine(Prozac), fluvoxamine, paroxetine, sertraline, citalopram, escitalopram 등이 있다. 일부 항히스타민계 약물들(diphenhydramine, hydroxyzine 등)이 항불안제로 사용되기도 하고, 독특한 구조식을 갖는 부스피론(buspirone, 상품명 부스파), 베타-수용체 차단작용을 하는 프라프라놀롤(Propranolol, 상품명 인데랄) 등이 항불안제로 사용되고 있다.

일부 BZD, 항히스타민제 등이 수면 및 진정 효과가 있어 수면유도제 등으로 사용되기도 하지만, 수면제는 가능한 자연 수면을 유도하고, 아침에 잠에서 깰 때 별다른 부작용이 없어야 하는 등의 조건을 갖추어야 하기 때문에 별도로 분류되어 사용되기도 한다. 물론 아동 및 청소년에서는 대부분 허가되지 않기에 매우 드물게 처방될 뿐이다. 여기에는 nitrazepam, flurazepam, flunitrazepam과 같이 BZD 계열 수면제와 zolpicin, zaleplon 등의 non-BZD 계열 수면제가 있다.

6) 데스모프레신(Desmopressin, 상품명 DDAVP, 미니린)

(1) 개요

Andersson 등(1988)에 의하면, 약 80여 년 전부터 뇌하수체 후엽 추출물이 요붕증 환자의 치료에 사용되었다. 이때 소(bovine)나 돼지(porcine)의 뇌하수체 후엽의 분리추출물이 코로 흡입하는 형태로 사용되었다. 1956년 바소프레신(vasopressin)의 구조가 알려지고, 이때 두 가지 형태, 즉 인간이나 많은 다른 동물에서 발견되는 아르지닌 바소프레신(arginine vasopressin: AVP)과 돼지에서 발견되는 리신 바소프레신(lysine vasopressin: LVP)이 그것이다. 후자가 합성하기는 더 쉽지만, 항이뇨 작용이 떨어지고 작용시간이 짧아서 생체추출물을 대치할 수가 없었다. 1960년대 체코 과학원을 중심으로 구조-작용의 관계가 연구되어 밝혀지기 시작했고, 드디어 1967년 Zaoral 등(1967)이 처음으로 1-desamino-8-arginine vasopressin(DDAVP)을 합성하는 데 성공했다. 두 가지 중요한 구조를 변형함으로써 AVP에 비해 항이뇨 작용을 강화하면서, 옥시토신 작용은 감소시켰다. 혈압상승 및 항이뇨 작용 외에, 많은 다른 생리작용을 가진다. 중요한 것으로 코티코트로핀-분비 효과, 학습 및 기억력 촉진, 그 외에 신장에 대한 효과, 간세포 등에서의 세포분열 촉진 효과, 혈소판 응집 효과 등이 보고되었다.

(2) 임상 적용

요붕증(diabetes insipidus), 출혈성 질환[A형 혈우병, 폰 빌레브란트 병(제VIII인자)], 야뇨증, 성인 야간 유뇨증(양성 전립선 비대증, 방광 불안정), 신장검사, 학습 및 기억력에 대한 효과, 통증 역치에 대한 효과, 자율신경실조증(기립성 저혈압), 리튬 치료 등이 있다. 야뇨증 치료에서 DDAVP는 코흡입제, 당의정(nasal spray 10μg=oral 200μg) 모두를 사용할 수 있으며, 시작은 알약의 경우 자기 전 0.2mg(대개 0.1~0.4mg), 코흡입제는 1~2회 분무한다. 효과는 10~91%까지 보고되며, 완치율은 24.5%(Moffatt et al., 1993)이다. 부작용은 적은 편으로, 일시적인 두통, 복통, 코막힘 정도이다.

Child Psychopathology **제15장**

아동과 사회

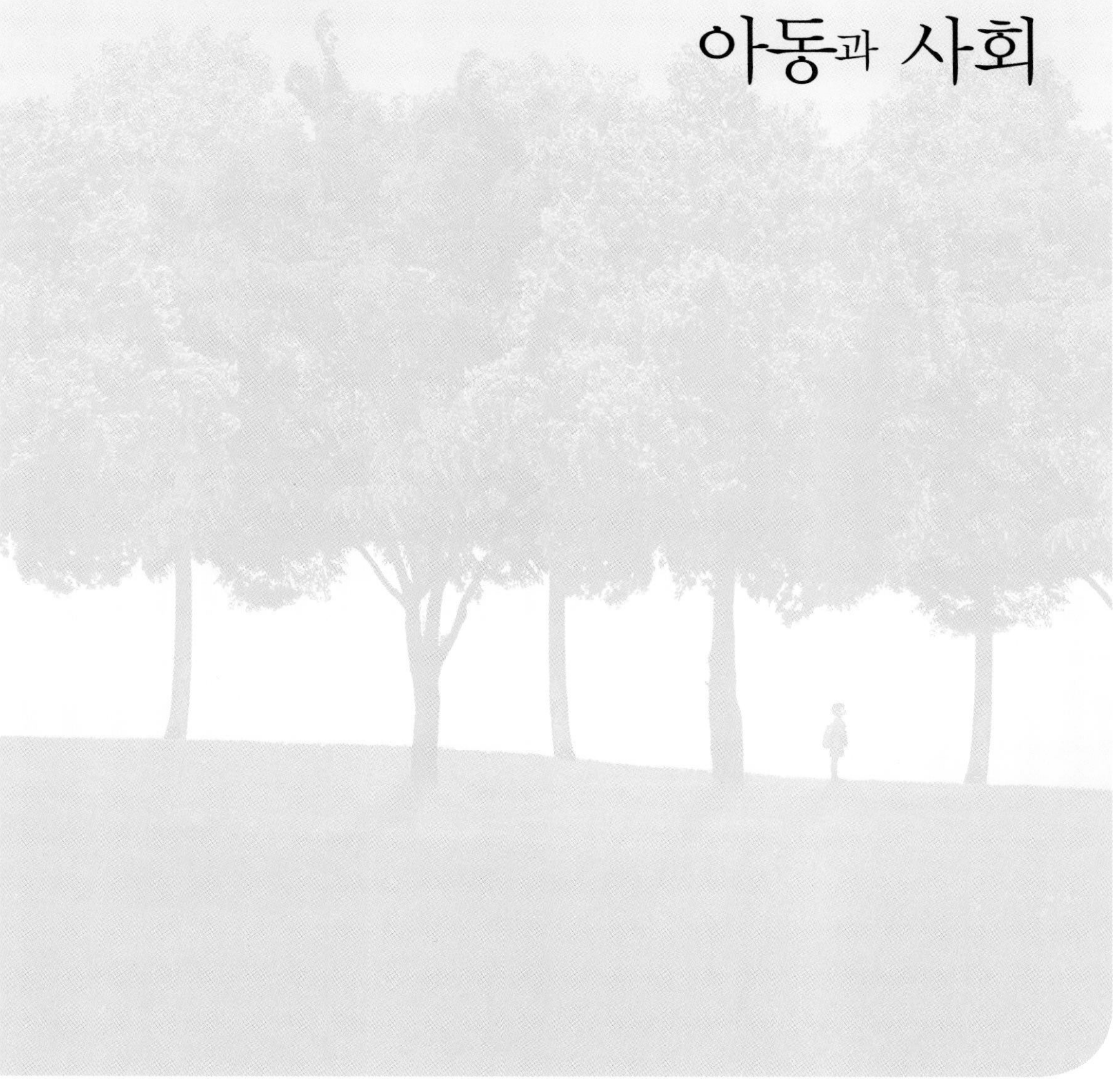

1. 아동의 발견과 권리

1) 아동의 발견 및 권리주체로서의 아동

아동의 지위는 역사상 크게 세 번의 변화를 겪으며 현재에 이르렀다. 첫째가 아동을 중세 기독교에서 '악의 산물'로 보고, 거칠게 다루어야 하며, 단지 '작은 성인(little adult)'으로 다루어 왔던 것과 달리 John Locke의 '백지 상태(tabula rasa)', Rousseau의 『에밀(Emile)』에서의 교육관 등 17~18세기 유럽 계몽사상의 영향으로 일어난 소위 '아동의 발견'이 있다. 둘째는 20세기 들어 제1차 세계대전 후 극심한 혼란 속에서 고통받고 버려지는 아동들을 보호하기 위한 소위 '제네바 선언'(1924) 등의 아동의 보호와 권리에 대한 관심과 각성이다. 그리고 마지막으로 1989년 UN총회에서 채택된 UN의 아동권리협약(Convention on the Rights of the Child: CRC)에 의해 아동을 단지 보호와 시혜의 대상이 아니라 자신의 권리주체로 보고 그들의 의견 표명 및 참여를 강조하고, 단지 선언적인 것이 아니고 실질적 권리보장이 전 세계적으로 이루어지기 시작한 것이다(안동현, 1997). CRC의 발전 배경은 1924년의 제네바 선언으로 거슬러 올라가지만, 세계인권선언에서 보듯이 성인의 인권보다 관심이 뒤처져 있었다. 하지만 수많은 사람의 노력으로 드디어 결실을 맺게 되었고, 이제는 성인과 동등한 수준의 시민적 · 정치적 권리도 누릴 수 있게 보장받도록 하고 있다. 일단 결실을 맺은 후, 전 세계는 뜨거운 호응을 하였고 그 실천적 이행에 주력하게 되었다. 거기에는 교육과 정기적인 모니터링이 가장 중요한 실천 방안으로 제시되어 각국에서 이에 대한 정부 당국과 여러 협력 단체나 기관들이 활발히 노력을 경주하고 있다. 이러한 관심을 통해 구체적인 법령 정비, 예산 배정 등 정치적 배려가 커질 수 있고, 궁극적으로 아동의 권리가 보다 실질적으로 실현되어 가고 있다.

CRC가 이전의 것들('제네바 선언' 등)과 다른 점은 이것이 단지 선언(declaration)이 아닌 협약(convention)이기 때문에 비준을 한 국가는 국제법으로서 이를 준수할 의무를 갖는 점이다. 따라서 CRC에 저촉되는 법령의 경우 개정을 해서라도 이를 준수해야 하는 의무를 갖는다. 그 예로 CRC에서 제시한 무차별 원칙에 관한 조항이 있는데, 국내에서 민법을 개정하여 혼외자녀(소위 '서자' '첩의 자식')도 차별받지 않고 동등한 권리와 의무를 갖도록 하였고, 남녀의 결혼연령 하한선의 차이를 없애고 동일하게 한 것 등이다. 또 다른 예로

「입양특례법」의 개정으로 인해서 신고제였던 입양이 허가제로 바뀌어 입양과 관련한 문제로 지적되어 왔던 것들을 개선하여, 미혼모가 반드시 출산한 자녀의 출생신고를 하여, 자신의 호적에 올리도록 한 후에 입양을 할 수 있도록 하였다. 하지만 미혼모들이 이를 기피하는 방법으로 소위 '베이비박스(baby box)'에 신생아를 유기하는 현상이 나타나는 부작용이 일부 발생하기도 하였다. 이같이 아동의 삶에 중대한 영향을 미치는 CRC에 대해 아동과 관련하여 일을 하는 모든 전문가들은 이해가 필요하다.

2) UN의 아동권리협약(CRC)

제1차 세계대전을 겪으면서 1924년 제네바 선언이 있었지만, 국제연맹의 해체 등으로 이 선언은 그리 주목을 받지 못하고 있다가, 제2차 세계대전을 겪은 세계는 전쟁 재발 방지와 평화 유지, 국제 협력을 위해 국제연합(國際聯合, the United Nations: UN)을 창설하였다. 1946년 제1차 UN총회에서 "아동의 권리선언"을 성문화할 것을 요구하여 제네바 선언의 개정작업을 개시하였지만, 아동의 권리선언 개정작업은 지지부진한 상태에서, 우선적으로 세계인권선언(1948년)이 먼저 제정되었고, 결국 10여 년이 지나서야 아동의 권리에 관한 선언(1959년)으로 채택되었다. 이 선언은 전문과 본문 10조로 이루어지고, 제네바 선언이 주로 불우한 아동의 보호에 머무르는 것과 달리 일반적인 아동의 성장 발달과 관련된 권리도 인정하는 보다 적극적인 조항을 담고 있어 진일보하였다. 이후 UN인권위원회는 세계인권선언 이후 법적 구속력을 갖는 협약들(일명 A협약, B협약, C협약)을 1976년 채택하였지만, 아동 고유의 권리에 대해 별 관심을 가지고 있지 않았다. 대신 이것이 발효된 제31차 UN총회에서 1979년을 '국제아동의 해'로 하도록 결정하였다. 이 결정에 대해 1978년 폴란드 정부는 인권위원회에 아동에서도 마찬가지로 법적 구속력이 있는 국제협약을 만들 것을 제안하고, 협약의 초안을 첨부한 결의안을 제출하였다. CRC는 UN의 여러 국제협약 가운데 채택되고 난 후, 이같이 빠른 시간 내에, 광범위한 국가의 지지 속에 발효된 협약이 없다는 점이 주목할 만하다. 현재 UN 회원국 가운데 단지 3개국—미국, 소말리아, 남수단—을 제외한 모든 국가가 비준을 한 상태이다.

이 협약은 영어를 비롯하여 6개의 언어로 작성되었고, 전문(前文, Preamble), 실질적 규정(Substantive Provisions)인 제1부(제1조~제41조), 이행과 모니터링(Implementation & Monitoring)에 관한 제2부(제42조~제45조), 그리고 부칙에 해당하는 제3부(제46조~제54조)로 구성된다. 전문에서는 UN의 기본 원칙과 인권에 관한 여러 선언이나 규약을 천명하고 있다. 아동은 취약하기 때문에 특별한 돌봄과 보호가 필요하다는 것을 재확인하고, 가족의 일차적 돌봄과 책임을 특히 강조하였다. 또한 출생 전후 아동의 법률적 및 기타 보호, 아동이 속한 사회의 문화적 가치 존중과 아동의 권리를 지키기 위한 국제적인 협력의 중요성을 재차 강조하였다.

제1부에서 몇 가지 중요한 사항을 논의하면, 먼저 협약은 18세 미만을 아동(child)으로 규정하고 있는데(제1조), CRC는 실질적인 이유를 근거로 출생 이전의 태아에 대해서는 권리를 인정하지 않고 있고, 성년에 도달하는 연령에 대해 18세 미만으로 하여 여러 사회적 연령에 대한 논란을 피할 수 없게 하고 있다. 예를 들면, 선거권을 포함하여 의료적 처치, 의무교육, 고용, 성적 동의(sexual consent), 결혼, 군 복무, 법정 증언, 범죄 책임, 자유권 박탈, 투옥, 술 혹은 통제 약물의 사용 등이 있다. 협약은 다음의 일반 원칙을 약정한다. 즉, ① **무차별의 원칙**(Non-discrimination; 제2조), ② **아동 최상의 이익**(Best interests of the child; 제3조), ③ **생명권, 생존과 발달의 보호**(The right to life, survival and development; 제6조), ④ **자기표명권**(Respect for the views of the child; 제12조)이 그것이다. 특히 CRC는 이재연(1996), 안동현(1997) 등이 이미 논의했듯이 아동에 관한 '3P'로 대변되는 세 가지 원칙—제공(provision), 보호(protection), 참여(participation)—에서 특히 마지막 참여를 강조한 것이 매우 중요한 의미를 갖는다. 여기서 참여란 '아동이 자신의 인생에 영향을 미칠 중대한 결정에 대해 알 권리, 아동이 성장과 더불어 책임 있는 성년기에 대한 준비로 사회 활동에 참여할 기회를 많이 가져야 한다'는 것이다. 이것은 지금까지 아동의 권리가 보호 및 복지, 시혜적 성격에서 적극적인 시민의 권리로 성인과 동등한 수준에서 다루어지게 되는 획기적인 변화로 이전의 아동 인권에 관한 시각과 차별성을 두고 있다. CRC에서 제시하는 것들을 크게 살펴보면 시민의 권리와 자유, 가족 환경과 부모(혹은 대리)의 돌봄, 기본적 건강과 복지, 교육, 여가 및 놀이, 특별한 보호 조치들(무력 분쟁, 법률 저촉, 착취, 소수 민족), 기존의 기준 존중(Respect for higher standards)을 규정하고 있다.

그리고 특이한 점으로 제2부에서 CRC의 실질적인 이행과 모니터링을 구체적으로 적시하고 있다. 이행에서 강조하고 있는 것은 홍보, 인권교육 및 정기적인 보고서 작성과 제출, 권고사항 제시 등의 모니터링이다. 마지막 제3부는 CRC의 서명(signature), 비준(ratification), 가입(accession)의 문제를 규정한다.

2. 아동과 윤리

1) 연구와 상담(진료)에서의 아동보호

(1) 연구, 상담(및 진료)에서 아동보호 규정의 발전

제2차 세계대전이 끝나고 나치 독일의 반인륜적인 인체실험에 적극 협력한 의사 및 과학자들에 대해 단죄한 전범재판 후, 이 같은 비극적인 상황을 되풀이하지 않기 위한 반성으로 1949년 **뉘른베르크 강령**(Nuremberg Code)이 제정되었다. 이것은 최초로 국제적으로 받아들여진 연구 윤리강령으로서 그 의의가 크다. 이 강령에서는 사람에 대하여 행하는 실험은 합리적으로 적절히 한정된 범위 안에서 실시할 때에만 시행되어야 함을 강조하였고, 특히 무엇보다 실험 대상이 되는 사람의 '자발적인 동의(voluntary consent)'는 필수적이며, 관련 당사자는 동의할 수 있는 법적 능력이 있어야 하고, 강압, 사기, 기망, 강박, 기만, 기타 이면의 강제나 강압의 개입 없이 자유로이 선택권을 행사할 수 있는 상황에서 관련사안의 주된 요소를 충분히 숙지하고 이해함으로써 이에 근거하여 사리에 합당한 결정을 할 수 있어야 하는 점을 규정하였다. 이후 1964년 세계의사협회 총회에서 채택된 **헬싱키 선언**(Declaration of Helsinki; World Medical Association, 1964, 2008)에서는 특히 아동을 포함하여, 취약하고 특별한 보호가 필요한 일부 연구대상 집단에 대한 특별한 보호가 필요함을 강조하였다. 그러나 이들은 모두 선언적인 규정이었기 때문에 실질적으로 이행되지 못한 채로 지내 왔다.

이것이 실질적으로 이행된 것은 1979년 미국 의회에 보고된 **벨몽트 보고서**(Belmont Report; US DHHS, 1979)를 기초로 미국 연방규정(Code of Federal Regulation-45 CFR 46, 1981, 1983)에서 인간대상 연구에서의 윤리 원칙과 가이드라인을 제시한 것으로 진료와 연구 간의 경계를 정의하고, 인간에 대한 존중 · 선행(beneficence) · 정의(justice) 등 3원칙을 천명한 이후라고 볼 수 있다. 지속적으로 미국 연방규정은 수정되었고, 1990년대 들어 국제적 윤리 가이드라인(CIOMS, 1993)이 제정되는 등 발전되었다.

국내에서는 소위 '황우석 사태'로 인해 연구 윤리에 대한 국민적 관심이 높아짐에 따라 「생명윤리 및 안전에 관한 법률」이 제정되고, 연구심의위원회(IRB), 독립윤리위원회(IEC) 등이 설치되고 이에 대한 강제 조항들이 도입되기 시작하였다.

(2) 연구(특히 실험연구)에서 아동 보호 관련 주요 개념들

① 고지된 동의(informed consent)

고지된 동의는 연구는 물론 진료 및 상담 현장에서 인간 존엄에 근거하여 아동의 자기 결정권과 알 권리를 존중하는 권리이며 진실의 제시, 충분한 이해, 자발성 등 3대 주요 구성조건을 갖는다. 고지된 동의는 아동(및 부모 등 보호자)에게 문장화하여 충분히 이해하도록 설명을 하고, 자발적 의지에 의해 동의를 얻은 후, 시행하는 연구(진료 혹은 상담)를 하는 것을 의미한다. 즉, 충분히 설명을 들은 후 아동이나 보호자가 동의한 것으로 통고보다 서로 합의하였다는 의미를 강조하는 것이라고 할 수 있다.

② 아동의 동의(**혹은 승인, 승낙**, assent)

국내에서는「약사법 시행규칙」제32조 제4호에 의해 시험담당자는 피험자가 동의능력이 없는 경우에는 법정대리인의 동의를 받아 시험을 수행할 수 있도록 하고 있다. 비록 한국의 법률에서는 연령에 의해 책임능력 유무를 판단하는 방법을 취하지 않고, 나이보다는 행위자 개인의 구체적인 정신능력을 감안하여 책임능력 유무를 판단하지만, 미성년자의 책임능력을 판단함에 있어 연령은 무시할 수 없다는 점에서 학설과 판례에 의해 일반적으로 만 12세 미만자는 책임무능력자로 판단한다. 현재 한국의 실정법에 의하면 피험자가 될 자가 동의능력이 없는 경우에도 법정대리인의 동의에 의해 '치료적 임상시험'뿐만 아니라, '비치료적 임상시험(non-therapeutic trial)'이 가능하다. 하지만 연구 윤리상 아동의 연령이나 발달상태를 고려하여 6세 혹은 7세 이상부터는 아동 피험자에게도 이해할 수 있는 언어와 용어로 짧은 문장의 설명문을 제공하여 동의를 받는 것을 권장하며 12세 이상의 아동 피험자에게도 동의서를 제공하여 부모나 법적 대리인과 함께 동의를 받는 등의 적절한 보호 장치가 구비되어 있는지를 검토하여야 한다. 동의서에는 연구의 목적, 위험성 및 유익성이 지적 연령에 적절한 수준으로 설명되어야 한다. 실제 저자는 약물 유효성 연구를 시행하는 과정에서 부모의 고지된 동의는 얻었지만, 초등학교 5학년이었던 아동의 승낙을 얻지 못하여 연구대상에서 제외하였던 경험을 가졌다.

③ 최소한의 위험(minimal risk)

위험이 없거나 거의 없는 연구 외에도 일상생활에서 만나게 되는 위험과 같은 정도의 위험에 노출되는 연구를 '최소한의 위험 연구'라고 지칭한다. 미국의 45-CFR-46에서는

최소한의 위험을 "건강한 어린이들이 일상적인 삶이나 일반적인 의학 또는 심리 검사에서 직면할 수 있는 물리적 또는 심리적 위해와 같은 정도 및 가능성을 가진 위험"으로 정의하고 있다. 국내의 「생명윤리 및 안전에 관한 법률 시행규칙」 제13조 제1항에서는 일반 대중에게 공개된 정보를 이용하는 연구 또는 개인 식별정보를 수집·기록하지 않는 연구로 약물 투여, 혈책 채취 등 침습적 행위를 하지 않는 연구, 신체적 변화가 따르지 않는 단순 접촉 측정장비 또는 관찰 장비만을 사용하는 연구, 식품 또는 식품첨가물을 이용하여 맛이나 질을 평가하는 연구, 화장품의 사용감 또는 만족도를 조사하는 연구, 연구대상자 등을 직접 대면하더라도 연구대상자 등이 특정되지 않고 「개인정보 보호법」 제23조에 따른 민감 정보를 수집하거나 기록하지 않는 연구, 연구대상자 등에 대한 기존의 자료나 문서를 이용하는 연구 등의 경우 연구심의위원회(IRB)의 심의를 면제할 수 있음을 명시하고 있다. 하지만 제2항에서는 취약한 환경에 있는 시험대상자 또는 피험자 연구는 제1항에도 불구하고 IRB 심의를 받아야 함을 명시하고 있어 아동 대상의 연구에서는 사실상 IRB 심의면제 규정이 존재하지 않는다.

④ 연구 유형(치료연구 대 비치료연구, 관찰/비치료적 처치)

인간대상 연구는 피험자의 행동 등을 관찰, 기록, 분석하는 관찰연구, 피험자 또는 피험자 집단에 대해서 설문조사나 면담 등을 통하여 특정한 정보를 이끌어 내는 조사연구, 특정한 가설을 증명하거나 새로운 정보를 얻기 위하여 피험자에게 실험적 처치를 하거나, 환경 조건을 의도적으로 변화시킨 후 그 결과를 관찰하는 실험연구 등으로 구분할 수 있다. 실험연구에는 새로운 치료법을 개발하여 환자에게 적용해 보는 치료적 연구와, 치료의 성격 없이 학술적 목적을 위해 수행하는 비치료적 연구가 있다. 이 외에도 인간으로부터 조직, 세포, 혈액 등을 획득하여 이를 이용하는 인체 유래물을 대상으로 하는 연구가 있다.

⑤ 연구심의위원회(IRB), 독립윤리위원회(IEC)

IRB는 피험자의 권리와 복지 보호의 보증을 위해 인간 피험자가 참여하는 생물의학 연구에 대해 검토하고 시작을 승인하고 주기적으로 확인하기 위해 시험기관이 공식적으로 지정한 심사위원회나 단체를 지칭한다. IEC는 IRB와 역할은 같으나 독립적인 조직이며 승인 대신에 찬성 의견을 주는데, IEC의 찬성 의견 역시 IRB의 승인과 같은 중요성을 가지며 구속력이 있다. 유럽의 경우 IRB 대신 IEC라는 명칭을 사용하는 경향이 있다.

2) 상담 및 진료에서의 아동보호

(1) 상담윤리 및 전문가윤리와 아동보호

① 상담윤리의 기본 원리

상담윤리는 인간을 대상으로 하기 때문에 생물의학윤리(biomedical ethics)를 기반으로 발전되어 왔다. 흔히 생물의학윤리에서 가장 기본적인 원리로 4대 원리가 제시되는데(Gillon, 1994), ① 선행(beneficence), ② 악행금지(non-maleficence), ③ 자율존중(respect for autonomy), ④ 정의(justice)가 그것이다. 이 4대 윤리 원리는 Beauchamp와 Childress(1979)의 제안 이후 의학을 비롯하여 많은 대인서비스 전문직 윤리규정에 적용되어 왔다. 상담 분야에서도 이 원리는 가장 기본적인 지침으로 인식되고 있다. 그 외에 Epstein(1994)은 이 원리에 비밀유지(confidentiality), 정직(성실, veracity)을 추가하여 6대 원리를 제안하기도 하였다.

이후 미국심리학회(American Psychological Association: APA)에서 윤리 원리와 행동지침을 제정하면서 심리학자에게 적용될 수 있는 5대 일반원리(general principles)를 제시하였다. 이것은 ① 선행 및 악행금지(beneficence & nonmaleficence), ② 신의 및 책임(fidelity & responsibility), ③ 성실(integrity), ④ 정의, ⑤ 개인의 권리와 존엄성에 대한 존중(respect for people's right & dignity)을 제시하였다. 캐나다심리학회의 윤리규정(2000)은 4개 원리를 각각 제시하였고, 미국사회복지사협회의 윤리규정(1999)은 6개 원리, 미국 부부 및 가족치료협회 윤리규정(2000)은 8개 원리를 각각 제시하였고, 미국상담협회 윤리규정(2005)은 별도의 원리를 제시하지는 않았고, 대신 8개의 장으로 나누어 논의하고 있고, 미국정신의학회(2006)는 미국의학협회의 의학윤리규정을 정신과에서 적용할 수 있도록 수정/보완하여 발표하였는데, 총 9개의 장으로 나뉘어져 있다. 이러한 기본 원리가 전문가윤리에서 가장 핵심적인 것이라고 할 수 있고, 전문직에 따라 그 표현이나 범위 등에서 다소 차이를 보인다.

② 전문성

전문성은 competence, credentials 등으로 상담자 혹은 치료자의 능력(전문성, competence)을 적절하게 갖추는 것이야말로 가장 윤리적 행위의 기본이다. 여기에는 흔히 두 가지 개념이 포함되는데, 한 가지는 지적 전문성(intellectual competence)과 정서적 전문성(emotional competence)으로 나눈다(Koocher & Keith-Spiegel, 2008). 혹은 전문성의 구성요소로 지식(knowledge), 기술(skill), 성실성(diligence)을 제시하기도 한다(Welfel, 2006). 이러한 전문성을 보장하거나 유지하기 위해서 교육 및 수련과정, 자격수여 절차 등에서 전문가 조직들은 많은 노력을 한다. 하지만 이것을 완벽하게 보장하기란 사실상 불가능하다. 하지만 앞에서도 그 구성요소로 세 가지를 제시하였듯이 전문성을 보장하고 이를 높이기 위한 많은 노력이 있어 왔고, Peterson과 Bry(1980)가 102명의 교수와 슈퍼바이저들이 126명의 심리학 박사과정 학생들을 평가한 항목 가운데 가장 핵심적인 전문성의 요소로 제시한 것을 보면, ① 전문가로서의 책임감, ② 대인관계의 원만함, ③ 지능, ④ 경험 등이 있다(Koocher & Keith-Spiegel, 2008, p. 74).

③ **비밀유지**

성인은 물론 아동들도 상담 혹은 치료 과정에서 **프라이버시**, 즉 개인의 사생활은 보호되어야 한다. 이것을 상담자가 지켜 주기 위한 것으로 **비밀유지**와 특권의 개념이 대두된다. 비밀유지란 '전문가가 내담자에 관한 정보를 그 어떤 누구와도 논의하지 않는 전문가의 행위'를 말한다. 이것은 법률이나 법령, 판례 혹은 윤리규정 등에 의해 정해진다. 특권(privilege 혹은 privileged communication)은 비밀유지와 혼동하여 사용되는 수가 많은데, 재판에서 증언하지 않을 수 있도록 보호받는 특별한 관계를 일컫는 말이다. 전통적으로 변호사-의뢰인, 남편-아내, 의사-환자, 일부 성직자-신도에서 인정받는다. 최근 일부에서 내담자-정신보건요원에서 인정되는 수도 있다.

하지만 1976년 미국 캘리포니아 주립대학 버클리분교에서 발생한 '**타라소프사례**(Tarasoff v. Board of Regents of the University of California)'(1976) 이후 비밀유지와 특권에 대해 제한과 예외가 제기되었다. 그 예로 ① 정보제공에 대한 환자의 동의, ② 보호의 의무, ③ 응급상황(예: 자살 위험도가 높을 때), ④ 법적 보고사항(아동학대 등), ⑤ 법원에서 요청한 평가, ⑥ 환자가 제기한 소송 등이 있다.

(2) 경계선과 관련한 주제들

경계선(boundary)은 상담자(혹은 치료자) 자신에게 해당하는 사항이기도 하고, 상담자와 내담자 사이에 해당하기도 한다. 먼저 전자를 살펴보면, 상담 혹은 치료과정에서 전문성이 매우 중요한 사항이 됨은 이미 앞에서 논의하였다. 이 가운데 가장 중요한 것이 영역(경계선) 문제이다. 자기 직무 범위, 수련 및 교육 범위 내에서 직무를 수행한다는 것이 지켜져야 할 문제이다. 이와 함께 상담자(혹은 치료자)의 신체적 · 정신적 · 사회적 건강을 유지하는 것이 매우 중요하다. 소위 탈진(burnout)하거나, 기능을 할 수 없을 정도로 전문성이 저하되거나 지장을 받는다면 직무 수행을 제한하거나 포기해야 한다. 그리고 적절한 후임자 혹은 동료에게 자신의 직무를 인수인계하여야 한다.

후자의 개념으로의 경계선이란 '치료자와 내담자의 전문가 및 개인적 생활 사이의 경계를 구분 짓는 경계선'을 일컫는다. 경계선을 침범한다는 것은 치료자-내담자 관계 이외에 다른 관계가 존재할 때를 말한다. 즉, 치료자-내담자의 비전문가적 관계이다. 비슷한 용어로 **경계선 교차**(boundary crossings), **경계선 침범**(boundary violations)이 있다. 흔히 경계선 교차는 내담자를 돕기 위해서 일상적인 직무를 떠나는 것을 말하며 대개 내담자에게 이득을 준다. 일부에서는 경계선 연장(boundary extension)이라고도 부른다. 이에 비해 경계선 침범은 내담자에게 해를 주거나 혹은 해를 줄 가능성이 매우 높은 일반적으로 수용되는 직무를 벗어나는 경우로 사업적 관계를 갖거나, 호의 이상의 금품 혹은 선물 교환, 성적 관계를 갖는 것 등이다(Epstein & Okasha, 2007).

(3) 아동의 책임능력 및 '성숙한 미성년자'

아동 및 청소년은 **미성년자**(minor)로 성인과 달리 법적인 제한을 받거나 혹은 보호의 대상이 된다. UN의 아동권리협약(CRC)의 규정에 따라 18세를 많이 적용하기는 하지만 아직도 각 법률에서 규정하는 연령은 많은 차이를 보일 뿐 아니라, 그들에게 부여되는 의무 혹은 권리에서도 많은 차이를 보이고 있다. 이미 앞에서 설명한 것과 같이, 아동을 부모의 소유물 혹은 부모가 생사여탈을 할 수 있도록 허용한 가부장제(patria potesta) 시기, 이후 부모의 보호 혹은 감독이 결여된 아동에 대해 국가가 대신하여 감독권을 행사하는 국가부권(parents patriae)의 시기(예로, 아동학대 금지, 아동노동 금지, 의무교육 실시, 비행청소년 보호처분 및 선도 등)를 거쳐 이제는 미성년자도 성인들과 마찬가지의 권리가 있는 권리주체로 보는 시기로 발전되어 왔다. 그리고 최근에는 아동 혹은 청소년 가운데 소위 '성숙한 미성년자(mature minor)'의 개념이 대두되면서 적지 않은 논쟁이 있다. 특히 가장 논란이 되는 것이 선거권 부여 연령과 관련된 사항이다. 그 외에도 결혼, 성적 행위에 대한 동의, 고용 혹은 근로, 부모의 동의 없는 법적 및 의학적 상담(처치 혹은 수술), 의무교육의 범위, 군대 입대, 전투에 참여, 형사 능력 및 법정 증언, 자유의 박탈, 사형 및 종신형 등이 있다. 그 외에도 국내에서 보면 선거권, 개인정보보호, 위치정보 제공, 장기 제공, 학자금 대출, 아동 및 청소년 관련 시설 혹은 기관에 대한 각종 혜택 및 규제, 아동 및 청소년을 보호하기 위한 각종 보호 혹은 규제 등 많은 주제들이 있다.

이와 관련하여 '성숙한 미성년자'에 대해 민법은 "독립적인 법률행위를 할 수 있는 경우"로 규정하고 있다. 국내 법률에서 구체적으로 「한국장학재단 설립에 관한 법률」에서 학자금 대출과 관련하여 '대학생인 미성년자', 「생명윤리 및 안전에 관한 법률」에서 '혼인한 미성년자', 「어선법」에서 '영업에 대하여 성년자와 동일한 능력을 가진 미성년자'에 한하여 이에 준하는 개념을 제시하고 있지만, 현실적으로 '성숙한' 것에 대한 기준을 정하고 있지는 않다. 일반적으로 아동 및 청소년의 책임능력과 관련해서는 「형법」, 「소년법」 등 형사적 책임능력 및 법정 증언을 규정하는 법률에서는 민사적 접근과는 다른 기준을 제시하는데, 형법에서 규정하는 형사미성년자는 14세 미만의 경우로 규정하고 있다. 물론 「소년법」에서는 19세 미만인 자를 '소년'으로 규정하여 일반 형법보다는 「소년법」의 적용으로 보호조치 등을 취할 수 있도록 하고 있지만, 14세 이상의 경우 형사적 책임을 물을 수 있다. 몇 년 전 「소년법」이 개정되면서 「소년법」을 적용할 수 있는 연령이 12세에서 10세로 하향 조정되었는데, 일본 등 외국의 경우 관련 논의가 첨예하게 있었던 데 비해 국내에서는 별 논의 없이 하향 조정되어 뒤늦었지만 이의 타당성 여부에 대한 논의가 필요할 수 있다.

3. 아동과 관련한 법, 제도 및 정책의 이해

1) 아동과 관련한 사법적 측면

아동 및 청소년과 관련하여 대부분의 임상가들은 사법적인 측면에 익숙하지 못하다. 하지만 임상가는 이들과 관련한 법적인 측면, 그것이 형사적인 측면이든 민사적인 측면이든 이해하고 있어야 한다.

먼저 형사적인 측면을 보면, 성인과 마찬가지로 일반 「형법」, 「형사특별법」에 적용을 받기도 하지만, 아동 및 청소년의 경우 「소년법」과 「학교폭력 예방 및 대책에 관한 법률」(이하 「학교폭력법」)과 같은 특별법의 적용을 받는 경우가 있다. 아동 및 청소년이 불법적인 행위(혹은 우범 행위)를 하게 되면 성인과 달리 일반 「형법」을 적용하기 보다는 「소년법」 혹은 「학교폭력법」과 같은 다른 법률의 적용을 받는다. 「소년법」은 일종의 형사법이지만, 일반 성인과 달리 소년경찰, 소년검찰 및 소년법원을 거치는 별도의 사법체계 절차를 따라 처리된다. 하지만 초등, 중등 및 고등학교에 재학하는 학생이 학교폭력 범주에 속하는 비행을 저지르는 경우는 「소년법」이 아닌 「학교폭력법」에 의해 학교가 책임지고 처리하도록 한다. 물론 불법행위의 유형 및 심각도, 연령 등을 고려하여 「소년법」, 「학교폭력법」이 아닌 일반 「형법」이 적용되는 경우도 있다.

(1) 형사법적인 측면

국내의 아동·청소년의 범죄와 관련된 형사적 조치들은 「소년법」에 법적 근거를 두고 있다. 「소년법」에서 소년은 19세 미만인 자(「아동복지법」의 '아동은 18세 미만의 자')를 말하며, 「형법」이 처벌을 우선하는 것과 달리 반사회성이 있는 소년의 환경 조정과 품행 교정을 위한 보호처분 등의 필요한 조치를 하여 선도하는 것을 목적으로 한다.

「소년법」에서 **비행청소년**을 〈표 15-1〉과 같이 구분한다. 여기서 성인과 다른 점은 비록 법령에 저촉되는 행위를 하지 않았더라도, 불법행위를 할 우려가 있는 아동·청소년도 대상에 포함한다는 점이다. 즉, 비록 불법행위를 하지 않았다고 하더라도 할 가능성이 높은 아동·청소년을 선도하기 위해 사법체계가 개입할 수 있다는 점이 성인대상의 일반 「형법」과 다르다.

표 15-1 소년법에서 규정하는 위법행위를 한 아동청소년의 구분

- **범죄소년**: 위법 행위로 정의되는 죄를 범한 14세 이상 19세 미만의 소년
- **촉법소년**: 10세 이상 14세 미만의 형벌 법령에 저촉되는 행위를 한 소년
- **우범소년**: 앞으로 법령에 저촉되는 행위를 할 우려가 있는 10세 이상인 소년

아동·청소년의 범법 혹은 우범행위에 대해 경찰이나 검찰은 선도, 교육, 상담 등을 받는 조건을 전제로 '조건부 기소유예' 조치를 취해 법원으로 넘기지 않을 수도 있다. 이들을 정확하게 평가하기 위한 과정으로 소년분류심사원(최대 1개월), 기타 시설, 병원, 요양소(최대 3개월) 등에 임시조치로 위탁할 수 있다. 이 과정의 조사 혹은 심리가 추후 조치에 참고 자료로 많이 활용된다. 가정법원 소년부(혹은 지방법원 소년부) 판사는 사안에 따라 심리를 개시하지 않고 훈계하고 종결할 수도 있다. 또한 심리가 개시될 경우에도 ① 소년의 품행을 교정하고 피해자를 보호하기 위해 필요하다고 인정하면 피해 변상 등 피해자의 화해, ② 보호처분을 할 수 없거나 할 필요가 없다고 인정하면 불처분 결정, ③ 보호처분을 할 필요가 있다고 인정하면 보호처분 등의 조치가 시행된다. 판사가 시행하는 보호

처분의 종류와 내용은 〈표 15-2〉와 같다.

표 15-2 보호처분의 종류 및 내용

① 보호자(또는 보호자를 대신하여 소년을 보호할 수 있는 자)에게 감호위탁(최대 6개월)
② 수강명령(12세 이상만 가능, 최대 100시간)
③ 사회봉사명령(14세 이상만 가능, 최대 200시간)
④ 보호관찰관의 단기 보호관찰(1년)
⑤ 보호관찰관의 장기 보호관찰(2년)
⑥「아동복지법」에 따른 아동복지시설이나 그 밖의 소년보호시설에 감호위탁(최대 6개월)
⑦ 병원, 요양소 또는「보호소년 등의 처우에 관한 법률」에 따른 소년의료보호시설에 위탁(최대 6개월)
⑧ 1개월 이내의 소년원 송치
⑨ 단기 소년원 송치(최대 6개월)
⑩ 장기 소년원 송치(12세 이상만 가능, 최대 2년)

하지만 조사 또는 심리를 한 결과, 금고 이상의 형에 해당하는 범죄 사실이 발견된 경우, 그 동기와 죄질이 형사처분을 할 필요가 인정되면,「소년법」의 적용을 받지 않고(권리포기, waiver), 일반 성인과 마찬가지로 형사사건이 되어 검사에게로 보내지고, 일반 형사법정에서 재판을 받게 된다.

아동 · 청소년은 옳고/그름(right/wrong)을 판별할 능력을 갖추기에는 아직 미성숙하다(incompetent)는 전제하에 많은 국가에서는 일정 연령 이하에게는 유책성을 인정하지 않는 경향이다.「소년법」도 이러한 것을 기반으로 10세 미만의 아동은 비록 불법 행위를 했다고 하더라도 형사적 책임을 묻지 않는다(물론 그 부모에게 민사책임을 물을 수는 있다). 이와 관련하여 **법정 증언능력**(testimony)이나 **재판수행능력**(competency to stand a trial) 등이 논의되고 있으나, 여기서는 생략한다.

(2) 민사법적 사안들

① 이혼 등과 연관된 사항들

이혼 과정에서 아동에게 가장 중요한 것은 친권 및 양육권이 어떤 형태로 결정되는가 하는 점이다. **친권**(親權, parental authority)이란 부모가 미성년인 자녀에 대해 갖는 신분과 재산상의 권리와 의무를 지칭한다. 민법에서는 친권을 ① 자녀를 보호 · 교양할 권리의무, ② 자녀가 거주하는 장소를 지정할 수 있는 거소지정권, ③ 자녀의 보호·교양을 위해 필요한 징계를 하고 법원의 허가를 받아 감화 또는 교정기관에 위탁할 수 있는 징계권, ④ 자녀가 자기명의로 취득한 특유재산에 관한 관리권, ⑤ 자녀의 재산에 관한 법률행위의 대리권 등으로 구분하고 있다. 양육권은 미성년인 자녀를 부모의 보호하에서 양육(custody care)하고 교양할 권리인 데 비해, 친권은 자녀의 신분과 재산에 관한 사항을 결정할 수 있는 권리이므로 양육권에 비해 보다 포괄적인 개념이다. 아동·청소년이 미성년자일 때 부모는 당연히 친권자가 되지만, 부모가 이혼하는 경우 친권자와 양육자를 부모 중 한쪽 또는 양쪽으로 지정할 수 있고, 친권자와 양육자를 각각 달리 지정할 수도 있다. 이혼 등과 관련하여 친권자 혹은 양육자 지정에 임상가(의사 포함)가 개입할 경우 반드시 '**아동 최선의 이익**(the best interests of the child)'을 고려하여야 한다. 이때 고려해야 할 주요 사항으로 자녀의 연령과 성별, 부모의 적합성, 양육자에 대한 자녀와 부모의 희망, 현재의 양육상태, 자녀에 대한 친밀도, 형제자매와의 유대관계 등이 있다(이영애, 1983; 이화숙, 1996). 그 외에 관련 사항으로 **면접교섭권**(visitation), 부양비지급의무(양육비) 및 상속권 등이 있다.

② 입양

입양(入養, adoption)은 보호가 필요한 아동에게 새로운 가정을 찾아 주고, 그 가정에서 정상적으로 성장할 수 있도록 도와주어 아동의 정신적·사회적 욕구를 충족시켜 주는 제도로 「민법」, 「입양촉진 및 절차에 관한 특례법」(「입양특례법」)에 의거해 양친과 양자 사이에 합의가 있거나 가정법원의 허가를 받은 때에 입양신고를 함으로써 효력이 발생한다. 입양에는 혈연적으로 친자관계가 없는 사이에 맺는 일반양자입양과 자녀의 복리를 위해 가정법원의 허락결정하에 양자를 법률상 완전한 친생자로 인정하려는 친양자입양이 있다. 앞에서 이미 논의하였지만, 국내 입양은 오랫동안 신고제에 의한 입양을 해 오면서 출생신고를 하지 않고, 출산모, 특히 미혼모가 친권을 포기하면서 자신의 호적이 올리지 않고 바로 입양하는 사례가 적지 않게 있었다. 이러한 것을 방지하기 위해서 허가제로 입양을 변경한 이후 이제는 미혼모들도 자신이 출생한 신생아를 일단 자신의 호적에 올린 후에 입양을 하도록 하고, 입양되고 나면 자신의 호적에서 제거하도록 하였다. 하지만 이러한 절차에 대한 거부감으로 인해 소위 베이비박스에 신생아를 유기하는 사례가 최근 빈번하게 발생하고 있다.

③ 피학대 아동의 양육

부 또는 모가 학대, 가혹한 징계, 정당하지 않은 거소지정, 자녀의 재산에 대한 불이익한 처분 등 친권을 남용하거나 상습도박, 범죄행위 등의 현저한 비행, 행방불명, 생사불명, 정신병, 장기입원, 교도소 수감 등 기타 친권을 행사시킬 수 없는 중대한 사유가 있을 때 친족, 시 · 도지사 또는 시장 · 군수 · 구청장, 검사의 청구에 의해 친권의 상실을 선고할 수 있다(「민법」 제924조, 「아동복지법」 제12조). 이때 아동보호전문기관의 장은 시 · 도지사 또는 시장 · 군수 · 구청장에 대해 친권행사 제한 또는 친권상실의 선고를 청구하도록 요청할 수 있다. 이에 따라 가정법원은 학대에 가담되지 않은 부모를 친권자로 지정하거나 미성년후견인을 선임할 수 있다.

2) 아동 대 청소년에 관련한 논란들

청소년은 아동기과 성인기의 중간에 위치하는 발달단계에 놓인 젊은이들을 일컫는 20세기 들어 대두된 새로운 개념이다. 실제 용어에 있어서도 많은 유사한 것이 사용되어 청소년, 청년, 미성년, 연소자, 소년/소녀, 젊은이 등이 혼용되고 있으며, 영어로도 adolescent, youth, minor, juvenile, young people 등이 사용된다. 이와는 달리 아동에 대해서도 신생아, 영유아, 유아, 어린이, 아동 등 다양한 용어가 앞에서 언급한 청소년과 혼용하여 사용되고 있다. 흔히 국내에서는 「아동복지법」에 따라 18세 미만의 경우에 대하여 아동이라고 대부분 통상적으로 사용하고 있다. 하지만 「청소년 기본법」을 위주로 하는 청소년과 관련하여 청소년을 법적으로 9세부터 24세까지라고 규정하면서 아동과 청소년의 경계가 어딘가에 대한 논란이 끊이지를 않는다. 그리고 정책적으로 아동은 보건복지부, 청소년은 여성가족부, 그리고 학생은 교육부가 주무부처이다 보니 실제 현장에서 개별적 사안들에 대해 정책적으로 혼선을 빚는 경우가 적지 않다. 이것은 단지 국내뿐 아니라, UN에서도 아동권리협약(CRC)에서 아동(children)을 18세 미만으로 규정하고 있지만, 청소년(youth)에 관한 문서에서는 그 연령 범주를 15~24세로 제시하고 있다. 이러한 현상은 전 세계적으로 대부분의 나라에서 유사하고, 다만 나라에 따라 아동과 청소년을 별도로 하는 정책을 펴는 것이 일반적인 현상이다.

국내의 경우, 아동에 대한 정책은 사실 제대로 수립된 적이 없었다. 1945년 독립한 이후 정부 수립, 하지만 곧바로 이어진 전쟁으로 인해 발생한 많은 고아, 기아 혹은 미아 등 시급한 보호가 필요한 아동에 대한 대책이 아동정책이었다고 해도 과언이 아니다. 하지만 이것 또한 국가가 담당할 수 없고, 주로 해외의 원조기관과 자금에 의한 고아정책이 전부였다. 이것이 그나마 법적 뒷받침을 마련한 것은 1961년 제정된 「아동복리법」(이후 「아동복지법」으로 개정)이 시발점이라고 할 수 있다. 따라서 최근까지도 국가의 아동정책은 고아 등을 위주로 하는 요보호아동에 대한 대책이 전부였다. 이것이 그나마 일반 아동을 정책대상으로 한 것이 2000년 「아동복지법」을 개정하면서 아동학대에 대한 국가의 개입과 대책 마련이 전기를 마련했다고 할 수 있다. 이후 다양한 복지의 확대, 저출산 대책에 다른 보육정책, 아동수당의 지급 등으로 발전해 왔다.

한편으로 청소년 관련 국가정책은 전 세계 어느 나라든지 매우 비슷하다. 즉, 소위 '문제청소년' 혹은 '비행청소년'에 대한 대책에서 시작하여, 그 후 건전한 청소년 육성으로 정책의 중심이 움직이고, 최종적으로는 이들이 조정 · 통합되는 과정을 겪는다. 한국의 경우도 매우 유사하여 정부 수립 이후 부모를 잃거나 혹은 가정을 떠나 지내는 소위 '부랑아(street children)'에 대한 대책 마련에 부심하게 된다. 이러한 것을 독립 후 국내에 진주한 미군에 의한 군정 시 시작한 아동삼담소의 설립 배경에서도 나타나고 있다. 이들이 벌이는 일탈 행동, 비행, 범죄 등에 대한 대책을 위해 「소년법」이 제정되고, 정부 부처에 청소년보호대책위원회 설치로 비행청소년 문제를 맨 먼저 다루기 시작하였다. 이것이 1980년대 들어 소위 '체육관대통령' 정부에서 체육청소년부가 만들어지면서 1차 및 2차 청소년육성 5개년계획, 한국청소년기본계획 등을 거쳐 건전청소년의 육성으로 발전하였다. 1990년대 말까지 청소년보호위원회는 보호 업무를, 문화체육관광부는 건전청소년의 육성을 담당하는 것으로 나뉘어져 있다가, 2000년대 들어서 겨우 보호와 육성이 통합되기에 이르렀다. 최근 아동 정책과 청소년 정책의 통합을 시도하였으나 여러 가지 이유로 통합 시도가 실패로 끝나, 아동 정책은 보건복지부, 청소년 정책은 여성가족부가 각각 주무부처가 되었다. 그리고 앞에서 설명한 바와 같이 유치원 재학부터 고등학교, 심지어 대학교 재학생까지 교육부가 담당하고 있다. 이러한 것들이 현장에서 때로는 혼선이나 갈등을 초래하기도 하는데 가장 대표적인 것이 어린이집과 유치원의 갈등으로, 그것을 해결하고자 소위 '누리과정'을 시행하고 있으나 이 또한 많은 문제를 가지고 있다. 또 다른 하나의 예로, 소위 '학교 밖 청소년'으로 재학 중인 학생, 청소년 혹은 아동의 경우 주로 교육부가 담당하지만, 학교를 중도포기 혹은 탈락한 경우 그들을 어느 부처에서 담당하는가 하는 문제가 생긴다. 현재 대부분은 여성가족부에서 담당하지만, 여전히 갈등의 소지를 안고 있다.

아동청소년의 정신병리와 관련하여 2007년 교육부(당시 교육과학기술부)에서 전국 95개교를 대상으로 학생정신건강관리사업을 시범적으로 실시한 이후 245개교(2008년), 470개교(2009년), 1,100개교(2010년), 현재는 전국 모든 초, 중, 고등학교로 확대되었다. 현재 전국 모든 초등학교 1, 4학년 및 중학교 1학년, 고등학교 1학년에서 **학생정서 · 행동특성검사**를 시행하고 관심군, 위험군으로 선별하여 이들의 정서행동지원을 실시하고 있다. 학교는 이들 가운데 관심군에 대해 상담 및 지도 등을 시행하고, 위험군의 경우 Wee센터, 정신건강증진센터, 전문 병의원 등으로 의뢰하여 정밀 평가와 함께 상담 혹은 치료를 받도록 권유한다. 이 사업은 아동청소년의 정신병리에 아주 중요한 위치를 차지하는데, 교육부와 보건복지부의 협력이 필수적으로, 국내에서 부처가 협력하여 사업을 시행하는 드문 예라고 할 수 있다.

4. 교육, 수련 및 협력

1) 전문직과 자격부여

전문직(profession)이란 무엇인가? 안동현(2011)은 이에 대해 다음과 같이 전문직의 특성을 논의하고 있다. 즉, ① 전문직을 수행하기 위해서는 상당한 수련이 요구된다. 예를 들어, 변호사가 되기 위해서 법학대학원에서 적어도 3년 이상을 수료하고, 상당 기간 수습과정을 거쳐야만 한다. ② 수련은 의미 있는 지적 요소가 포함되어야 한다. 예를 들어, 벽돌공, 이발사 등도 수련이 필요할 수 있다. 하지만 이것으로 이들이 수행하는 일을 전문직이라고 하지는 않는다. 따라서 일보다 타인에게 조언과 서비스를 제공하는 요소가 중요하다. ③ 수련 받은 능력이 사회적으로 중요한 서비스를 제공한다. 예를 들어 의사, 변호사, 교사, 회계사, 건축사 등은 사회적으로 매우 중요한 기능을 담당하고 있다(Bayles, 2003).

그 외에도 그는 전문직의 핵심적인 특성으로 자격부여(credentialing), 구성원의 조직화(organization), 직무수행에서의 자율성(autonomy)을 제시하였다. 물론 여기서 구별할 것으로 직업으로서의 전문직과 전문화(professionalization)는 구별이 필요하다. 전문화란 예를 들어, 사법경찰에게 기준에 맞춰 직무를 수행할 수 있도록 일정 기간 기술이나 방법에 대해 교육 및 수련을 시킴으로써 보다 나은 수준으로 높이는 것이다. 그렇다고 이들을 전문직이라고 하지는 않는다. 그러므로 전문직은 ① 기본적인 사회적 가치의 수행, ② 독점권, ③ 자기조절 등의 핵심적인 요소를 포함하는데, 현대에 들어서 전문직 직무도 많은 변화를 보이고 있다. 즉, ① 업무 수행은 단독수행에서 팀제로, ② 지식 활용은 단일 전공에서 다양한 전공으로, ③ 보상체계는 서비스에 대한 지불제에서 급여제로, ④ 이타주의는 감소하고, ⑤ 동료들에 의한 평가는 늘어나고, ⑥ 프라이버시는 감소하고 있다(Gloria et al., 1973).

전문직에 대해서는 면허 혹은 자격을 부여하는데, 그 차이를 보면 다음과 같다. **면허**(licensure)란 면허를 갖지 않은 사람에 의해 전문적인 일을 수행하지 못하도록 한 개인에게 전문직 수행을 법률적으로 허가하는 것이다. 면허는 대부분 국가가 면허소지자의 행위에 대해 독점권을 부여하여 보호함과 동시에 제약을 가할 수 있다. 대표적인 것이 의사면허 혹은 변호사자격 등이며 면허 혹은 자격을 소지하지 않은 사람에 의한 행위는 불법으로 간주하여 처벌한다. 일상적인 예로 운전면허가 없거나 정지 혹은 취소된 사람이 운전 실력이 아무리 뛰어나다고 해도 운전을 하게 되면 불법이 된다. 반대로 소위 '장롱면허'라도 면허를 가진 사람은 비록 운전이 서투르다고 해도 운전 자체가 불법이 아닌 것과 같다.

이에 비해 **자격**(certification)은 독점권을 인정하지 않는다. 따라서 자격증을 소지하지 않은 사람에 의한 행위에 대해 국가가 공권력을 동원하여 단속하거나 불법 행위로 처벌하지 않는다. 예로, 정신건강의학과 자격을 갖는 전문의가 아니고, 일반의사가 정신병리를 갖는 환자를 진료하는 것이 마치 '장롱면허'를 가진 운전자가 운전하는 것과 같이 자격이 부족할 수는 있지만, 불법은 아닌 것과 같다.

2) 수련과 관련한 문제들

전문성이 학위(degree)로 결정되는가? 법학이나 의학은 J.D., M.D.로 단일화되어 있다. 하지만 심리학 분야는 매우 다양하다. Ph.D., Ed.D., Psy.D., M.A., M.S. 등이 있고, 그 외에도 미국의 경우 C.A.G.S., D.Sc., Ed.S., D.M.H., Th.D., M.Ed., M.S.S.S. 등도 가능하다. 그 외에 '관련 학과'로 넓혀져 있기 때문에 매우 다양한 전공분야를 가질 수 있다. 이것이 1990년대 이후 각 주에서 제한을 하여 이러한 관련 학과 조항이 점차 사라지고 있다. 유사한 문제로 박사학위와 석사학위 소지자의 전문성 문제가 있다. 대답은 박사학위 소지자가 반드시 더 유능하다고는 할 수 없다. 하지만 미국심리학회에서는 석사학위 소지자에 대한 프로그램은 인가를 하지 않고 있다(Koocher & Keith-Spiegel, 2008, pp. 70-100).

전문성을 규정하는 것은 매우 어렵지만, 미국심리학회의 전문직 자격(professional competence) 및 미국상담자협회에서 공통으로 가장 중요하게 제시하고 있는 것이 영역(경계선, boundary) 문제이다. 전문가 자신의 직무 범위, 수련 및 교육 범위 내에서 직무를 수행한다는 것이다. 이와 함께 상담자(혹은 치료자)의 신체적 · 정신적 · 사회적 건강을 유지하는 것을 중요한 전문성 유지의 요소로 제시하고 있다. 즉, 탈진하거나, 기능을 할 수 없을 정도로 전문성이 저하되거나 지장을 받는다면 스스로 직무수행을 제한하거나 포기하고, 적절한 후임자 혹은 동료에게 자신의 직무를 인수인계하도록 제시하고 있다.

3) 연계 및 협력

지역사회 내 여러 체계는 정신병리를 앓는 아동 및 청소년들을 위해 서비스를 제공하고 있다. 이 체계에는 보건 및 의료(정신보건, 공중보건, 소아관련 의료 등), 교육(특수교육, 교육심리 포함), 복지(사회복지 및 아동복지 등), 심리(임상심리, 발달심리 등), 사법(검찰, 법원, 교정기관 등), 치료 및 재활(아동심리치료, 예술치료, 언어치료, 놀이치료 등) 등이 포함된다. 여기에서 치료에 관련한 전문 인력도 사회복지학, 교육학, 심리학, 정신의학 및 소아과학, 간호학 등이 있다. 서비스 제공 환경도 병의원, 학교, 아동보호시설 혹은 아동/청소년 상담소, 사회복지관, 소년원 혹은 보호관찰소 등의 사법기관, 쉼터 등 다양하다. 또한 아동 및 청소년의 정신병리에 대한 관심 및 지식이 증가하면서 다양한 치료방법들—약물치료, 인지행동치료, 정신치료, 가족상담, 사례관리 등—이 개발되었고, 이런 것들이 다양한 기관에서 다양한 전문 인력에 의해 다양한 체계 내에서 수행되고 있다. 성인에서도 비슷하지만 아동 및 청소년의 정신병리와 관련해서는 특히 더 많은 체계, 환경, 인력 및 방법들이 관여하고 있고, 같은 체계 내에서도 공공 및 민간제도의 역할이나 종사하는 전문 인력의 역할들이 효과적으로 통합 · 조절되고 있지 못하다. 이에 대해 안동현과 한지숙(2010)은 아동청소년 상담 및 보호체계 내에서 관련 기관들의 네트워크가 중요하고 도움이 된다고 인식하고 있음에도 불구하고, 실제 활동은 매우 저조한 것을 관찰하였다.

이런 점을 미리 절감한 미국 내에서는 Robert Wood Johnson 재단, Edna McConnel Clark 재단, Annie E. Casey 재단 등에서 여러 가지 프로그램이 시도되었다. 이후 클린턴 정부는 미국건강보장법(American Health Security Act)을 제안하여 아동 및 청소년들의 정신건강과 물질남용서비스의 발전을 보장하였다. 1984년부터 미국 국립정신건강연구소(NIMH)에서 '아동 및 청소년 서비스체계 프로그램(The Child and Adolescent Service System

Program: CASSP)'이 정신질환을 가진 청소년들을 위한 서비스 협력방안을 마련하기 위해 도입되었는데, 여기에는 세 가지 차원, 즉 서비스, 인프라, 평가가 포함된다. 서비스를 위한 인프라는 '주정부와 지역사회 수준에서 포괄적이고 통합적인 서비스 전달환경'을 마련하기 위한 것이다. 이 프로그램은 지역사회에 근거하는 체계의 원칙을 따르는데 그 가운데 핵심사항은 다음과 같다. 즉, ① 다양한 보호서비스에 접근할 수 있다. ② 아동의 요구에 맞는 개별화된 치료를 제공한다. ③ 가능한 최소한으로 제한된 환경(가족 및 지역자원을 최대로 이용)에서 치료한다. ④ 서비스 계획과 수행에서 가족을 최대로 참여시킨다. ⑤ 기관 간의 협력을 유도한다. ⑥ 서비스 간 협력을 위해 사례관리를 이용한다. ⑦ '치료가능성', 치료에 대한 '협조'가 없다는 이유로 서비스를 거절당하지 않는다. ⑧ 조기 발견과 조기 개입을 한다. ⑨ 아동/청소년에서 성인체계로 순탄하게 이해할 수 있도록 한다. ⑩ 효과적인 계몽, 홍보를 한다. ⑪ 문화적인 특성에 민감한 서비스를 제공한다.

이에 대해 오스트레일리아를 포함하여 총 7개국(캐나다, 핀란드, 독일, 네덜란드, 포르투갈, 미국)이 참여하여 서비스 통합(integration) 혹은 협력(co-operation), 조정(co-ordination)이라는 주제를 가지고 연구하여, '위기에 처한 아동 및 청소년을 위한 서비스의 협력에 대한 보고서'를 발간하였다. 여기에서는 네 단계의 수준에서 접근하는데, 첫 번째 단계는 법률적인 것으로 법과 정책 수립에 관한 사항이다. 두 번째 단계는 전략적인 것으로 고위 정책 결정에서 어떻게 접근할 것인가 하는 것이다. 세 번째 단계는 구체적이고 실천적인 면으로 서비스 전달이 현장에서 수행되는 방법에 관한 것이다. 네 번째 단계는 현장에서의 사항으로 서비스가 직접 전문가와 대상자에게 적용되는 방법에 관한 것이다. 또한 미국 국립정신건강연구소(NIMH)의 '중증정서장애아동을 위한 통합지역사회서비스 프로그램(Comprehensive Community Services Program for Children with Serious Emotional Disturbances)', 세계소아청소년정신의학회(The International Association for Child and Adolescent Psychiatry and Allied Professions: IACAPAP)의 '아동 및 청소년을 위한 정신보건 서비스에 관한 제안'(IACAPAP, 1996) 등이 있다.

이러한 제안들을 토대로 안동현(2000)은 아동 및 청소년 정신병리에 대한 정책적 대책으로 ① 아동 및 청소년 정신질환 위험 요소의 규명과 감소, ② 아동 및 청소년 정신질환의 조기 진단, ③ 효과적인 치료프로그램의 개발과 보급, ④ 관련 기관의 역할 분담과 협력 방안 모색, ⑤ 성인 정신보건체계와의 연계 방안 모색 등 다섯 가지를 제시하고, 그 가운데 관련 기관의 역할 분담과 협력 방안 모색에 대해 다음과 같이 제안하였다.

- 주로 영유아기는 신체보건기관(주로 소아과, 보건소 영유아실 등)에서 담당하면서 정신질환의 조기 발견이나 진단에는 제대로 기능하지 못하고 있고, 또한 연계도 되지 못하고 있다. 이것을 연계시킬 수 있는 협력 방안이 모색되어야 한다.
- 교육기관(유치원, 초등학교, 중고등학교 등)에서 정신질환이나 정신건강의 요구도나 수행의지가 매우 부족하다. 최근에 연수교육이나 학교상담실 운영, 전문상담교사 양성 등이 이루어지고 있지만 활성화되어 있지 못하고, 또한 학교 보건실과 상담실의 연계가 별로 잘 이루어지지 않는다. 따라서 이 교육체계와 보건체계의 연계를 모색해야 할 것이다.
- 사회복지기관(어린이집, 사회복지관, 지역아동센터 등)에서의 조기 발견 및 진단 기능이 매우 중요함에도 불구하고 보육사나 보육교사 양성에서 아동들의 이상 행동이나 정신건강에 대한 교육이 거의 이루어지고 있지 않다. 따라서 이 아동들에 대한 신체 및 정신질환의 정기검진을 의무화하는 방안을 고려하고, 보건소 등과 연계 방안을 모색하는 것이 필요하다.
- 사법기관(경찰서, 검찰, 가정 및 소년법원, 보호관찰소, 소년원 등)이 사회복지기관과 어느 정도 연계가 이루어지고 있는데 보건체계와는 연계가 거의 이루어지고 있지 못하다. 이들의 연계와 협력이 더욱 활성화되어야 한다.
- 민간체계와 국공립체계의 역할조정이 필요하다.

참고문헌

곽금주(2002). 아동 심리평가와 검사. 서울: 학지사.

곽영숙(1987). 아동기 행동장애. 대한의학협회지 30(4): 366-337.

곽영숙, 반건호, 송동호, 안동현, 오은영, 이영식, 이정섭, 전성일, 조수철, 최성구(2012). 출판에 즈음하여. *Journal of Korean Academy of Child and Adolescent Psychiatry 23*(Suppl): S90-S95.

국립특수교육원(2009). 특수교육학 용어사전.

김광일, 원호택, 김이영, 김명정(1983). 고등학교 재학생의 정신건강 실태조사(I). 개인집중 조사에 의한 소견. 정신건강연구 1: 1-40.

김미경, 안동현, 이양희(1996). 학습문제를 동반한 주의력 결핍-과잉행동장애 아동의 특성 분석. 정신건강연구 15: 122-133.

김붕년, 유한익, 강화연, 김지훈, 신동원, 안동현, 양수진, 유희정, 천근아, 홍현주(2007). 주의력결핍 과잉행동장애 한국형 치료 권고안(IV)-비약물치료. *Journal of Korean Academy of Child and Adolescent Psychiatry 18*: 26-30.

김붕년, 정동선, 황준원, 김재원, 조수철(2006). 서울시 소아청소년 정신건강문제 역학조사 보고서. 서울시소아청소년정신건강센터.

김상정 외 공역(2007). 신경과학(3판). 서울: 월드사이언스.

김세실, 안동현, 이양희(1998). 주의력결핍/과다활동장애(ADHD) 아동에 대한 약물-부모훈련 병합치료의 효과. 신경정신의학 37: 683-699.

김수진, 조맹제, 조수철(2011). 역학. 조수철 외 공저. 자폐장애. 서울: 학지사.

김승국, 김옥지(1985). 사회성숙도검사. 서울: 중앙적성출판사.

김승태, 김지혜, 송동호, 이효경, 주영희, 홍창희, 황순택(1997). 한국아동인성검사(KPI-C). 서울: 한국가이던스.

김영신(2002). 한국 학생의 집단 따돌림의 실태. 대한의사협회지 45(4): 445-453.

김영태(2002). 아동언어장애의 진단 및 치료. 서울: 학지사.

김자윤, 안동현, 신영전(1999). 농촌지역의 주의력결핍-과잉행동장애와 학습장애의 역학적 연구. 신경정신의학 38(4): 784-793.

김재은, 이성진, 채규만, 구본용, 오익수, 김동일(1997). 청소년 상담 보조전략. 서울: 청소년대화의광장.

김정권 편역(1991). 교육진단검사(자폐아 · 지적장애아 개별화 교육시리즈, 2판). 대구: 대구대학교 출판부.

김태련, 박랑규 공역(1996). 아동기 자폐성장애 평정척도 지침서. 서울: 도서출판 특수교육.

김태련, 이경숙, 이선우, 강우선 공역(1994). 아동치료접근: 이론과 실제. 서울: 이화여자대학교 출판부.

김행숙(1990). 주의력결핍 과잉운동장애 아동의 중추신경흥분제 치료에 대한 임상적 연구. 소아청소년정신의학 1: 89-93.

김혜련 외(2009). 아동청소년 대상 국가 비만사업의 연계운영 및 활성화 방안연구. 보건사회연구원.

남궁선, 안동현, 이양희(2007). 주의력결핍 과잉행동장애아동에서 학습동기증진 프로그램. 소아청소년정신의학 18: 58-65.

남보라, 유희정, 조인희, 박태원, 손정우, 정운선, 신민섭, 김붕년, 김재원, 양영희, 강제욱, 송숙형, 조수철(2010). 자폐 스펙트럼 장애의 산전 및 주산기 합병증. 소아청소년정신의학 21(3): 153-160.

남상인, 박경애, 김원중, 김순진, 이정윤(1993). 청소년 다이어트행동 연구(청소년상담문제 연구보고서 93-2). 서울: 청소년대화의 광장.

남정현, 송지영, 김자윤, 윤도준, 김석현, 반건호, 박용천, 안동현, 양병환, 장환일, 김광일(2001). 정신과의사가 약물 선택시 영향을 주는 요인. 정신건강연구 20: 114-127.

대한비만학회(2008). 임상비만학. 서울: 고려의학.

대한소아과학회(2014). 한국영유아발달선별검사.

대한소아청소년정신의학회(2003). K-SADS-PL(한국판). 대한소아청소년정신의학회.

대한일차의료학회비만연구회(1996). 비만학 이론과 실제. 서울: 도서출판 한국의학.

두정일, 이명희(2016). 임상평가, 공식화 및 치료계획. 이정숙, 안동현 외 공저. 아동심리치료학개론 2. 서울: 학지사, pp. 171-207.

박경숙, 박혜정, 윤점룡, 권기욱(1985). 특수아동의 판별과 교육적 조치에 관한 연구(연구보고 RR85-18). 한국교육개발원.

박성수, 김혜숙, 이숙영, 김창대, 유성경(1997). 청소년 상담원리. 서울: 청소년대화의광장.

박성숙(1987). 아동기 정서 장애. 대한의학협회지 30(4): 357-365.

박성익(1986). 학습부진아 교육. 한국교육개발원.

박영신 외(2004). 23년간 서울지역 초중고등학생의 비만추이. 소아과 47(3): 247-257.

박은진, 방수영, 서천석, 이영식, 황준원, 곽영숙(2012). 주의력결핍 과잉행동장애아동에서 불안장애 및 기분장애의 공존과 약물치료. 소아청소년정신의학 23(Suppl): S46-S54.

박재황, 박경애, 권석만, 유정이, 강신덕(1997). 청소년 단기상담. 서울: 청소년대화의광장.

박준혁, 남정현, 신영전(2000). 일 농촌지역의 정신지체 역학연구. 신경정신의학 39(1): 23-33.

박현숙(1995). 교육학적 측면. 대한의학협회지 38(8): 1014-1019.

백영석, 안동현, 조연규, 남정현, 최보율, 강윤주, 고복자(1999). 청소년 식이태도와 식이행동의 횡문화적 연구. 신경정신의학 38(3): 554-570.

보건복지부(2012). 정신질환 역학조사 보도자료.

보건복지부(2015). 장애인등록현황.

서울시 소아청소년광역정신보건센터(2005). 2005년도 역학사업보고서-서울시 소아청소년 정신장애 유병률조사.

서울장애인종합복지관(1996). 장애의 진단과 판정. 서울: 기쁜 소식.

성동정신건강센터(2007). 소아청소년정신장애 유병률(2002~2006). 성동정신건강센터(미발표 내부자료).

송동호, 박민숙, 남수용, 육기환, 노경선, 이홍식(1997). 선택적 함구증 환자에서의 Fluoxetine 치험. 소아청소년정신의학 8: 266-272.

송동호, Grados MA(2000). Grados, MA. Psychopharmacology of OCD and Related Disorders in Children and Adolescents. 대한정신약물학회지 11: 313-326.

신민섭 외(2003). 그림을 통한 아동의 진단과 이해. 서울: 학지사.

안동현 외 공역(2005). 아동 및 청소년 정신병리의 진단평가. 서울: 학지사.

안동현(1987). 신체질환에 병발하는 2차성 정서행동장애. 대한의학협회지 30(4): 373-377.

안동현(1991). 청소년기 등교거부증. 대한의학협회지 34(11): 1151-1165.

안동현(1992). 소아정신과 임상에서의 아동화의 활용. 임상예술 8: 75-87.

안동현(1996). 청소년기의 섭식장애-비만과 거식증. 대한의사협회 39(12): 1506-1513.

안동현(1997). 애착: 그 임상적 의미. 정신건강연구 7(16): 115-124.

안동현(2001). 자폐성장애의 약물치료-2004. 자폐성장애연구 5(1): 1-25.

안동현(2010). 신체형 장애와 사병. 대한의료감정학회 편. 의료감정학. 서울: 중앙문화사, pp. 308-320.

안동현(2016). 아동뇌발달의 이해: 유전 및 생물학적 기전. 이정숙, 안동현 외 공저. 아동심리치료학개론 2. 서울: 학지사, pp. 65-86.

안동현, 강화연, 김붕년, 김지훈, 신동원, 양수진, 유한익, 유희정, 천근아, 홍현주(2007). 주의력결핍-과잉행동장애 한국형 치료권고안(I)-서론, 임상 양상 및 경과-. 소아청소년정신의학 18: 3-9.

안동현, 김세실 공역(1997). 말 안 듣는 아이: 임상가를 위한 평가 및 부모훈련교재. 서울: 하나의학사.

안동현, 김세실, 한은선(2005). 주의력결핍장애아동의 사회기술훈련. 서울: 학지사.

안동현, 홍강의(1987). 한국에서의 아동학대 현황. 정신건강연구 6: 53-65.

안동현, 홍강의, 오경자, 신민섭, 유보춘, 정경미(1992). Methylphenidate와 Imipramine 투여에 따른 주의력결핍-과잉운동장애 환자의 행동 및 인지기능 변화에 대한 연구. 소아청소년정신의학 3: 26-45.

안동현, 김태호(2014). 아동기 정신장애의 진단분류. 홍강의 외 공저. DSM-5에 준하여 새롭게 쓴 소아정신의학. 서울: 학지사, pp. 103-114.

오경자(1990). 주의력 결핍과잉활동장애의 평가. 소아 · 청소년정신의학 1: 65-76.

오경자(1990). 학습장애의 평가. 한양대학교 학생생활연구소 편. 심리검사의 활용. 서울: 한국가이던스, pp. 95-109.

오경자(1995). 학습장애의 심리적 측면. 대한의학협회지 38(8): 1008-1013.

오경자, 안동현, 김병석, 금명자, 신민섭(1997). 청소년 이상행동. 서울: 청소년대화의광장.

오경자, 이혜련, 홍강의, 하은혜(2001). K-CBCL 아동청소년 행동평가척도(2판). 서울: 중앙적성출판사.

오은영, 신윤미, 이명수, 정영기, 박진희(2000). 틱장애에서 리스페리돈의 치료효과에 관한 할로페리돌과의 비교. 대한정신약물학회지 11: 270-277.

유지 고바야시(1993). 일본에서의 자폐증 추적 및 예후에 관한 연구. 소아청소년정신의학 4: 42-43.

유희정, 조인희, 구영진, 유한익, 손정우, 정운선, 안정숙, 안동현(2007). 전반적발달장애의 한국형 치료권고안: 진단 및 평가. 소아청소년정신의학 18(2): 97-108.

윤진상, 김성완(2009). 항불안제 및 수면제. 이홍식 편. 임상신경정신약물학. 서울: 엠엘커뮤니케이션, pp. 194-129.

이길홍, 이영식(1991). 청소년의 불안장애. 대한의학협회지 34(11), 1150-1155.

이나미, 윤점룡(1990). 학습장애아의 특성 분석과 진단 도구 개발(연구보고, RR90-12). 한국교육개발원.

이문수, 박은진(2014). 해리장애와 신체증상 관련 장애. 홍강의 외 공저. DSM-5에 준하여 새롭게 쓴 소아정신의학. 서울: 학지사, pp. 303-317.

이성훈, 이혜련, 이홍식, 유계준(1988). 소아 수면 형태 및 그 장애빈도 연구. 신경정신의학 27(5): 903-908.

이수정(2003). 소아청소년정신과 영역의 새로운 항우울제. 소아청소년정신의학 14: 12-25.

이순영 외(2007). 소아청소년 비만기준산정과 표준성장곡선 활용방안. 아주대학교 산학협력단/보건복지부.

이시형(1996). 청소년기의 격동-정신의학적 의미. 대한의사협회지 39(12): 1491-1495.

이영식, 김은영, 나철(2002). ADHD 최적치료 지침을 위한 예비연구. 소아청소년정신의학 13: 129-138.

이영식, 홍강의(1985). 한글 독해력 장애 아동에 관한 예비적 연구-국민학교 3, 4학년 대상으로-. 신경정신의학 24(1): 103-110.

이종국, 안동현, 서정완, 신충호, 임대현, 정세환, 유한익, 문진수(2009). 소아청소년기 건강검진연구 권고안 개발연구. 대한소아과학회.

이춘재 외 공역(1998). 발달정신병리학. 서울: 중앙적성출판사.

임신영, 유현희, 이일영(2002). The prevalence of mental retardation among third grade elementary school children in the Suwon Area, Korea. *Journal of Korean Medical Science 17*(1): 86-90.

임창재(2000). 유아심리측정. 서울: 학문사.

전경갑, 최상근, 백은순(1987). 학생 비행의 제이론 비교 분석(연구보고 RR87-43). 한국교육개발원.

정동영, 김형일, 정동일(2001). 특수교육 요구아동 출현율 조사 연구. 국립특수교육원.

정성훈, 신윤오(2014). 영유아기 정신건강. 홍강의 외 공저. DSM-5에 준하여 새롭게 쓴 소아정신의학. 서울: 학지사, pp. 397-411.

정승아, 안동현, 정선녀, 정윤경, 김윤영(2008). 청소년 정신건강 및 문제행동 선별검사 개발 연구. 신경정신의학 7(2): 168-176.

정유숙, 양윤선, 이문향, 고효정, 정영기, 이호영(2001). 감염이후 자가면역장애가 뚜렷 장애군의 증상 악화에 미치는 영향과 치료효과의 비교에 대한 임상연구. 신경정신의학 40: 1204-1213.

정인숙, 조광순, 조윤경, 홍성두(2008). 장애 영유아 선별 및 진단/검사 지침서 Ⅱ. 국립특수교육원.

조수철(1989). 소아 · 청소년의 양극성 장애. 신경정신의학 28(3): 413-421.

조수철(1990). 소아정신약물학. 정신의학보 8(8): 264-275.

조수철(1990). 주의력결핍 · 과잉운동장애의 개념과 생물학적 연구. 소아 · 청소년정신의학 1: 5-26.

조수철(1991). 청소년기 우울증과 자살. 대한의학협회지 34(11): 1156-1160.

조수철(1995). 소아정신약물학. 서울: 서울대학교 출판부.

조수철(2003). 발달학적 정신약물학. 소아청소년정신의학 14: 157-173.

조수철, 신민섭(1989). 유아자폐성장애의 정신병리에 대한 객관적 평가. 신경정신의학 28(6): 1055-1063.

조수철, 신윤오(1994). 파탄적 행동장애의 유병율에 대한 연구. 소아청소년정신의학 5: 141-149.

조수철, 최진숙(1989). 소아 · 청소년의 우울장애. 신경정신의학 28(3): 422-435.

조수철, 최진숙(1990). 주의력결핍.과잉운동장애와 행동장애 및 반항장애와의 상호관계에 관한 연구. 신경정신의학 15: 147-159.

조수현, 김기돈, 김승룡, 조삼현, 황윤영(1999). 사춘기 여학생의 월경에 관한 연구: 1988년과 1998년의 비교. *Obstetrics & Gynecology Science*, 42(9), 2043-2047.

진성태(1979). 놀이의 정신분석이론 소고(Ⅰ), (Ⅱ). 서울의대정신의학.

최성구(2003). 소아청소년 정신과 영역에서의 새로운 약물치료: 새로운 장기작용형 중추신경자극제. 소아청소년정신의학 14: 3-11.

최주연, 안동현(1999). 남성 신경성 대식증 환자의 인지행동치료 1례. 신경정신의학 38(4): 915-922.

최준호, 안동현, 남정현, 조연규, 최보율(1998). 한국판 청소년용 식이태도검사(EAT-26KA)의 신뢰도 조사. 소아청소년정신의학 9(1): 91-97.

최준호, 안동현, 최보율, 강윤주, 백영석, 조연규, 고복자, 남정현(1998). 청소년의 식이행태 조사-서울, 양평 두 지역 간 비교. 정신건강연구 17: 163-175.

최지욱, 이정섭(2014). 의학적 평가. 홍강의 외 공저. DSM-5에 준하여 새롭게 쓴 소아정신의학. 서울: 학지사, pp. 525-534.

최진숙(1991). 청소년기 섭식장애. 대한의학협회지 34(11): 1179-1182.

팽영일 역(1999). 아동의 상상력과 창조. 서울: 창지사.

한순미(1999). 비고츠키와 교육: 문화-역사적 접근. 서울: 교육과학사.

허윤석, 안동현, 최준호, 강지윤, 김윤영, 오경자(2003). 아동용문제행동선별검사의 개발. 신경정신의학 42(6): 724-735.

홍강의(1989). 유아 자폐성장애와 유사발달 장애아의 치료와 교육(부모교육용). 서울대학교병원 소아청소년 정신과, pp. 20-22.

홍강의(1991). 청소년기 정서 · 행동문제의 이해. 대한의학협회지 34(11): 1144-1149.

홍강의(1995). 특수학습장애의 소아정신과적 측면. 대한의학협회지 38: 987-995.

홍강의, 김종흔, 신민섭, 안동현(1996). 주의 산만 · 과잉운동을 주소로 소아정신과를 방문한 아동의 진단적 분류와 평가. 소아 · 청소년정신의학 7, 190-202.

홍강의, 이상복, 정보인, 김봉석, 안윤옥(1999). 한 중소도시에서 자폐장애의 유병율 조사- 3~6세 아동 다단계 전수조사-. 자폐성장애연구 1(1), 1-25.
홍강의, 조수철(1986). 놀이의 기능과 의미. 정신의학보 8(6): 191-196.
홍강의, 최진숙, 신민섭, 황용승, 안윤옥(1991). 자폐증 아동에 있어서 carbamazeoine의 치료효과 평가. 소아청소년정신의학 2: 87-96.
홍성도, 김승태(1996). 청소년 약물남용. 대한의사협회지 39(12), 1496-1500.
홍순범, 김붕년, 조수철(2011). 기능적 뇌영상연구. 조수철 외 공저. 자폐장애. 서울: 학지사, pp. 127-155.
홍은경, 박영선, 신영선, 박혜순(1995). 일부 도시 여중 · 고생들의 신체상에 대한 인지와 체중조절 행태. 가정의학회지. 16(별책), 201.

AACAP(1993). Practice parameters for the assessment and treatment of anxiety disorders. *J Am Acad Child Adolesc Psychiatry 32*: 1089-1098.
AACAP(1997). Practice parameter for the assessment and treatment of children and adolescents with anxiety disorder. *J Am Acad Child Adolesc Psychiatry 36*(10 suppl): 69S-84S.
AACAP(1997). Practice parameters for the psychiatric assessment of children and adolescents. *J Am Acad Child Adolesc Psychiatry 36*(10 suppl): 4S-20S.
AACAP(1997). Practice parameters for the psychiatric assessment of infants and toddlers(0-36 months). *J Am Acad Child Adolesc Psychiatry 36*(10 suppl): 21S-36S.
AACAP(1998). Practice parameter for the assessment and treatment of children and adolescents with depressive disorder. *J Am Acad Child Adolesc Psychiatry 37*(10 suppl): 63S-83S.
AACAP(1998). Practice parameter for the assessment and treatment of children and adolescents with obsessive-compulsive disorder. *J Am Acad Child Adolesc Psychiatry 37*(10 suppl): 27S-45S.
AACAP(1998). Practice parameter for the assessment and treatment of children and adolescents with posttraumatic stress disorder. *J Am Acad Child Adolesc Psychiatry 37*(10 suppl): 4S-26S.
AACAP(1998). Practice parameters for the assessment and treatment of children and adolescents with language and learning disorders. *J Am Acad Child Adolesc Psychiatry 37*(10 suppl): 46S-61S.
AACAP(1999). Practice parameter for the assessment and treatment of children and adolescents with conduct disorder. *J Am Acad Child Adolesc Psychiatry 36*(10 suppl): 122S-139S.
AACAP(1999). Practice parameters for the assessment and treatment of children, adolescents, and adults with mental retardation and comorbid mental disorders. *J Am Acad Child Adolesc Psychiatry 38*(12 suppl): 5S-31S.
AACAP(1999). Practice parameters for the assessment of children, adolescents, and adults with autism and other pervasive developmental disorders. *J Am Acad Child Adolesc Psychiatry 38*(suppl): 32S-54S.
AACAP(2002). Practice parameter for the use of stimulant medications in the treatment of children, adolescents, and adults. *J Am Acad Child Adolesc Psychiatr 41*(2 suppl): 26S-49S.
AACAP(2007). Practice parameter for the assessment and treatment of children and adolescents with attention-deficit/hyperactivity disorder. *J Am Acad Child Adolesc Psychiatry 46*: 894-921.
AACAP(2007). Practice parameter for the assessment and treatment of children and adolescents with oppositional defiant disorder. *J Am Acad Child Adolesc Psychiatry 46*(1): 126-141.
Aarons M, Gittens T(1992). *The Handbook of Autism: A Guide for Parents and Professionals*. London, Routledge.
Abikoff H, Hechtman L, Klein RG, Weiss G, Fleiss K, Etcovitch J, Cousins L, Greenfield B, Martin D, Pollack S(2004).

Symptomatic improvement in children with ADHD treated with long-term methylphenidate and multimodal psychosocial treatment. *J Am Acad Child Adolesc Psychiatry 43*: 802-811.

Achenbach TM(2000). Assessment of Psychopathology. In: *Handbook of Developmental Psychopathology*, 2nd ed., Ed. by Sameroff AJ, Lewis M, Miller SM., New York, Kluwer Academic/Plenum Publishers, pp. 41-56.

Ackerman PT, Dykman RA, Peters JE(1977). Teenage status of hyperactive and non hyperactive learning disabled boys. *Am J Orthopsychiatry 47*: 577-596.

Aman MG, Kern RA(1989). Review of Fenfluramine in the treatment of the Developmental Disabilities. *J Am Acad Child Adolesc Psychiatry 28*(4): 549-565.

American Academy of Pediatrics(1999). Toilet training guidelines. *Pediatrics 103*: 1362-1368.

American Academy of Pediatrics(2000). Clinical practice guideline: Diagnosis and evaluation of the child with attention-deficit/hyperactivity disorder. *Pediatrics 105*: 1158-1170.

American Academy of Pediatrics(2001). Clinical practice guideline: Treatment of the school-aged child with attention-deficit/ hyperactivity disorder. *Pediatrics 108*: 1033-1044.

American Academy of Pediatrics(2011). ADHD: Clinical practice guideline for the diagnosis, evaluation, and treatment of attention-deficit hyperactivity disorder in children and adolescents. *Pediatrics 128*: 1007-1022.

American Psychiatric Association(1980). *Diagnostic and Statistical Manual of Mental Disorders*, 3rd ed., Washington, DC, American Psychiatric Association.

American Psychiatric Association(1987). *Diagnostic and Statistical Manual of Mental Disorders*, 3rd rev. ed., Washington, DC, American Psychiatric Association.

American Psychiatric Association(1993). Practice Guideline for Eating Disorders. *Am J Psychiatry 150*: 207-228.

American Psychiatric Association(1994). *Diagnostic and Statistical Manual of Mental Disorders*, 4th ed., Washington DC, American Psychiatric Association.

American Psychiatric Association(2013). *Diagnostic and Statistical Manual of Mental Disorders*, 5th ed., Washington DC, American Psychiatric Association.

Amster F(1964). Differential Uses of Play in Treatment of Young Children. In: *Child Psychotherapy*, Ed. by Haworth MR(ed.), New York, Basic Books, Inc., pp. 11-19.

Anastopoulos, AD, Barkley, RA(1988). Parent and teacher ratings of ADHD symptoms: Psychometric properties in a community-based sample. *Journal of Clinical Child Psychology 20*: 245-253.

Anastopoulos AD, DuPaul GJ, Barkley RA(1991). Stimulant medication and parent training therapies for attention deficit-hyperactivity disorder. *Journal of Learning Disabilities 24*: 210-218.

Andersson KE, Bengtsson B, Paulsen O(1988). Desamino-8-arginine vasopressin(DDAVP): Pharmacology and clinical use. *Drugs of Today 24*(7): 509-528.

Angold A, Costello EJ(2002). Structured Interviewing. In: *Child and Adolescent Psychiatry: A Comprehensive Textbook*, 3rd ed., Ed. by Lewis M., Philadelphia, Lippincott Williams & Wilkins, pp. 544-555.

Anthony EJ(1974). Psychotherapy of adolescents. In: *American Handbook of Psychiatry*, 2nd ed., vol 2: Child and Adolescent Psychiatry, Ed. by Arieti S., New York, Basic Books, pp. 234-249.

Arnold E, Aman MG(2003). Clinical Instruments and Scales in Pediatric Psychopharmacology. In: *Pediatric Psychopharmacology: Principles and Practice*. Ed. by Martin A, Scahill L, Charnet DS, Leckman JF., New York, Oxford University Press, pp. 404-416.

Atkinson L, Zucker KJ(1997). *Attachment and Psychopathology*. New York, Guilford Press.

Attie I, Brooks-Gunn J(1997). The Development of Eating Regulation across the Life Span. In: *Developmental Psychopathology: Risk, disorder, and Adaptation*, Vol. 2, Ed. by Cicchetti D, Cohen DJ., New York, John Wiley & Sons, Inc., pp. 332-368.

Axline VM(1964). Nondirective Therapy. In: *Child Psychotherapy*, Ed. by Haworth MR., New York, Basic Books, pp. 34-39.

Banaschewski T, Coghill D, Santosh P, Zuddas A, et al.(2006). Long-acting medications for the hyperkinetic disorders: A systematic review and European treatment guideline. *European Child and Adolescent Psychiatry 15*: 476-495.

Barkley RA(1997). *ADHD and the Nature of Self-Control*. New York, Guilford Press.

Barkley RA(2006). Etiologies. In: *Attention-Deficit Hyperactivity Disorder: A Handbook for Diagnosis and Treatment*, 3rd ed., Ed. by Barkley RA., New York, Guilford Press, pp. 219-247.

Barkley RA(1998a). A Theory of ADHD: Inhibition, Executive Functions, and Time. In: *Attention-Deficit/Hyperactivity Disorder: A Handbook for Diagnosis and Treatment*, 2nd ed., Ed. by Barkley RA., New York, Guilford Press, pp. 225-260.

Barkley RA(1998b). Primary symptoms, diagnostic criteria, prevalence, and gender differences. In: *ADHD: A Handbook of Diagnosis and Treatment*, Ed. by Barkley RA., New York, Guilford Press, pp. 56-96.

Barkley RA(1998c). Associated problems. In: *A Handbook of Diagnosis and Treatment*, Ed. by Barkley RA., New York, Guilford Press, pp. 97-138.

Barkley RA, DuPaul GJ, McMurray MB(1990a). Comprehensive evaluation of attention deficit disorder with and without hyperactivity as defined by research criteria. *J Consult Clin Psychol 58*: 775-789.

Barkley RA, Fischer M, Edelbrock CS, Smallish L(1990b). The adolescent outcome of hyperactive children diagnosed by research criteria: I. An 8-year prospective follow-up study. *J Am Acad Child Adolesc Psychiatry 29*: 546-557.

Baron-Cohen S, Leslie AM, Frith U(1985). Does the autistic child have a "theory of mind"? *Cognition 21*: 37-46.

Baron-Cohen S, Tayer-Flusherg T, Cohen DJ(2000). *Understanding Other Minds: Perspectives From Developmental Cognitive Neuroscience*, 2nd ed., New York, Oxford University Press Inc., p. 530.

Barrnett RJ, Docherty JP, Frommelt GM(1991). A review of psychotherapy research since 1963. *J Am Acad Child Adolesc Psychiatry 30*: 1-14.

Barrnett RJ(1994). Research Update(Section IV, Psychotherapy With Children and Adolescents). In: *American Psychiatric Press Review of Psychiatry*, Vol. 13, Ed. by Oldham JM, Riba MB., Washington DC, American Psychiatric Press, pp. 473-492.

Bauer M(1997). Bipolar Disorders. In: *Psychiatry,* Vol. 2. Ed. by Tasman A, Kay J, Lieberman J. Philadelphia, PA, Saunders, pp. 966-989.

Batshaw ML(1993). Mental Retardation. *Ped Clinics North Am 40*(3): 507-521.

Beauchaine TP, Marsh P(2006). Taxometric methods: Enhancing early detection and prevention of psychopathology by identifying latent vulnerability traits. In: *Developmental Psychopathology*, Vol. 1: Theory and Method, 2nd ed., Ed. By Cicchetti D, Cohen D, Honoken., New York, Wiley, pp. 931-967.

Benham AL(2000). The Observation and Assessment of Young Children Including Use of the Infant-Toddler Mental Status Exam. In: *Handbook of Infant Mental Health*, 2nd ed., Ed. by Zeanah CH., New York, Guilford Press, pp. 249-265.

Benoit D(1993). Failure to Thrive and Feeding Disorders. In: *Handbook of Infant Mental Health,* Ed. by Zeanah CH., New York, Guilford Press, pp. 317-331.

Berganza CE(1993). International Diagnosis and Child Psychiatric Disorders. In: *International Review of Psychiatry*, Vol. 1, Ed. by Costa e Silva JA, Nadelson CC., Washington DC, American Psychiatric Press, pp. 79-96.

Bergin AE(1971). The Evaluation of Therapeutic Outcomes. In: *Handbook of Psychotherapy and Behavior Change,* Ed. by Bergin AE, Garfield SL., New York, John Wiley & Sons.

Berstein GA, Borchardt CM, Perwien AR(1996). Anxiety Disorders in children and Adolescents: A Review of the Past 10 Years. *J Am Acad Child Adolesc Psychiatry 35*(9): 1110-1119.

Biederman J, Spencer T, Wilens T(2004). Psychopharmacology. In: *Textbook of Child and Adolescent Psychiatry*, 3rd ed., Ed. by Wiener JM., Dulcan MK., Washington, DC, American Psychiatric Publishing, Inc, pp. 931-973.

Biederman J, Faraone SV, Lapey K(1992). Comorbidity of diagnosis in Attention-Deficit Hyperactivity Disorder. *Child Adolesc Psychiatr Clinics North Am 1*: 335-360.

Biederman J, Petty CR, Hughes DS, et al.(2008). The long-term longitudinal course of oppositional defiant disorder and conduct disorder in ADHD boys: Finding from a controlled 10-year prospective longitudinal follow-up study. *Psychological Medicine 38*: 1027-1036.

Biederman J, Faraone SV, Mick E, Spencer T, Wilens T, Kiely K, Guite J, Ablon JS, Reed E, Warburton R(1995). High risk for attention deficit hyperactivity disorder among children of parents with childhood onset of the disorder: A pilot study. *Am J Psychiatry 152*: 431-435.

Bird HR(2004). Presentation of findings and Recommendations. In: *Textbook of Child and Adolescent Psychiatry*, 3rd ed., Ed. by Wiener JM, Dulcan MK., Washington DC, American Psychiatric Press, Inc., pp. 215-218.

Bixler R(1949). Limits are therapy. *Journal of Consulting Psychology, 13*, 1-11.

Blass EM(1988). The Development of Feeding Behavior. In: *The Eating Disorders: Medical and Psychological Bases of Diagnosis and Treatment*, Ed. by Blinder BJ, Chaitin BF, Goldstein RS., New York, PMA Publishing Corp., pp. 3-10.

Block GH(1977). Hyperactivity: A cultural perspective. *Journal of Learning Disabilities 110*: 236-240.

Blumberg SH(2002). Crisis intervention program: An Alternative to inpatient psychiatric treatment for children. *Ment Health Serv Res 4*(1): 1-6.

Boylan K, Vaillancourt T, Boyle M, Szatmari P(2007). Comorbidity of internalizing disorders in children with oppositional defiant disorder. *Eur Child Adolesc Psychiatry 16*: 484-494.

Boxer AM, Tobin-Richards M, Petersen AC(1983). Puberty: Physical Change and its Significance in Early Adolescence. *Theory Into Practice 22*(2): 85-90.

Bradley C(1937). The behavior of children receiving Benzedrine. *American Journal of Psychiatry 94*: 577-585.

Breslau N, Brown GG, DelDotto JE, Kumar S, Ezhuthachan S, Andreski P, Hufnagle KG(1996). Psychiatric sequelae of low birth weight at 6 years of age. *J Abnorm Child Psychol 24*: 385-400.

Bretherton I(1991). The Roots and Growing Points of Attachment Theory. In: *Attachment Across the Life Cycle*, Ed. by Parkes CM, Stevenson-Hinde J, Marris P., New York, Tavistock/Routledge Publication, pp. 9-32.

Bristol MM, Scholper E(1989). The family in the treatment of autism. In: *Treatment of Psychiatric Disorders: A Task Force Report of the American Psychiatric Association*, Washington, DC, American Psychiatric Association, pp. 226-266.

Bronfenbrenner U(1979). *The Ecology of Human Development: Experiments by nature and design*. Cambridge, MA: Harvard University Press.

Brownell KD, Kramer FM(1994). Behavioral Management of Obesity. In: *Obesity: Pathology, Psychology, and Treatment*. Ed. by Blackburn GL, Kanders BS., New York, Chapman & Hall, Inc., pp. 231-252.

Bryant-Waugh R, Lask B(1995). Eating disorders in children. *J Child Psychol Psychiat 36*(2): 191-202.

Buitelaar JK, Rothenberger A(2004). Foreword-ADHD in the scientific and political context. *European Child and Adolescent Psychiatry 13*(1 suppl): 1-6.

Buitelaar JK, Willemsen-Swinkels SHN(2000). Medication treatment in subjects with autistic spectrum disorders. *European Child and Adolescent Psychiatry 9*: I/85-I/97.

Burke JD, Hipwell AE, Loeber R(2010). Dimensions of oppositional defiant disorder as predictors of depression and conduct disorder in preadolescent girls. *J Am Acad Child Adolesc Psychiatry 49*: 484-492.

Burke JD, Loeber R, Birmahler B(2002). Oppositional defiant and conduct disorder: A review of the past 10 years, part II, *J Am Acad Child Adolesc Psychiatry 41*: 1275-1293.

Burke JD(2012). An affective dimension within oppositional defiant disorder symptoms among boys: Personality and psychopathology outcomes into early adulthood. *Journal of Child Psychology and Psychiatry 53*: *1176-1183*.

Burke KC, Burke JD Jr, et al.(1990). Age at onset of selected mental disorders in five community populations. *Arch Gen Psychiatry 47*(6): 511-518.

Cadoret RJ, Stewart MA(1991). An adoption study of attention deficit/hyperactivity/aggression and their relationship to adult antisocial personality. *Compr Psychiatry 32:* 73-82.

Campbell M, Cueva JE(1995). Psychopharmacology in child and adolescent psychiatry: A review of the past seven years. Part I, II, *J Am Acad Child Adolesc Psychiatry 34*(9): 1124-1132, 1262-1272.

Campbell M, Green WH, Deutsch SI(1985). *Child and Adolescent Psychopharmacology*. Beverly Hills, Sage Publications, p. 143.

Campbell M, Schopler E, Cueva JE, Hallin A(1996). Treatment of autistic disorder. *J Am Acad Child Adolesc Psychiatry 35*: 134-143.

Campbell, M(1987). Drug Treatment of Infantile Autism: The Past Decade. In: *Psychopharmacology: The Third Generation of Progress,* Ed. by Meltzer HY., New York, Raven Press, pp. 1225-1231.

Campbell, M, Anderson, LT, Meier, M, et al.(1978). A comparison of haloperidol and behavior therapy and their interaction in autistic children. *Journal of American Academy of Child Psychiatry 17*: 640-655.

Canino G, Polanczyk G, Bauermeister JJ, Rhode LA, Frick PJ(2010). Does the prevalence of CD and ODD vary across cultures? *Soc Psychiat Epidemiol 45*: 695-704.

Cantwell DP, Baker L(1989). Stability and natural history of DSM-III childhood diagnoses. *J Am Acad Child Adolesc Psychiatry 28*: 691-700.

Carey T, Ratliff-Schaub K, Funk J, Weinle C, Myers M, Jenks J(2002). Double-blind placebo-controlled trial of secretin: Effects on Aberrant Behavior in children with autism. *Journal of Autism and Developmental Disorders 32*: 161-167.

Carrey N(2001). Developmental neurobiology: Implications for pediatric psychopharmacology. *Can J Psychiatr 46*: 810-818.

Carrey NJ(1995). Itard's 1828 Mémoire on "Mutism caused by a lesion of the intellectual functions": A historical analysis. *J Am Acad Child Adolesc Psychiatry 34*(12): 1655-1661.

Casper RC(1995). Eating Disturbances and Eating Disorders in Childhood. In: *Psychopharmacology: The Fourth Generation of Progress,* Ed. by Bloom FE, Kupfer DJ., New York, Raven Press, Ltd., pp. 1675-1683.

Chatoor I(1997). Feeding Disorders of Infants and Toddlers. In: *Handbook of Child and Adolescent Psychiatry*, Vol. 1, Ed. by Noshpitz J., New York, John Wiley & Sons, Inc., pp. 367-386.

Chatoor I, Egan J, Getson P, Menvielle E, O'Donnell R(1988). Mother-infant interactions in Infantile Anorexia Nervosa. *J Am*

Acad Child Adoelsc Psychiat 27(5): 535-540.

Chess S, Thomas A(2002). Temperament and Its Clinical Applications. In: *Child and Adolescent Psychiatry: A Comprehensive Textbook*, 3rd ed., Ed. by Lewis M., Baltimore, Williams & Wilkins Co., pp. 220-228.

Chez MG, Buchanan CP, Bagan BT, Hammer MS, McCarthy KS, Ovrutskaya I, Nowinski CV, Cohen ZS(2000). Secretin and autism: A two-part clinical investigation. *Journal of Autism and Developmental Disorders 30*: 87-94.

Chiland C, Young JG(1990). *Why Children Reject School: View from Seven Countries*. Yale University Press, New Haven.

Chorpita BF, Southam-Gerow MA(2006). Fears and Anxieties. In: *Treatment of Childhood Disorders*, 3rd ed., Ed. by Eric J, Mash EJ, Russell A, Barkley., New York, Guilford Press, pp. 271-335.

Christie KA, Burke JD Jr, et al.(1988). Epidemiologic evidence for early onset of mental disorders and higher risk of drug abuse in young adults. *Am J Psychiatry 145*(8): 971-975.

Cohen IL, Campbell M, Posner D, Small AM, Triebel D, Anderson LT(1980). Behavioral effects of haloperidol in young autistic children. *Journal of the American Academy of Child Psychiatry 19*: 665-677.

Coie JD, Dodge KA, Coppotelli H(1982). Dimensions and types of social status: A cross-age perspective. *Developmental Psychology 18*(4): 557-570.

Collett BR, Ohan JL, Myers K(2003). Ten-year review of rating scales. V: Scales assessing Attention-Deficit/Hyperactivity Disorder. *J Am Acad child Adolesc Psychiatr 42*(9): 1015-1037.

Collett BR, Ohan JL, Myers K(2003). Ten-year review of rating scales. V: Scales assessing externalizing behaviors. *J Am Acad child Adolesc Psychiatr 42*(10): 1143-1170.

Conners CK, Eisenberg L, Barcai A(1967). Effect of dextroamphetamine-amphetamine on children. Studies on subjects with learning disabilities and school behavior problems. *Arch Gen Psychiatry 17*: 478-485.

Corcoran K, Fischer J(1987). *Measures for Clinical Practice: A Sourcebook*, 3rd ed., Vol. 1, New York, The Free Press.

Costello EJ, Burns BJ, et al.(1993). How can epidemiology improve mental health services for children and adolescents? *J Am Acad Child Adolesc Psychiatry 32*(6): 1106-1114; discussion 1114-1117.

Courchesne E(1991). Neuroanatomic imaging in autism. *Pediatrics 87*(Supplement 5), 781-790.

Crain WC(1980). Theories of development: concepts and applications. Prentice-Hall. 서봉연 역(1983). 발달의 이론(인간발달 복지연구소 시리즈 3). 서울: 중앙적성출판사.

Crowe SL, Blair RJR(2008). The development of antisocial behavior: What can we learn from functional neuroimaging studies? *Development and Psychopathology 20*: 1145-1159.

Cubillo A, Halari R, Smith A, Taylor E, Rubia K(2012). A review of fronto-striatal and fronto-cortical brain abnormalities in children and adults with Attention Deficit Hyperactivity Disorder(ADHD) and new evidence for dysfunction in adults with ADHD during motivation and attention. *Cortex 48*: 194-215.

Damasio AR, Maurer RG(1978). A Neurological Model for Childhood Autism. *Archives of Neurology* 35(12): 777-786.

Damon W, Hart D(1982). The Development of Self-Understanding from through Adolescence. *Child Development* 53: 841-864.

DeMyer MK, Hingtgen JN, Jackson RK(1981). Infantile autism reviewed: A decade of research. *Schizophrenia Bulletin 1*: 388-451.

DeMyer MK, Hingtgen JN, Jackson RK(1981). Infantile autism reviewed: A decade of research. *Schizophrenia Bulletin 7*: 338-424.

Denckla MB, Rudel RG, Chapman C, Krieger J(1985). Motor proficiency in dyslexia children with and without attentional disorders. *Archives of Neurology 42*: 228–231.

Diamantopoulou S, Verhulst FC, van der Ende J(2011). The parallel development of ODD and CD symptoms from early childhood to adolescence. *Eur Child Adolesc Psychiatry.* DOI 10.1007/s00787-011-0175-3.

Duane DD(1989). Neurological correlates of learning disorders. *J Am Acad Child Adolesc Psychiatry 28*(3): 314–318.

Dubey DR, O'Leary SG, Kaufman KF(1983). Training parents of hyperactive children in child management: a comparative outcome study. *Journal of Abnormal Child Psychology 11*: 229–245.

Dudley C(1997). *Treating Depressed Children: A Therapeutic Manual of Cognitive Behavioral Interventions* (Best Practices for Therapy). Oakland, CA: New Harbinger Publications.

Dulcan MK(1994). Treatment of Children and Adolescents. In: *Textbook of Psychiatry*, 2nd ed., Ed. by Hales RE, Yudofsky SC, Talbott JA, American Psychiatric Press, Washington DC, pp. 1209–1250.

Elliott SN, Gresham FM(1991). *Social Skills Intervention Guide.* Circle Pines, MN: American Guidance Service.

Erikson EH(1964). Toys and Reasons. In: *Child Psychotherapy*, Ed. by Haworth MR., New York, Basic Books, Inc., pp. 3–11.

Fairburn CG, Marcus MD, Wilson GT(1993). Cognitive-behavioral therapy for binge eating and bulimia nervosa: A Comprehensive treatment manual. In: *Binge Eating: Nature, Assessment, and Treatment,* Ed. by Fairburn CG, Wilson GT., New York, Guilford Press.

Faust MS(1977). Somatic development of adolescent girls. *Monogr Soc Res Child Dev* 42–82, 1977: cited from Hill JH, Walker CE: *Adolescence* In: *Behavior and Medicine, 2nd ed.*, Ed. by Wedding D, Mosby-Year Book, St. Louis, 1995, pp. 41–54.

Feinstein C, Aldershof A(1991). Developmental disorders of language and learning. In: *Textbook of Child and Adolescent Psychiatry*, Ed. by Wiener JM., Washington DC, American Psychiatric Press, pp. 206–220.

Feldman RS(2014). *Developmental Across the Life Span*, 7th ed., Pearson, p. 233.

Ferguson JM(1986). The eating disorders: A clinical perspective. *Psychiatry: Clinical Update*, Michigan, The Upjohn Company.

Fergusson DM, Horwood LJ, et al.(1993). Prevalence and comorbidity of DSM-III-R diagnoses in a birth cohort of 15 year olds. *J Am Acad Child Adolesc Psychiatry 32*(6): 1127–1134.

Folstein S, Rutter M(1977). Infantile autism: A genetic study of 21 twin pairs. *Journal of Child Psychology and Psychiatry 18*: 297–321.

Gabbard GO(1994). *Psychodynamic Psychiatry in Clinical Practice: The DSM-IV.* Washington DC, American Psychiatric Press.

Gibbs N(1998). The Age of Ritalin. *Time magazine* 152.

Gillberg C, Kadesjö B(2000). Attention-deficit/hyperactivity disorder and developmental coordination disorder. In: *Attention-Deficit Disorders and Comorbidities in Children, Adolescents, and Adults.* Ed. by Thomas E. Brown TE., Washington DC, American Psychiatric Press, Inc., pp. 393–406.

Gillberg C(1983). Perceptual, motor and attentional deficits in Swedish primary school children. Some child psychiatric aspects. *J Child Psychol Psychiatry 24*: 377–403.

Gillberg VN(1998). The long-term course of autistic disorders: Update on follow-up stidies. *Acta Psychiatrica Scandinavica 97*: 99–108.

Gilliam WS, Mayes LC(2000). Developmental Assessment of Infants and Toddlers. In: *Handbook of Infant Mental Health*, 2nd ed., Ed. by Zeanah CH., New York, Guilford Press, pp. 236–248.

Gilliam WS, Mayes LC(2002). Clinical Assessment of Infant and Toddlers. In: *Child and Adolescent Psychiatry: A Comprehensive*

Textbook, 3rd ed., Ed. by Lewis M., Philadelphia, Lippincott Williams & Wilkins, pp. 507-525.

Gislason IL(1988). Eating Disorders in Childhood(Ages 4 Through 11 Years). In: *The eating disorders: Medical and Psychological Bases of Diagnosis and Treatment*, Ed. by Blinder BJ, Chaitin BF, Goldstein RS., New York, PMA Publishing Corp., pp. 285-293.

Gittelman R, Eskenazi B(1983). Lead and hyperactivity revisited. An investigation of disadvantaged children. *Arch Gen Psychiatry 40*: 827-833.

Gittelman R, Mannuzza S, Shenker R, Bonagura N(1985). Hyperactive boys almost grown up. 1: Psychiatric status. *Arch Gen Psychiatry 42*: 937-947.

Goodman R(1997). The Strengths and difficulties questionnaire: a research note. *Journal of Child Psychology & Psychiatry & Allied Disciplines 38*, 581-586.

Goodman R, Stevenson J(1989). A twin study of hyperactivity-I. The aetiological role of genes, family relationships and perinatal adversity. *J Child Psychol Psychiatry 30*: 691-709.

Green LL(1992). Pharmacotherapy: Stimulants. *Child Adolesc Psychiatr Clinics North Am 1*(2): 411-447.

Green WH(1991). *Child and Adolescent Clinical Psychopharmacology*. Baltimore, Williams & Wilkins, p. 226.

Green WH(1992). Nonstimulant drugs in the treatment of Attention-Deficit Hyperactivity Disorder. *Child Adolesc Psychiatr Clinics North Am 1*(2): 449-465.

Green WH(1996). *Child and Adolescent Clinical Psychopharmacology*, 2nd ed., Baltimore, Williams & Wilkins.

Green WH(1996). Principles of psychopharmacotherapy and specific drug treatment. In: *Child and Adolescent Psychiatry: A Comprehensive Textbook*. 2nd ed., Ed. by Lewis M., Baltimore, Williams & Wilkins, pp. 772-801.

Green WH(2001). *Child and Adolescent Clinical Psychopharmacology*, 3rd ed., Philadelphia, Lippincott Williams & Wilkins.

Greenspam SI(1991). *The Clinical Interview of the Child,* 2nd ed., Washington DC, American Psychiatric Press, Inc., pp. 1-77.

Greenspan SI(2004). Clinical Assessment in Infancy and Early Childhood. In: *Textbook of Child and Adolescent Psychiatry*, 3rd ed., Ed. by Wiener JM, Dulcan MK., Washington DC, American Psychiatric Press, Inc., pp. 87-101.

Gualtieri CT, Quade D, Hicks RE, Mayo JP, Schroeder SR(1984). Tardive dyskinesia and other clinical consequences of neuroleptic treatment in children and adolescents. *Am J Psychiatry 141*: 20-23.

Guitar B(1985). Stammering and stuttering. In: *The Clinical Guide to child psychiatry*, Ed. by. Shaffer D, Ehrhardt AA, Greenhill LL., New York, The Free Press, pp. 97-109.

Gupta S(2000). Immunological treatments for autism. *Journal of Autism and Developmental Disorders 30*: 475-479.

Halmi KA(1994). Eating Disorders: Anorexia Nervosa, Bulimia Nervosa, and Obesity. In: *APP's Textbook of Psychiatry*, 2nd ed., Ed. by Hales RE, Yudofsky SC, Talbott JA., Washington DC, American Psychiatric Publishing, pp. 857-874.

Haloerin JM, McKay KE(1998). Psychological Testing for child and adolescent psychiatrists: A review of the past 10 years. *J Am Acad Child Adolesc Psychiatry 37*(6): 575-584.

Hamburg BA, Wortman RN(1997). Adolescent Development and Psychopathology. In: *Psychiatry, Vol. 2*, JB Philadelphia, Lippincott.

Hamlett KW, Pellegrini DS, Conners CK(1987). An investigation of executive processes in the problem-solving of attention deficit disorder-hyperactive children. *J Pediatr Psychol 12*: 227-240.

Hammer LD(1992). The development of eating behavior in childhood. *Ped Clin North Am 39*(3): 379-394.

Hammerness PG, Perrin JM, Shelley-Abrahamson R, Wilens TE(2011). Cardiovascular risk of stimulant treatment in pediatric attention-deficit/hyperactivity disorder: Update and clinical recommendations. *J Am Acad Child Adolesc Psychiatry 50*: 978-990.

Handen BJ, Johnson CR, Lubetsky M(2000). Efficacy of methylphenidate among children with autism and symptoms of attention-deficit hyperactivity disorder. *Journal of Autism and Developmental Disorders 30*: 245-255.

Handen BL(1998). Mental Retardation. In: *Treatment of Childhood Disorders*, 2nd ed., Ed. by Mash EJ, Barkley RA. New York, Guilford Press, pp. 369-415.

Harris JC(1998). Evaluation of Brain Structure and Functions. In: *Developmental Neuropsychiatry*, Vol. II, New York, Oxford University Press, pp. 55-85.

Harrison SI, Robbins D, Esman AH(1984). Psychotherapy with Children and Adolescents. In: *The Psychiatric Therapies*, Ed. by The American Psychiatric Association Commission on Psychiatric Therapies., Washington DC, American Psychiatric Press, pp. 347-381.

Hartsough CS, Lambert NM(1982). Some environmental and familial correlates and antecedents of hyperactivity. *Am J Orthopsychiatry 52*: 272-287.

Hartsough CS, Lambert NM(1985). Medical factors in hyperactive and normal children: Prenatal, developmental, and health history findings. *Am J Orthopsychiatry 55*: 190-201.

Haugaard JJ(2008). *Child Psychopathology*. New York, McGraw-Hill Co., Inc.

Haworth MR(Ed.)(1964). *Child Psychotherapy: Practice and Theory*. New York, Basic Books, Inc.,.

Hebebrand J(2007). The Stigma of Obesity: A Review and Update. In: *Lewis's Child and Adolescent Psychiatry: A Comprehensive Textbook*, 4th ed., Ed. by Martin A, Volkmar FR., Philadelphia, Lippincott Williams & Wilkins, pp. 602-614.

Henden RL, De Backer I, Pandina GJ(2000). Review of neuroimaging studies of child and adolescent psychiatric disorders from the past 10 years. *J Am Acad child Adolesc Psychiatr 39*(7): 815-828.

Henden RL, Hamarman S(2003). Clinical Assessment of Children and Adolescents Treated Pharmacologically. In: *Pediatric Psychopharmacology: Principles and Practice*, Ed. by Martin A, Scahill L, Charnet DS, Leckman JF., New York, Oxford University Press, pp. 391-403.

Henderson SW, Martin A(2014). Case formulation and integration of information in child and adolescent mental health. In: *IACAPAP e-Textbook of Child and Adolescent Mental Health*. Ed. by Rey JM editor., Geneva, International Association for Child and Adolescent Psychiatry and Allied Professions.

Hendren RL, XiaoYan He(2004). Laboratory and Diagnostic Testing. In: *Textbook of Child and Adolescent Psychiatry*, 3rd ed., Ed. by Wiener JM, Dulcan MK., Washington DC, American Psychiatric Press, Inc., pp. 183-191.

Herschkowitz N(2000). Neurological bases of behavioral development in infancy. *Brain and Development 22*: 411-416.

Hinshaw SP, Lee SS(2003). Conduct and Oppositional Defiant Disorders. In: *Child Psychopathology*, 2nd ed., Ed. by Mash EJ, Barkley RA., New York, Guilford Press, pp. 144-198.

Hinshaw SP(1992). Interventions for social competence and social skill. *Child and Adolescent Psychiatric Clinics of North America 1*: 539-552.

Hong SB, Im MH, Kim JW, Park EJ, Shin MS, Kim BN, Yoo HJ, Cho IH, Bhang SY, Hong YC, Cho SC(2015). Environmental lead exposure and attention deficit/hyperactivity disorder symptom domains in a community sample of South Korean school-age children. *Environ Health Perspect 123*: 271-276.

Horn WF, Ialongo NS, Pascoe JM, Greenberg G, Packard T, Lopez M, Wagner A, Puttler L(1991). Additive effects of psychostimulants, parent training, and self-control therapy with ADHD children. *J Am Acad Child Adolesc Psychiatry 30*: 233-240.

Howlin P(2005). Outcome in autism spectrum disorders. In: *Handbook of Autism and Pervasive Developmental Disorders*, Vol. 1, 3rd ed., Ed by Volkmar FR, Paul R, Klin A, Cohen D(Eds)., New Jersey, John Wiley & Sons, Inc., pp. 201-220.

Hughes CW, Emslie GJ, Crismon ML, Wagner KD, Birmaher B, Geller B, Pliszka SR, Ryan ND, Strober M, Trivedi MH, Toprac MG, Sedillo A, Llana ME, Lopez M, Rush AJ(1999). The Texas Children's Medication Algorithm Project: report of the Texas Consensus Conference Panel on Medication Treatment of Childhood Major Depressive Disorder. *J Am Acad Child Adolesc Psychiatry 38*: 1442-1454.

Jacobson JW(1998). Psychological services utilization: Relationship to severity of behaviour problems in intellectual disability services. *J Intellect Disabil Res 42*(Pt 4): 307-315.

Jaffe SL(1991). Group Therapy. In: *Textbook of Child and Adolescent Psychiatry*, Ed. by Wiener JM. Washington, DC, American Psychiatric Press, pp. 617-626.

Jatlow PI(1987). Psychotropic Drug Disposition During Development. In: *Psychiatric Pharmacosciences of Children and Adolescents*, Ed. by Popper C., Washington DC, American Psychiatric Press, Inc., pp. 27-44.

Jensen PS, Arnold LE, Swanson JM, et al.(2007). 3-year follow-up of the NIMH MTA study. *J Am Acad Child Adolesc Psychiatry 46*: 989-1002.

Jones MC(1965). Psychological correlates of somatic development. *Child Development*, 36, 899-911.

Judice SL, Mayes LC(2003). Psychopharmacological treatment of preschoolers. In: *Pediatric Psychopharmacology: Principles and Practice*, Ed. by Martin A, Scahill L, Charney DS, Leckman JF., New York, Oxford University Press, pp. 654-667.

Kagan J(1987). Continuity and Discontinuity in Development. In: *Basic Handbook of Child Psychiatry*, Vol. 5, Ed. by Noshpitz JD., New York, Basic Books Inc., pp. 33-37.

Kagan J(2002). The Contribution of Temperament to Developmental Profile. In: *Child and Adolescent Psychiatry: A Comprehensive Textbook*, 3rd ed., Ed. by Lewis M., Baltimore, Williams & Wilkins, pp. 211-220.

Kagan J, Reznick JS, Snidman N(1988). Biological bases of childhood shyness. *Science. 240*: 167-171.

Kang KD, Choi JW, Kang SG, Han DH(2011). Sports therapy for attention, cognitions and sociality. *Int J Sports Med 32*: 953-959. doi: 10.1055/s-0031-1283175. Epub 2011 Nov 8.

Kanner L(1943). Autistic Disturbances of Affective Contact. *Nerv Child 2*: 217-250(대한 소아청소년 정신의학회 1993년도 춘계 학술대회 자료집).

Kashini JH, Beck NC, Hoeper EW, Fallahi C, Corcoran CM, McAllister JA, Rosenberg TK, Reid JC(1987). Psychiatric disorders in a community sample of adolescents. *American Journal of Psychiatry, 144*(5), 584-589.

Kazdin AE(1991). Behavior Modification. In: *Textbook of Child and Adolescent Psychiatry*. Ed. by Wiener JM., Washington, DC, American Psychiatric Press, pp. 576-593.

Ke X, Liu J(2012). Intellectual Disability. In: *IACAPAP e-Textbook of Child and Adolescent Mental Health*. Ed. by Rey JM(ed.), Geneva, International Association for Child and Adolescent Psychiatry and Allied Professions.

Keenan K, Boeldt D, CHen D, et al.(2011). Predictive validity of DSM-IV oppositional defiant and conduct disorders in clinically referred preschoolers. *Journal of Child Psychology and Psychiatry 52*: 47-55.

Keenan K, Wakschlag LS(2004). Are oppositional defiant and conduct disorder symptoms normative behaviors in preschoolers? A comparison of preferred and non referred children. *American Journal of Psychiatry 161*: 356-358.

Kendall PC(2002). *Coping Cat therapist manual*. Ardmore, PA: Workbook.

Kestenbaum CJ(2004). The Clinical Interview of the Child. In: *Textbook of Child and Adolescent Psychiatry*, 3rd ed., Ed. by Wiener JM, Dulcan MK., Washington DC, American Psychiatric Press, Inc., pp. 103–111.

Kestenberg JS(1967). Phase of adolescence: With suggestions for a correlation of psychic and hormonal organizations. PART I Antecedents of adolescent organizations in childhood. *Journal of the American Academy of Child Psychiatry 6*(3): 426–463.

Kestenberg JS(1968). Phase of adolescence: With suggestions for a correlation of psychic and hormonal organizations. Part III Puberty growth, differentiation, and consolidation. *Journal of the American Academy of Child Psychiatry* 7(1): 108–151.

Kiely M(1987). The prevalence of mental retardation. *Epidemiologic Reviews 9*: 194–218.

Kim-Cohen JA, Caspi A, et al.(2003). Prior juvenile diagnoses in adults with mental disorder: Developmental follow-back of a prospective-longitudinal cohort. *Arch Gen Psychiatry 60*(7): 709–717.

Kimonis ER, Frick PJ, McMahon RJ(2014). Conduct and Oppositional Defiant Disorders. In: *Child Psychopathology,* 3rd ed., Ed. by Mash EJ, Barkley RA., New York, Guilford Press, pp. 145–179.

Kindlon D, Mezzacappa E, Earls F(1995). Psychometric properties of impulsivity measures: Temporal stability, validity and factor structure. *J Child Psychol Psychiatry 36*: 645–661.

King BH, et al.(1997). Mental Retardation: A Review of the Past 10 Years. Part I, *J Am Acad Child Adolesc Psychiatry 34*(12): 1656–1663.

King BH, Wright DM, Handen BL, Sikich L, Zimmerman AW, McMahon W, Cantwell E, Davanzo PA, Dourish CT, Dykens EM, Hooper SR, Jaselskis CA, Leventhal BL, Levitt J, Lord C, Lubetsky MJ, Myers SM, Ozonoff S, Shah BG, Snape M, Shernoff EW, Williamson K, Cook EH Jr(2001). Double-blind, placebo-controlled study of amantadine hydrochloride in the treatment of children with autistic disorder. *J Am Acad Child Adolesc Psychiatry 40*: 658–665.

King RA, Schowalter JE(2004). The Clinical Interview of the Adolescents. In: *Textbook of Child and Adolescent Psychiatry*, 3rd ed., Ed. by Wiener JM, Dulcan MK., Washington DC, American Psychiatric Press, Inc., pp. 113–116.

Kolb B, Whishaw IQ(2009). *Fundamentals of Human Neuropsychology*, 6th ed., New York, Worth Publishers.

Krug DA, Arick J, Almond P(1980). Behavior checklist for identifying severely handicapped individuals with high levels of autistic behavior. *J Child Psychol Psychiatry 21*: 221–229.

Kuperman S, Johnson B, Arndt S, Lindgren S, Wolraich M(1996). Quantitative EEG differences in a nonclinical sample of children with ADHD and undifferentiated ADD. *J Am Acad Child Adolesc Psychiatry 35*: 1009–1017.

Kutcher S, Aman M, Brooks SJ, Buitelaar J, et al.(2004). International consensus statement on attention-deficit/hyperactivity disorder(ADHD) and disruptive behaviour disorders(DBDs): Clinical implications and treatment practice suggestions. *European Neuropsychopharmacology 14*: 11–28.

Lambert NM, Hartsough CS, Sassone D, Sandoval J(1987). Persistence of hyperactivity symptoms from childhood to adolescence and associated outcomes. *Am J Orthopsychiatry 57:* 22–32.

Lambert NM, Sandoval J, Sassone D(1978). Prevalence of hyperactivity in elementary school children as a function of social system definers. *American Journal of Orthopsychiatry 48*: 446–463.

Laughren TP(1996). Regulatory issues in pediatric psychopharmacology. *J Am Acad Child Adolesc Psychiatry 34*(10): 1276–1282.

Laughren TP(2003). Regulatory issues. In: *Pediatric Psychopharmacology: Principles and Practice*, Ed. by Martin A, Scahill L, Charney DS, Leckman JF., New York, Oxford University Press, pp. 725–736.

Leibon CL, Katusic SK, Barbaresi WJ, Ransom J, O'Brien PC(2001). Use and costs of medical care for children and adolescents with and without attention-deficit/hyperactivity disorder. *JAMA 285*(1): 60-66.

Leonard HL, Rapoport JL(1989). Anxiety disorders in Childhood and Adolescence. In: *APA Review of Psychiatry*, Ed. by Tasman A, Hales RE, Frances AJ., Washington DC, American Psychiatric Press, pp. 162-179.

Lerea LE(1987). The behavioral assessment of autistic children. In: *Handbook of Autism and Pervasive Developmental Disorders*, Ed. by Cohen DJ, Donnellan AM., New York, John Wiley & Sons, pp. 273-288.

Lerner JW(1989). Educational interventions in learning disabilities. *J Am Acad Child Adolesc Psychiatry 28*(3): 326-331.

Leventhal BL, Crott ME(2004). The Parent Interview. In: *Textbook of Child and Adolescent Psychiatry*, 3rd ed., Ed. by Wiener JM, Dulcan MK., Washington DC, American Psychiatric Press, Inc., pp. 117-123.

Levy SE, Hyman SL(1993). Pediatric Assessment of the Child with Developmental Delay. *Ped Clinics North Am 40*(3): 465-477.

Lewandowski LJ, Lovett BJ(2014). Learning Disabilities. In: *Child Psychopathology*, 3rd ed., Ed. by Mash EJ, Barkley RA., New York, Guilford Press, pp. 625-669.

Lewis M(1982). *Clinical Aspects of Child Development*. 2nd ed., Philadelphia, Lea & Febiger, p. 447.

Lewis M(1997). Normal Growth and Development: An Overview. In: *Textbook of Child and Adolescent Psychiatry*, 2nd ed., Ed. by Wiener J., Washington DC, American Psychiatric Press, Inc., pp. 39-66.

Lewis M(2000). Toward a Development of Psychopathology: Models, Definitions, and Prediction. In: *Handbook of Developmental Psychopathology*, 2nd ed., Ed. by Sameroff AJ, Lewis M, Miller SM., New York, Kluwer Academic/Plenum Publishers, pp. 3-22.

Lewis M, King RA(2002). Psychiatric Assessment of Infants, Children, and Adolescents. In: *Child & Adolescent Psychiatry: A Comprehensive Textbook*, 3rd ed., Ed. by Lewis M., Philadelphia, Lippincott Williams & Wilkins, pp. 525-544.

Lewis M(2000). Toward a Development of Psychopathology: Models, Definitions, and Prediction. In: *Handbook of Developmental Psychopathology*, 2nd ed., Ed. by Sameroff AJ, Lewis M, Miller SM., New York, Kluwer Academic/Plenum Publishers, pp. 3-22.

Lewy AL, Dawson G(1992). Social stimulation and joint attention in young autistic children. *Journal of Abnormal Child Psychology; December 20*, 555-566.

Lilienfeld SO, Landfield K(2008). Issues in diagnosis: Categorical vs. dimensional. In: *Psychopathology: History, diagnosis, and Empirical Foundations*, Ed. by Craighead WE, Miklowitz DJ, Craighead LW, Hoboken, NJ., New York, John Wiley & Sons, Inc., pp. 1-33.

Livingston RB(1996). Anxiety Disorders. In: *Child and Adolescent Psychiatry*, p. 674.

Loeber R, Burke J, Pardini DA(2009). Perspectives on oppositional defiant disorder, conduct disorder, and psychopathic features. *Journal of Child Psychology and Psychiatry 50*: 133-142.

Loeber R, Burke JD, Lahey BB, Winter A, Zera M(2000). Oppositional defiant and conduct disorder: A Review of the past 10 years, part I, *J Am Acad Child Adolesc Psychiatry 39*: 1468-1484.

Lord C, Rutter M(1995). Autism and pervasive developmental disorders. In: *Child and Adolescent Psychiatry: Modern Approaches*, 3rd ed., Ed. by Rutter M, Taylor E, Hersov L., Oxford, Blackwell Scientic Publishers, pp. 569-593.

Lowry KW(2010). Obesity. In: *Dulcan's Textbook of Child and Adolescent Psychiatry*, Ed. by Dulcan MK., Washington DC, American Psychiatric Press, Inc, pp. 383-395.

Lyon GR, Fletcher JM, Barnes MC(2003). Learning Disabilities. In: *Child Psychopathology*, 2nd ed., Ed. by Mash EJ, Barkley RA., New York, Guilford Press, pp. 520-588.

Mahler MS(1967). On Human Symbiosis and the Vicissitudes of Individuation. *Journal of American Psychoanalytic Association 15*: 710–762.

Mahler MS(1975). *The Psychological Birth of the Human Infant.* New York, Basic Books, Inc.,.

Mannuzza S, Klein RG, Bessler A, Malloy P, Hynes ME(1997). Educational and occupational outcome of hyperactive boys grown up. *J Am Acad Child Adolesc Psychiatry 36*(9): 1222–1227.

Mannuzza S, Klein RG, Bessler A, Malloy P, Lapadula M(1993). Adult outcome of hyperactive boys. Educational achievement, occupational rank, and psychiatric status. *Arch Gen Psychiatry 50*(7): 565–576.

Mannuzza S, Klein RG, Bonagura N, Konig PH, Shenker R(1988). Hyperactive boys almost grown up. II: Status of subjects without a mental disorder. *Arch Gen Psychiatry 45*: 13–18.

Mannuzza S, Klein RG, Konig PH, Giampino TL(1989). Hyperactive boys almost grown up. IV: Criminality and its relationship to psychiatric status. *Arch Gen Psychiatry 46*: 1073–1079.

Marans S, Cohen DJ(2002). Child Psychoanalytic Theories of Development. In: *Comprehensive Textbook of Child and Adolescent Psychiatry*, 3rd ed., Ed. by Lewis M., Baltimore, Williams & Wilkins, pp. 196–211.

March JS, Wells K(2003). Combing Pharmacotherapy and Psychotherapy: An Evidence-based Approach. In: *Pediatric Psychopharmacology: Principles and Practice*. Ed. by Martin A, Scahill L, Charnet DS, Leckman JF., New York, Oxford University Press, pp. 426–443.

March JS, Wells K(2003). Combining pharmacotherapy and psychotherapy: An evidence-based approach. In: *Pediatric Psychopharmacology: Principles and Practice*. Ed. by Martin A, Scahill L, Charney DS, Leckman JF., New York, Oxford University Press, pp. 426–443.

Marks I(1987). The Development of Normal Fear: A Review. *J Child Psychol Psychiatry 28*(5): 667–697.

Martin A, Oesterheld J, Konradi C(2002). Pediatric psychopharmacology. I: Pharmacokinetics and pharmacodynamics principles. In: *Child and Adolescent Psychiatry: A Comprehensive Textbook,* Ed. by Lewis M editor., Philadelphia, Lippincott Williams & Wilkins, pp. 939–950.

Mash EJ, Dozois DJA(2003). Child Psychopathology: A Developmental-Systems Perspective. In: *Child Psychopathology*, 2nd ed., Ed. by Mash EJ, Barkley RA., New York, Guilford Press, pp. 3–71.

Maughan B, Rowe R, Messer J, Goodman R, Meltzer H(2004). Conduct disorder and oppositional disorder in a national sample: developmental epidemiology. *Journal of Child Psychology and Psychiatry 45*: 609–621.

Mayes LC, Volkmar FR(1993). Nosology of eating and growth disorders in early childhood. *Child Adolesc Psychiatr Clin North Am 2*(1): 15–35.

McClellan J(2004). Diagnostic Interview. In: *Textbook of Child and Adolescent Psychiatry*, 3rd ed., Ed. by Wiener JM, Dulcan MK., Washington DC, American Psychiatric Press, Inc., pp. 137–148.

McDougle CJ, Posey DJ(2003). Autistic and other pervasive developmental disorders. In: *Pediatric Psychopharmacology: Principles and Practice*. Ed. by Martin, A, Scahill L, Charney DS, Leckman JF., New York, Oxford University Press, pp. 563–579.

McGinnis E, Goldstein AP(1997). *Skillstreaming the Elementary School Child: New Strategies and Perspectives for teaching Prosocial Skills*. Champaign, IL, Resaerch Press.

McGoldrick M, Gerson R(1985). *Genogram in Family Assessment*. New York, W. W. Norton & Company. 이영분 역(1992). 가족분석가계도. 서울: 홍익재.

McHugh PR, Slavney PR(1998). The Perspectives of Psychiatry, 2nd ed., Baltimore, The Johns Hopkins University Press.

McMahon RJ, Frick PJ(2007). Conduct and Oppositional Disorders. In: *Assessment of Childhood Disorders*, 4th ed., Ed. by Mash EJ, Barkley RA., New York, Guilford Press, pp. 132–183.

Mercugliano M(1993). Psychopharmacology in children with developmental disabilities. *Ped Clinics North Am 40*(3): 593–616.

Mesibov GB, Handlan S(1997). Adolescents and adults with autism. In: *Handbook of Autism and Pervasive Developmental Disorders*, 2nd ed., Ed. by Cohen DJ, Volkmar FR., New York, John Wiley & Sons, pp. 309–322.

Minuchin S, Rosman BL, Baker L(1978). *Psychosomatic Families: Anorexia Nervosa in Context*. Cambridge, Harvard University Press.

Mitchell P(1997). *Introduction to Theory of Mind: Children, Autism and Apes*. London, Arnold, pp. 72–111.

Moffatt MEK, Harlos S, Kirshen AJ, Burd L(1993). Desmopressin acetate and nocturnal enuresis: How much do we know? *Pediatrics 92*(3): 420–425.

Molina BS, Flory K, Hinshaw SP, et al.(2007). Delinquent behavior and emerging substance use in the MTA at 36 months: Prevalence, course, and treatment effects. *J Am Acad Child Adolesc Psychiatry 46*: 1028–1040.

Moss NE, Racusin GR(2002). Psychological Assessment of Children and Adolescents. In: *Child and Adolescent Psychiatry: A Comprehensive Textbook*, 3rd ed., Ed. by Lewis M., Philadelphia, Lippincott Williams & Wilkins, pp. 555–572.

Mrazek DA(1997). A Psychiatric Perspective on Human Development. In: *Psychiatry*, Ed. by Tasman A, Kay J, Lieberman JA., Philadelphia, W. B. Saunder Co., pp. 63–74.

Mrazek DA(2004). Clinical Genomic Testing. In: *Textbook of Child and Adolescent Psychiatry*, 3rd ed., Ed. by Wiener JM, Dulcan MK., Washington DC, American Psychiatric Press, Inc., pp. 193–203.

Mrazek DA(1997). A Psychiatric Perspective on Human Development. In: *Psychiatry*, Ed. by Tasman A, Kay J, Lieberman JA., Philadelphia, W. B. Saunder Co., pp. 63–74.

MTA Cooperative Group(1999). A 14-month randomized clinical trail of treatment strategies for attention-deficit/hyperactivity disorder. *Arch Gen Psychiatry 56*: 1073–1086.

MTA Cooperative Group(2004a). National Institute of Mental Health Multimodal Treatment Study of ADHD follow-up: 24-month outcomes of treatment strategies for attention-deficit/hyperactivity disorder(ADHD). *Pediatrics 113*: 754–761.

MTA Cooperative Group(2004b). National Institute of Mental Health Multimodal Treatment Study of ADHD follow-up: Changes in effectiveness and growth after the end of treatment. *Pediatrics 113*: 762–769.

Myers K, Collett B(2004). Rating Scales. In: *Textbook of Child and Adolescent Psychiatry*, 3rd ed., Ed. by Wiener JM, Dulcan MK., Washington DC, American Psychiatric Press, Inc., pp. 149–165.

Myers K, Winters NC(2002). Ten-year review of rating scales. I: Overview of scale functioning, psychometric properties, and selection. *J Am Acad child Adolesc Psychiatr 41*(2): 114–122.

Myers K, Winters NC(2002). Ten-year review of rating scales. II: Scales for Internalizing Disorders. *J Am Acad child Adolesc Psychiatr 41*(6): 634–659.

National Institute for Health and Clinical Excellence(2009). *Attention Deficit Hyperactivity Disorder: The NICE Guideline on Diagnosis and Management of ADHD in Children, Young People and Adults*. London, The British Psychological Society & The Royal College of Psychiatrists.

National Institutes of Health Consensus Development Conference Statement(2000). Diagnosis and treatment of attention-deficit/hyperactivity disorder(ADHD). *J Am Acad Child Adolesc Psychiatry 39*: 182–193.

Nebel-Schwalm MS, Matson JL(2008). Differential Diagnosis. In: *Clinical Assessment and Intervention for Autism spectrum*

Disorders. Ed. by Matson J., London, Elsevier Inc., pp. 91-129.

Needleman HL, Schell A, Bellinger D, Leviton A, Allred EN(1990). The long-term effects of exposure to low doses of lead in childhood. An 11-year follow-up report. *N Engl J Med 322*: 83-88.

New Zealand Ministry of Health(2001). *New Zealand Guidelines for the Assessment and Treatment of Attention-Deficit/Hyperactivity Disorder*. Wellington, Ministry of Health, Inc.,.

National Institutes of Health(1998). Diagnosis and Treatment of Attention Deficit Hyperactivity Disorder. *NIH Consensus statement Online Nov 16-18*.

Nock MK, Kazdin AE, Hiripi E, Kessler RC(2007). Lifetime prevalence, correlates, and persistence of oppositional defiant disorder: Results from the National Comorbidity Survey Replication. *Journal of Child Psychology and Psychiatry 48*: 703-713.

Nurcombe B(2014). Diagnosis and treatment planning in child and adolescent mental health problems. In: *IACAPAP e-Textbook of Child and Adolescent Mental Health*. Ed. by Rey JM., Geneva, International Association for Child and Adolescent Psychiatry and Allied Professions.

O'Brien JD(1992). Introduction. In: *Psychotherapies With Children and Adolescents: Adapting the Psychodynamic Process*. Ed. by Brien JD, Pilowsky D, Lewis O., Washington DC, American Psychiatric Press, pp. ix-xxi.

O'Connor K(1991). *The Play Therapy Primer: An Integration of Theories and Techniques*. New York, John Wiley & Sons, Inc., pp. 3-13.

Offer D(1986). Adolescent Development: A Normative Perspective. In: *American Psychiatric Association Annual Review*. Ed. by Frances AJ, Hales RE., Washington DC, American Psychiatric Press. Inc., pp. 404-419.

Oh K, Jang MJ, Lee NY, Moon JS, Lee CG, Yoo MH, Kim YT(2008, Sep). Prevalence and trends in obesity among Korean children and adolescents in 1997 and 2005. *Korean J Pediatr 51*(9): 950-955.

Ohan JL, Myers K, Collett BR(2002). Ten-year review of rating scales. IV: Scales assessing trauma and its effects. *J Am Acad child Adolesc Psychiatr 41*(12): 1401-1422.

Olweus D(1994). Bullying at School: Basic Facts and Effects of a School Based Intervention Program. *J Child Psychol Psychiatry 35*(7): 1171-1190.

Ousley OY, Mesibov GB(1991). Sexual attitudes and knowledge of high-functioning adolescents and adults with autism. *J Autism Dev Disord 21*(4): 471-481.

Parloff MB(1992). Psychotherapy Outcome Research. In: *Psychiatry*, Vol. 1, Ed. by Michels R, et al., Philadelphia, J. B. Lippincott.

Parrish JM(1993). Behavior Management in the Child with Developmental Disabilities. *Ped Clinics North Am 40*(3): 617-628.

Parry-Jones WL(1985). Adolescent Disturbance. In: *Textbook of Child and Adolescent Psychiatry: Modern Approach*, 2nd ed., Ed. by Rutter, M & Hersov L, Oxford, Blackwell, pp. 584-598.

Paul R(1987). Natural history. In: *Handbook of Autism and Pervasive Developmental Disorders*. Ed. by Cohen DJ, Donnellan AM, Paul R., New York, John Wiley & Sons, pp. 121-130.

Pelham WE Jr., Fabiano GA(2008). Evidence-based psychosocial treatments for attention-deficit/hyperactivity disorder. *Journal of Clinical Child & Adolescent Psychology 37*: 184-214.

Pelham WE, Swanson JM, Furman MB, Schwindt H(1995). Pemoline effects on children with ADHD: A time response by dose-response analysis on classroom measure. *Am Acad Child Adolesc Psychiatry 34*(11): 1504-1513.

Pfefferbaum B(1986). Adolescence and Illness. In: *American Psychiatric Association Annual Review*. Ed. by Frances AJ, Hales

RE., Washington DC, American Psychiatric Press. Inc., pp. 451–467.

Pfiffner LJ, McBurnett K(1997). Social skills training with parent generalization: treatment effects for children with attention deficit disorder. *J Consult Clin Psychol 65*: 749–757.

Pincus JH(2002). Neurologic Meaning of Soft Songs. In: *Child and Adolescent Psychiatry: A Comprehensive Textbook*, 3rd ed., Ed. by Lewis M., Philadelphia, Lippincott Williams & Wilkins, pp. 573–581.

Pliszka SR, Crismon L, Hughes CW, Conners CK, et al.(2006). The Texas children's medication algorithm project: Revision of the algorithm for pharmacotherapy of attention-deficit/hyperactivity disorder. *J Am Acad Child Adolesc Psychiatry 45*: 642–657.

Pliszka SR, Greenhill LL, Crismon ML, Sedillo A, Carlson C, Conners CK, McCracken JT, Swanson JM, Hughes CW, Llana ME, Lopez M, Toprac MG(2000). The Texas Children's Medication Algorithm Project: Report of the Texas Consensus Conference Panel on Medication Treatment of Childhood Attention-Deficit/Hyperactivity Disorder. Part II: Tactics. Attention-Deficit/Hyperactivity Disorder. *J Am Acad Child Adolesc Psychiatry 39*(7): 920–927.

Polanczyk G, de Lima MS, Horta BL, Biederman J, Rohde LA(2007). The worldwide prevalence of ADHD: A systematic review and metaregression analysis. *Am J Psychiatry 164*: 942–948.

Popper C(1987). *Psychiatric Pharmacosciences Sciences of Children and Adolescents*. Washington DC, American Psychiatric Press, Inc.

Popper CW(1990). Introduction: Therapeutic empiricism and therapeutic basics. *J Child Adolesc Psychopharm 1*(1): 3–5.

Poulton AS(2010). Time to redefine the diagnosis of oppositional defiant disorder. *Journal of Pediatrics and Child Health*, doi: 10.1111/j.1440-1754.2010.01736.x.

Pouska F(1997). Pharmacological treatment of Gilles de la Tourette syndrome. Presented at the Xth Congress of the European College of Neuropsychopharmacology, Vienna, Austria, September 13–17, Abstracts.

Power TJ, Radcliffe J(2000). Assessing the Cognitive Ability of Infants and Toddlers Through Play: The Symbolic Play Test. In: *Play Diagnosis and Assessment*, 2nd ed., Gitlin-Weiner K, Sandgrund A, Schaefer C., New York, John Wiley & Sons, Inc., pp. 58–79.

President's Commission on Mental Health(1978). *Report to the President*. Vol. 4, Washington, DC, US Government Printing Office(Parloff MB. Psychotherapy Outcome Research에서 재인용).

Pruett KD, Martin A(2003). Thinking about Prescribing: The Psychology of Psychopharmacology. In: *Pediatric Psychopharmacology: Principles and Practice*, Ed. by Martin A, Scahill L, Charnet DS, Leckman JF., New York, Oxford University Press, pp. 417–425.

Puig-Antich J(1987). Affective Disorders in Children and Adolescent: Diagnostic Validity and Psychobiology. In: *Psychopharmacology: The Third Generation of Progress*. Ed. by Meltzer HY., New York, Raven Press, pp. 843–859.

Quay HC(1986). Classification. In: *Psychopathological Disorders of Childhood*, 3rd ed., Ed. by Quay HC, Werry JS., New York, John Wiley & sons, Inc., pp. 1–34.

Reid R, DuPaul GJ, Power TJ, Anastopoulos AD, Rogers-Adkinson D, Noll MB, Riccio C(1998). Assessing culturally different students for attention deficit hyperactivity disorder using behavior rating scales. *J Abnorm Child Psychol 26*, 187–198.

Reilly JJ, Armstrong J, Dorosty AR, Emmett PM, Ness A, Rogers I, Steer C, Sherriff A(2005). Avon Longitudinal study of parents and children. Early life risk factors for obesity in childhood: Cohort study. *BMJ* 330: 1357.

Remschmidt H, The Global ADHD Working Group(2005). Global consensus on ADHD/HKD. *European Child and Adolescent Psychiatry 14*: 127–137.

Research Units on Pediatric Psychopharmacology Autism Networks(2002). Risperidone in children with autism and serious behavioral problems. *New England Journal of Medicine 347*: 314-321.

Richers JE, Arnold E, Jensen PS, Abikoff H, Conners CK, Greenhill LL, Hechtman L, Hinshaw SP, Pelham WE, Swanson JM(1995). NIMH collaborative multisite multimodal treatment study of children with ADHD. I: Background and rationale. *Am Acad Child Adolesc Psychiatry 34*(8): 987-1000.

Riddle MA, Kastelic EA, Frosch E(2001). Pediatric psychopharmacology. *J Child Psychol Psychiatr 42*: 73-90.

Rimland, B(2003). http: //www.autism.com/ari/mercurydetox.html.

Rimland, B(1973). High dosage levels of certain vitamins in the treatment of children with severe mental disorders. In: *Orthomolecular psychiatry*, Ed. by Hawkins D, Pauling L., San Francisco, W. H. Freeman, pp. 513-539.

Rojas NL, Chan E(2005). Old and new controversies in the alternative treatment of attention-deficit/hyperactivity disorder. *Mental Retardation and Developmental Disabilities 11*: 116-130.

Rowe R, Costello J, Angold A, Copeland WE, Maughan B(2010). Developmental pathways in oppositional defiant disorder and conduct disorder. *Journal of Abnormal Psychology 119*: 726-738.

Rowe R, Maughan B, Costello J, Angold A(2005). Defining oppositional defiant disorder. *Journal of Child Psychology and Psychiatry 46*: 1309-1316.

Rumsey J, Vitiello B(2000). Special Issue: Treatments for People with Autism and other Pervasive Developmental Disorders: Research Perspectives. *Journal of Autism and Developmental Disorders 30*(5): 369-508.

Russ SW, Ollendick TH(ed.)(1999). *Handbook of Psychotherapies with Children and Families*. New York, Kluwer Academic/ Plenum Publishers.

Rutter M(1985). Psychopathology and Development: Links between Childhood and Adult Life. In: *Child and Adolescent Psychiatry-Modern Approaches*, 2nd ed., Ed. by Rutter M, Hersov L., Oxford, Blackwell Scientific Publ., pp. 720-739.

Rutter M(1985). Infantile Autism. In: *The Clinical Guide to child Psychiatry*. Ed. by Shaffer D, Ehrhard A, Greenhill L., New York, The Free Press, pp. 48-78.

Rutter M(1999). The Emanuel Miller Memorial Lecture 1998. Autism: Two-way interplay between research and clinical work. *Journal of Child Psychology and Psychiatry 40*: 169-188.

Sadock BJ, Sadock VA, Ruiz P(Eds.)(2015). *Kaplan and Sadock's Synopsis of Psychiatry*, 11th ed., Philadelphia, Wolters Kluwer.

Sadock BJ, Sadock VA(2007). *Kaplan and Sadock's Synopsis of Psychiatry*, 10th ed., Philadelphia, Lippincott Williams & Wilkins.

Sadock BJ, et al.(2015). *Kaplan and Sadock's Synopsis of Psychiatry*, 11th ed., Philadelphia, Lippincott Williams & Wilkins.

Safer DJ, Zito JM(2000). Pharmacoepidemiology of methylphenidate and other stimulants for the treatment of Attention Deficit Hyperactivity Disorder. In: *Ritalin: Theory and Practice*, 2nd ed., Ed. by Greenhill LL, Osman BB, Larchmont NY(ed.), New York, Mary Ann Liebert, Inc., 7-26.

Shaffer DR, Kipp K(2010). Developmental psychology: Childhood and adolescence, 8th ed., Belmont, CA, Wadworth, pp. 343-351.

Salter-Ainsworth MD(1991). Attachments and Other Affectional Bonds Across the Life Cycle. In: *Attachment Across the Life Cycle*. Ed. by Parkes CM, Stevenson-Hinde J, Marris P., New York, Tavistock/Routledge Publication, pp. 33-51.

Sameroff AJ(1995). General systems theories and developmental psychopathology. In: *Developmental Psychopathology*. Vol. 1: Theory and Methods. Ed. by Cicchetti D, Cohen DJ., New York, John Wiley & Sons, Inc., pp. 659-695.

Sameroff AJ(2000). Dialectical Processes in Developmental Psychopathology. In: *Handbook of Developmental Psychopathology*, 2nd ed., Ed. by Sameroff AJ, Lewis M, Miller SM., New York, Kluwer Academic/Plenum Publishers, pp. 22–40.

Satterfield JH, Cantwell DP, Saul RE, Yusin A(1974). Intelligence, academic achievement, and EEG abnormalities in hyperactive children. *Am J Psychiatry 131*: 391–395.

Satterfield JH, Hoppe CM, Schell AM(1982). A prospective study of delinquency in 110 adolescent boys with attention deficit disorder and 88 normal adolescent boys. *Am J Psychiatry 139*: 795–798.

Scahill L, Martin A(2002). Pediatric psychopharmacology. II: General principles, specific treatments, and clinical practice. In: *Child and Adolescent Psychiatry: A Comprehensive Textbook*. Ed. by Lewis M editor., Philadelphia, Lippincott Williams & Wilkins, pp. 951–974.

Schatzberg AF, Cole JO, DeBattista C(1997). Manual of Clinical Psychopharmacology. 3rd ed., Washington DC, American Psychiatric Press, Inc.

Schowalter JE, Towbin KE(1997). Adolescent Development. In: *Psychiatry*, Ed. by Tasman A, Kay J, Lieberman JA., Philadelphia, W. B. Saunder Co., pp. 127–144.

Schuster JM(1993). Managed care and mental health services: Lessons for health care providers. *Am J Med Qual 8*(4): 200–203.

Seixas M, Weiss M, Muller U(2012). Systematic review of national and international guidelines on attention-deficit hyperactivity disorder. *Journal of Psychopharmacology 26*: 753–765.

Semrud-Clikeman M, Nielsen KH, Clinton A, Sylvester L, Parle N, Connor RT(1999). An intervention approach for children with teacher-and parent-identified attentional difficulties. *J Learn Disabil 32*: 581–590.

Shaffer DR, Kipp K(2010). *Developmental Psychology: Childhood and Adolescence*, 8th ed., Belmont, CA: Wadsworth Publishing Co.

Shapiro T(1997). School-Age Development. In: *Psychiatry*, Ed. by Tasman A, Kay J, Lieberman JA., Philadelphia, W. B. Saunder Co., pp. 116–126.

Shapiro T(2004). Diagnosis and Diagnostic Formulation. In: *Textbook of Child and Adolescent Psychiatry*, 3rd ed., Ed. by Wiener JM, Dulcan MK., Washington DC, American Psychiatric Press, Inc., pp. 205–214.

Sharkey H(1968). Therapeutic orphans. *J Pediatr 72*: 119–120.

Shaywitz SE, Gruen JR, Shaywitz BA(2007). Management of dyslexia, its rationale, and underlying neurobiology. *Pediatr Clin N Am 54*: 609–623.

Shaywitz SE, Morris R, Shaywitz BA(2008). The education of dyslexic children from childhood to young adulthood. *Annual Review of Psychology 59*: 451–473.

Sheehan D, Shytle D, Milo K(1999). MINI International Neuropsychiatric Interview for Children and Adolescents(MINI KID) (English version 1.0.6.).

Sholevar GP(2004). Initial and Diagnostic Family Interview. In: *Textbook of Child and Adolescent Psychiatry,* 3rd ed., Ed. by Wiener JM, Dulcan MK., Washington DC, American Psychiatric Press, Inc., pp. 125–136.

Silva RR, Munoz DM, Alpert M(1996). MINI KID use in children and adolescents with features of Attention-Deficit Hyperactivity Disorder: A meta-analysis. *Am Acad Child Adolesc Psychiatry 35*(3): 352–358.

Silver LB(2000). Attention-deficit/hyperactivity disorder in adult life. *Child Adolesc Psychiatr Clinics North Am 9*: 511–523.

Silver LB(1989). Psychological and family problems associated with learning disabilities: Assessment and intervention. *J Am*

Acad Child Adolesc Psychiatry 28(3): 319-325.

Skotol AE, Shaffer D, Gurland B(1997). Psychopathology across the life cycle. In: *Psychiatry*, Ed. by Tasman A, Kay J, Lieberman JA., Philadelphia, W. B. Saunder Co., pp. 449-476.

Sliver LB(1989). Learning disabilities: Introduction. *J Am Acad Child Adolesc Psychiatry 28*(3): 309-313.

Smith BH, Barkley RA, Shapiro CJ(2006). Attention-Deficit /Hyperactivity Disorder. In: *Treatment of Childhood Disorders*, 3rd ed., Ed. by Mash EJ, Barkley RA., New York, Guilford Press, pp. 65-136.

Smith ML, Glass GV, Miller TI(1980). *The Benefits of Psychotherapy*. Baltimore, John Hopkins University Press.

Sohlberg MM, Mateer CA(1987). Effectiveness of an attention-training program. *J Clin Exp Neuropsychol 9*: 117-130.

Special Section(2000). Diagnostic Interviews. *J Am Acad child Adolesc Psychiatr 39*(1): 19-99,.

Spencer T, Biederman J, Wilens T, Harding M, O'Donnell D, Griffin S(1996). Pharmacotherapy of Attention-Deficit Hyperactivity Disorder across the life cycle. *Am Acad Child Adolesc Psychiatry 35*(4): 409-432.

Stark KD, Sander J, Hauser M, Simson J, Schnoebelen S, Glenn R, Molnar J(2006). Depressive Disorders during Childhood and Adolescence. In: *Treatment of Childhood Disorders*, 3rd ed., Ed. by Eric J, Mash EJ, Russell A, Barkley., New York, Guilford Press, pp. 336-407.

State MW, et al.(1997). Mental Retardation: A Review of the Past 10 Years. Part II, *J Am Acad Child Adolesc Psychiatry 36*(12): 1664-1671.

Stearns PN(2014). History of childhood. In: *IACAPAP e-Textbook of Child and Adolescent Mental Health*, Ed. by Rey JM editor., Geneva, International Association for Child and Adolescent Psychiatry and Allied Professions.

Stein MA, Baruueco SL, Halperin JM(2004). Psychological and Neuropsychological Testing. In: *Textbook of Child and Adolescent Psychiatry*, 3rd ed., Ed. by Wiener JM, Dulcan MK., Washington DC, American Psychiatric Press, Inc., pp. 165-182.

Stevenson RD, Allaire JH(1991). The development of normal feeding and swallowing. *Ped Clin North Am 38*(6): 1439-1453.

Stone WL(1997). Autism in infancy and early childhood. In: *Handbook of Autism and Pervasive Developmental Disorders*, 2nd ed., Ed. by Cohen DJ, Volkmar FR., New York, John Wiley & Sons, pp. 266-282.

Stringaris A, Maughan B, Goodman R(2010). What's in a disruptive disorder? Temperamental antecedents of oppositional defiant disorder: Findings from the Avon Longitudinal Study. *J Am Acad Child Adolesc Psychiatry 49*: 474-483.

Strupp HH, Hadley SW, Gomes-Schwartz B(1977). *Psychotherapy for Better or Worse*. New York, Jason Aronson.

Stunkard AJ(1992). Obesity. In: *Psychiatry*, Vol. 2, Ed. by Michels R, et al., New York, J. B. Lippincott Co., pp. 1-12.

Sturmey P, Seiverling L, Ward-Horner J(2008). Assessment of Challenging Behaviors in People with Autism Spectrum Disorders. In: *Clinical Assessment and Intervention for Autism spectrum Disorders*, Ed. by Matson J., London, Elsevier Inc., pp. 131-163.

Swanson J(2003). Compliance with stimulants for attention-deficit hyperactivity disorder. *CNS Drugs 17*: 117-131.

Swanson JM, Elliot GR, Greenhill LL, et al.(2007). Effects of stimulant medication on growth rates across 3 years in the MTA follow-up. *J Am Acad Child Adolesc Psychiatry 46*: 1015-1027.

Swiezy N, Stuart M, Korzekwa P, Pozdol S(2008). Assessment of Independent Living/Adaptive Skills. In: *Clinical Assessment and Intervention for Autism spectrum Disorders*. Ed. by Matson J., London, Elsevier Inc., pp. 193-219.

Sykes DH, Hoy EA, Bill JM, McClure BG, Halliday HL, Reid MM(1997). Behavioural adjustment in school of very low birthweight children. *J Child Psychol Psychiatry 38*: 315-325.

Szatmari P(1992). The Epidemiology of Attention-Deficit Hyperactive Disorders. *Child Adolesc Psychiatr Clin North Am 1*:

361-372.

Szatmari P, Offord DR, Boyle MH(1989). Ontario Child Health Study: Prevalence of attention deficit disorder with hyperactivity. *J Child Psychol Psychiatry 30*: 219-330.

Szymanski LS, Rubin IL, Tarjan G(1989). Mental Retardation. In: *American Psychiatric Press Review of Psychiatry*, Vol. 8, Ed. by Tasman A, Hales RE, Frances AJ., Washington DC, American Psychiatric Press, pp. 217-241.

Tanner JM(1962). *Growth in adolescence*, 2nd ed., Oxford. England: Blackwell.

Tannock R(1998). Attention Deficit Hyperactivity Disorder: Advance in Cognitive, Neurobiological, and Genetic Research. *J Child Psychol Psychiat 39*: 65-99.

Tant JL, Douglas VI(1982). Problem solving in hyperactive, normal, and reading-disabled boys. *J Abnorm Child Psychol 10*: 285-306.

Tayler E(1997). Psychopharmacology of impulsivity and aggression in childhood and adolescence. *Europ Neuropsychopharma* 7(2 suppl): S 131-132.

Taylor E, Dopfner M, Sergent J, Asherson P, et al.(2004). European clinical guidelines for hyperkinetic disorder-first upgrade. *European Child and Adolescent Psychiatry 13*(1 suppl): 1/7-1/30.

Taylor E, Sandberg S(1984). Hyperactive behavior in English schoolchildren: A questionnaire survey. *J Abnorm Child Psychol 12*: 143-155.

Taylor E, Sonuga-Barke E(2008). Disorders of attention and activity. In: *Rutter's Child and Adolescent Psychiatry*, 5th ed., Ed. by Rutter M, Bishop DVM, Pine DS, Scott S, Stevenson J, Taylor E, Thapar A(ed.), Oxford, Blackwell Publishing, Inc., pp. 521-542.

The MTA Coopearative Group(1999). "A 14-month randomized clinical trail of treatment strategies for attention-deficit/ hyperactivity disorder". *Archives of General Psychiatry 56*: 1073-1086.

The MTA Cooperative Group(1999). A 14-month randomized clinical trial of treatment Strategies for ADHD. *Arch Gen Psychiatry 56*: 1073-1086.

The MTA Cooperative Group(1999). Moderators and mediators of treatment response for Cvhildren with ADHD. *Arch Gen Psychiatry 56*: 1088-1096.

Thomas A, Chess S(1977). *Temperament and Development*. New York, Brunner/Mazel Inc.,.

Thompson RA(2002). Attachment Theory and Research. In: *Child and Adolescent Psychiatry: A Comprehensive Textbook*, 3rd ed., Ed. by Lewis M., Baltimore, Williams & Wilkins co., pp. 164-172.

Tobin-Richards MH, Boxer AM, Petersen AC(1983). The psychological significance of pubertal change: Sec differences in perceptions of self during early adolescence. In: *Girls at Puberty: Biological and Psychosocial Perspectives*. Ed. by Brooks-Gunn J & Petersen AC. New York, Plenum, pp. 127-154.

Tosyali NC, Greenhill LL(1998). Child and adolescent psychopharmacology: Important developmental issues. *Ped Clinics North Am 45*(5): 1021-1035.

Treuer T, Gau SS, Mendez L, Mongomery W, et al.(2013). A systematic review of combination therapy with stimulants and atomoxetine for attention-deficit/ hyperactivity disorder, including patient characteristics, treatment strategies, effectiveness, and tolerability. *Journal of Child and Adolescent Psychopharmacology 23*, 179-193.

Tsai LY, Ghaziuddin M(1997). Autistic Disorder. In: *Textbook of Child and Adolescent Psychiatry*, 2nd ed., Ed. by Wiener JM., Washington, DC, American Psychiatric Press, pp. 219-254.

Tyson P, Tyson RL(1990). *Psychoanalytic Theories of Development: An Integration*. New Havens, Yale University Press.

U. S. Department of Health, Human Services(1990). National Plan for Research on Child and Adolescent Mental Disorders.

US Public Health Service. Office of the Surgeon General(1999). Mental health: A report of the surgeon general. US Public Health Service.

Ulman E(1975). Art Therapy: Problems of Definition. In: *Art Therapy in Theory and Practice*, Ed. By Ulman E, Dachinger P., New York, Schocken Books, pp. 3-13.

Van Bourgondien ME, Reichle NC, Palmer A(1997). Sexual behavior in adults with autism. *J Autism Dev Disord Apr 27*(2): 113-125.

Vitiello B(2001). Psychopharmacology for young children: Clinical needs and research opportunities. *Pediatrics 108*: 983-989.

Volkmar FR, Lord C, Kiln L, Cook E(2002). Autism and the Pervasive Developmental Disorders. In: *Child and Adolescent Psychiatry: A Comprehensive Textbook*, 3rd ed., Ed. by Lewis M., Baltimore, Williams & Wilkins co., pp. 587-597.

Volkmar FR(ed)(1996). *Psychoses and Pervasive Developmental Disorders in Childhood and Adolescence*. Washington, DC, American Psychiatric Press, Inc.

Wakefield AJ, Murch SH, Anthony A, Linnell J, Casson DM, Malik M, Berelowitz M, Dhillon AP, Thompson MA, Harvey P, Valentine A, Davies SE, Walker-Smith JA(1998). Ileal-lymphoid-nodular hyperplasia, non-specific colitis, and pervasive developmental disorder in children. *Lancet 351*: 637-641(retracted).

Walkup JT, Cruz K, Kane S, Geller B(1998). The future of pediatric psychopharmacology. *Ped Clinics North Am 45*: 1265-1278.

Wechsler D(1975). Intelligence defined and undefined. *American Psychologist 30*: 135-139.

Weiner IB(1982). The Nature of Normal and Abnormal Development. In: *Child and Adolescent Psychopathology*, Ed. by Weiner IB., New York, John Wiley & Sons, pp. 1-41.

Weiner JM, Shaffer D(1997). Concepts of Diagnostic Classification. In: *Textbook of Child and Adolescent Psychiatry*, 2nd ed., Ed. by Wiener JM., Washington DC, American Psychiatric Press, pp. 23-32.

Weiss G, Hechtman L, Milroy T, Perlman T(1985). Psychiatric status of hyperactives as adults: A controlled prospective 15-year follow-up of 63 hyperactive children. *J Am Acad Child Psychiatry 24*: 211-220.

Weiss G, Hechtman L(1993). *Hyperactive Children Grown Up*, 2nd ed., New York, Guilford Press.

Weiss G, Minde K, Werry JS, Douglas V, Nemeth E(1971). Studies on the hyperactive child. 8: Five-year follow-up. *Arch Gen Psychiatry 24*: 409-414.

Weiss MG(1995). Eating disorders and disordered eating in different cultures. *Psychiatr Clinics North Am 18*: 537-553.

Wenar C, Kerig P(2005). *Developmental Psychopathology: From Infancy Through Adolescence*, 5th ed., New York, McGraw-Hill, pp. 93-96.

Werkman SL(1977). Psychiatric Disorders of Adolescence. In: *American Handbook of Psychiatry*, 2nd ed., Vol. 2, Ed. by Arieti S., New York, Basic Books, pp. 223-233.

Werry JS(ed.)(1978). *Pediatric Psychopharmacology: The Use of Behavior Modifying Drugs in children*. New York, Brunner/Mazel, Inc., p. 416.

Werry JS, Zametkin A, Ernst M(2002). Brain and Behavior. In: *Child and Adolescent Psychiatry: A Comprehensive Textbook*, 3rd ed., Ed. by Lewis M., Baltimore, Williams & Wilkins co., pp. 120-132.

Westby C(2000). A Scale for Assessing Development of Children's Play. In: *Play Diagnosis and Assessment*, 2nd ed., Ed. by Gitlin-Weiner K, Sandgrund A, Schaefer C., New York, John Wiley & Sons, Inc., pp. 15-57.

Wiener JM(ed.)(1977). *Psychopharmacology in Childhood and Adolescence*. New York, Basic Books, Inc., p. 226.

Wiener JM(ed.)(1985). *Diagnosis and Psychopharmacology of Childhood and Adolescent Disorders*. New York, John Wiley & Sons, Inc., p. 373.

Wilens TE, Spencer T, Biederman J, Wolniak J, Conner D(1995). Combined pharmacotherapy: An emerging trend in pediatric psychopharmacology. *Am Acad Child Adolesc Psychiatry 34*(1): 110-112.

Williams DT(1991). Hypnosis. In: *Textbook of Child and Adolescent Psychiatry*, Ed. by Wiener JM., Washington DC, American Psychiatric Press, pp. 627-636.

Winters NC, Myers K, Proud L(2002). Ten-year review of rating scales. III: Scales assessing suicidality, cognitive style, and self-esteem. *J Am Acad child Adolesc Psychiatr 41*(10): 1150-1181.

Wolberg LR(1977). Failure in Psychotherapy. In: *The Technique of Psychotherapy*, 3rd ed., New York, Grune & Stratton, pp. 1006-1013.

Wolff S(2002). Moral Development. In: *Child and Adolescent Psychiatry: A Comprehensive Textbook*, 3rd ed., Ed. by Lewis M., Baltimore, Williams & Wilkins Co., pp. 263-273.

Woltmann AG(1964). Concepts of Play Therapy Techniques. In: *Child Psychotherapy*, Ed. by Haworth MR., New York, Basic Books, Inc., pp. 20-32.

Woolston JL(1983). Eating disorders in infancy and early childhood. *J Am Acad Child Psychiat 22*(2): 114-121.

Woolston JL(1988). Eating Disorders in Infancy and Early Childhood. In: *The Eating Disorders: Medical and Psychological Bases of Diagnosis and Treatment*, Ed. by Blinder BJ, Chaitin BF, Goldstein RS., New York, PMA Publishing Corp., pp. 275-283.

World Health Organization(1992). *International Classification of Diseases*, 10th ed., Geneva, WHO.

Wu J, Morris JK(2013). Trends in maternal age distribution and the live birth prevalence of Down's syndrome in England and Wales: 1938-2010. *European Journal of Human Genetics 21*: 943-947.

Yates T(2002). Theories of Cognitive Development. In: *Child and Adolescent Psychiatry: A Comprehensive Textbook*, 3rd ed., Ed. by Lewis M., Baltimore, Williams & Wilkins co., pp. 172-196.

Zametkin AJ, Rapoport JL(1987). Neurobiology of attention deficit disorder with hyperactivity: Where have we come in 50 years? *J Am Acad Child Adolesc Psychiatry 26*: 676-686.

Zarbatany L, Hartmann DP, Rankin DB(1990). The psychological functions of preadlescent peer activities. *Child Development 61*, 1067-1080.

Zeanah CH, Boris NW, Scheeringa MS(1997). Infant Development: The First 3 Years of Life. In: *Psychiatry*, Ed. by Tasman A, Kay J, Lieberman JA., Philadelphia, W. B. Saunder Co., pp. 75-100.

Zeanah CH, Larrieu JA, Heller SS, Valliere J(2000). Infant-Parent Relationship Assessment. In: *Handbook of Infant Mental Health*, 2nd ed., Ed. by Zeanah CH., New York, Guilford Press, pp. 222-235.

Zero To Three(2005). *Diagnostic Classification of Mental Health and Developmental Disorders of Infancy and Early Childhood*(DC: 0-3R). Washington DC, Author.

Zero To Three(1994). *Diagnostic Classification: 0-3*. Washington DC, National Center for Infants, Toddlers, and Families.

Ziegler E(1967). Familial mental retardation: A continuing dilemma. *Science 155*: 292-298.

저자 소개

저자 **안동현**(Ahn Donghyun)은 1979년 서울대학교 의과대학을 졸업한 후 서울대학교병원 정신과 수련(1980~1983), 소아정신과 전임의(1986~1987)를 거쳐, 중앙길병원(현, 가천의대 병원) 과장(1987~1990), 한림대학교 교수(1990~1994)를 역임하고, 1994년부터 한양대학교 의과대학 교수로 재직 중이다.

주요 관심 분야로 'ADHD' '발달장애'를 중점으로 진료하고 있으며, 진료 외에 '학교 및 지역사회 정신건강' '아동학대 및 아동권리' 분야를 지속적으로 연구, 활동해 오고 있다. 이들 분야를 중심으로 현재까지 약 150여 편의 국내외 학술연구 논문을 발표하였다.

저서로 『소아정신의학』, 『청소년정신의학』, 『신경정신의학』 등의 교과서에 집필진으로 참여하였고, 『아동심리치료학 개론 I, II』 발간을 주도하였다. 전문 서적으로 『ADHD의 통합적 이해』(편저), 『ADHD와 경도발달장애』(공역), 『주의력결핍장애아동의 사회기술훈련』(공저), 『말 안 듣는 아이-부모교육 지침서』(공역) 등을 발간하였으며, 그 외에 『아동과 권리』(편저), 『아동권리 보호와 연구윤리』(공저), 『한국의 아동지표』(공저), 『K-WPPSI-IV 한국 웩슬러유아지능검사 실시지침서』(공저), 『아동 및 청소년 정신병리의 진단평가』(공역) 등 다수의 저술이 있다.

활동으로는 대한소아청소년정신의학회, 대한청소년정신의학회 회장뿐 아니라, 한국자폐학회, 한국아동권리학회, 한국가족치료학회 등 관련 분야 학회의 회장직도 역임하며 아동의 정신건강과 관련한 활동에 적극적으로 참여해 왔다. 또한 보건복지부를 비롯하여 교육부, 여성가족부, 법무부, 국가인권위원회 등 관련 부처의 자문위원 등으로 참여하여 아동의 권익을 위한 정책적 노력도 하였다.

현재는 한양대학교 발달의학센터장, 정신건강연구소장으로서 주로 자폐장애와 ADHD에 관련한 연구, 진료, 자문 등에 주력하고 있으며, 1998년부터 성동정신건강복지센터장을 맡아 학교 및 지역사회에서 아동의 정신건강 증진을 위한 활동을 지속적으로 수행해 오고 있다.

아동정신병리
Child Psychopathology

2018년 1월 30일 1판 1쇄 발행
2021년 9월 15일 1판 4쇄 발행

지은이 • 안 동 현
펴낸이 • 김 진 환
펴낸곳 • (주) 학지사
04031 서울특별시 마포구 양화로 15길 20 마인드월드빌딩 5층
대표전화 • 02) 330-5114 팩스 • 02) 324-2345
등록번호 • 제313-2006-000265호
홈페이지 • http://www.hakjisa.co.kr
페이스북 • https://www.facebook.com/hakjisabook

ISBN 978-89-997-1437-5 93510

정가 26,000원

이 도서의 국립중앙도서관 출판시도서목록(CIP)은 서지정보유통지원시스템 홈페이지 (http://seoji.nl.go.kr)와 국가자료공동목록시스템(http://www.nl.kr/kolisnet)에서 이용하실 수 있습니다.
(CIP 제어번호: CIP2017032053)